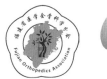

Challenging Cases in ORTHOPAEDICS

骨科
疑难病例精选

 海峡出版发行集团 | 福建科学技术出版社
THE STRAITS PUBLISHING & DISTRIBUTING GROUP | FUJIAN SCIENCE & TECHNOLOGY PUBLISHING HOUSE

林建华　张文明 ——— 主编

图书在版编目（CIP）数据

骨科疑难病例精选 / 林建华，张文明主编 .—福州：
福建科学技术出版社，2022.10
ISBN 978-7-5335-6552-7

Ⅰ .①骨… Ⅱ .①林… ②张… Ⅲ .①骨疾病—疑难
病—病案—汇编 Ⅳ .① R681

中国版本图书馆 CIP 数据核字（2021）第 189663 号

书　　名	骨科疑难病例精选	
主　　编	林建华　张文明	
出版发行	福建科学技术出版社	
社　　址	福州市东水路 76 号（邮编 350001）	
网　　址	www.fjstp.com	
经　　销	福建新华发行（集团）有限责任公司	
印　　刷	福州德安彩色印刷有限公司	
开　　本	787 毫米 ×1092 毫米　1 / 16	
印　　张	29.5	
字　　数	575 千字	
插　　页	4	
版　　次	2022 年 10 月第 1 版	
印　　次	2022 年 10 月第 1 次印刷	
书　　号	ISBN 978-7-5335-6552-7	
定　　价	298.00 元	

编 委 会

主 编

林建华

张文明

编 委

（按姓氏笔画排序）

丁真奇　中国人民解放军联勤保障部队第九〇九医院

王万明　中国人民解放军联勤保障部队第九〇〇医院

刘文革　福建医科大学附属协和医院

刘好源　厦门大学附属成功医院

许卫红　福建医科大学附属第一医院

芮　钢　厦门大学附属第一医院

李洪瀚　漳州市医院

李毅中　福建医科大学附属第二医院

邱汉民　龙岩市第一医院

何武兵　福建省立医院

张文明　福建医科大学附属第一医院

张怡元　厦门大学附属福州市第二医院

陈小杰　南平市第一医院

林凤飞　厦门大学附属福州市第二医院

林成寿　宁德市闽东医院

林海滨　莆田学院附属医院

周章彦　三明市第一医院

夏　春　厦门大学附属中山医院

徐　杰　福建省立医院

徐　皓　中国人民解放军联勤保障部队第九〇〇医院

曾志远　泉州市第一医院

谢　昀　福建医科大学附属第一医院

秘 书

黄子达　福建医科大学附属第一医院

参编人员

（按姓氏笔画排序）

王武炼	王　俊	王　海	王培文	王　越
王　辉	王新标	尤瑞金	牛晓健	方心俞
卢育南	田建平	白国昌	冯尔宥	冯进益
朱建福	庄　研	许国松	孙则干	孙金琼
李卫峰	李哲辰	杨　烨	肖　杰	肖展豪
吴百健	吴　进	吴　贵	吴朝阳	吴献伟
何明长	沙　漠	张子杰	张叶垒	张超凡
张楠心	陈小林	陈　旭	陈　志	陈　勐
陈　嵘	陈瑞松	陈　嵩	林仁钦	林光勋
林国兵	林　原	林　斌	林焱斌	周之平
周林泉	郑力峰	钟水林	洪海峰	姚　凌
郭卫中	郭　兵	黄连水	黄班华	黄哲元
鲁家麒	曾荣东	谢俊杰		

序

　　骨科医生在行医过程中难免碰到各类疑难病例，或是诊断困难，或是治疗复杂，往往超出了大多数骨科学教材或专著所强调的常见病、多发病的范畴。这类疑难病例的诊疗过程，倾注了医生们的智慧与心血，既需要缜密的临床诊断思维、先进的诊断工具，还必须有创新、前沿的治疗方式。对这些疑难病例的诊疗过程总结规律，提炼要点，整理成书，可以供同道参考、提醒和启示，具有很高的传播价值，可以让医生和患者都少走一点弯路，最终使患者受益。作为临床工作者，我也时常在工作间隙阅读关于疑难病例诊疗分析的书籍，这对具体工作有很强的指导意义。

　　福建省医学会骨科学分会成立于1981年，至今已历经40余年的风雨。40余载路漫漫，几代福建省骨科人齐心协力，使福建骨科诊疗水平得到了巨大的提升。在这个值得庆祝的时间点，福建省医学会骨科学分会召集了全省多家医院的骨科同道，共同编撰了这本《骨科疑难病例精选》。

　　翻看书稿，我很惊喜，看得出书中选取的每个病例都是从临床实践中筛选的、确有代表意义的疑难病例。每个病例先是详细介绍了病例的基本情况，其中包括了病史、查体、各项检查等；接着铺展开医者的初始诊疗思路，包括了诊断与治疗计划；然后详细介绍治疗过程、随访情况等；最后凝练医者对病例的总结。每个案例都展现了极具参考价值的思辨过程，尤其是篇末"病例特点与讨论"，对整个案例进行了深入的探讨和总结，相信一定能给临床工作者以举一反三的提醒和借鉴。这本书也在很大程度上反映了福建省乃至全国骨科疑难复杂疾病的诊断和治疗水平，具有重要的示范作用和纪念意义！

相信这本专著的出版能给我国骨科一线临床医师提供卓有价值的借鉴与参考，也祝愿福建省医学会骨科学分会事业发展越来越好！

乐之喜之为序，以飨读者。

中国工程院院士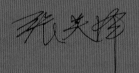
河北医科大学教授

前　言

　　疑难复杂病例的诊断和治疗是骨科医师们经常面临的挑战。造成疑难复杂病例的原因很多：有些是疾病本身所致，如临床表现不典型的常见病、多发病，多种病症集于一身的病例，损伤或病变已极为严重的病例；有些则是因医师的经验认识不足或者诊断方法欠缺而导致的；还有些则是受限于手术技术或者内置物设计及性能所导致的。

　　疑难复杂病例虽然一时难以诊断和处理，但"万变不离其宗"，只要根据临床诊断的基本原则和思维，通过详细、准确的病史收集，全面的体格检查，系统的临床观察，辅以先进的诊断技术"锦上添花"。经过临床医师层层剥离，步步深入地分析、归纳、推理，大多数疑难病例还是可以得到清晰、准确的诊断，并接受正确、及时的药物或手术治疗。

　　对疑难复杂病例的诊疗技术水平特别能反映学科的整体诊疗发展水平，以及医师的临床思维逻辑和综合处置能力。近年来，福建省医学会骨科学分会、福建省医师协会骨科医师分会通过搭建学术平台，组织各类学术会议及研讨班，培养了一代又一代骨科人严谨规范而又不失创新的临床思辨能力和手术技能。同时，福建骨科人积极引入分子生物学诊断方法、3D 打印与增材制造、机算机辅助设计和导航、人工智能辅助诊疗和机器人辅助手术等新方法和新技术。这些都使得福建省的骨科医师们对骨科疾病的认识逐步加深，许多疑难复杂病例也由此获得了准确的诊断，治疗水平发生了质的飞跃。

　　为纪念福建省医学会骨科学分会成立 40 周年，也为了总结和体现福建省骨科对疑难复杂病例的诊疗水平，福建省医学会骨科分会第七届委员会召集全省数十名在临床一线工作的骨科专家共同编写这本《骨科疑难病例精选》。可以说，这本书是福建骨科人集体智慧的结晶，书中收录的不少病例属全省、全国罕见，诊断与治疗手段也属先进。本书通过展示分析这些疑难复杂病例的诊疗过程，介绍了福建省各医院处理骨科疑难病例的成功经验，以及骨科各专业领域内的新理论、新方法，以期达到启迪临床思维、促进临床创新的目的。

　　本书根据骨科各亚专业，分为 6 个章节，包括关节外科与矫形骨科、脊柱外科、创伤骨科、代谢性骨病及骨与关节感染等共 83 个真实临床病例，每个病例包括了病例介绍、诊疗思路、诊治过程、随访结果及病例特点与讨论等部分，并配有翔实的临床和影像资料。希望读者在阅读本书时，能够跟随主诊医师的诊疗逻辑与思路，一同经历抽丝剥茧、柳暗花明，甚至充满巧思妙想的诊疗过程，最终在案例中有所收获。

　　由于时间与能力的限制，本书内容难免有不足和疏漏之处，恳请广大读者多提宝贵意见，以便再版时修订和完善。

林建华　张文明

2022 年 7 月 1 日

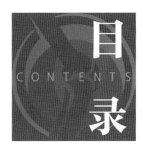

第一章

关节外科与矫形骨科疑难病例 1

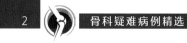

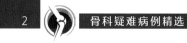
第二章

脊柱外科疑难病例 95

第三章

创伤骨科疑难病例 189

第四章
代谢性骨病及骨与关节感染疑难病例...................275

第五章

骨肿瘤疑难病例..................................361

第六章

运动医学、小儿骨科及足踝外科疑难病例..........409

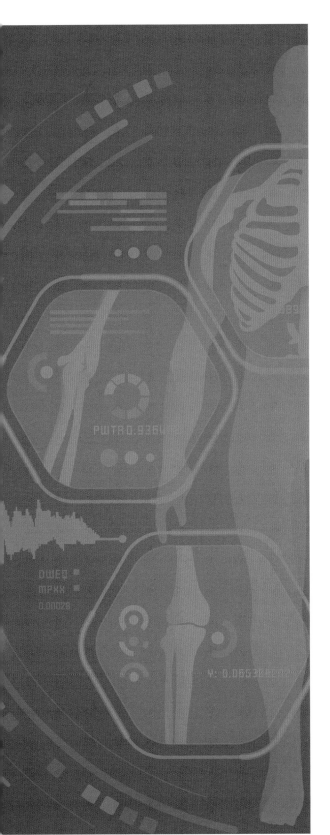

第一章

关节外科与矫形骨科疑难病例

3D 打印个性化截骨导板在软骨发育不全膝关节置换术中的运用

一、病例介绍

1. 病史

患者，女，56 岁，因"反复双膝肿痛、行走受限 10 余年"就诊我院。10 余年前无明显诱因出现双膝肿胀、疼痛伴行走困难，行走时疼痛加剧，就诊于当地医院，行双侧膝关节摄片示：双侧膝关节退行性骨关节病，关节不稳，内翻改变。未予处理，转诊厦门大学附属福州第二医院。既往先天性软骨发育不全病史，余无特殊。

2. 查体

智力发育良好。头面部正常，无典型三叉畸形，身材矮小，躯体与肢体长度不成比例短小。脊柱侧弯畸形，活动尚可，脊柱轴向叩痛（−）。双股骨前弓畸形，双胫骨后弓畸形，股、胫骨变短和弯曲。双膝关节肿胀变形，无皮肤红肿、破溃，左膝内翻畸形 35°，右膝内翻畸形 25°。右膝关节活动度 0°~95°，左膝关节活动度 0°~95°，无明显屈曲挛缩畸形；双膝关节髌骨研磨试验（＋），过伸痛（＋），过屈痛（＋），侧方应力试验（＋），前后抽屉试验（−）。

左膝关节美国膝关节协会评分（KSS）25 分，右膝关节 KSS 35 分。

3. 实验室检查

无特殊。心肺检查良好。

4. 影像学检查

双侧膝关节 X 线片及双侧膝关节三维 CT 示：双膝关节内翻、关节不稳改变；双侧膝关节退行性骨关节病。（图 1-1-1）

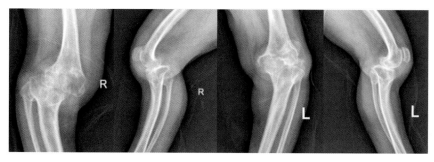

图 1-1-1
膝关节正侧位片

二、诊疗思路

1. 临床诊断与诊疗依据

患者以"躯干高度正常，四肢长度不成比例地短小，智力发育良好"等为特征入院，X 线片提示：股、胫骨变短和弯曲，髓腔变窄，干骺端增宽。根据临床特征及影像表现，结合患者既往病史，可明确诊断为：软骨发育不全。

患者双侧膝关节疼痛、肿胀、内翻畸形，有劳累后加重，休息后减轻的特点，蹲下、起立或上、下楼梯时疼痛加剧，行走活动受限。影像学上显示胫、股骨内外髁唇样增生，胫骨髁间嵴变尖，髌骨上、下缘增生，膝关节间隙变窄且不对称。根据 1986 年美国风湿病学会（ACR）提出膝关节骨性关节炎的诊断标准（表 1-1-1），可明确诊断为：双侧膝关节骨性关节炎。

表1-1-1 膝关节骨性关节炎诊断标准（1986年）

1. 临床标准：具有膝痛并具备以下 6 项中至少 3 项可以诊断膝关节骨性关节炎
（1）年龄 ≥ 50 岁
（2）晨僵 < 30 分钟
（3）骨摩擦感
（4）骨压痛
（5）骨性肥大
（6）膝触之不热
2. 临床加放射学标准：具有膝痛和骨赘并具备以下 3 项中至少 1 项可诊断膝关节骨性关节炎
（1）年龄 ≥ 40 岁
（2）晨僵 < 30 分钟
（3）骨摩擦感

2. 鉴别诊断

（1）神经病性关节病：也称为夏科特（Charcot）关节病，常见于 40~60 岁人群，男女比例为 3∶1。是神经性梅毒的并发症，该病以关节破坏与不稳，无明显疼痛为主要临床表现。膝关节是比较容易受累的关节之一。肿胀关节多无疼痛或仅轻微胀痛，关节功能受限不明显。关节疼痛和功能受限与关节肿胀破坏不一致为本病之特点。晚期，关节破坏进一步发展，可导致病理性骨折或病理性关节脱位。

（2）血友病性膝关节炎：血友病性关节炎是血友病患者关节内因反复出血导致的关节退行性变。多见于膝、肘、踝、肩等关节，好发于 8~10 岁人群。关节软组织肿胀，密度增高，关节间隙变窄，关节硬化和囊性变，实验室检查有某种凝血因子缺乏。

（3）膝关节结核：是一种继发性病变，绝大多数由肺结核转变而来，多为单关节发病，病程长、进展较慢，多伴有低热、盗汗、乏力等症状，骨质破坏多从关节边缘开始，以后才累及负重部分，晚期可出现纤维性强直。

3. 治疗计划

（1）完善术前相关检查：膝关节正侧位片、双下肢全长位片和单下肢全长侧位片，膝关节 1mm 厚层 CT 三维重建，3D 重建真实股骨、胫骨力线，重建膝关节真实形态（图 1-1-2~ 图 1-1-4）。

（2）假体型号选择 A3（北京爱康公司），股骨侧 S2#（A-P 45mm，M-L 50mm），胫骨平台 ACCK 定制（A-P 36mm，M-L 42mm），生物固定型胫骨延长杆直径 8mm，长度 80mm。

（3）股骨侧虚拟植入：进行假体比对观测内外径匹配度，观看前后径包容度明确股骨侧、胫骨侧导板，胫骨侧截骨方案。（图 1-1-5）

（4）3D 打印手术导板。

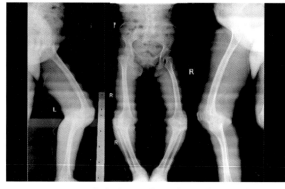

图 1-1-2　下肢全长位片、左右单下肢全长侧位片

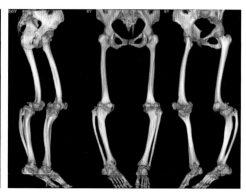

图 1-1-3　膝关节 CT 三维重建

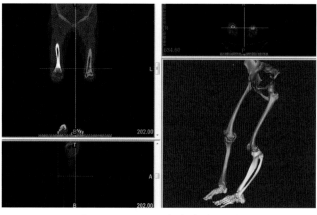

图 1-1-4　3D 重建真实股骨

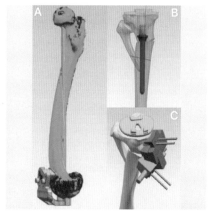

图 1-1-5　股骨侧虚拟植入
A. 股骨侧导板方案；B. 胫骨侧假体虚拟植入；C. 预设矫形好固定导板

三、治疗过程

（1）股骨侧模型比对和去除软骨：处理标志点软骨暴露骨性结构。（图1-1-6）

（2）股骨侧导板截骨：去除软骨后进行固定3D四合一截骨板。（图1-1-7）

（3）胫骨侧模型比对和去除软骨：固定导板模块，3D模型对比找出固定点。

（4）胫骨侧矫形截骨：3D矫形模块固定胫骨矫形截骨，截骨后与术前规划对比，矫形后通过模块固定断端，进行伸屈间隙测定。（图1-1-8）

（5）股骨、胫骨侧假体安装。

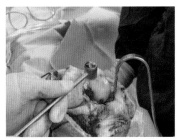 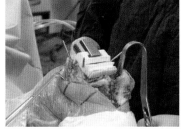 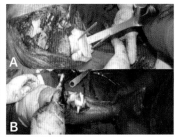

图1-1-6 处理标志点软骨 　图1-1-7 固定3D四合一截　图1-1-8 胫骨侧矫形截骨
　　　　　　　　　　　　　　骨板　　　　　　　　A. 3D矫形模块固定胫骨矫形截
　　　　　　　　　　　　　　　　　　　　　　　骨；B. 伸屈间隙测定

四、随访

右侧全膝关节置换术术后半年、左侧全膝关节置换术术后2周，切口外观均愈合良好。（图1-1-9）

术后双膝正侧位片、下肢全长片示：双侧膝关节假体对位对线良好。（图1-1-10）

双侧膝关节末次随访：左膝关节活动度0°~95°，右膝关节活动度0°~100°。左膝KSS评分80分，右膝KSS评分86分。

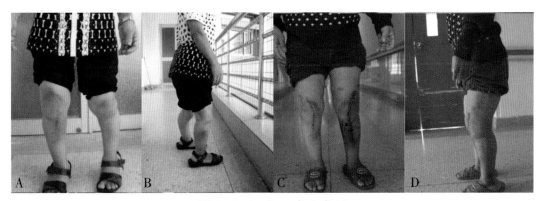

图1-1-9 切口愈合良好
A、C.术后2周；B、D.术后半年

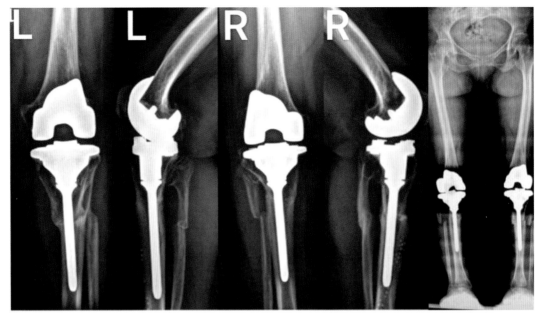

图 1-1-10　双膝正侧位片、下肢全长片（术后）

五、病例特点与讨论

1. 全膝关节置换术治疗软骨发育不全的挑战

　　基于软骨发育不全特殊的解剖结构，包括干骺端成角较宽，呈喇叭状，骨干狭窄，侧副韧带松弛、关节活动受限和屈曲挛缩，往往伴有终末期膝骨关节炎。术者进行全膝关节置换术时必须特别谨慎，需要制定术前计划并了解处理严重畸形的原则，尤其是在假体类型选择和软组织平衡方面。术前对股、胫骨和假体的尺寸评估非常关键，特别是对于矮小的个体，如果术前规划显示骨结构特别小，可能需要考虑定制个性化假体，而3D打印截骨导板是个不错的选择。

　　在矫正严重畸形时，必须预想到软组织失衡的可能。一旦畸形得到矫正，可以进行软组织松解以实现对称的膝关节伸展、屈曲间隙。当不能获得足够的平衡时，使用内 - 外翻约束型胫骨假体可以增加限制以获得满意的稳定性；严重韧带损伤的情况下，应使用铰链膝假体。

2. 关节外畸形：全膝关节置换术和截骨矫形术的选择

　　在考虑到与关节外畸形相关的膝关节骨性关节炎病例中，关键的一点是关节畸形的大小和距离。Wolff等人提出畸形的数量和关节线的距离决定了骨切除的范围和软组织的最佳平衡，以实现成功的关节置换术。畸形越大，离关节越近，对膝关节的应力越大。

在我们看来，需要将矫正截骨术与全膝关节置换术相结合取决于两个因素：畸形的大小和其顶点到关节线的距离。轻度关节外畸形（小于 5°）和一些中度畸形（5°~15°）位于膝关节附近（小于 10cm）可以通过放置正确方向的全膝关节置换术来处理，而不需要联合截骨矫形术。由于避免了关节外截骨术，因此降低了手术难度。然而，当股骨冠状面畸形大于 20°，胫骨冠状面畸形大于 25° 或矢状面向前成角大于 10°，向后成角大于 20° 可通过"关节内代偿性截骨 + 全膝关节置换术"纠正。事实上，必须保证垂直于股骨或胫骨机械轴的关节线不与膝关节副韧带的骨插入点相交，否则，将出现关节不稳等并发症。

3. 治疗关节外畸形：一期截骨辅助全膝关节置换术与二期纠正截骨后行全膝关节置换术的比较

当膝关节骨性关节炎合并轻度至中度关节外畸形时，都可以通过单独全膝关节置换术解决。然而，当膝关节骨性关节炎合并重度关节外畸形或远离关节的关节外畸形时，为确保假体的功能和存活率，简单的全膝关节置换术不足以解决这两个问题。目前，选择二期手术治疗（纠正截骨后行全膝关节置换术）或一期手术治疗（同时截骨和行全膝关节置换术）仍存在争议。

Hungerford 等人在 1984 年第一次考虑全膝关节置换术手术同期行关节外截骨矫形术；2000 年，Lonner 等人描述了 11 例患者使用一期联合手术治疗的经验，其中 10 例是因创伤后畸形愈合导致的关节外畸形，均取得了良好的临床和放射学结果。当关节外畸形为中重度（大于 10°~15°），特别是畸形膝关节位置大于 10cm，必须通过截骨矫形辅助全膝关节置换术一期治疗。尽管在技术上要求很高，但对植入物的长期生存非常有利，主要优点是单次手术不仅矫正肢体机械和解剖轴，截骨量少，并发症风险低，韧带和软组织平衡控制更容易，且纠正肢体长度的差异。然而，冠状面畸形在屈曲位时难以得到矫正，对于有严重骨质疏松症的高龄患者，可能存在截骨不愈合的风险，可以在进行垂直切割后植入受限的旋转铰链假体。该方案也可用于伴有韧带松弛的 4 型关节外畸形患者。

对于大于 10° 的股骨旋转畸形，建议关节外截骨后再行全膝关节置换术，优点在于行二期全膝关节置换术时韧带及软组织情况较一期保留更完整，可选择普通假体，且固定简单，限制少。有时可以避免二期全膝关节置换术，适合年轻患者，帮助矫正更大的畸形角度，相反，二期手术和麻醉将提高术后并发症风险。

厦门大学附属福州第二医院

冯尔宥　林飞太　肖莉莉　张怡元

全膝关节置换术治疗髋臼骨折术后并发髋关节创伤性关节炎

一、病例介绍

1. 病史

患者，男，32岁，因"右侧髋部疼痛并行走困难"就诊我院。1年前因外伤致右侧髋臼双柱并股骨颈骨折，在外院行"骨盆前后联合入路手术"。

2. 查体

右侧髋关节周围手术瘢痕，愈合良好，右侧髋部周围压痛，关节各方向活动受限，右下肢短缩3cm，右下肢肌力及皮肤感觉正常。

3. 实验室检查

血细胞、C反应蛋白、红细胞沉降率、血液理化检查正常。

4. 影像学检查

X线检查示：右侧髋关节内固定改变，右侧股骨头坏死，塌陷，关节间隙变窄，软骨下骨硬化，髋关节半脱位等创伤性髋关节骨关节炎改变。（图1-2-1）

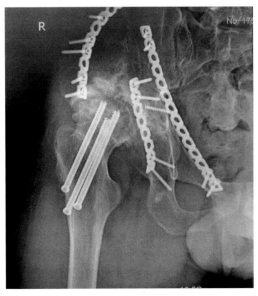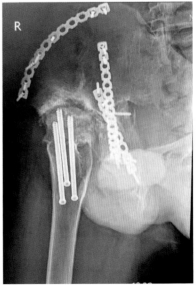

图1-2-1　右髋X线片

二、诊疗思路

1. 临床诊断与诊断依据

　　患者明确外伤及手术病史，因出现"右侧髋部疼痛并行走困难"就诊我院。查体见右侧髋关节周围手术瘢痕，右侧髋部周围压痛，关节各方向活动受限，右下肢短缩3cm。X线检查提示：右侧髋关节内固定改变，右侧股骨头坏死，塌陷，关节间隙变窄，软骨下骨硬化，髋关节半脱位等创伤性髋关节骨关节炎改变。故可明确诊断为：右侧髋臼及股骨颈骨折术后并创伤性关节炎。

2. 鉴别诊断

　　（1）右侧髋臼周围骨折术后骨不连：此病一般术后也可出现疼痛，行走困难，但是影像学检查会出现骨折端清晰，无有效骨痂生长，伴有内固定松动等迹象。临床上处理重点在于骨不连，包括加强固定及植骨等方法；本例患者术后影像学检查未见骨折不愈合的影像改变，因此排除骨折不愈合可能。

　　（2）骨折术后感染：术后感染一般会出现伤口红肿或是窦道形成，血液的炎症指标高，影像学检查可见软组织肿胀，积气，骨质破坏及增生并存。本例患者无全身炎性改变，患者无红肿及窦道等出现，血液的炎症指标检查未见异常，因此排除术后感染可能。

3. 治疗计划

　　（1）按原计划行"内固定部分取出及右侧全髋关节置换术"。首先取出股骨颈的内固定，因术前检查未见髋臼的内固定影响关节假体的置入，故术中无取出髋臼螺钉。

　　（2）术前CT发现右侧髋臼外上方骨质缺损，术中拟行截下的股骨头作为髋臼外上方结构性植骨。

　　（3）选择改良的Harding入路及初次髋关节置换的假体。

　　（4）术中操作轻柔，切下的软组织行病理检查及术后细菌常规培养。

　　（5）术后常规髋关节置换管理（抗凝、止痛、随访等）。

三、治疗过程

　　（1）选择改良的Harding入路，充分显露，按原计划首先取出股骨颈的内固定；未见髋臼的内固定影响关节假体的置入，故术中无取出髋臼螺钉。

　　（2）将术中截下的股骨头，植入髋臼外上方作为结构性植骨并以螺钉固定。

　　（3）选择初次髋关节置换的假体。（图1-2-2）

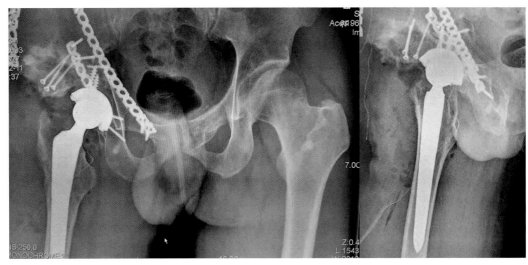

图 1-2-2　初次髋关节置换的假体

（4）术后 4 周，患者出现发热，关节肿胀，疼痛，渗液等感染表现，血液检查炎症指标高。术前关节液培养提示：黄色葡萄球菌（+）。诊断为：术后髋关节感染。立即行假体取出及扩创等处理。术后复查 X 线片示：植入的股骨侧及髋臼侧假体取出，髋臼侧的植骨块及螺钉取出，右侧髋关节旷置。（图 1-2-3）

（5）术后常规抗感染处理。术后 3 个月复诊时，患者伤口无红肿，无疼痛，血液炎症指标检查正常。故再次行二期髋关节翻修术。术中留取髋关节组织病理检查未见感染。故再次行全髋关节翻修术。术后复查 X 线检查示：右侧髋关节再次翻修，髋臼侧使用多孔翻修杯，股骨侧使用带领的翻修股骨柄，术后假体位置良好，固定牢靠。（图 1-2-4）

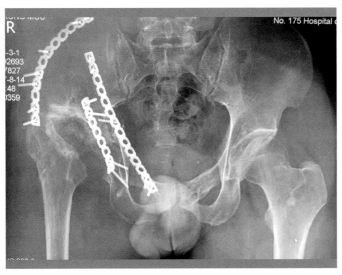

图 1-2-3　X 线片（术后即刻）

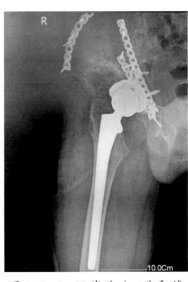

图 1-2-4　X 线片（二期翻修
术后）

四、随访

术后每半年随访一次,观察病人伤口情况,疼痛,功能恢复及肌力恢复情况,评估影像学表现。4 年末次随访,患者患髋无疼痛,步态正常,影像学检查关节提示:假体位置良好,无松动及下沉等。

五、病例特点与讨论

1. 髋臼骨折并发创伤性关节炎的影响因素

髋臼骨折常见于车祸、高处坠落等高能量损伤,伤情复杂严重,一期的治疗往往是选择"切开复位 + 内固定术"。但这类病人大部分合并其他脏器损伤,伤后入住 ICU,一般待病情稳定后行骨科手术,常常延误治疗,手术效果差,易导致创伤性髋关节炎。据文献报道,髋臼骨折后创伤性关节炎的发生率为 12%~67%。本组病例均有后柱骨折,且初次手术均有髋后侧入路内固定史。因此从临床资料分析其髋臼骨折并发创伤性关节炎因素主要有:①髋臼骨折受伤后至行切开复内固定术大于 2 周,其骨折愈合能力差,容易出现创伤性骨坏死从而出现囊性变,创伤性关节炎。②髋臼骨折端复位不佳,如骨折端移位大于 3mm、软骨台阶 2mm 或成角大于 15° 等,因为复位不良导致骨折愈合不良、不匹配的关节面及活动中心,更容易磨损关节软骨,出现骨及软骨坏死,从而出现创伤性关节。③髋关节后侧入路对髋关节外旋肌群损伤大,容易损伤旋股内侧动脉分支及臀上动脉出现股骨头及骨折端营养障碍,导致骨折不愈合,股骨头坏死,股骨头脱位等从而出现创伤性关节炎。

2. 髋臼骨折术后出现骨关节炎性全髋关节置换术的适应证及禁忌证

临床上因骨折术后出现髋关节创伤性关节炎导致关节疼痛、活动受限,X 线检查见关节间隙狭窄消失或股骨头坏死塌陷、脱位等,严重影响生活及工作,均有手术指征,可行关节置换,也可行关节融合等治疗。本类患者一般年纪较轻,对活动的要求高,故均推荐选择全髋置换。但是如果存在活动性感染、全身一般情况差及存在心肺等重要脏器严重合并症者应视为手术禁忌。二期翻修手术较初次置换创伤大,手术时间长,感染风险大,需要完善术前检查(包括各种炎症指标、贫血程度、白蛋白情况等),并在术中观察术区内软组织及内固定周围炎性反应情况,若发现软组织有炎性破坏,需要行术中病理切块检查,明确中性粒细胞计数,来决定是否行常规关节置换或是扩创等处理。

3. 手术入路的选择

手术入路的选择应该遵守有利手术的操作，减少手术时间、出血量，降低感染率的原则。因此完善术前检查至关重要，尤其是 CT 三维重建检查，以充分评估手术操作，如内固定物是否因阻挡髋臼假体的置入而需要取出，异位骨化是否因影响术后功能及撞击假体出现脱位而需要清除，髋臼缺损是否需要重建，髋臼骨折是否愈合以及是否需要重新固定等情况。

4. 髋臼骨缺损及骨不连处理

本类病患髋臼骨缺损病例较多，包括结构性植骨，松质骨颗粒植骨，因此髋臼骨缺损的处理是术前需要考虑的问题。按美国矫形外科医师学会（AAOS）髋关节委员会制定的髋臼骨缺损的临床应用分类系统评价，髋关节创伤性关节炎的髋臼缺损多为节段型缺损（Ⅰ型）和腔内型缺损（Ⅱ型），少数病人也有混合型骨缺损。髋臼骨折继发骨性关节炎患者大多不同程度地伴有骨缺损，包容性腔隙型缺损颗粒打压植骨可重建骨壁的连续性，直径大于25mm的区域性缺损需结构性植骨或用特殊外形的增强臼杯重建。对于腔内型骨缺损，当骨缺损杯置入，缺损处需要植骨。随着材料的发展，用钽金属杯置入，据临床报道骨床覆盖50%即可以有较好的骨长入及远期稳定性。部分病例因为骨质疏松，处理髋臼时可以选择大一个型号的假体置入，也可在不缺损的髋臼骨床植入细小股骨头颈内松质骨粒打压后假体更稳定。

临床报道髋臼骨折术后骨不连的发生率为 1.5%，其中以横行骨折、后柱后壁骨折多见。骨不连的主要常见原因为术中复位不佳、固定不可靠，又因此处髋臼皮质骨较多，松质骨相对较少，血运相对较差引起的。术中发现髋臼骨折不愈合，出现髋臼不稳定，无法维持稳定的假体置入，因此术中需要行骨折端的清创，彻底清除骨折不愈合处的瘢痕及不健康的骨组织，直至健康的植骨床，并将松质骨牢靠填满间隙，打实。然后在骨折两端行骨盆重建钢板固定，确定骨折端稳定，把不稳定的髋臼改变成稳定的腔隙型骨缺损的髋臼，再通过植骨或是骨水泥填充，打入稳定的位置良好的臼杯。

5. 关节假体选择

髋关节假体固定界面是决定人工髋关节置换远期效果的最重要因素。人工关节发展至今，固定方式仍分为骨水泥固定和非骨水泥固定两种，固定界面主要分为骨－金属假体界面、骨－羟基磷灰石－假体界面、骨－骨水泥－假体界面 3 种。患者因素、髋臼骨质条件及股骨髓腔开口指数是选择骨水泥固定和生物型固定时需考虑的第一要素。对于骨质量较差的病例，界面强度不足，骨愈合能力差，骨－金属界面形成的概率低，一般不推荐使用生物型假体；对于年轻、术中经打磨和植骨重建后骨质条件较好的病例，则应该首选生物型假体。结合本组病例髋臼侧伴有骨缺损的情况，髋臼侧应用坦涂层或翻修杯，利于关节置换的远期疗效。

总之，髋关节创伤性关节炎是髋臼骨折后期的常见并发症，严重影响患者的生活质量，人工髋关节置换可重建一个接近正常、无痛的髋关节。然而由于瘢痕组织、异位骨化、内固定物的阻挡，尤其骨缺损加大了手术的难度。因此在手术入路的选择、内固定物的处理、髋臼缺损的重建等是术者必须充分考虑的问题。严格掌握手术适应证、术前的充分计划和术中的精细操作是手术成功与否的关键。

中国人民解放军联勤保障部队第九〇九医院

何明长　翟文亮　黄连水　缪建云

下肢力线矫形治疗股骨骨折畸形愈合合并严重膝内翻

一、病例介绍

1. 病史

患者，男，65岁，因"左下肢跛行40余年，左膝疼痛20余年"于2021年3月前来就诊。40余年前因外伤致左股骨中下段骨折，就诊于当地医院，予夹板固定保守治疗。骨折愈合后下地行走即出现跛行，未予相关诊治。20余年前出现左膝疼痛，伴有腰背部疼痛及左下肢麻木，仍未予相关诊治。因跛行越发严重及左膝疼痛就诊于福建医科大学附属福州市第一医院。

2. 查体

跛行步态，左下肢短缩内翻畸形，左侧股四头肌萎缩，左膝内侧压痛，髌骨研磨试验（－），过屈过伸试验（＋），前后抽屉试验（－），侧方应力试验（－），左膝屈伸活动度0°~5°~120°，左下肢肌张力及肌力正常，膝关节HSS评分57分，左下肢绝对长度较对侧短缩约3cm。右下肢查体未见明显异常。

3. 实验室检查

血常规见白细胞计数6.81×10^9/L，中性粒细胞比率0.636。C反应蛋白1.99mg/L，红细胞沉降率11mm/h，抗核抗体（－），类风湿因子1.80IU/ml。抗CCP抗体＜7。生化全套未见明显异常。

4. 影像学检查

左膝正侧位片、左髌骨轴位片示：左股骨中下段陈旧性骨折，左膝内侧关节间隙狭窄，髌股关节间隙未见明显狭窄，髌骨骨性关节面硬化增白，边缘可见骨质增生影。（图1-3-1）

双下肢站立位全长片示：下肢走形弯曲，左膝内侧关节间隙狭窄。（图1-3-2）

左膝MRI示：左膝关节退行性改变伴关节面下少许骨髓水肿及小囊变，左膝关节积液。（图1-3-3）

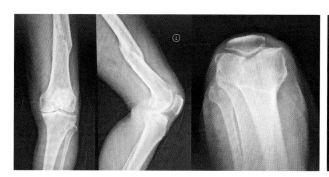
图 1-3-1　左膝正侧位片、左髌骨轴位片

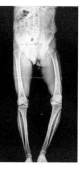
图 1-3-2
双下肢站立位
全长片

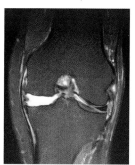
图 1-3-3　左膝 MRI

二、诊疗思路

1. 临床诊断与诊断依据

患者 40 余年前因外伤致左股骨中下段骨折，保守治疗愈合后出现股骨短缩及内翻畸形，下肢力线的改变影响膝关节的应力，逐渐出现内侧膝骨性关节炎及胫骨内翻畸形。

结合患者 X 线片及膝关节 MRI，考虑诊断为：左股骨陈旧性骨折畸形愈合；左膝骨性关节炎合并内翻畸形。

2. 鉴别诊断

结合患者病史、实验室检查及影像学，不考虑类风湿关节炎等相关风湿免疫性疾病可能。

3. 治疗计划

拟行"左股骨陈旧性骨折畸形愈合再骨折矫形 + 髓内钉内固定 + 左胫骨近端高位截骨术（HTO）+ 取髂骨植骨术"。

患者左股骨近端外侧角（LDFA）108°，左胫骨近端内侧角（MPTA）78.07°，左下肢绝对长度 78cm，右下肢绝对长度 81cm。手术治疗目标：LDFA=87°，MPTA=87°，双下肢长度相差 0.5cm 以内；采用 Miniaci 法进行术前设计。

术后注意镇痛，纠正贫血，预防血栓，营养支持，抗骨质疏松，便秘处理，管路管理，康复锻炼等。

三、治疗过程

1. 手术过程

（1）以左大腿原陈旧性骨折处为中心，在外侧行长约 10cm 纵行切口，依次切开皮肤、皮下组织及筋膜，分离股外侧肌，暴露左股骨中下段陈旧性骨折处，摆锯顺陈旧性骨折线断开股骨干，从骨折端向股骨远端逆行开口，髓腔扩髓后，保持骨折断端解剖复位，植入股骨逆行髓内钉，股骨远端及近端分别拧入 2 枚螺钉固定，锁入 1 枚髓内钉封帽，骨折断端缺损处植入自体髂骨。

（2）以鹅足前缘做一长约 7cm 朝向后上方斜行手术切口，分离膝关节内侧副韧带浅层，直至显露胫骨后嵴，在胫骨后方插入 1 把 Hohmann 拉钩，于胫骨内侧平台下方 3.5cm，胫骨后嵴前缘处打入 1 枚 2.5mm 克氏针，第 2 枚克氏针应位于第 1 枚克氏针前方 2cm 处并与之平行，透视下见 2 枚克氏针朝向腓骨头上 1/3 处并且尖端刚好处于胫骨外侧皮质处，测量截骨深度。进行双平面截骨后，根据术前测量角度，撑开所需角度，术中透视获得满意的左下肢力线后，取一胫骨内侧高位接骨板并打入螺钉固定，透视下见下肢力线良好，左膝内侧间隙仍较狭窄，予充分松解内侧副韧带，透视见内外侧间隙基本平行，断端植入自体髂骨。

2. 术后处理

术后输注悬浮红细胞 4U，15 个小时后拔除引流管，予纠正贫血、低蛋白血症等，充分镇痛，辅予抗凝、抗骨质疏松、通便等处理，床边指导康复功能锻炼。

四、随访

术后 20 天，手术切口愈合良好，左膝关节屈伸活动度 0°~5°~100°。左下肢绝对长度 81cm，右下肢绝对长度 81cm，LDFA=90°，MPTA=86.6°。血常规、C 反应蛋白及红细胞沉降率未见明显异常。（图 1-3-4）

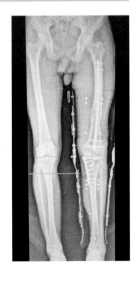

图 1-3-4　卧位全长片

五、病例特点与讨论

1. 膝骨关节炎合并关节外畸形治疗方案的选择

该患者因股骨骨折畸形愈合后，使得股骨的解剖轴发生改变，继而造成下肢机械轴的改变，加快加重膝骨关节炎的进展。对于这类患者一般治疗方案分为两种：关节外截骨结合全膝关节置换术和关节内代偿性截骨全膝关节置换术。该病例如单纯施行关节内代偿性截骨全膝关节置换术，我们认为内翻畸形及短缩不能获得很好的矫正，短时间内会造成假体的磨损和松动，甚至发生应力性骨折，无疑又增加了患者的痛苦。因此我们选择关节外截骨结合全膝关节置换术。应考虑该患者是否可以同期行畸形矫正及全膝关节置换术，该术式需定制特制假体、手术创伤较大、感染风险增大，我们主张先施行下肢力线的矫正，如膝骨关节炎进一步进展，二期再行全膝关节置换术。

2. 下肢力线相关探讨

在三维空间，人体的下肢力线分为冠状面力线、矢状位力线和旋转力线。根据该患者X线表现，三种力线均发生改变，这也让我们更倾向先纠正患者下肢力线。如何重建一个良好的下肢力线。术前计划应该考虑以下几个方面：获得准确的下肢负重位全长片，分析内翻或者外翻畸形，辨别畸形位于股骨、胫骨，还是膝关节。术中除了对内翻及短缩畸形的纠正，还需注意软组织的平衡及骨缺损问题。该病例术中我们发现下肢力线通过腾泽点，即胫骨平台的62.5%处时，膝关节内侧间隙仍未获得太大的改变，需对挛缩的内侧软组织进行充分松解。术中截骨需注意胫骨后倾角度，过大的胫骨后倾角度，使得胫骨前移，前叉韧带紧张，后叉韧带松弛，伸膝受限。过小的胫骨后倾角度，则反之。

3. 左胫骨近端高位截骨术（HTO）几个热点问题

随着人们更深入的了解，HTO目前已经发展为较成熟的手术技术。近年来通过3D打印截骨导板的应用，实现内侧膝骨关节炎合并内翻畸形的多平面角度矫正。术前可通过模拟截骨，得到精确的截骨数据，打印出截骨模板，弥补人工测量及操作误差。单间室膝骨关节炎的患者往往合并滑膜增生、半月板损伤及软骨磨损等。术中联合使用关节镜可行滑膜清除、半月板修整、微骨折术及软骨下钻孔等可提高内翻膝骨关节炎治疗疗效。HTO术后可能会出现髌骨韧带短缩和胫骨结节远端转移，导致髌骨高度、髌骨外移及髌股关节压力发生变化，术后可能造成及加重髌股关节炎，研究表明矫正度数是影响这些变化的重要因素。

HTO通过改善下肢力线，患者术后疼痛程度得到缓解，提高了生活质量，已证实是治疗内侧膝骨关节炎合并内翻畸形的有效手段。

福建医科大学附属福州市第一医院

洪海峰　杨敏辉　王海兵

应用"杯中杯"技术方案一期翻修髋臼 IIIb 型骨缺损

一、病例介绍

1. 病史

患者，女，65 岁，因"左髋关节术后 2 年，疼痛伴跛行 1 周"就诊于我院。15 年前因"左髋臼发育不良并创伤性髋关节炎"于外院行"左侧全髋关节置换术"，术后未诉特殊不适。术后 2 年，左髋关节出现疼痛不适，跛行，无法正常行走，既往体健，为求进一步治疗现就诊于我院。

2. 查体

体温 36.5℃；左髋后外侧可见皮肤切口瘢痕，无皮肤破溃，无红肿；左髋部压痛及叩击痛（＋），左髋关节内外旋活动明显受限，左下肢较健侧短缩 2cm，髋关节 Harris 评分 63 分，VAS 疼痛评分 5 分。

3. 实验室检查

红细胞沉降率、C 反应蛋白、血常规、降钙素原指标均在正常范围，未行髋关节腔穿刺液检查。

4. 影像学检查

骨盆正位片示：髋臼假体突破臼底，向内上移位，左髋臼假体周围骨质缺损，假体松动。（图 1-4-1）

术前 ECT 扫描：未见显影剂异常浓聚。

髋臼三维 CT 检查示：髋臼假体松动，假体与盆腔相通，坐骨支部分溶解和髋臼内壁、前柱、后壁骨缺损。（图 1-4-2）

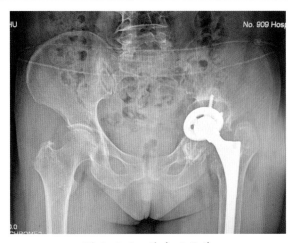

图 1-4-1　骨盆正位片

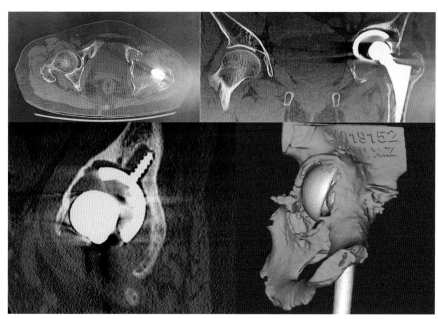

图 1-4-2
髋臼三维 CT

二、诊疗思路

1. 临床诊断与诊断依据

该患者既往存在人工关节置换手术史，现术后 15 年，近两年左髋关节出现疼痛不适，行走不便，红细胞沉降率、C 反应蛋白、血常规、降钙素原指标均在正常范围，术前 ECT 未见显影剂异常浓聚，结合术前 X 线片及 SCT 检查可基本诊断为左侧人工髋关节置换术后假体松动。

2. 鉴别诊断

髋关节置换术后感染性松动：近期存在感染病史，发生感染性松动时间短；休息或肢体负重时均疼痛，持续性，急性期局部可有红肿热痛表现、脓肿窦道形成；X 线片有反应性新骨生成或骨膜反应，骨溶解多处，扇贝形。结合患者各项化验检查可基本排除感染性松动可能。

3. 治疗计划

（1）术前进行全身情况评估，选择合适的手术入路。

（2）术前完善三维 SCT 检查和 3D 模型建立，明确髋臼骨缺损的范围、程度和部位，做好术前假体、垫块准备。

（3）留取组织做细菌培养，彻底清创后选择非骨水泥臼杯或垫块重建臼底、臼顶、前柱形成三点支撑。

（4）使用抗生素预防感染。

三、治疗过程

（1）按术前计划行髋臼假体取出、彻底清除肉芽和磨损碎屑后使用 1% 碘伏浸泡伤口 5 分钟。

（2）术中留取关节液做细菌培养和单视野高倍镜下观察白细胞数量，术中见臼顶、臼底、前壁、前柱、后壁缺损，使用非骨水泥多孔钽杯重建臼底，4 枚螺钉固定，臼顶取自体髂骨打压植骨以形成三点支撑稳定。

（3）根据对侧髋臼旋转中心和偏心距选择合适大小臼杯，选择合适的前倾角和外展角固定同时获得初始稳定，内杯与外杯之间通过骨水泥粘连牢固固定。

（4）术后 24 小时内静脉使用头孢呋辛预防感染。

四、随访

翻修术后 12 个月，切口愈合好，关节无红肿。血清 C 反应蛋白、红细胞沉降率正常。术后左髋关节 Harris 评分 87 分，关节无疼痛。

五、病例特点与讨论

1. 术前良好的骨量评估和缺损分型能提高术中髋臼重建的精准性

该患者从影像学上看，主要存在髋臼侧骨缺损，我们根据 Paprosky 髋臼缺损分型进行术前规划，该分型系统是髋臼骨缺损的最常用分型，是基于泪点、旋转中心移位、髂坐线（Kohler 线）及坐骨的完整性进行分型。（表 1-4-1）

表1-4-1　Paprosky髋臼缺损分型

Paprosky 分型	
Ⅰ型	髋臼缘无骨缺损或假体移位
Ⅱ型	髋臼缘有缺损，但起支撑作用的髋臼柱完整，假体向上内侧或上外侧移位小于 2cm a. 上内侧 b. 上外侧（臼顶缺如） c. 仅内侧缺损
Ⅲ型	上方移位大于 2cm，坐骨和内壁缺损严重 a.Kohler 线完整，假体 30%~60% 的支撑需植骨提供（骨缺损位置：10 点到 2 点位置） b.Kohler 线不完整，大于 60% 的假体支撑需要植骨提供（骨缺损位置：9 点到 5 点位置）

从 X 线片上看该患者存在泪点、旋转中心移位、髂坐线（Kohler 线）及坐骨的缺损，结合三维 SCT 重建考虑存在超过 60% 支撑假体的宿主骨缺损（图 1-4-3），故术前要考虑备多孔钽杯、非骨水泥髋臼、cage、加强环，甚至三翼定制假体等。该患者使用小一号多孔钽杯就基本可以重建臼底、前柱、后壁，臼顶植入自体髂骨能防止外上移位，外加另一大号杯能重建髋臼旋转中心和偏心距，做到三点支撑稳定（图 1-4-4）。

2. 对于无菌性松动和感染性松动的鉴别思考

国内对感染性髋关节松动一期翻修也是存在的，但是一般是在明确病原体种类并在彻底清创基础上进行，不常规进行一期翻修。为证实假体周围感染，关节腔穿刺取抽吸液培养最具诊断价值，但为有创检查且可能造成感染扩散。该患者术前实验室检查中 C 反应蛋白、红细胞沉降率、降钙素原均为阴性，且病史长，主要存在运动痛，静息痛不明显，故术前未行关节腔穿刺抽液化验，术中高倍镜下镜检白细胞不超过 5 个，故一期行髋关节翻修术，术后细菌培养阴性，随访 12 个月，髋关节功能 Harris 评分 87 分，患者功能满意。

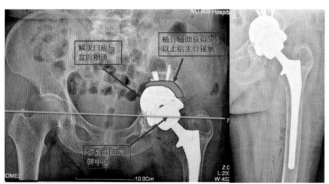

图 1-4-3　髋关节正位片

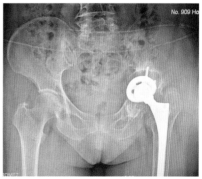

图 1-4-4　X 线片髋臼骨缺损定位图

中国人民解放军联勤保障部队第九〇九医院

黄连水

S-ROM 假体在化脓髋后遗症合并髋关节高脱位的髋关节置换术中的应用

1. 病史

患者，女，30 岁，因"左髋部活动受限 20 余年，疼痛伴跛行 8 月余"就诊于我院。患者于 20 余年前因行左臀部肌内注射药物后（具体不详），出现臀部红肿、流脓，就诊于某医院，经扩创引流后臀部窦道瘢痕愈合。入院前 8 个月余，渐渐出现左髋部疼痛、髋活动受限，呈摇摆跛行步态，行走约 200m 即需休息，影响工作及生活。

2. 查体

体温 36.2℃，跛行步态，左臀部可见数处不规则形手术及窦道瘢痕，局部皮肤凹凸不平，周围无红肿及异常分泌物（图 1-5-1），左下肢明显较对侧短缩，左髋关节前方存在轻度触压痛，髋关节活动度各方位严重受限，以外展、内旋、屈曲受限为重，双膝、踝关节及各趾活动自如，左下肢测量相对长度 65.5cm，右下肢测量两对长度 73.0cm，左下肢髌上 10cm 周径较右下肢短约 2cm，皮肤痛觉正常，肌张力正常，左侧诸肌肌力 V 级，足背动脉搏动有力，左侧"4"字试验（＋），骨盆挤压分离试验（－）。

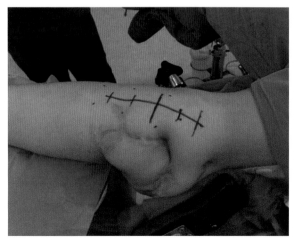

图 1-5-1　术前髋部大体像

3. 实验室检查

C 反应蛋白 0mg/L，红细胞沉降率 8mm/h。

4. 影像学检查

骨盆正位片、骨盆三维重建检查示：左股骨头及颈完全缺如，大转子严重上移，左髋关节脱位，假关节形成。左股骨干形态变细，转子下最细处外径约 8mm。（图 1-5-2、图 1-5-3）

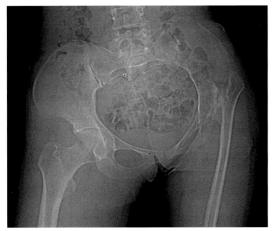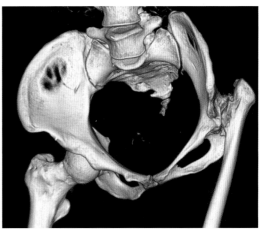

图 1-5-2　骨盆正位片　　　　　　　　图 1-5-3　骨盆三维重建

二、诊疗思路

1. 临床诊断与诊断依据

患者左髋部活动受限 20 余年，疼痛伴跛行 8 个月余入院。20 余年前因行左臀部肌内注射药物后，出现臀部红肿、流脓，就诊于当地医院，经扩创引流后臀部窦道瘢痕愈合。影像学检查示：左股骨头及颈完全缺如，大转子严重上移，左髋关节脱位，假关节形成；左股骨干形态变细，转子下最细处外径约 8mm。诊断为：儿童化脓性关节炎后遗左髋关节病理性脱位伴骨关节炎。术前 Harris 评分为 40 分。

2. 治疗计划

（1）计划一期行左侧人工全髋关节置换手术，因患者较年轻，故考虑选择全陶界面，术中考虑转子下截骨解决髋关节高脱位及肢体严重短缩复位后神经损伤的风险，患者左股骨干形态变细，转子下最细处外径约 8mm，综合上述因素考虑选择应用目前临床上股骨柄最小径 6mm、股骨前倾可调、髋臼最小直径 44mm S-ROM 人工全髋关节假体。

（2）手术前已做骨盆三维重建，计划术中 C 臂机导引下对股骨柄及髋臼侧的骨界面处理，保证股骨髓腔正确扩髓及避免髋臼位置严重偏离放置。

（3）术中做必要的术中快速冰冻切片准备，若发现术中骨及软组织明显异常，排除是否存在隐藏感染，必要时中途终止手术。

三、治疗过程

（1）手术选用有近端涂层、远端光滑的 S-ROM 股骨柄假体和有多孔涂层表面的髋臼假体（S-ROM. DePuy）。腰硬联合麻醉，患者取右侧卧位，探查显露左髋关节，可见左髋关节完全脱位，大粗隆与髋骨形成假关节，股骨头颈缺失，股骨近端髓腔闭锁，残端骨质变硬，髋臼完全丧失形态，周围大量瘢痕组织形成，臀中肌萎缩、部分瘢痕化。

（2）由于患者极细近中段股骨发育，考虑关节置换过程中可能无法进行而终止手术，故采取反常规手段。首先考虑行股骨侧置换，在股骨侧髓腔处理成功后，再行髋臼置换程序。应用直径 4mm 克氏针顺股骨髓腔力线方向打入作为导引针，C 臂透视确立导针位置，并调整至股骨力线附近。对于本患者由于股骨近段过细发育及近段曲度异常，不能一次性行股骨髓腔成形，故决定近、远段分段进行扩髓。用 6 号股骨柄髓腔锉扩髓至股骨允许深度以保证股骨近端袖套扩髓，股骨近端袖套成功扩髓至 9 号，应用三角型近端袖套锉锉入至股骨柄需沉入的深度；随后行股骨于粗隆下距大转子尖约 8cm 截断，注意做标志防止人工股骨柄置入一旋转畸形。在股骨截骨后，进一步行股骨远侧骨段髓腔成形至适应 6 号 S-ROM 股骨柄，装入股骨试用袖套及试柄，匹配良好。考虑患者为感染后关节周围粘连及瘢痕挛缩严重，故在小转子部切断髂腰肌。

（3）随后接着处理髋臼，由于幼时髋关节化脓性感染，局部包括髋臼横韧带在内所有正常结构被破坏，结合术前 CT，故术中应用克氏针标志，辅助 C 臂 X 线透视，最后确定真臼所在位置，边锉臼边检查，防止过度或过大锉臼。结合术前髋臼测量，最大适配直径为 44mm，成功应用 2 枚 2cm 螺钉固定直径 44mm 压配型髋臼及陶瓷内衬。

（4）用短试头试复位髋关节，测试截骨量合适及周围软组织平衡松紧情况。股骨短缩约 2.5cm，考虑关节复位偏紧张，故进一步截除 0.5cm，总截骨长度为 3.0cm，进一步确认后，置入 S-ROM 人工股骨柄袖套及柄体，将截取的骨段制成数条骨条，应用钢丝将骨条与远、近股骨截骨端绑定，再次应用短颈试头复位关节检查关节松紧度，最后选用 S-ROM 四代短颈的直径 28mm 陶瓷股骨头。复位后见臀中肌部分撕裂，应用 1 枚 2 号埃希康线铆钉，钻入股骨粗隆顶端修复臀中肌，活动左髋关节，见截骨端稳定，无松脱。（图 1-5-4）

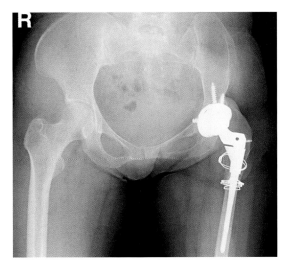

图 1-5-4　骨盆正位片（术后）

四、随访

　　术后肢体短缩得到良好纠正，肢体短缩小于 1.5cm，术中无股骨近端劈裂骨折，手术切口一期愈合，术后无感染、骨质溶解、假体松动、脱位、异位骨化等并发症。随访半年原髋部疼痛消失，跛行步态得到改善。髋关节 Harris 评分由术前 40 分，改善为 85 分。

五、病例特点与讨论

1. Crowe Ⅳ 型超细股骨干、髋关节发育不良关节置换假体选择

　　S-ROM 人工关节特点是具有极细人工股骨柄，直径最小可达到 6mm，远端为音叉型，对股骨腔更佳匹配，且对股骨髓腔存在弹性接触，不存在应力集中，较少出现股骨远端应力性疼痛或穿凿危险，近端与股骨髓腔匹配有三角型及锥型阶梯状袖套，适应不同形态髓腔。袖套表面的多孔涂层或羟基磷灰石涂层，更有利于骨长入、应力传递，股骨颈前倾角任意可调，更有利于髋臼匹配。因此，对于发育较细股骨柄的髋关节置换，这是一个不错的假体选择。陶瓷对陶瓷界面人工髋关节，中长期优异随访结果，使其成为年轻活跃患者进行髋关节置换的一个很好的选择。因为本患者较年轻，故选用相对耐磨损的全陶瓷全髋关节。本病例股骨干最细外直径仅有 8mm，成功采用强生公司生产的股骨柄直径 6mm 的 S-ROM 人工全髋关节、短颈 C 28mm 陶瓷头及 44mm 陶瓷臼，Harris 评分由术前 40 分，进展为术后 85 分，取得满意疗效。

2. 高位能关节脱位、超细股骨干髋关节置换手术操作技术要点

（1）对髋臼处理关键在于对真臼的确定。髋臼横韧带是一个比较恒定标志，术前三维 CT 对髋关节真臼确定起了非常重要作用，通过 CT 可以了解散臼发育，髋臼前壁、后壁及臼底骨质、骨量，供术中锉臼参考。本例患者髋臼窝完全丧失，结合术前髋臼测量，最大适配直径为 44mm。由于幼小时髋关节化脓性感染，局部包括髓臼横韧带在内所有正常结构被破坏，结合术前 CT，故术中应用克氏针标志，辅助 C 臂 X 线透视，最后确定真臼所在位置，边锉臼边检查，防止过度、过大锉臼。

（2）确定股骨截骨短缩手术方案。对于 Crowed 型发育不良髋关节，股骨头发育不良，且脱位较高，多数肢体短缩在 6cm 以上，臀中肌挛缩，若强行直接复位，一方面存在坐骨神经牵张性损伤风险，另一方面存在臀中肌撕裂伤的风险，破坏臀中肌最适起始收缩长度，致臀中肌进一步乏力，致臀中肌步态。多数需短缩 2.5~3cm，本例病人短缩 3cm。本例手术存在人工关节复位时出现部分臀中肌损害，应用铆钉重建于大粗隆上，若必要时应行股骨大粗隆截骨，以保护臀中肌及有利于人工关节复位。

（3）应用电钻直径 3.5~4.0mm 斯氏针探查股骨髓腔及股骨轴线的方向，C 臂导引下扩髓，不能强行突破，避免股骨穿凿，易致人工股骨柄进入异常通道、松动。但由于股骨发育畸形，多数髓腔准备难以一次成功，故需在截骨前首先完成近端扩髓，接着行股骨上段粗隆下截骨，紧接着股骨截骨面以远髓腔处理，保证位于股骨髓腔力线中央。

3. 围手术期管理重点

对于该患者我们在手术后建议其进行主动非负荷功能锻炼，重视臀中肌及髋关节其他肌群等张及等长肌力锻炼，术后 3 天可在拐杖保护下床活动，减少卧床褥疮及深静脉血栓等并发症。在复查拍片发现被骨处有骨痂生长后，于术后 1 个月半左右，才准许患肢由部分渐承重，避免假体柄断裂。患者股骨近段极细，在股骨粗隆下截骨后关节置换，在这一点上与常规人工关节置换术后应有所不同，否则将可能出现股骨近段骨折等严重后果。另外重视关节主、被动功能活动，减少关节周围粘连，防止深静脉血栓形成及肌肉萎缩。

福建莆田华侨大学附属盛兴医院

林国兵

单纯发育性股骨颈前倾角增大导致的髋关节脱位诊疗分析

一、病例介绍

1. 病史

患者，男，6岁，因"左髋关节疼痛、活动受限伴跛行1个月"于2018年4月23日前来就诊。发病前曾有咳嗽、流涕症状，无畏寒、发热，随后出现左髋关节进行性疼痛伴活动受限，无法行走，无其他关节疼痛，否认外伤史，未规范治疗。于发病1周后就诊于当地医院，诊断为：左髋关节脱位，左髋关节滑膜炎。接受静脉青霉素治疗及对症处理2周，咳嗽、流涕症状消失，静息状态下疼痛有所缓解，但活动受限改善不明显，可搀扶短距离行走但伴有明显跛行。遂转至厦门大学附属中山医院进一步诊治。

既往患者开始行走后即有轻度左下肢"内八字"步态。

2. 查体

轮椅推送入院；左下肢强迫屈曲、外旋体位，左髋部较饱满，未见皮下血管扩张，局部皮肤无红肿；体表测量左下肢较对侧无明显短缩，左侧腹股沟中点压痛，左下肢"4"字试验（+），左髋关节被动屈曲30°、后伸0°、外展30°、内收10°、外旋30°、内旋0°；双下肢其余关节无触痛、压痛，双下肢触诊无骨擦感及异常活动，双下肢肌张力及肌力无异常。

3. 实验室检查

血常规（2018年4月6日，外院）见白细胞计数 17.48×10^9/L，中性粒细胞比率0.873。结核杆菌抗体（2018年4月6日，外院）（－）。血常规见白细胞计数 10.99×10^9/L，中性粒细胞比率0.506，淋巴细胞比率0.419（正常），血小板计数 409×10^9/L。

我院2018年4月24日检查见：红细胞沉降率29.3mm/h。C反应蛋白0.17mg/L。血清抗"O"试验（－）。类风湿因子（－）。血清碱性磷酸酶171.2U/L（正常）。凝血功能正常。

4. 影像学检查

骨盆平片、左髋关节正侧位片示：左股骨头向外后上方半脱位，关节间隙增大，Shenton线不连续，髋臼发育无明显异常，股骨头骨骺大小及形态无明显异常，股骨近端异常，股骨颈前倾角度增加，构成关节诸骨骨密度无明显降低，软骨下骨及骨小梁清晰，未见骨折线、骨质破坏及缺损。（图1-6-1）

骨盆平片测量左侧髋臼指数示：髋臼指数 22°（正常值 20°~30°）。（图 1-6-2）

双髋关节 CT 平扫及三维重建示：左髋关节间隙增大，股骨头骨骺大小及形态无明显异常，股骨颈前倾角度增加，构成关节诸骨骨密度无明显降低，软骨下骨及骨小梁清晰，未见骨折线、骨质破坏及缺损。（图 1-6-3）

双髋关节 MRI 示：左髋关节脱位，关节积液，部分滑膜增厚，股骨头骨骺大小及形态无明显异常，股骨颈前倾角度增加，未见明显骨破坏，臀中小肌及髂腰肌水肿，肌肉间间隙尚清晰，无明显液性包块。（图 1-6-4）

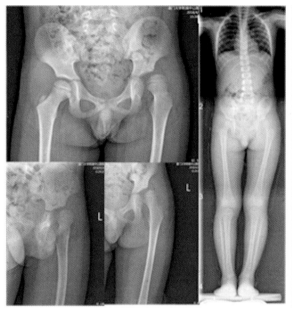

图 1-6-1　骨盆平片、左髋关节正侧位片

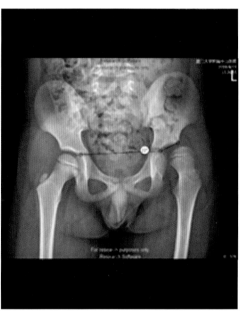

图 1-6-2　骨盆平片

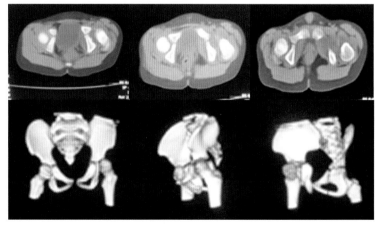

图 1-6-3　髋关节 CT 平扫及三维重建

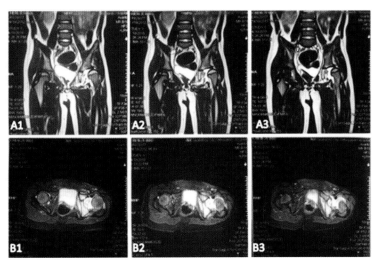

图 1-6-4 髋关节 MRI

二、诊疗思路

1. 临床诊断与诊断依据

患者 1 个月前在无外伤情况下出现进行性左髋关节疼痛伴活动受限，发病前曾有上呼吸道感染症状，结合患者发病年龄因素，考虑病毒性滑膜炎可能性大。虽然患者发病前无明显寒战、发热等菌血症表现，但发病早期于外院检查提示血象明显增高，经抗生素治疗 2 周后复查白细胞总数仍偏高，故不能排除"血源性化脓性关节炎"可能。

患者经抗生素治疗 2 周后虽白细胞总数仍偏高，但中性粒细胞比值已恢复正常，C反应蛋白亦转正常，且复查 X 线片未发现明显关节诸骨骨质疏松或骨质破坏表现，说明炎症已得到较好控制。在此情况下，左髋关节仍存在脱位，应考虑髋关节本身存在结构性异常可能。

患者家长代诉其平素即有左下肢"内八字"步态，X 线片检查提示与右侧相较，虽左侧髋臼及股骨头发育无明显异常，但股骨颈前倾角度增大，故多考虑患者存在"发育性髋关节发育不良—股骨近端旋转异常"可能性。其是导致患者在髋关节炎症得到较好控制的情况下仍持续存在关节半脱位的主要病因。

2. 鉴别诊断

（1）化脓性关节炎：小儿多见，感染途径可分为血源性与局部感染扩散侵犯。一般起病急骤，局部症状重，若为血源性感染，在局部症状出现前，一般有寒战、高热等菌血症表现。自然病程发展很快出现关节畸形固定直至病理性脱位，实验室检查可见各炎症指标均明显增高，影像学检查早期表现关节间隙增宽，周围软组织肿胀，并很快出现软骨溶解所致的关节间隙变窄伴有软骨下骨质疏松或骨破坏。该患者情况非化脓性关节炎的典型临床表现，但部分表现提示不能排除，需通过其余方式进一步鉴别。

（2）风湿性关节炎：发病与咽部溶血性链球菌感染密切相关，可急性起病，常见典型症状为多发大关节的对称性、游走性疼痛，血清抗"O"试验呈阳性，常伴有心肌炎、心内膜炎、心包炎等而有心悸、气促、心前区疼痛等症状。该患者血清抗"O"试验阴性，且为持续的单一关节疼痛，可排除该诊断。

（3）结核性关节炎：多见于儿童及青少年，起病缓慢，儿童患者常有午后低热、夜间盗汗、面颊潮红等全身症状。发病早期疼痛症状较轻，通常无寒战、高热等急性炎症表现。早期 X 线表现无特异性，仅可见近关节周围的骨质疏松，逐渐可出现关节边缘骨破坏及关节间隙变窄。根据患者临床表现，暂排除此疾病。

（4）血友病性关节炎：遗传性凝血因子缺乏病，血友病患者关节内因反复出血导致的关节退行性变，一般有家族史且儿童期即发病，多见于负重大关节，自发性或轻微创伤即可引起出血。该患者无血友病家族史，既往无皮下或其余部位易出血表现，凝血时间正常，可排除该诊断。

（5）儿童股骨头缺血性坏死：起病隐匿，患髋疼痛及跛行为主要症状，髋关节各个方向活动均有不同程度受限，以外展与内旋活动为甚。病理过程可分为滑膜炎、缺血坏死、再生及愈合期。早期即滑膜炎期，虽可出现明显的滑膜炎、关节积液及周围软组织肿胀，X 线检查可出现关节间隙增宽，但不会出现脱位，实验室检查不会出现炎症指标增高，MRI 检查可发现股骨头骨骺内的低信号缺血区。与该患者临床表现不符，可排除该诊断。

3. 治疗计划

（1）髋关节镜探查清理，目的在于：①直接观察关节内情况鉴别并明确诊断。②获得活组织病理检查明确滑膜炎类型。③清理切除病变滑膜及可能存在的其他关节内病损，并通过灌注液冲洗尽量减少滑液内炎性因子负荷。④切除可能阻碍关节复位的增生滑膜或异常增厚的关节囊组织。

（2）关节镜探查能明确诊断，并排除化脓性关节炎后，行一期股骨近端旋转截骨内固定，纠正股骨近端发育异常恢复正常髋关节对合。

（3）术后支具固定患肢于外展位维持髋关节复位，并禁止负重直至截骨端临床愈合。

▌三、治疗过程

（1）髋关节镜手术：全麻下患肢牵引，透视下常规取前外侧及前入路穿刺进入髋关节腔。探查见关节液淡黄澄清，无脓性成分，股骨头向前外上方半脱位，盂唇无损伤，股骨头圆韧带增粗，滑膜增生、水肿，滑膜表面见凝血块附着（关节镜插入时出血造成），关节囊松弛。遂取部分病变滑膜做病理检查，刨削切除增生滑膜，并彻底冲洗关节腔。（图1-6-5）

（2）股骨近端旋转截骨术：髋关节镜术后随即施行。术前规划确定股骨近端需内旋25°~30°，可使股骨颈前倾角恢复至小于30°。取股骨近端外侧入路常规显露股骨近端。首先在透视下自大粗隆下方向股骨颈中央钻入1枚克氏针标志股骨颈前倾角，然后于股骨上段截骨，将截骨远端外旋25°并临时固定，再次透视见髋关节已复位，头-臼匹配良好，Shenton线连续，并根据体表股骨远端内、外髁后缘切线与股骨颈内克氏针共同确定股骨前倾角恢复至约30°，截骨端内固定后结束手术。术后以单髋支具固定左髋于外展位。（图1-6-6）

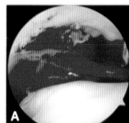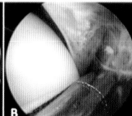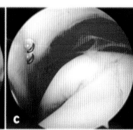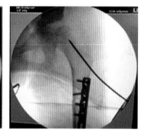

图1-6-5　髋关节镜手术术中所见　　　图1-6-6　股骨近端旋转截骨术术中透视影像

四、随访

（1）术后1周复查X线片示：左髋头-臼匹配良好，Shenton线连续，股骨颈前倾角良好。（图1-6-7）

（2）术后3个月复查X线片示：左髋头-臼匹配良好，Shenton线连续，股骨颈前倾角良好，关节间隙正常，截骨端临床愈合。（图1-6-8）

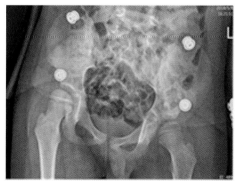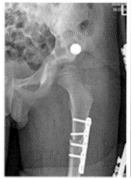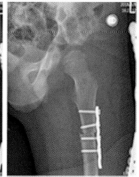

图1-6-7　髋关节正位片、左髋正侧位片（术后1周）

（3）术后 1 年复查 X 线片示：左髋头 – 臼匹配良好，Shenton 线连续，股骨颈前倾角良好，关节间隙正常，截骨端愈合，双下肢等长，骨盆无倾斜，胸腰椎无侧弯。（图1-6-9、图 1-6-10）

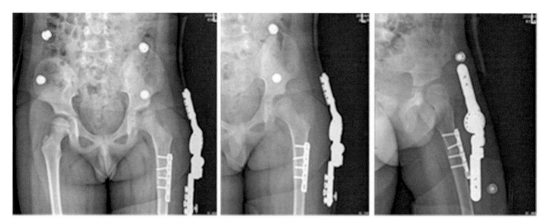

图 1-6-8　髋关节正位片、左髋正侧位片（术后 3 个月）

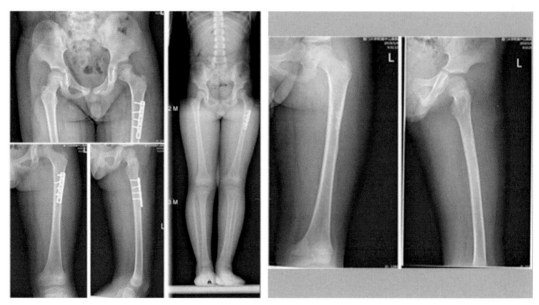

图 1-6-9　髋关节正位片、左髋正侧位片、　　　图 1-6-10　左髋正侧位片（术后 1 年）
　　　　　双下肢全长片（术后 1 年）

五、病例特点与讨论

1. 发育性髋关节发育不良的病因、病理学

发育性髋关节发育不良是指一个与异常的髋关节生长和发育相关的疾病范畴，包括

从髋关节半脱位或脱位到髋臼、股骨头、股骨近端及关节囊的畸形。传统上，曾使用先天性髋关节脱位来描述这个疾病范畴，但这个诊断名称并不能准确体现疾病的病理改变和疾病的不同发展阶段，所以，除了应用于出生时即存在固定脱位的情况下，一般已不再使用。关于发育性髋关节发育不良的病因已有多种学说，主要的有机械学说、激素学说（引起关节囊松弛）、原发性髋臼发育不良和遗传学说等，所有这些学说提到的病因中，阳性家族史和臀位分娩、羊水过少（髋关节异常屈曲受压）以及女性，与疾病的发生最为密切相关。发育性髋关节发育不良的病理改变主要发生在髋臼、股骨头、股骨近端（股骨颈、股骨近干骺端）和关节囊四部分，表现为髋臼浅，臼顶部发育不良，股骨颈前倾角增大，股骨头骨骺发育较小，关节囊松弛、圆韧带肥厚，伴发髋关节半脱位或脱位。原发病理改变可发生在上述任一关节部位，但更常见多个部位同时发生。在临床上往往以髋臼侧病变最多见，也容易识别之。髋臼侧病变会随着年龄的增长及站立行走后，病理改变日趋严重，股骨头可完全脱出于髋臼并形成所谓的"继发髋臼"；股骨头长期脱位会引起股骨近端包括股骨颈前倾角随发育过程不断增大，甚至可达90°。但是，仅发生在股骨近端的变异（如股骨前倾角异常），一般不引起严重的病损，且不易被发现，故在临床上出现单纯发育性股骨颈前倾角增大引起发育性髋关节发育不良的病例极为罕见。

2. 儿童发育性髋关节发育不良的临床表现及诊断要点

　　婴幼儿期症状常不明显，但可出现患髋外展受限、患肢蹬踩力量降低、大腿近端皮肤褶皱不对称、患侧会阴部增宽，患侧肢体短缩等表现，需通过详细的病史询问及体格检查方可发现可疑病例。随着开始站立行走，疾病的临床表现趋于明显，可出现患肢跛行或摇摆步态、股骨大粗隆突出、臀部后耸、腰前突增大、股内收肌紧张、髋外展进一步受限，并可继发腰椎的侧弯畸形。

　　典型的X线表现为髋臼指数大于30°，股骨颈前倾角增大，股骨头骨化中心较对侧小，Shenton线不连续，股骨头骨化中心或股骨颈喙突（婴幼儿）移位于Perkin内下象限之外。

　　股骨头骨化中心通常在出生后3~6个月时才出现，在骨化中心出现之前，较难得到准确典型的X线表现，因此超声检查在骨化中心出现前的几个月内对于发育性髋关节发育不良的诊断特别有意义。但不能用于6周之前的幼儿，因为新生儿关节囊松弛而存在很高的假阳性率。

3. 发育性髋关节发育不良的治疗

　　发育性髋关节发育不良是一种进展性疾病，所以发现治疗越早，效果越好。治疗方法主要依据年龄和病变程度来选择。1岁以内是非手术治疗的最佳时机，不需手法复位或手法复位后穿戴连衣袜套（Pavlik 挽具）3 个月以上，基本可达到治愈。1~3 岁患儿仍以非手术治疗为主，但需在全麻下行手法复位，复位后采用蛙式石膏固定 6~9 个月，若股骨颈前倾角仍大于 30°，则在拆除蛙式石膏后改用双下肢外展内旋髋伸直位石膏继续固定 3 个月，一般可取得满意的疗效。3 岁以上患儿由于年龄较大，继发病变已较重，主要采取手术治疗，包括手术松解髋关节周围挛缩韧带、肌腱与关节囊，在切开复位关节的基础上，进一步手术纠正髋臼与股骨近端的畸形，常用的术式有 Salter 截骨、骨盆内移截骨、髋臼成形术与股骨近端旋转截骨等。

本病例的年龄已达 6 岁，发育异常主要表现为股骨颈角度异常增大，麻醉下可手法复位髋关节，但无法维持复位，需行股骨近端旋转截骨，因关节周围肌肉、肌腱与韧带无明显挛缩，未行股骨短缩。

4. 单纯发育性股骨颈前倾角增大导致髋关节脱位少见，易漏诊、误诊

本病例虽然存在股骨近端前倾角度异常增大，存在匹配不良、关节松弛，但是发病前无半脱位，故无任何临床表现。此次就诊主要因急性滑膜炎引起的髋关节疼痛与活动受限，在当地医院检查即发现存在髋关节半脱位。被考虑为炎性髋关节脱位，而忽略了股骨近端旋转异常导致脱位的可能。在当地医院依据急性滑膜炎规范治疗后虽症状有所缓解，炎症指标基本恢复正常，但髋关节脱位持续存在。转入院后，综合分析患儿病史及治疗转归，经详细研读影像学特征后得出：股骨近端旋转异常导致发育性髋关节发育不良的诊断，采用了关节镜下明确诊断、一期股骨近端旋转截骨的治疗方案，取得了良好的疗效。

总之，单纯股骨颈前倾角增大，一般不会引起严重病损，引起髋关节脱位极为罕见。但是这种变异多伴有继发性关节囊松弛、隐性髋关节不稳，在一些特殊性情形下（如炎症、创伤等），可能出现（继发）髋关节脱位。如果缺少此知识点，又缺少细致全面检查，极易出现漏诊或误诊误治，造成不良后果或发展成典型的发育性髋关节发育不良。

厦门大学附属中山医院

林原　夏春

激素相关性成年股骨头骨骺滑脱诊疗分析

一、病例介绍

1. 病史

患者，男，26 岁，以"右髋疼痛伴跛行 3 个月，加重 1 周"为主诉入院。3 个月前开始出现右髋疼痛、轻度跛行，无明显外伤史，无发热、寒战等不适。1 周前疼痛及跛行加重，转诊至厦门大学附属福州第二医院。

2. 查体

右下肢呈外旋、短缩畸形，较对侧短缩约 2cm。右髋部肿胀，右腹股沟中点压痛，右下肢纵向叩击痛（＋），右髋关节活动受限，肢端感觉、血运正常，右膝、踝关节活动可。余肢体及脊柱查体未见异常。心肺腹查体未见明显异常。右侧睾丸未触及，左侧睾丸及阴茎细小。

3. 实验室检查

入院后，完善性激素、甲状腺功能五项、生长激素等检查。发现睾酮水平为 0.01ng/mL，远低于正常成人水平。

4. 影像学检查

双髋正位片、右髋侧位片示：右股骨头骨骺滑脱。（图 1-7-1）

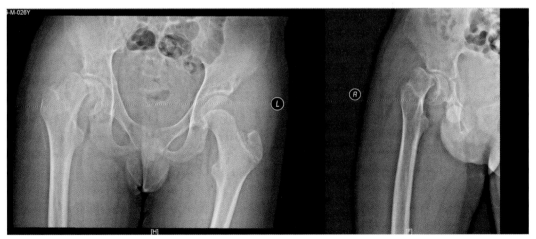

图 1-7-1　双髋正位片、右髋侧位片

二、诊疗思路

1. 临床诊断与诊断依据

患者青年男性，以"右髋疼痛伴跛行 3 个月，加重 1 周"入院。查体见右下肢呈外旋、短缩畸形，较对侧短缩约 2cm，右髋部肿胀，右腹股沟中点压痛，右下肢纵向叩击痛（＋），右髋关节活动受限。X 线片示：右股骨头骨骺滑脱。综合以上诊断为：①右股骨头骨骺滑脱；②右侧隐睾。

2. 鉴别诊断

（1）股骨颈骨折：该病亦可出现髋部疼痛伴活动受限，但多有明确外伤史，查体可见患肢外旋、短缩畸形，且影像学可予以鉴别，故不考虑本诊断。

（2）股骨头坏死：该病也可以表现为髋部疼痛、跛行及髋关节活动受限，但查体较少表现为明显的外旋短缩畸形，影像学可予以鉴别，故不考虑本诊断。

3. 病因诊断

（1）本病考虑性激素水平异常引起的股骨头骨骺滑脱。

（2）患者 26 岁，从术前的 X 线片可见双侧股骨头、大转子、小转子以及髂骨翼的骺板均未闭合，与该患者的年龄不符。长期激素水平异常，如生长激素过多、雄激素水平过低、肥胖以及甲状腺功能异常容易干扰骺板肥大细胞层发育，使肥大细胞层排列紊乱，从而降低其抵抗机械剪切力的能力，在轻微的应力下即出现肥大细胞层的分离，从而出现临床上的股骨头骨骺滑脱。本病例有先天性右侧隐睾，左侧睾丸和阴茎发育细小的病史，结合入院后检查激素水平显示睾酮水平极低，考虑雄性激素水平过低引起的股骨头骨骺滑脱。

4. 治疗计划

（1）按照儿童及青少年股骨头骨骺滑脱的常规保髋治疗方法，术前先予骨牵引，并复查床边 X 线片。

（2）倘若断端复位良好，可用闭合复位或原位空心钉内固定。倘若床边复查 X 线片或术中透视发现断端错位明显，则予切开复位空心钉内固定；切开复位，首选 Ganz 提出的股骨大转子截骨髋关节外科脱位保护股骨头骺的血供——骺外侧动脉。

（3）若后期出现股骨头坏死或骨关节炎，则行关节置换术。

三、治疗过程

（1）按术前计划行大重量骨牵引，牵引2天复查X线片（图1-7-2），继续保持牵引1周使骨折陈旧化稳定断端。

（2）术中继续维持右下肢牵引及屈髋、内旋，使骨折端进一步复位，克氏针临时固定，透视见断端基本复位后，予2枚空心钉固定骨骺。左侧股骨头予1枚空心钉预防性固定，防止骨骺滑脱。（图1-7-3）

（3）术后予髋部"人"字形支具固定6周，3个月后复查见断端愈合后与挂拐部分负重。

（4）术后请泌尿外科会诊，补充雄激素，促进骺板闭合。

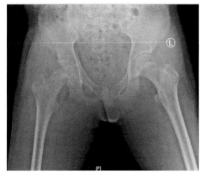
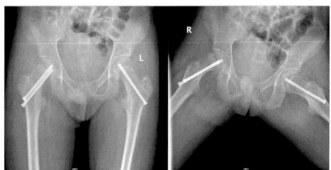

图1-7-2 双髋正位片（牵引2天）　　　图1-7-3 双髋正位片（术后即刻）

四、随访

术后3个月，双髋正位片示：断端骨性愈合。（图1-7-4）

术后1年，双髋正位片示：股骨头近端骨骺有轻度密度增高。但髋关节活动良好，Harri评分92分。（图1-7-5）

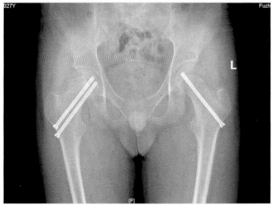
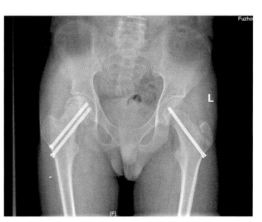

图1-7-4 双髋正位片（术后3个月）　　　图1-7-5 双髋正位片（术后1年）

五、病例特点与讨论

1. 激素相关问题

股骨头骨骺滑脱一般好发于 10~16 岁的儿童，发病率为 0.02‰ ~0.03‰，男女发病率约为 2:1，缘于此期为骨骼生长的高峰期。股骨头骨骺滑脱的病因目前仍不明确，一般认为是机体内分泌的失调和机械性损伤共同作用引起。青少年随着年龄的增长股骨近端的生长板从水平位逐渐旋转到斜位，伴有快速的生长。干骺端最薄弱的部位在肥大细胞层和临时钙化带之间，生长激素过多、雄激素水平过低、肥胖以及甲状腺功能异常均会干扰骺板肥大细胞层发育，使肥大细胞层排列紊乱，从而降低其抗机械剪切力的能力，容易在负重状态下受到轻微剪切力而发生骨骺滑脱。本病例系 26 岁男性患者，因其先天性腺发育不良雄激素水平低下，到成年期仍存在多处骨骺未闭合，此为典型的激素相关性股骨头骨骺滑脱。

2. 治疗方法选择：闭合或切开

该患者髋部疼痛及跛行的病史 3 个月，其前期仍能行走，未予重视未诊治，1 周前症状才加重，考虑为"慢性骨骺滑脱转急性加重"，从入院的 X 线片看，骨骺明显滑移，Southwick 角大于 50°，为重度滑脱。虽然股骨头骨骺滑脱的股骨头坏死率极高，对于年轻的患者，我们首选保髋术而不是关节置换。通过术前的大重量骨牵引复查床边片，发现基本复位，我们让其维持牵引 1 周初步稳定断端后方才手术，术中通过继续维持右下肢牵引及屈髋、内旋，使骨折端进一步复位，最后通过闭合复位及 2 枚空心钉固定滑脱的骨骺，未加重对骨骺残存血供的破坏。同时，我们也做好术前准备，倘若闭合复位后断端位置不佳，可以采用改良 Dunn 截骨术。

3. 预防性固定

在单侧股骨头骨骺滑脱的病例中，后期出现对侧滑脱的比例高达 23%~63%。对于是否要对未发生骨骺滑脱的健侧股骨头进行预防性固定一直是争论的焦点。对于激素相关性的头骺滑脱，预防性固定对侧股骨近端骨骺是一种合理的、有效的治疗方法，能减少进一步滑脱引起的并发症，能减少单侧固定后出现的双侧发育不均等。一些学者强烈建议对重度肥胖及激素严重异常的单侧发病的股骨头骨骺滑脱患者进行对侧预防性固定。还有一些支持预防性固定的学者提出，用 1 枚空心螺钉进行固定十分安全，可以预防一些不易发现的轻微滑脱造成的关节病变。

厦门大学附属福州第二医院

卢育南　　陈顺有

全髋关节翻修治疗金属离子沉积假体松动

一、病例介绍

1. 病史

患者，女，68岁，2016年4月15日入院。因"左髋关节疼痛、功能障碍进行性加重1年"就诊于我院。患者无法行走，夜间疼痛剧烈，无法入眠，无发热。9年前因左股骨颈骨折，在外院行"左侧全髋关节置换术"，使用金－聚乙烯摩擦界面全髋假体。

2. 查体

左下肢无肿胀，左髋部后外侧见长约15cm手术切口瘢痕，愈合良好，左髋部无红肿，局部皮温正常；双侧臀肌及股四头肌无萎缩，双髌骨上缘15cm处周径43cm；左下肢短缩1cm畸形（左下肢长约84cm，右下肢长约85cm）；左髋部压痛，左髋关节内旋、外旋、内收、外展明显受限，主动屈曲功能明显受限，髂股三角（Bryant三角）底边与对侧等长，大粗隆位于Nelater线上；左髋关节屈曲、内旋、外旋、内收、外展运动时疼痛明显加剧，下肢纵轴叩痛（＋），"4"字试验（＋）；左下肢皮肤感觉正常，肌力、肌张力正常，膝腱反射正常，双侧踝反射正常。左髋关节Harris评分42分。

3. 实验室检查

血常规检查见白细胞计数10.5×10^9/L。血生化检查见血钙2.07mmol/L，血钾3.47mmol/L，谷丙转氨酶46U/L，总胆红素32.7μmol/L。炎症指标见红细胞沉降率101mm/h，C反应蛋白143mg/L。尿常规、凝血功能未见异常。

4. 影像学检查

骨盆正侧位片示：左髋Shenton氏线尚连续，小转子上移不明显，但Calve线变形、不连续，髋关节间隙变窄，髋臼杯周围呈溶骨样改变，臼杯外展角变小，臼杯松动，稳定性失效，小转子处界限相对规则高密度钙化影，异位骨化（细黑箭头），臼杯外上方见斑片状高密度影（三角箭头），髋关节腔假体周围不定型云雾状密度增高（粗黑箭头），臼杯越过髂坐线，向盆腔内陷，臼杯内上方见高密度圆形轮廓影，与高密度臼杯之间，宛如空泡状改变（白色箭头），股骨金属球头与臼杯内下缘、外上缘距离不均等，金属球头在臼杯中的位置异常，聚乙烯内衬已经磨穿、碎裂或移位。股骨侧假体与髓腔内壁之间未见明显透亮线，未见明显松动轨迹。（图1-8-1）

　　骨盆 CT 示：髋臼侧假体松动、骨溶解、"空泡征"、股骨球头位置异常、泪滴点溶解、髋臼侧骨质缺损，髂耻柱轻度骨溶解，髂坐柱严重骨溶解，髋关节腔及周围软组织磨砂、云雾样密度增高及高密度碎片影，小转子周围异位骨化。（图 1-8-2）

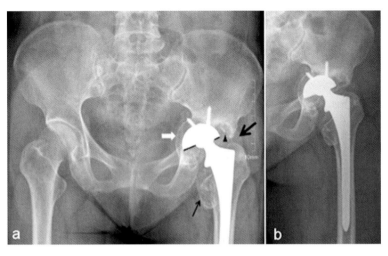

图 1-8-1　骨盆正侧位片

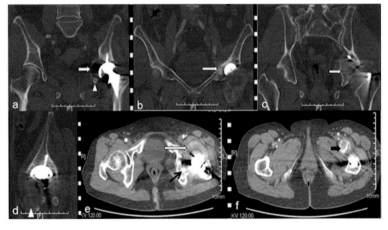

图 1-8-2　骨盆 CT

二、诊疗思路

1. 临床诊断与诊断依据

　　患者 9 年前因左股骨颈骨折行左侧全髋关节置换术，使用金 – 聚乙烯摩擦界面全髋假体。患者 1 年前出现左髋关节疼痛、功能障碍进行性加重，无法行走，夜间疼痛剧烈，无法入眠，无发热。左下肢短缩，左髋周皮肤无红肿，无破溃、窦道形成，主动活动明显受限，左髋关节 Harris 评分 42 分。骨盆 X 线片和 CT 检查提示发现髋臼侧假体松动、内陷，骨溶解、股骨球头位置异常、泪滴点溶解、髋臼侧骨质缺损，小转子周围异位骨化。

血常规血象升高，C 反应蛋白、红细胞沉降率明显升高，降钙素原未见升高。根据上述，提示存在左侧全髋关节置换术后假体松动，假体周围感染不能排除。

2. 鉴别诊断

（1）髋关节假体松动：髋关节置换术后患者大腿或腹股沟区负重时起始痛，起初表现为开始走路时疼痛，逐渐变为活动时疼痛，髋关节旋转时疼痛加剧，休息后疼痛可缓解，影像学上检查一个或多个假体周围出现 2mm 甚至更宽的透亮线，C 反应蛋白、红细胞沉降率可轻度升高，随着病情进展，髋周疼痛加剧，假体周围透亮线进行性加宽，股骨侧假体下沉。根据患者临床及影像学表现，髋关节假体松动是存在的。

（2）髋关节假体周围骨溶解：金属、骨水泥、聚乙烯颗粒单一或混合均可引起骨溶解，聚乙烯颗粒被认为是最主要的因素。骨溶解主要与磨损颗粒的产生、假体周围骨质与颗粒接触、碎屑颗粒引起的细胞反应有关。临床主要表现为髋周静息及运动痛，C反应蛋白、红细胞沉降率可轻度升高，动态复查影像学检查表现为髋臼、股骨、骨盆区域进行性磨损、骨溶解反应，骨量丢失，骨质缺损，甚至假体松动、脱位。根据患者临床及影像学表现，髋关节假体周围骨溶解也是存在的。

（3）髋关节置换术后假体周围感染：髋关节置换术后假体周围感染发生于髋关节置换术后，分为急性和慢性感染。急性假体感染通常由污染的血液或表浅的创口感染扩散至深部，术后即可表现为持续的关节疼痛，患者可出现局部皮温增高、肿胀和创口反复流脓，也可伴有全身性感染症状，如发热、寒战和出汗。慢性感染主要表现为逐渐严重的功能障碍和术后持续性疼痛，通常在术后几个月或几年出现，病程较长者，可有窦道形成、脓液流出，对于术后出现不明原因的患肢持续性疼痛，甚至休息时关节功能良好时也发生疼痛，应高度怀疑发生感染的可能。根据假体周围感染美国矫形外科医师学会（AAOS）诊断标准，存在与假体相通的窦道，或受累人工关节部位 2 处组织 / 关节液中分离出同一病原体，或满足以下 4 项中的 3 项及以上：①C 反应蛋白或红细胞沉降率升高。②滑膜或关节液白细胞计数升高。③滑膜或关节液中心粒细胞比率升高。④滑膜或关节液单次细菌培养呈阳性，可诊断假体周围感染。该患者髋关节置换术后 9 年，1 年来左髋反复疼痛、功能障碍进行性加重，左髋关节周围尤红肿，无窦道形成，血象升高，C 反应蛋白、红细胞沉降率明显升高，需要排查髋关节置换术后假体周围感染可能。

3. 治疗计划

（1）因左全髋关节置换术后假体周围感染不能排除，予在 CT 定位引导下进行左髋关节穿刺抽液。

（2）适当制动、止痛治疗。

（3）指导功能训练，低分子肝素抗凝，预防下肢深静脉血栓形成。

（4）待穿刺抽液结果回报，行"左侧髋关节翻修术"。

■ 三、治疗过程

（1）CT 定位引导下进行左髋关节穿刺抽液，抽吸出大量暗黑色浑浊液体，含碳粉样金属碎屑颗粒，将穿刺液送检常规细菌培养 + 药敏及需氧、厌氧菌培养 + 药敏检查。穿刺液常规细菌培养阴性，延长穿刺液需氧、厌氧菌培养至 10 天，亦未见细菌生长。

（2）左侧髋关节翻修：按髋部原后外侧切口入路，切开阔筋膜张肌、外旋肌群，显露髋关节，见髋关节腔大量暗黑色液体，含大量粉末状金属碎屑沉渣，髋周软组织、肌群、骨质广泛粉末状金属碎屑浸染，小粗隆部形成质硬异位骨化，股骨侧假体无明显松动，但假体近端有明显骨溶解表现，金属碎屑浸染，聚乙烯内衬偏心性磨损，松动、移位，内衬磨损边缘亦被金属碎屑浸染，金属球头与股骨假体柄锥度完好，无磨损表现，髋臼骨溶解严重，臼杯松动、磨穿（图 1-8-3），髋臼与盆腔组织间仅有一层软组织"假膜"，亦被金属碎屑浸染。术中留取髋关节组织快速病检示：血管、纤维组织增生伴玻璃样变，炎性细胞、组织细胞浸润，异物巨细胞增生，大量色素沉着（图 1-8-4）；关节液涂片未见革兰阳性菌、革兰阴性菌；关节液常规示：白细胞 1890×10^6/L，中性粒细胞比率 0.35。术中诊断：左髋关节置换术后金属离子沉积症（金 - 聚乙烯界面）。

（3）围手术期 24 小时内给予头孢唑林钠预防感染，术后予低分子肝素钠抗凝、预防深静脉血栓。

（4）术后髋关节周围组织培养未见细菌生长。

（5）左髋关节翻修术后，左髋关节疼痛逐渐缓解，手术切口愈合良好。

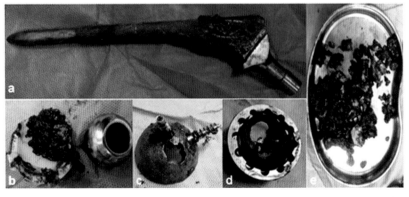

图 1-8-3
左侧髋关节翻修

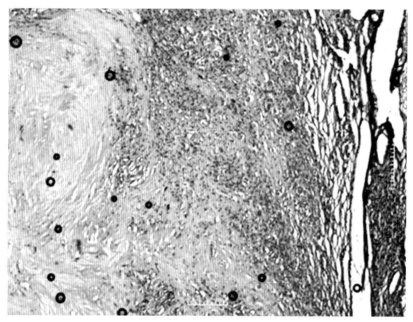

图 1-8-4
髋关节组织快速病检

四、随访

追踪复查 C 反应蛋白、红细胞沉降率逐渐恢复正常。

术后髋关节即刻 X 线片示：股骨侧 ETO 截骨处完全骨折，翻修柄远端纵型裂纹骨折，髋臼杯内陷。故术后左下肢皮肤牵引 6 周，术后 3 个月复查 X 线检查提示假体周围骨折线模糊，开始下地扶拐行走，术后 6 个月完全弃拐。（图 1-8-5）

随访至术后 5 年，髋关节疼痛缓解，双下肢等长，无跛行，步态均匀，髋关节 Harris 评分 91 分。复查骨盆平片示：髋臼杯、股骨柄假体稳定，无松动、溶解表现，生物型髋臼杯诱导了良好的骨长入。（图 1-8-6）

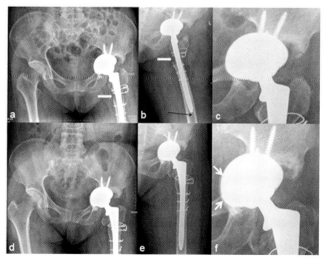

图 1-8-5 髋关节 X 线片（术后即刻）

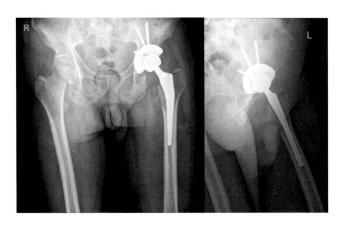

图 1-8-6　骨盆平片（术后 5 年）

五、病例特点与讨论

1. 金属离子沉积症临床表现与生理病理

　　全髋关节置换术后常见的并发症有假体周围感染、无菌性松动、髋关节脱位、髋关节撞击、骨溶解、假体周围骨折，所以术后有必要定期临床随访及影像学复查。金属离子沉积症临床上极少见，是髋关节置换术后严重并发症，首先报道于使用金-金摩擦界面的全髋假体，随着全髋摩擦界面的改进，特别是高交联聚乙烯、陶瓷内衬的使用，减少了金属碎屑的产生，极大降低了金属离子沉积症发病率，据文献记载目前其占到了髋关节术后并发症的 5.3% 左右，但近年来不断有非金-金关节假体出现金属离子沉积症病例报道。Huang K et al. 和 Birkett N et al. 曾分别报道了全髋关节置换术后聚乙烯内衬和金属臼杯完全被磨穿的病例，翻修术中证实与金属离子沉积症有关。

　　金属离子沉积症是由于金属与金属之间异常接触，从而导致金属碎片在假体周围软组织与骨质中的沉积，引起慢性炎症反应、臼杯磨损、假体松动、骨溶解，可导致假体内植物失败和异物反应。摩擦界面细小金属碎片形成后可进一步加剧假体的磨损及髋关节内炎症反应，临床上主要表现为髋关节疼痛和髋关节僵硬、活动功能障碍。若患者存在金属过敏体质，血清中钴和铬离子浓度增高，可诱发机体免疫反应，引起系统性改变，出现头痛、认知改变、血液系统异常和神经肌肉异常，Duarte J et al. 就曾报道过一例采用陶-陶非骨水泥全髋关节置换术患者因陶瓷内衬碎裂，陶瓷球头直接与金属臼杯摩擦产生金属碎屑颗粒，金属毒性物质吸收导致溶血性贫血，临床罕见。尽管钛合金具有化学惰性和良好的生物兼容性特点，有文献报道钛合金颗粒、离子的吸收也可导致溶骨性细胞因子释放、组织坏死与纤维化、局部淋巴结肿大以及肝、脾结构性改变。

2. 金属离子沉积症影像学表现

　　金属离子沉积症往往慢性起病，从髋关节置换术后到出现临床表现需数年时间，发病初期X线平片检查敏感度较低,CT和MARS-MRI检查有助于金属离子沉积症早期诊断。CT检查可特征性发现髋关节囊及腔高密度物质轮廓影,MARS-MRI有助于诊断与确定金属离子沉积范围与程度及发现、辨别假性肿瘤团块的存在。金属离子沉积症在平片上特征性影像学表现包括:①异位骨化。由髋关节周围软组织中的原始间充质细胞转化为成骨细胞,从而形成成熟骨,典型异位骨化发生在股骨颈周围和临近大转子处。②股骨头在臼杯中位置异常,呈偏心性改变,这也提示聚乙烯内衬磨损、破裂、移位可能。③气泡征。金属碎屑在关节腔聚集并显示其轮廓,宛如气泡样密度增高。④云雾征。假体周围软组织呈非定型云雾状,宛如磨砂样改变。Chang J D et al.回顾性分析了418例全髋关节置换术病例,金属离子沉积症占到了失败髋病例的5.3%左右,然而近50%的金属离子沉积症病例并没有发现平片所表现的特征性改变,即使存在细微的改变也不容易察觉,所以,一旦怀疑金属离子沉积症,应结合平片、CT、MRI检查综合判断。

3. 金属离子沉积症诊断

全髋关节置换术后出现髋关节疼痛、功能障碍合并假体松动、骨溶解、异位骨化等情况,除影像学分析外,应常规进行髋关节穿刺,以便了解髋关节积液性状,排除感染;有文献认为一旦髋关节穿刺抽吸出暗黑色液体,含有金属碎屑颗粒,没必要进行穿刺液分析与培养,即可考虑诊断为:金属离子沉积症。金属离子沉积症较早出现关节液性状改变,应尽早进行髋关节穿刺抽液。髋关节穿刺抽液是髋关节置换术后翻修前诊断"金属离子沉积症"的敏感诊断措施。

金属离子沉积症发病早期,临床表现缺乏特异性,在平片等影像学检查中敏感度、阳性率低,一些学者开始尝试通过检测血液中钴或铬离子阈值来预测组织对金属碎屑严重反应(ARMD)事件风险,如英国的药品和保健品监管署建议血液钴或铬离子水平超过7μg/L作为预测金属碎屑严重反应事件阈值,而美国的Kwon YM et al.则建议钴离子水平超过3μg/L,铬离子水平超过10μg/L作为诊断阈值,但均未得到广泛认可,且很多研究发现这些阈值标准过高,导致了许多金属碎屑严重反应事件漏诊。Matharu G S et al.通过对多关节中心的金属碎屑严重反应事件进行研究,发现不同类型的假体发生金属碎屑严重反应事件的钴或铬离子阈值水平是不同的,应设定不同的阈值标准(单侧伯明翰假体,钴离子水平超过2.15μg/L,双侧伯明翰假体钴或铬离子水平超过5.5μg/L,单侧Corail-Pinnacle假体钴离子水平超过3.57μg/L),并证实这些阈值标准可以有效预测髋关节假体置换术后金属碎屑严重反应事件。

4. 金属离子沉积症治疗

临床上一旦确定为金属离子沉积症,应尽早进行翻修手术。在翻修之前对患者进行系统评估,了解假体的材质、类型,结合平片及CT扫描、三维重建,评估髋臼侧、股骨侧假体是否松动，假体是否固定良好，对骨量丢失进行量化评估，髋臼侧骨缺损进行 Paprosky 分型，以应对术中可能需要的植骨、多孔金属模块、特制的髋臼杯，对穿刺液常规细菌培养、需氧菌培养、厌氧菌培养检查，以排除髋关节腔感染。针对本例病例，通过术前髋关节穿刺抽液细菌培养、术中髋关节积液涂片、术中关节液常规检查、术中组织快速病检，排除髋关节假体周围感染，证实为髋关节金属离子沉积症后，决定行一期翻修。对髋关节金属离子沉积症病例进行翻修，需彻底清创，清除髋关节积液、金属碎屑，有限切除金属离子浸染软组织，刮除骨溶解病灶，切除异位骨化病灶，针对可能产生金属离子沉积症的病因，更换、调整髋关节组件。犹如本病例术中探查所见，金属碎屑颗粒犹如焦油般，广泛嵌入、浸染髋周软组织，要完全清除很困难，也很危险，因为过度清创可能进一步丧失髋臼残余有限骨量，甚至造成血管、神经损伤，损害臀中肌等肌腱附着点。如果髋臼侧、股骨侧假体松动、移位、位置不良，需要一并翻修；如果股骨侧假固定牢固、位置良好，为了更好显露髋臼、处理髋臼侧骨量丢失、骨缺损，术中可能需行 ETO 延展截骨将其取出。髋臼侧、股骨侧髋关节翻修需获得良好的联合前倾角，避免髋关节撞击综合征发生，维持良好的臀中肌张力，减少金属颗粒产生。界于金属颗粒、聚乙烯磨损颗粒在金属离子沉积症发生所起的重要作用，翻修可选用陶 – 陶摩擦界面假体。Chang J D et al. 报道了 31 例因金属离子沉积症进行髋关节翻修的病例，更换了臼杯和（或）股骨侧假体组件，平均随访五六年，没有发现假体周围可透射线出现、臼杯移位、骨溶解及臼杯外展角改变，中期随访效果显著。似乎只要翻修假体位置良好、固定牢固，残留的金属碎屑浸染组织并没有影响中远期髋关节翻修效果。

福建医科大学附属三明第一医院

孙金琼　陈阳　张朝晖　连福明　周章彦

全膝关节置换术治疗 Charcot（夏科氏）关节合并结核杆菌感染

一、病例介绍

1. 病史

患者，女性，48 岁，因"反复右膝肿胀 7 年，跛行 2 年，加重 2 月"于 2017 年 6 月 18 日就诊我院。病史过程中，右膝局部无红、热、痛及全身表现。入院前 2 月内在当地诊所行关节腔穿刺总计 6 次，每次抽出约 70ml 淡黄色关节液，最近 1 次穿刺抽液在半月前。

2. 查体

体温正常，跛行，右膝肿胀，皮肤无发红，皮温正常，浮髌试验（+），侧方不稳定，前后抽屉试验（+），关节活动度 –5°~130°。

3. 实验室检查

炎症指标提示白细胞计数 10.66×10^9/L，C 反应蛋白 60.9mg/L；红细胞沉降率 78mm/h，糖化血红蛋白 9.6%；空腹血糖 10mmol/L；梅毒螺旋体明胶凝集试验（+），梅毒筛查滴度（–）；尿白细胞（+++），尿细菌数 746.8/µl。

穿刺关节液常规提示白细胞计数 0.13×10^9/L，多核细胞比率 0.84，穿刺关节液细菌培养 5 天（–）。

4. 影像学检查

右膝正侧位片示：股骨髁、胫骨平台不同程度骨破坏伴骨质增生。（图 1-9-1）

全长站立位片示：右侧内翻膝，内侧关节间隙狭窄。（图 1-9-2）

胸部 CT 未见明显异常。

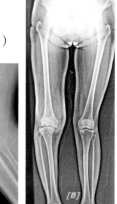

图 1-9-1　右膝正侧位片　　图 1-9-2　全长站立位片

二、诊疗思路

1. 临床诊断与诊断依据

患者右膝反复肿胀 7 年余，病史过程中无红、热、痛等典型感染性关节疾患的临床表现，而 X 线片提示较为严重骨破坏与无痛体征、功能障碍不相符，提示可能为神经病变导致正常保护性反射缺失所致骨与关节破坏。

实验室检查提示糖尿病、梅毒螺旋体明胶凝集试验阳性，为 Charcot 关节疾患常见及重要的病因。

2. 鉴别诊断

（1）退行性骨关节炎：患者多为老年人，疼痛明显，疼痛多在活动后加重，影像学可见到关节间隙狭窄，关节软骨下骨硬化，多以内侧间室为重，周围可见增生骨赘，但骨结构一般破坏不明显，骨小梁无紊乱。

（2）血友病性关节炎：疼痛明显，关节间隙狭窄，软组织肿胀，软骨下骨密度增高，相应的凝血因子 VIII、IX、XI 缺乏。

（3）单纯性神经营养性关节炎：为传出神经损伤使得关节失去神经营养而发生的退行性关节病变，因感觉神经功能正常，患者可有明显的关节疼痛症状。

3. 治疗计划

（1）先行胰岛素控制血糖，停用抗生素，2 周后再行关节液穿刺并送关节液常规、关节液培养，多饮水，保持尿液通畅，减少尿路感染对于炎症指标的影响。

（2）再行手术，术中探查再送关节液常规，关节液培养，组织块冰冻、病理，明确是否存在关节感染。

（3）若关节感染，则先行局部清创，术后抗生素应用，待感染控制后，再行关节置换。若无感染，则一期行关节置换。假体类型准备半限型 TC3 及旋转铰链 RH。

三、治疗过程

（1）3 周后，复诊炎症指标提示白细胞计数 $4.94 \times 10^9/L$，C 反应蛋白 25.6mg/L，红细胞沉降率 97mm/h。行右膝关节腔探查清理术，术中见髌上囊增生大量组织 18cm×9cm×4cm，骨破坏严重（图 1-9-3）。术中冰冻病理提示中性粒细胞约 1~2 个 /HPF，5~10 个 /10HPF。因局部组织破坏严重，仍无法明确是否存在关节感染，故未行关节置换术。

（2）3月后，复诊炎症指标提示白细胞计数 $6.02 \times 10^9/L$，C反应蛋白 23mg/L，红细胞沉降率 120mg/L。右膝骨破坏加重，关节半脱位（图1-9-4）。术中冰冻病理提示未见明显中性粒细胞浸润。遂行旋转铰链膝置换。

（3）11天后，滑膜组织病理提示：金胺O荧光染色找到抗酸分枝杆菌。结合组织学改变及结核-非结核分枝杆菌荧光定量PCR检测结果阳性，符合结核分枝杆菌感染性病变。请药学科会诊，规律抗结核治疗，方案：异烟肼+利福平+乙胺丁醇+吡嗪酰胺（HREZ）+左氧氟沙星（强化期2个月）；异烟肼+利福平+吡嗪酰胺（HRZ）（巩固期9个月）。

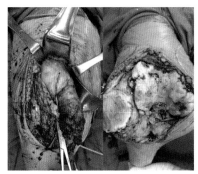 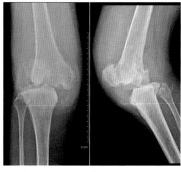 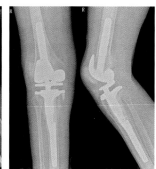

图1-9-3 髌上囊大量增生组织　图1-9-4 右膝关节正侧位片　图1-9-5 右膝关节正侧位片（术后3年）

四、随访

随访3年余，右膝关节功能良好，关节活动度0°~130°，VAS疼痛评分0分，HSS功能评分92分。（图1-9-5）

2017年11月8日因"右足内侧肿胀1月"再次入院，考虑为Muller-Weiss病，行"坏死舟骨切除+取髂骨距楔关节融合固定术"。

2018年3月14日因"扭伤致左膝外翻、不稳"再次入院，诊断为"左膝Charcot关节合并胫骨平台骨折"，行"左全膝关节置换术"。术中病理提示：结核/非结核分枝杆菌聚合酶链式反应（PCR）检测（阴性），但组织形态学不排除结核病。治疗上仍维持原抗结核治疗方案。目前左膝关节功能良好，关节活动度0°~130°，VAS疼痛评分1分，HSS功能评分88分。

2020年3月10日因"摔倒致右髋部畸形、活动障碍"在当地医院诊断为"右股骨粗隆下骨折"，行"右股骨粗隆下骨折闭合复位股骨近端髓内钉（PFNA）内固定术"。术后半年复诊，内固定失效，局部无明显骨痂生长，遂于2020年9月17日行"右股骨骨不连清理植骨+内固定术"。目前仍在随访中。

五、病例特点与讨论

1. Charcot 关节病的病因及临床特点

Charcot 关节病又名关节神经病性关节病，目前统一学术观点是指各种病因导致关节缺失保护性感觉而引起的关节骨和软组织严重破坏但关节无明显活动受限及疼痛的一类疾病。首要病因为糖尿病，也可见于脊髓空洞症、梅毒、麻风等疾患。主流致病理论有神经创伤学说、神经血管理论及神经营养学说。疾病早期可无特异性，主要表现为患侧关节肿胀、积液及不同程度的破坏，随着疾病进展，可出现关节畸形、半脱位、病理性骨折。本病的特征为关节严重破坏程度与无明显疼痛、活动障碍不相符。X 线典型的表现为关节破坏、异位新骨形成及半脱位。诊断要点归纳如下：①患者相关病因，如糖尿病、脊髓空洞、梅毒等。②患者临床症状与影像学严重不相符，并伴有痛觉缺失。③骨赘形成、残端骨质硬化。④关节内大量积液、半脱位或完全脱位。

2. Charcot 关节病的手术治疗方案争论

对于晚期活动明显受限保守治疗无效患者，可行手术治疗。手术主要以关节腔清理、关节融合为主。因本病关节感染障碍及神经营养缺失导致术后局部血运受限，骨质疏松等因素会诱发行关节置换的患者出现假体松动概率大幅度上升，并且本病病因以糖尿病为主，术后感染的风险相对较高，故很多学者并不推荐关节置换治疗，并将其作为关节置换的绝对禁忌证。

但近年来，随着假体设计的改良，全膝关节置换治疗 Charcot 关节病的成功案例报道也日渐增多。手术时机选择在疾病处于 Eichenboltz 分期的"重构期"，影像学提示骨质破坏处于静止期可减少后期假体松动的发生率。Charcot 关节病患者往往存在骨质缺损较多、侧副韧带缺失无法重建等情况，故 PS/CR 假体选择有待商榷。目前，学术界首选 CCK/RH 假体。

3. 合并特殊病原菌感染的处理

对于关节置换，推荐常规术中关节液、滑膜等组织送细菌培养及冰冻、普通病理检查，必要时多块组织、多处、多次培养，特殊患者可增加宏基因检测、PCR、金胺染色等，明确致病菌，减少漏诊，提高治愈率。该病例术后病理结果提示存在结核杆菌感染，及时规律抗结核治疗，随访 3 年，获得满意的临床治疗效果。

中国人民解放军联勤保障部队第九○○医院

王　辉　孙效棠　张志宏　王万明

股骨远端、胫骨近端双截骨治疗复杂膝关节外翻畸形

一、病例介绍

1. 病史

患者，女，21岁，因"外伤致左下肢畸形10年余"就诊于我院。

2. 查体

体质量指数（BMI）24.3kg/m²。左膝外翻畸形，过伸、过屈痛（＋），前后抽屉试验（－），内外翻应力试验（－），左膝关节屈伸活动度130°~0°，无屈曲挛缩畸形。余肢查体未见异常（图1-10-1）。膝关节HSS评分65分，VAS疼痛评分6分。

3. 实验室检查

血常规、尿常规、粪常规、生化、凝血未见异常。红细胞沉降率、C反应蛋白、降钙素原未见异常。类风湿因子（－）。

4. 影像学检查

左膝关节正侧位片、双下肢全长负重位片示：左膝外侧局部软骨磨损，左下肢严重外翻畸形，股骨侧、胫骨侧畸形均来源于关节外。（图1-10-2）

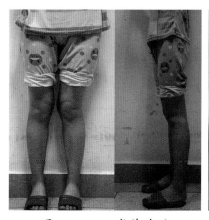

图1-10-1 术前外观

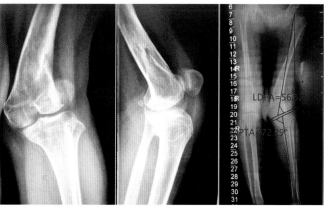

图1-10-2 左膝关节正侧位片、双下肢全长负重位片

二、诊疗思路

年龄、性别、体重与活跃程度：患者青年女性，21岁，活跃。

外翻畸形来源：左膝关节外畸形，股骨侧与胫骨侧均存在明显畸形；机械胫骨近端

内侧角（mMPTA）：72.29°，机械股骨远端外侧角（mLDFA）：56.52°；外侧软骨磨损的程度：左膝外侧局部软骨磨损。

如果行单纯股骨侧或胫骨侧截骨矫正下肢外翻畸形，矫正度数大，出现关节线倾斜，考虑行股骨远端、胫骨近端双截骨矫正下肢外翻畸形。双截骨通常需要在膝关节近、远端两个相反的方向进行，针对膝外翻畸形，通常采用股骨远端内侧闭合楔形截骨联合胫骨近端内侧撑开截骨。这是由于股骨侧的闭合截骨降低了股骨侧延迟愈合甚至不愈合的风险，胫骨侧的撑开截骨可以实现较大角度的调节范围，两者的组合可以在追求手术疗效的同时最大程度地降低手术带来的并发症。

1. 临床诊断与诊断依据

患者入院前 10 年余因外伤致左下肢外翻畸形，查体见左膝外翻畸形，过伸、过屈痛（＋），前后抽屉试验（－），内外翻应力试验（－），左膝关节屈伸活动度 130°~0°，无屈曲挛缩畸形。红细胞沉降率、C 反应蛋白、降钙素原未见异常。类风湿因子（－）。X 线提示左膝骨性关节炎，左下肢外翻畸形，左股骨陈旧性骨折。根据以上几点，诊断为：①左膝骨性关节炎伴外翻畸形；②左股骨陈旧性骨折。

2. 鉴别诊断

（1）胫骨内翻：又称胫骨内髁骨软骨病或布朗（Blount）病。是指胫骨内髁软骨发育不良而产生的膝内翻畸形。多见于黑人人种，原因不明，表现为膝内翻畸形，单侧发病为主，畸形靠近干骺端，影像学检查见胫骨内髁出现骨赘或唇状变，胫骨近侧骨骺呈楔形。患者有明确外伤史，可排除。

（2）类风湿关节炎：女性多于男性，受累关节疼痛剧烈，晨僵明显，好发于四肢小关节，常呈对称性肿胀。活动期红细胞沉降率增快，类风湿因子多为阳性，X 线片常可见骨质疏松及不同程度的骨质破坏。本例患者红细胞沉降率正常，类风湿因子阴性，结合 X 线片表现，可排除。

3. 治疗计划

精确的术前计划应在标准的双下肢负重位全长片上进行：①评估下肢力线判断内外翻畸形。②进一步判断畸形的来源，通常需要测量的膝关节周围角度包括 mLDFA、mMPTA 和关节汇聚角（JLCA）（图 1-10-3）。③确定目标力线，当股骨侧和胫骨侧均存在畸形时，以关节线作为参考来规划合适的目标力线，对于年轻患者，力求术后力线位于膝关节中心。④确定截骨线和合页，股骨远端的解剖特点要求截骨最好在骨干和干骺端交界处实施，而胫骨侧的截骨则可以在干骺端进行。关于合页点的位置，胫骨侧合页位于外侧平台下 1.5cm，外侧皮质内 1cm 处，股骨侧合页位于外侧髁近端皮质外侧 0.5cm

处。⑤确定截骨角度，Miniaci 法是最常用的方法，在股骨侧以确定的合页为圆心，合页至股骨头的距离为半径，旋转至与目标力线相交，即可获得股骨所需的截骨角度。在胫骨侧以确定的合页为圆心，合页至踝穴的距离为半径，旋转至与目标力线相交，即可获得胫骨所需的截骨角度。（图 1-10-4）

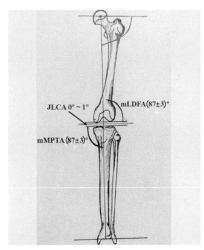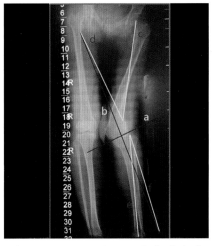

图 1-10-3　膝关节周围角度测量　图 1-10-4　股骨、胫骨截骨角度

三、治疗过程

予行 "左股骨远端内侧闭合截骨 + 左胫骨近端内侧开放截骨术"。

（1）股骨远端内侧闭合截骨：取股骨远端内侧切口，显露股骨远端内侧骨面。根据术前设计的截骨角度及宽度打入 2 枚克氏针作为定位导针，在透视下调整位置直至交汇于满意合页点，此时两针间距即为需截除骨量的厚度。再于股骨后方平行打入 2 枚克氏针形成截骨面，用尖撬保护截骨线周围软组织，以薄锯片先行股骨前方的水平截骨，然后在 4 枚导针之间截除楔形骨块，在此过程中最重要的是控制截骨深度以保证对侧合页的完整性。截骨完成后缓慢闭合截骨端。若闭合过程中阻力较大，勿强行闭合，以免造成劈裂骨折，可用钻头钻孔以弱化合页，此过程可有效保持骨性合页的连续性和软组织合页的完整性。内固定使用 Tomofix 股骨远端锁定钢板。

（2）胫骨近端内侧开放截骨：切口通常位于胫骨近端内侧、关节线远端约 5cm 处，显露胫骨近端内侧，充分暴露 "鹅足" 及髌韧带胫骨结节处止点，切断内侧副韧带浅层，将 "鹅足" 处肌腱拨向胫骨内侧后缘。自胫骨近端内侧关节线下约 3.5cm 处，平行于胫骨平台后倾指向腓骨头上 1/3 方向穿入 2 枚克氏针，交汇合页点位于胫骨外侧平台下 1.5cm，胫骨外侧皮质内 1cm 处。胫骨截骨前于胫骨后方插入一个钝的 Hohmann 拉钩以保护神经血管，冠状位上斜截骨于胫骨结节后进行，贯穿胫骨前皮质内外侧，横断面截骨于克氏针远端进行，截透胫骨后内侧皮质，两截骨面之间约成 110° 夹角。通过 "叠层骨刀法"撑开高度以充分释放合页弹性，直到获得满意的高度及角度，在后方插入撑开钳维持撑开高度，植入 Tomofix 钢板固定。（图 1-10-5、图 1-10-6）

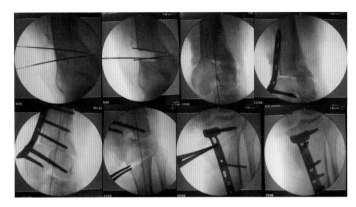

图 1-10-5　术中影像

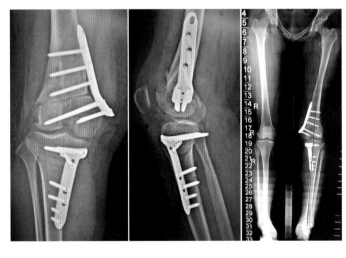

图 1-10-6　术后影像

四、随访

分别于术后 3 个月、10 个月、18 个月进行随访，术后 18 个月取除内固定，X 线片提示：截骨端愈合良好，左膝关节活动度 130°~0°~0°，KSS 90 分。（图 1-10-7~图 1-10-10）

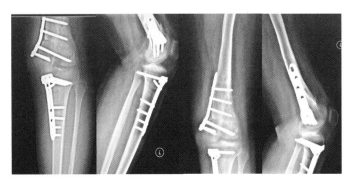

图 1-10-7　膝关节正侧位片（术后 3 个月）

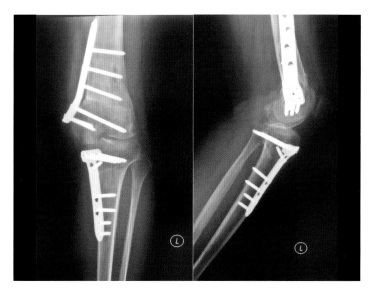

图 1-10-8 膝关节正侧位片
（术后 10 个月）

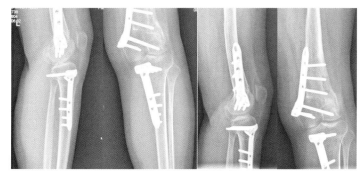

图 1-10-9 膝关节正侧位片
（术后 18 个月）

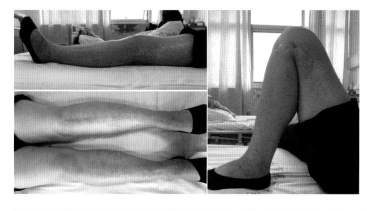

图 1-10-10 外观及活动度
（术后 18 个月）

五、病例特点与讨论

1. 适应证选择

　　股骨、胫骨双截骨适应证的选择目前尚缺乏明确的定论，通常认为合适的患者为：
①单间室骨关节炎合并下肢内、外翻畸形且股骨侧、胫骨侧均存在畸形，单纯矫正股骨

或胫骨会造成术后关节线显著倾斜（大于4°）。②患肢仅有轻度的力线异常，甚至在正常范围内，但关节线有明显的倾斜，对关节面产生不良剪切力者。③年轻活跃或功能要求高的患者。

膝关节周围截骨术已被广泛应用于单间室膝关节骨关节炎伴有周围骨畸形的外科治疗中并获得满意疗效，其作用是将人体负荷从病变的间室转移至完好的间室，旨在重新分布应力、缓解症状、改善功能、推迟甚至避免行全膝关节置换。关节外原因导致的外翻畸形分为单纯型和复杂型，有研究表明内翻畸形可单纯来源于胫骨（占31%），可单纯来源于股骨（占59%），也可同时来源于股骨和胫骨（占10%）。根据截骨的原则，截骨应该在畸形明显部位进行，这样可以实现最完美的矫正，若部位选择不合理可能会加重原有畸形甚至导致新的畸形。因而对于单纯来源于股骨侧或胫骨侧的外翻畸形，应在股骨侧或胫骨侧施行截骨矫形。当股骨和胫骨均存在畸形时，仅通过胫骨侧或股骨侧截骨来矫正这类畸形显然是不合理的，其最直接的后果就是会使术后关节线发生非生理性倾斜，使得关节表面软骨遭受的剪切力增加，长期的剪切应力会使得软骨超过其承载负荷的极限，造成软骨面的损伤，加快骨关节炎的发生和进展。此外，关节线倾斜还可能引起膝关节周围韧带的松弛，从而在负重时容易产生半脱位。Coventry 在 1965 年的研究中便指出冠状面上最大可允许10°的关节面倾斜。随着手术技术和要求的提高，最新的研究把关节线倾斜不超过4°认定为是合理的。由此可见，膝关节对关节线倾斜的容忍度并不大，且关节线倾斜可能在术后的早期失败中发挥了很大的作用，也就是说取得好疗效的前提是膝关节线不发生倾斜。为了避免截骨术后关节线倾斜的发生，越来越多的学者主张在复杂畸形中应行股骨侧与胫骨侧的双截骨。股骨、胫骨双截骨的优势在于可以在维持关节线位置的同时，恢复膝关节正常解剖角度，从而保证下肢应力的合理分布。然而其也存在一些缺点，比如创伤较大、术中发生并发症的可能性增加、康复及骨愈合的时间延长等。

2. 股骨、胫骨双截骨顺序的选择

建议先行股骨远端闭合截骨，再行胫骨近端开放截骨：①闭合截骨取出的楔形骨块可用于填充开放截骨的间隙。②开放截骨的优势是可以术中进行微调，因此第二步进行开放截骨可以更好地控制下肢力线。股骨远端截骨的目标是放平关节线，胫骨近端截骨的目标是达到整体目标力线。

厦门大学附属福州第二医院

王武炼　林文韬　张怡元

一期人工全髋关节置换术治疗髋关节结核

一、病例介绍

1. 病史

患者，男，67岁。8个月前，无明显诱因出现左髋部疼痛，活动时加剧，卧床休息可缓解，疼痛与天气无关，无夜间疼痛及午后潮热。曾求诊外院，予以抗感染对症处理，症状稍缓解后出院，出院后左髋疼痛进行性加重。入院前1个月，无法负重及行走，卧床休息无缓解遂来求诊。既往2型糖尿病病史8年，平时不规则服药，无自行监测血糖。

2. 查体

跛行步态，左侧股骨大粗隆及腹股沟中点压痛明显，左髋关节活动范围：前屈50°、后伸0°、外展5°、内收5°、外旋0°、内旋0°。双下肢肌力、肌张力正常，双侧膝反射、跟腱反射正常。BMI 21.4kg/m^2；Harris评分28分。

3. 实验室检查

C反应蛋白122mg/L，红细胞沉降率105.0mm/h，类风湿因子19000.0U/L，降钙素原测试0.08ng/ml，肌酐150.5μmol/L，尿素氮6.20mmol/L。抗酸杆菌检测（-）。结核菌素试验（PPD试验）弱阳性；结核菌γ干扰素释放试验44.7。

4. 影像学检查

双髋正位、左髋侧位片示：左髋关节间隙变窄、消失。（图1-11-1）

髋关节CT示：左髋关节间隙消失、骨质疏松。（图1-11-2）

髋关节MRI示：左髋关节周围软组织炎症改变伴积液形成。（图1-11-3）

胸部CT多平面重建：双肺多发粟粒灶，考虑炎性病变可能；考虑双肺吸烟相关性细支气管炎。

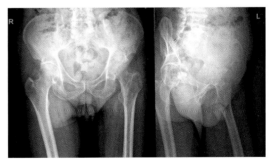

图1-11-1 双髋正位片、左髋侧位片

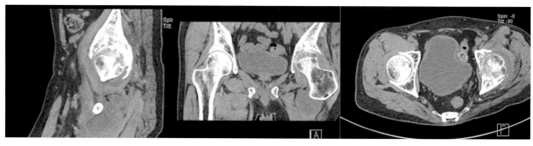

图 1-11-2　髋关节 CT

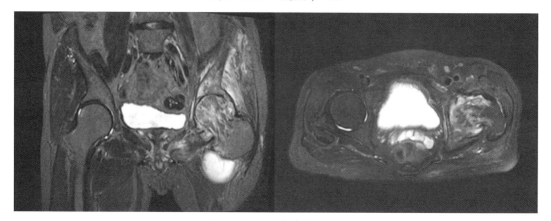

图 1-11-3　髋关节 MRI

二、诊疗思路

1. 临床诊断与诊断依据

X 线、CT 影像学提示关节间隙狭窄，甚至消失，伴髋关节局部骨质疏松；实验室检查 C 反应蛋白和红细胞沉降率均升高，结核菌素试验弱阳性，结核菌 γ 干扰素释放试验阳性。关节腔穿刺出脓性液体，表现为干酪样液体，无培养出细菌。穿刺脓液白细胞计数 2 个 /L，多核细胞比率 0。结合以上检查，倾向于髋关节结核感染。

2. 鉴别诊断

（1）化脓性关节炎：一般为急性发病，患者有高热、寒战、白细胞增多，下肢呈外展外旋畸形，慢性的低毒性化脓感染或已用抗生素而尚未控制的化脓性关节炎，有时不易与关节结核作鉴别，需做穿刺脓液细菌培养或滑膜活检等方法做鉴别。

（2）类风湿关节炎：髋关节类风湿关节炎是中枢型类风湿关节炎的一部分，有的从一侧髋关节开始 X 线片所见和髋关节滑膜结核完全类似，即关节囊肿胀，壁孔缩小和局部骨质疏松，患者多为 15 岁以上的男性青年。仔细询问病史，患侧髋也可能有过疼痛，检查腰椎有的可发现腰椎活动受限，有的病人在滑膜结核的诊断下做手术，但术中未发现结核病变，在术后病情发展才确诊为类风湿关节炎。

（3）股骨头坏死：多见于外伤性髋关节脱位或股骨颈骨折之后，可见于使用大量激素之后X线片显示股骨头上部致密变扁，随后碎裂塌陷。

（4）合并全身其他部位感染：患者术后早期即出现发热，伴关节肿痛，术后4月仍间断有发热，不排除全身其他部位存在感染灶，甚至有通过血行播散致膝关节可能。需要进一步检查排除肺部、尿路、口腔等其他部位感染病灶。发热时还需要做血培养检查，排除脓毒血症可能。

3. 治疗计划

（1）诊断性使用抗结核药物，动态监测炎症指标情况。

（2）髋关节镜检查及术中病理检查。

（3）单纯的局部病灶清除，必要时行髋关节占位器扩置，二期行髋关节置换。

（4）切口有窦道形成，特殊病原体感染，常用抗生素治疗效果不佳，采用二期翻修治疗方案。

（5）一期清除病灶后，结合术中关节液穿刺、术中病理，一期行髋关节置换。

■ 三、治疗过程

先诊断性使用抗结核药物利福平 + 乙胺丁醇 + 异烟肼 + 莫西沙星，治疗4周后，复查红细胞沉降率、C反应蛋白下降至正常水平范围。术中抽取关节液送检。术中切除5份髋关节软组织送术中冰冻病理。术中关节液送检提示，白细胞计数2个/L，多核细胞比率0。术中病理提示，3处软组织每高倍镜视野白细胞分别为0、2、4个。（图1-11-4）

结合以上检查，考虑髋关节结核，予以行一期全髋关节置换术。术后有效抗结核治疗12~18个月。

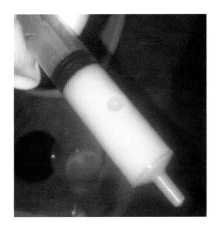

颜色	Q5YS	乳白色
透明度	Q5TMD	混浊
凝块	Q5NK	有凝块
李凡他试验	Q5LFT	3+
白细胞总数	WBC-BF	2.0
红细胞总数	RBC-BF	310.0
单个核细胞数	MN#	2.0
多核细胞数	PMN#	0.0
单个核细胞百分数	MN%	100.0
多核细胞百分数	PMN%	0.0

细菌/药敏	药敏代号	结果
培养结果		*无细菌生长

细菌/药敏	药敏代号	结果
培养结果		无厌氧菌生长

图1-11-4 关节液送检结果

四、随访

术后 6 个月，切口愈合好，关节无红肿。C 反应蛋白、红细胞沉降率正常。Harris 评分 85 分。X 线片提示假体在位无松动。

五、病例特点与讨论

1. 对于无法明确是否为结核，可采取诊断性治疗

本例患者结合检查，无法明确诊断，可采用抗结核治疗，动态复查炎症指标及结合患者的症状、体征来评估是否有效。

2. 一期还是二期关节置换

目前仍是一个具有争议的话题，没有对错，但行一期关节置换的前提是有效的抗结核治疗。只有在有效的抗结核治疗的基础上，才能给行一期关节置换，不然就存在失败的可能性。

3. 活动期的关节结核是否可行一期关节置换

对于关节结核的患者，从理论上来说，应该在有效的抗结核治疗下，待其处于静止期时再行关节置换。然而在越来越多的文献报道中见到，结核处活动期的患者行一期关节置换，没有较高的复发率。因此结核是否处于活动期或者静止期并不是行关节置换的决定因素。

4. 术后是否行常规抗结核和抗感染治疗

术后常规抗结核治疗是必须的，然而对于是否常规抗感染，个人觉得除非有证据，有可能同时合并细菌感染，不然术后无需常规抗感染。

5. 明确诊断最关键

对于就诊的患者，明确诊断最关键。明确诊断后再指导下一步的诊疗计划，不能在没有明确诊断的情况下，贸然做出不符合当下诊疗的计划。

莆田学院附属医院

吴献伟　胡洪新　陈国立　林海滨

全髋置换术后并发肝素诱导性血小板减少症诊疗分析

一、病例介绍

1. 病史

　　患者，男，47岁，因"左下肢短缩畸形40余年，跛行、疼痛加剧2年"就诊于我院。2岁时因左侧化脓性髋关节炎于当地切开引流，换药处理（持续1年左右），自述换药1年后好转；后未再出现左髋部红肿、发热等症状，但左下肢较右下肢短缩伴跛行步态。平时仍从事重体力劳动。近2年跛行症状加重，疼痛明显。

　　（1）初次手术：完善术前准备后，行左"全髋关节置换术"（选用S-ROM假体），术中未见可疑感染灶，术后予以万古霉素预防感染、利伐沙班抗凝、氟比洛芬酯镇痛等。

　　（2）术后2~3天：出现夜间发热，最高39.3℃，手术部位局部皮下淤血；无明显红肿、压痛、皮温升高等，复查指标见下文实验室检查（2）部分。更改用药方案亚胺培南+左氧氟沙星+利奈唑胺，患者无再发热，局部皮温正常，动态复查红细胞沉降率、C反应蛋白，明显下降，接近正常。

　　（3）抗生素用药6天后（术后10天）：再次夜间发热，最高38.8℃，局部皮温稍高，红肿痛（-）；予以系统排查其他潜在感染源（呼吸系统、泌尿系统、消化系统阴性），继续监测指标；因血小板自术后第6天始持续下降，低至84×10^9/L，考虑和利奈唑胺可能有关，予以停用利奈唑胺；停用后血小板回升至120×10^9/L。

　　（4）术后13天：伤口间断拆线，切口下段渗液（淡红色）；左下肢出现肿胀、腓肠肌压痛（+）。遂急行左髋关节彩超及下肢血管彩超，结果见下文影像学检查（2）部分。急诊行"下腔静脉滤器植入+清创手术"，术中见切口下段皮下空腔积液（2cm×3cm），肉眼未见可疑感染、坏死灶，予以清创冲洗，送检病理、细菌培养等。

　　（5）术后处理：万古霉素+利福霉素+左氧氟沙星抗菌；那屈肝素钙抗凝；输注滤白悬浮红细胞、白蛋白等。

　　（6）清创术后1天：无发热，自觉"轻松"，切口干燥。清创术后3天，患者再次出现并发症，见神情萎靡、疲乏，双下肢肿胀感，予以急查彩超，结果见下文影像学检查（3）部分。手术部位干燥，无明显红肿热痛；实验室检查结果见下文（3）部分，血小板再次下降，低至48×10^9/L。清创术中病理及培养回报提示，送检梗死结缔组织，见中性粒细胞（10个/HPF）；细菌培养（-）。

2. 查体

入院查体：跛行步态。左髋外侧可见两处瘢痕，伴皮肤陷凹形成，局部皮肤颜色、皮温正常（图 1-12-1）。左下肢肌肉较右侧轻度萎缩，双下肢表观长度：左侧较右侧短缩 6cm，左侧腹股沟区、大转子区压痛，左下肢纵向叩击痛（-）。左髋关节活动度屈曲 80°、后伸 0°、外展 10°、内收 0°、内旋 0°，固定于外旋 30° 位。左下肢"4"字试验（+）。

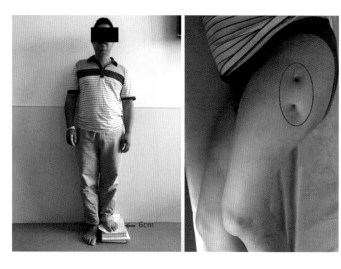

图 1-12-1
患者下肢长短及患髋外观

3. 实验室检查

（1）入院检查：轻度贫血，红细胞沉降率 19mm/h，余未见明显异常。

（2）术后 2~3 天：白细胞计数在正常范围，红细胞沉降率 89mm/h，C 反应蛋白 158mg/L，血培养结果见奇异变形杆菌。

（3）清创术后 1 天：红细胞沉降率、C 反应蛋白有所下降，白细胞骤升（高达 23×10^9/L），血小板再次下降，低至 48×10^9/L。

（4）血小板变化趋势见图 1-12-2。

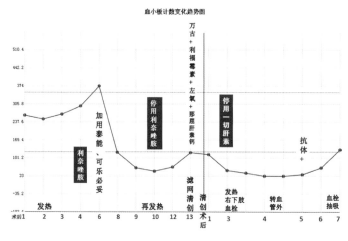

图 1-12-2　血小板变化趋势图

4. 影像学检查

（1）双下肢正位片、双髋正位片示：双下肢测量差值全长 24mm；股骨差值 22mm；胫骨差值 2mm。（图 1-12-3、图 1-12-4）

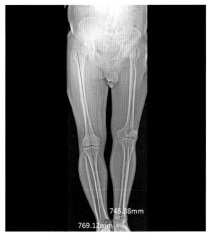

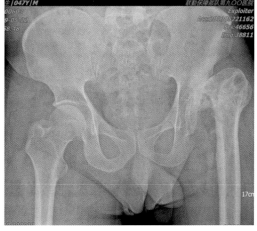

图 1-12-3　双下肢正位片　　　　　　图 1-12-4　双髋正位片

（2）术后 13 天左髋关节彩超示：左髋关节腔内无回声区，量约 3cm×3cm，考虑积液伴感染可能。左下肢血管彩超提示，左下肢胫后静脉下段、肌间静脉絮状回声区，考虑血栓伴完全阻塞可能。

（3）清创术后 1 天右下肢彩超示：右侧髂外静脉、右下肢股总静脉、股浅静脉、股深静脉、腘静脉、胫前静脉、胫后静脉及右侧大隐静脉絮状偏低回声区，考虑血栓形成伴闭塞可能（注：左下肢为术侧，已行下腔静脉滤器植入，右下肢为健侧）。

二、诊疗思路

1. 临床诊断与诊断依据

肝素诱导性血小板减少症是一种特异性免疫性疾病，它是应用肝素类药物过程中出现的、由抗体介导的肝素不良反应。临床上以血小板减少为主要表现，可引发静、动脉血栓形成（肝素诱导性血小板减少症），严重者导致死亡。血小板减少程度与肝素制剂来源有关，与剂量、途径无关。本组病例分型：符合肝素诱导性血小板减少症 - Ⅱ型：发生率 1%~3%，肝素治疗后 5~14 天，基线水平下降 30%~50%，常小于 100×10^9/L，一般为免疫介导的炎症反应，可引起严重的威胁生命的动静脉血栓形成。明确诊断需结合抗体检测。

2. 鉴别要点

（1）血小板减少的其他疾病：本病的主要临床表现为肝素相关的血小板减少，即使是静脉通道使用封管的剂量都有诱发可能。因本案例初期血培养阳性，使用利奈唑胺，该抗生素具有血小板减少的不良反应报道，停药后血小板又有所回升，因而掩盖了部分病情，延迟了我们对实际病因的判断。

（2）急性全身反应：本病可出现寒战、发热、大汗、肌肉僵直、呼吸困难、心动过速、血压升高等，严重者可引起心脏、呼吸骤停；与感染及免疫性疾病的炎症表现容易混淆，需结合病情甄别。

（3）术后静脉血栓形成：本病的严重表现，血栓形成（肝素诱导性血小板减少症）可致肢体坏疽或栓塞并发症。尽管现有治疗已明显改善临床结局，但因肝素诱导性血小板减少症导致患者截肢及死亡的比例仍高达 20%~30%。静脉血栓是全髋术后常见并发症，有时候无法仅凭血栓形成进行诊断，必须结合血小板减少指标。本病伊始是术侧出现血栓，最终发展为双下肢血栓，这种凝血功能正常却出现对侧肢体多发血栓的情况，因此高度怀疑肝素诱导性血小板减少症的可能性。

（4）出血性疾病：本病有时候会出现出血表现，故要与出血性疾病鉴别。

3. 病因分析

本案例中肝素的暴露有两处：一是术后静脉通道建立（普通肝素），二是第一次患侧静脉血栓滤网置入术中及术后抗凝（低分子肝素）；因血小板减少程度与肝素制剂来源有关，同等暴露条件下，低分子肝素比普通肝素诱发肝素诱导性血小板减少症的风险低一些，那么不同暴露条件呢？文献报道普通肝素冲管和低分子肝素治疗量，其诱发风险基本相同，约 0.1%~1.0%，因而无法从概率上解读病因。

我们根据所有可能引起血小板变化的因素人为地分为 5 个阶段（图 1-12-2）：①术后第一天至利奈唑胺使用：此时暴露因素为肝素冲管，血小板在正常范围，并且有升高趋势，故而此阶段可能尚未诱发肝素诱导性血小板减少症。②利奈唑胺使用到停用：暴露因素为肝素冲管及利奈唑胺，此阶段血小板急剧下降，血小板减少症是利奈唑胺的严重不良反应，为此我们及时停止利奈唑胺的使用。③停用利奈唑胺至滤网置入期间：因此阶段静脉冲管暴露因素仍存在，停用利奈唑胺后血小板却能逐渐回升，接近正常低限，反推利奈唑胺是前两个阶段血小板下降的主要因素。④滤网植入至对侧下肢多处血栓形成：此阶段暴露因素为冲管和低分子肝素术中及术后抗凝治疗，冲管从术后到这个阶段一直存在，结合上一阶段我们认为冲管诱发血小板降低可能性相对较低，因此罪魁祸首可能是低分子肝素，当然真正的病因很可能是纵横交错共同作用，因此我们将一切可能的暴露因素全部停止。⑤停用一切肝素后：血小板非常缓慢地恢复，约 1 周后接近正常（与文献报道一致），再次反推第三阶段冲管暴露因素持续存在的情况下，通过停用利奈唑胺血小板能够逐渐回升，证明冲管并不是诱发肝素诱导性血小板减少症的主要原因。

三、治疗过程

清创术后出现血小板下降合并对侧下肢血栓，遂请血管外科、血液科、感染科会诊，综合意见后，考虑肝素诱导性血小板减少症可能性大，送外院检验后确诊检验结果提示肝素血小板因子 4 抗体（HPF4）阳性。停用一切肝素，包括静脉通路冲管，改用磺达肝癸钠、阿加曲班，抗生素调整为头孢哌酮舒巴坦钠。

转血管外科治疗经过：状态好转，无再发热，血小板回升，手术部位良好；复查彩超提示下腔静脉滤器周边血栓形成，行"双下肢静脉血栓抽吸＋置管溶栓＋下腔静脉滤器置入术"，尿激酶继续溶栓；下腔静脉滤器取出，出院。

四、病例特点与讨论

其实，肝素诱导性血小板减少症并不罕见，未及时发现或发现后未及时处理可发生动静脉血栓形成或栓塞并发症，严重者需截肢或死亡；肝素类药物是骨科大手术后常用抗凝药，临床发现不明原因的血小板减少、反复发热需要警惕肝素诱导性血小板减少症的可能。

肝素诱导性血小板减少症的治疗唯一有效措施是停用所有肝素，并且包括一切静脉通路冲管，65% 的人停药后 1 周血小板能够恢复正常。所以提高认识，提早诊断，尽早禁肝素是治疗的关键。

中国人民解放军联勤保障部队第九〇〇医院

肖杰　韩雪松　王万明

"松解＋牵引"分期全髋关节置换术治疗髋关节僵硬型高脱位

一、病例介绍

1. 病史

患者，男，45岁，因"右侧陈旧性股骨颈骨折伴短缩畸形"入院。30年前外伤后导致"右髋部骨折"，于漳州市医院行"右下肢骨牵引"治疗1年，治疗后髋部疼痛缓解，但下肢出现短缩，明显跛行。一年前不慎跌倒，再次出现髋部疼痛，跛行加重，关节活动受限，就诊漳州市医院行髋部CT检查示右侧股骨颈骨折，予口服止痛药物等保守治疗后无明显好转，遂就诊于福建省立医院。

2. 查体

双拐入院，跛行步态，右下肢较对侧短缩约8cm（图1-13-1），右髋部无肿胀、皮肤无破溃、窦道，皮温正常，右髋部压痛，"4"字试验（＋），右髋活动受限，屈髋110°、后伸0°、外展10°、内收20°、外旋30°、内旋15°。右下肢肌肉较对侧萎缩，各肌力正常，右侧单足站立试验（Trendelenburg征）（＋），Harris髋关节功能评分43分。左下肢检查正常。脊柱各生理弯曲存在，无侧弯畸形，无压痛及叩痛。

3. 实验室检查

血常规、尿常规、生化全套、血凝全套、糖化血红蛋白、C反应蛋白、红细胞沉降率等常规术前检查未见明显异常。

4. 影像学检查

髋关节正位片示：右侧股骨颈陈旧性骨折伴高位脱位。（图1-13-2）

双下肢全长片示：右侧大转子上移5cm，右侧股骨长度较对侧短约3cm，双侧胫骨长度一致，右侧下肢较对侧短缩共8cm（髂前上棘到踝尖），右下肢垫高后骨盆倾斜可恢复。（图1-13-3、图1-13-4）

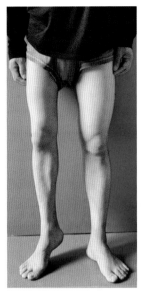
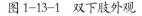

图 1-13-1 双下肢外观　图 1-13-2 髋关节正位片
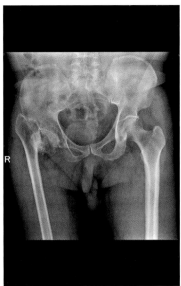
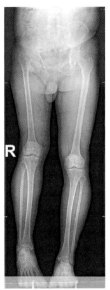
图 1-13-3 双下肢全长片（骨盆倾斜）
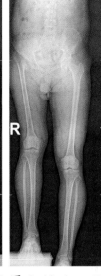
图 1-13-4 双下肢全长片（骨盆倾斜恢复）

二、诊疗思路

1. 临床诊断与诊断依据

患者 30 年前外伤后出现右侧髋部骨折伴有下肢明显短缩，查体见右下肢短缩，活动受限，右侧"4"字试验阳性，Trendelenburg 征阳性。髋关节平片提示：右侧髋关节陈旧性骨折伴高位脱位；股骨发育异常。根据病史、体征、影像学综合考虑，初步诊断为：右侧股骨颈陈旧性骨折伴短缩畸形。

2. 鉴别诊断

（1）先天性髋关节发育不良（DDH）：是一种先天性畸形，髋臼表浅，出现股骨头脱位，股骨髓腔细窄，双下肢不等长，但患肢绝对骨性长度一般较健侧长。本例患者髋臼窝较浅，无法排除 DDH，但患肢绝对骨性长度较健侧短 3cm，健侧髋关节发育正常，故并发 DDH 可能性小。

（2）发育性髋内翻（DCV）：常在幼儿时发病，股骨颈的颈干角呈进行性减少，可呈拐杖样改变，股骨大转子上移，跛行进行性加重，随着年龄增长，可出现股骨头脱位或畸形，严重时可出现股骨颈缺如或骨折。本病例患者在幼儿时无明显下肢短缩畸形或跛行，故可排除。

（3）扁平髋（Perthes 病）畸形：是一种儿童期开始发生的股骨头骨骺坏死病症，

股骨头呈不同程度的扁平样改变，成"蘑菇头"状，X线显示股骨颈短，大转子高位，髋臼形态基本正常，但可继发性对股骨头覆盖不良。本例患者儿童期无髋部症状，于外伤后出现下肢短缩，故予排除。

（4）化脓性髋关节炎后遗症：关节间隙狭窄，可伴有髋关节脱位，通常患者有髋关节感染史，髋关节周围皮肤可见窦道，与本例患者病史不符。

3. 治疗计划

（1）患者髋关节短缩畸形时间长，髋关节周围组织可能弹性较差，术中可能出现复位困难，患者下肢短缩明显，为尽可能延长下肢长度，拟术前予以股骨髁上牵引。

（2）若术前股骨髁上牵引肢体延长不明显，术中松解后大粗隆可明显下移，预计无需粗隆下截骨可完成手术，可行一期全髋关节置换术。

（3）若术中广泛松解后，大粗隆无明显下移，可分期行全髋关节置换术。一期行髋关节周围组织松解，术后予以股骨髁上牵引2周。二期予以全髋假体植入术，必要时才考虑行股骨粗隆下截骨。

（4）患者较年轻，假体选择陶-陶界面，股骨发育异常，可选择采用S-ROM假体，并做好截骨准备。

三、治疗过程

（1）术前行股骨髁上牵引，牵引重量逐渐增加至患者体重的1/4（12kg），牵拉10天后，在牵引状态下拍摄髋关节正位片（图1-13-5），发现大粗隆下移不明显，考虑属于僵硬型高脱位，需手术松解。

（2）采用直接前侧入路（DAA），术中对关节囊及周围瘢痕化组织进行彻底切除，同时对阔筋膜张肌、缝匠肌、髂腰肌腱、股直肌、臀中肌紧张部分进行松解，松解后大粗隆仍无法明显下移，因患侧股骨长度较对侧短3cm，若行粗隆下截骨患者术后患肢仍将短缩明显，遂决定完成髋臼侧假体植入后，二期再行股骨侧假体植入，术后予以大重量（12kg）骨牵引。

（3）牵引1周、2周后，分别在牵引状态下拍摄髋关节正位片（图1-13-6~图1-13-8），可见大粗隆明显下移，预计术中无需截骨即可完成手术，予以二期行股骨侧S-ROM假体植入术，复位后患者肢体长度明显恢复，为避免神经、血管损伤损伤，予以屈髋、屈膝位，待患者清醒后缓慢伸直。

（4）患者二期手术后第1天开始拐杖保护下全负重下地行走，无明显的神经、血管症状，伤口一期愈合，术后复查X线片见假体位置良好（图1-13-9），右侧大粗隆下移5cm，骨盆向患侧倾斜（图1-13-10），患肢短缩减少至3cm（髂前上棘至踝尖），术后

5 天康复良好，予以办理出院。

（5）术后 1 个半月复查，患者无拄拐，行走自如，步态较术前明显改善，复查髋关节正位片及双下肢全长片提示：假体位置良好，骨盆倾斜较前恢复，行走时脊柱及肩平衡。（图 1-13-11、图 1-13-12）

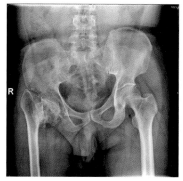

图 1-13-5　髋关节正位片
（术前牵引 10 天后）

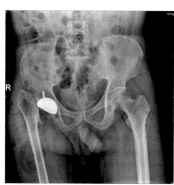

图 1-13-6　髋关节正位片
（一期术后即刻）

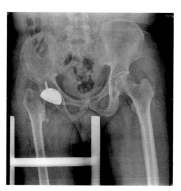

图 1-13-7　髋关节正位片
（一期术后 1 周）

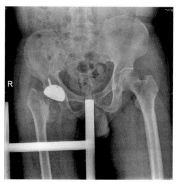

图 1-13-8　髋关节正位片
（一期术后 2 周）

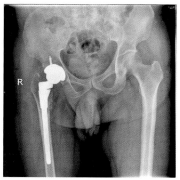

图 1-13-9　髋关节正位片
（二期术后即刻）

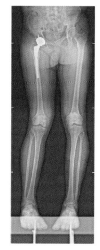

图 1-13-10
下肢全长片
（二期术后
即刻）

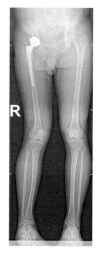

图 1-13-11
下肢全长片
（术后 1 个
半月）

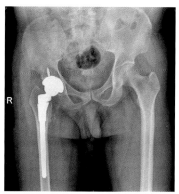

图 1-13-12　髋关节正位片
（术后 1 个半月）

70

四、随访

术后12个月随访，患者行走、上下楼梯、蹲起自如，无疼痛，轻微跛行，可慢跑及小跳，Trendelenburg 征阴性。髋关节活动度屈髋 120°，后伸 15°，外展 30°，内收 30°，外旋 30°，内旋 15°，Harris 评分 90 分，X 线片提示假体在位无松动。

五、病例特点与讨论

1. 僵硬型高脱位的临床特点

本病例患肢短缩明显，大粗隆位置较对侧高约 5cm，在术前大重量骨牵引下，无法明显下移，且在术中充分软组织松解后，大粗隆仍下移不明显，说明髋关节周围软组织弹性较差，属于僵硬型高脱位。所谓僵硬型高脱位一般是指虚拟股骨头解剖位置的 2/3 位于原发髋臼上缘以上的股骨近端固定性上移（无论有无股骨头或残余股骨头位于何部），一般肢体短缩 3cm 以上，牵引下无法纠正，常伴有髋内翻、假关节僵硬或强直和股骨上段畸形，主要病因为化脓髋后遗症、陈旧髋部创伤以及先天性髋关节发育不良退变等。僵硬型高脱位通常伴有牢固的瘢痕形成，或因继发臼明显导致软组织挛缩固定。本病例因早年（15 岁）创伤后出现股骨颈骨折，大粗隆与髋臼上缘髂骨形成假臼，长时间（30 年）固定畸形造成周围组织挛缩、弹性差，因此下肢无法轻易延长。此类病例手术的首要难点在于如何延长下肢长度，以便更好地实现肢体均衡，达到最佳疗效。

2. 肢体均衡的重要意义

本例为年轻患者，脊柱及骨盆具有较好的代偿能力，术后若下肢仍明显短缩，短期内虽疗效尚可，但患者仍会明显跛行，双下肢髋关节应力分布不均衡，将影响人工关节寿命，且骨盆倾斜无法纠正，假体稳定性降低，脊柱代偿性侧弯，最终导致退变，对于年轻患者来说未来存在太多的风险与不确定性，故尽可能的实现肢体均衡意义重大。本例患者因当时医疗条件有限，予以下肢骨牵引 1 年，患肢长时间无受力，导致股骨发育异常，股骨长度较对侧短 3cm，加之骨折未愈合，大粗隆上移 5cm，因此实际患肢下肢短缩为 8cm（髂前上棘到踝尖）。若因周围组织挛缩，术中进行粗隆下截骨会进一步导致患肢短缩，术后远期疗效堪忧。此病例与先天性髋关节发育不良高脱位有明显区别，大部分年轻 DDH 患者周围软组织弹性较好，术中肢体容易延长，且 DDH 患肢实际骨性长度较健侧有不同程度的延长，即使行粗隆下截骨，术后肢体仍较为均衡。

3. "松解 + 牵引" 分期全髋关节置换术治疗僵硬型高脱位

对于分期手术治疗僵硬型高脱位的报道较少，有学者认为在广泛的软组织松解后，通过外固定支架进行延长，可预防神经并发症，并使肢体延长最大化。而外固定架会增加额外的费用，因此我们在进行松解手术后采用股骨髁上牵引进行肢体延长。我们的经验是术后尽可能使用较大的牵引重量（1/4 体重），牵引时间至少 2 周。一般认为，下肢延长超过 4cm 可导致坐骨神经或股神经麻痹。在本病例中我们采用"松解 + 牵引"的分期手术方案，在 DAA 没有显露坐骨神经的情况下，使得患肢安全延长 5cm。并且分期手术能最大限度地减少粗隆下截骨的需求，减少了骨不愈合或延迟愈合的并发症。尽管分期手术需要较长的住院时间，在本病例中我们采用了 DAA，不但便于术中主要挛缩肌群的松解，而且能够减少脱位风险，加速术后康复进程。对于年轻的僵硬型高脱位患者，尽最大可能实现肢体均衡，能给患者带来更高的满意度，更少的并发症和更可靠的远期疗效，因此，"松解 + 牵引"的分期全髋关节置换方案是治疗僵硬型高脱位一种很好的选择。

福建省立医院

徐杰　俞国雨　罗奋棋

单边外固定支架技术治疗神经纤维瘤病性骨发育畸形

一、病例介绍

1. 病史

患者，女，18岁，因"右下肢疼痛、畸形、活动受限7年余"于2020年5月6日就诊于我院。患者11岁开始，渐进性出现下肢不等长，行走后右下肢疼痛，严重影响正常生活。出生后发现全身多发散在浅棕色牛奶咖啡斑，斑片逐渐增大，无自觉症状，未予重视。精神、食欲、睡眠均正常，大小便及体质量无变化。既往史及个人史无特殊，其先辈非近亲结婚，其家族中父亲有类似的皮损。

2. 查体

神清，颅神经（－），心肺腹（－），全身散在多发浅棕色牛奶咖啡色斑（多于6处，直径大于1.5cm），以躯干为甚；面部及全身分布雀斑样色素沉着斑。胸段脊柱呈右侧侧凸畸形，脊柱活动度可，双肩大致等高，双侧髂嵴不等高，向右侧倾斜，双下肢不等长，右下肢短缩约17cm，右膝关节屈曲30°畸形（图1-14-1），屈曲活动度正常，肌力、感觉正常，余肢体各关节活动度、肌力、感觉正常。

3. 实验室检查

血常规、肝功能、肾功能、心功能、凝血等检查均正常。

4. 影像学检查

脊柱四肢全长片，双下肢站立全长片、右股骨全长正侧位片、右胫骨全长正侧位片示：脊柱侧弯，骨盆倾斜，右下肢肢体短缩、股骨前弓。（图1-14-2~图1-14-5）

右膝关节磁共振成像（MRI）示：右侧股骨下段弯曲，股骨下段见小斑片状及小囊状PDWI高信号影。

右膝关节CT示：骨质及软组织未见明显异常。

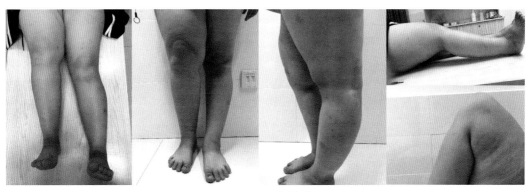

图 1-14-1　查体表现

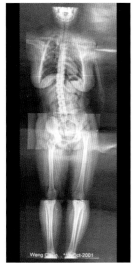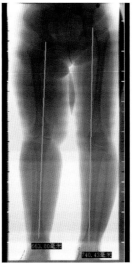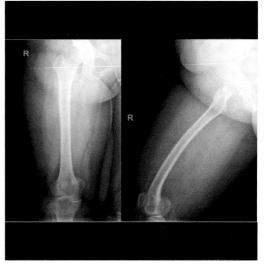

图 1-14-2　脊柱四　图 1-14-3　双下肢站　图 1-14-4　右股骨全长正侧位片
　肢全长片　　　　立全长片

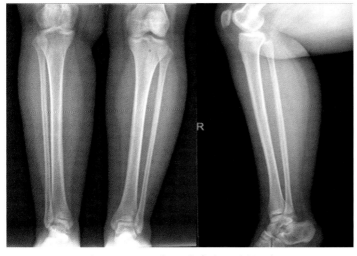

图 1-14-5　右胫骨全长正侧位片

▌ 二、诊疗思路

1. 临床诊断与诊断依据

患者四肢躯干多处咖啡斑，肢体畸形。根据美国国立卫生研究院（NIH）1987 年的诊断标准，诊断为：Ⅰ型神经纤维瘤病。

2. 治疗计划

单边外固定支架辅助下行右股骨前弓及内翻畸形矫正，并肢体延长。

▌ 三、治疗过程

（1）按术前计划股骨远端截骨矫正股骨远端屈曲内翻畸形，股骨中段截骨实施肢体延长。（图 1-14-6）

（2）手术过程顺利，术后患者四肢活动良好。术后 1 周开始延长，每天延长 1mm，分 4 次，术后第 2 天开始助行器辅助下地行走，定期复查 X 线片（图 1-14-7）。术后 1 周患者顺利出院，嘱其坚持下地行走并膝关节屈伸及下肢肌力训练。治疗期间患者多次因疼痛，暂停延长，术后 6 个月停止延长并拔除外固定架，残留约 3cm 短缩（图 1-14-8），但患者可下地行走，无明显疼痛。

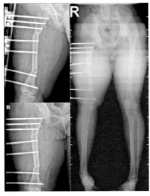
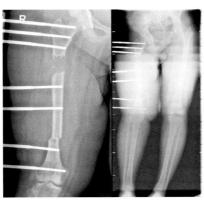
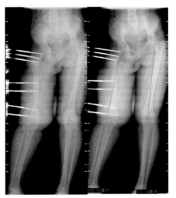

图 1-14-6　右股骨正侧位片、双下肢全长片（术后）　　图 1-14-7　右股骨侧位片、双下肢全长片（术后 6 周）　　图 1-14-8　双下肢全长片（术后 6 个月）

▌ 四、随访

矫形术后 12 个月，患者可无痛下地行走，右膝关节活动范围为 0°~120°，生活质量明显提高，患者满意度高。

五、病例特点与讨论

1. NF-1 合并肢体畸形短缩临床特点及诊治现状

　　神经纤维瘤病（NF）是一种渐进性的常染色体显性遗传疾病，外显率为100%，可分为Ⅰ型神经纤维瘤病和Ⅱ型神经纤维瘤病两种类型。Ⅰ型为多发性神经纤维瘤病，Ⅱ型为具有双侧听神经瘤和（或）其他神经系肿瘤的神经纤维瘤病。临床以Ⅰ型最常见，占90%左右，发病率为1∶2500~1∶3300，主要累及骨骼、皮肤和软组织。其伴随骨骼畸形的发病率为10%~25%，主要表现为骨量减少、脊柱侧弯、蝶骨翼发育不良、先天性胫骨发育不良、假关节形成，长骨病变约占Ⅰ型神经纤维瘤病患者的1%~4%，但是在普通人群中发生率约为1/140000，X线主要表现为囊性缺损、骨小梁中断、骨硬化、皮质变薄或扭曲、软组织肿胀。该病例表现为右下肢肢体短缩，股骨前弓畸形。与先前报道相比，该患者存在股骨远端屈曲畸形、骨内囊肿、下肢短缩畸形，但骨皮质无变薄、骨量未明显减少等。目前文献无相似报道。神经纤维瘤骨病治疗对于骨科医生极具挑战性。目前，大多数患者通过切除病变，利用内外固定和植骨进行治疗，另外，有些人使用骨形成蛋白（BMP）、带血管的腓骨干移植治疗，本例采用单边外固定支架矫正畸形并行肢体延长，以往文献无相关报道。

2. Ⅰ型神经纤维瘤病（NF-1）诊断

　　根据美国国立卫生研究院1987年的诊断标准，满足下列2项或2项以上者即诊断为NF-1：①全身存在≥6个皮肤咖啡斑（直径：成人＞1.5cm，儿童＞5mm）。②全身存在≥2个神经纤维瘤或≥1个丛状神经纤维瘤。③腋窝或腹股沟区存在雀斑。④存在视神经胶质瘤。⑤存在≥2个Lisch结节（虹膜错构瘤）。⑥存在特征性的骨改变，如蝶骨发育不良，长骨骨皮质变薄，假关节形成等。⑦一级亲属（如父母、兄弟姐妹或子女）患病。目前虽然基因诊断学研究有了较大的进展，但上述诊断标准仍是临床诊断最可靠的手段。对于不满足上述诊断条件，但又高度怀疑为Ⅰ型神经纤维瘤病的患者，基因检测可为诊断提供重要依据。本例患儿全身散在牛奶咖啡斑、下肢短缩及股骨畸形，父亲有咖啡斑皮损症状。符合NIH提出的NF-1诊断标准。

3. 治疗及展望

　　目前围绕外科手术时机、外科治疗方法和固定持续时间等很多方面没有统一的治疗方案，对于为什么NF-1会影响骨骼系统仍不清楚。Rhodes and Yang等总结临床和鼠科的研究，发现多种不同NF-1基因剂量细胞类型之间的异质性相互作用是NF-1相关骨骼异常发病机制的核心。在与人类疾病密切相关的转基因小鼠模型中，单倍体剂量不足的造血源性髓系祖细胞和破骨细胞与 NF-1 缺陷的间充质细胞和成骨细胞协同作用产生多种 NF-1 相关的骨性缺损，包括骨质疏松。Poyrazo glu 等也揭示了 NF-1 患者会存在骨量缺损的情况。本例患者未进行骨密度检测评估骨量情况。这些发现可能会发现新的、靶向的治疗方法，有效地治疗由 NF-1 引起的骨骼异常。

综上所述，NF-1 是一种常见的遗传疾病，迄今为止无有效的治疗措施。NF-1 患者的诊治对于骨科医生是巨大挑战，仔细进行肢体残疾的诊治可极大改善患者生活质量，随着人们对该病的分子基础了解，对该病分子靶点治疗的研究可能成为未来方向。

莆田市第一医院

许国松　刘银平

全髋关节置换术后慢性疼痛合并关节反复积液

一、病例介绍

1. 病史

患者，女，60岁，以"右侧人工全髋关节置换（THA）术后反复疼痛2年余"于2021年9月就诊于福建医科大学附属第一医院。2年前因"右髋关节发育不良伴骨关节炎"于外院行"右侧THA"，术后右髋疼痛未完全缓解，疼痛主要位于右股骨大转子外侧，多呈活动后疼痛，但程度较轻，予口服止痛药物可缓解。2年来疼痛逐渐加重，伴跛行、无法久站。无关节皮肤红肿、破溃、渗液，无午后低热、寒战，无体型渐进消瘦等不适。就诊于当地医院，考虑"右髋关节假体植入感染待排"。既往9年余前在外院行左侧THA，术后左髋关节无疼痛，功能好。

2. 查体

跛行步态，双髋外侧可见手术切口，愈合良好，皮肤无红肿、破溃、渗液。右侧大转子处压痛明显，右下肢呈轻度内旋，右髋关节外旋活动受限仅20°，内旋活动约40°，屈伸活动度正常，4字试验（＋）。（图1-15-1）

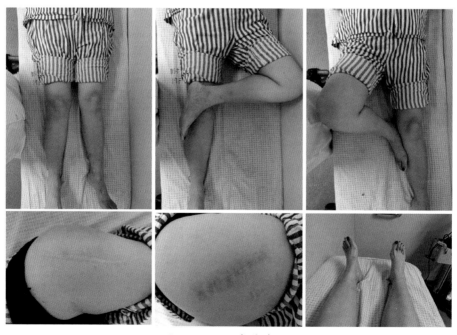

图1-15-1 查体表现

3. 实验室检查

外院及我院 3 次查血常规、C 反应蛋白、血沉等指标均正常。

3 次行彩超引导下髋关节穿刺，抽出血性液体，送检关节液细胞计数示：白细胞计数均小于 3000×10^6/L，多核细胞比例为 45%~50%；送检细菌、真菌、结核、支原体培养，结果均为阴性；送检宏基因组二代测序检测 1 次，结果也为阴性。

4. 影像学检查

髋关节彩超示：右髋关节内积液，右髂腰肌滑囊炎，彩超引导下髋关节穿刺得血性液体。（图 1-15-2、图 1-15-3）

初次右 THA 术前的双髋正位片示：右髋关节发育不良伴骨关节炎。（图 1-15-4）

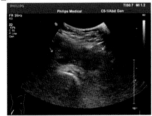
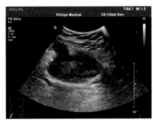

图像：

检查所见： 右侧髋前区、股直肌直头髂前下棘附着处回声不均，其内可见散在强回声点，髂腰肌滑囊内可见低-无回声区，范围约45mm×44mm×17mm，边界尚清，内透声欠佳，后方回声增强，未见明显异常彩色血流信号显示。
右侧臀部切口旁、股骨头周围可见低-无回声区向股骨粗隆、向臀小肌腱浅方延伸，其中较大范围约70mm×36mm×58mm，内透声差，内可见细弱点状回声，其内未见明显血流信号。

超声印象：
1. 右侧髋前区、股直肌直头髂前下棘附着处回声不均其内散在强回声点声像。（考虑：损伤）。
2. 右侧髂腰肌滑囊炎。
3. 右侧臀部切口旁、股骨头周围积液（内容物黏稠）。

图 1-15-2　髋关节彩超

图 1-15-3　血性腋体

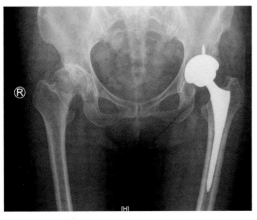

图 1-15-4　双髋正位片（初次右 THA 术前）

术后 1 周双髋正位片示：双下肢基本等长。（图 1-15-5）

术后 22 个月双髋正位片示：假体固定良好无松动。（图 1-15-6）

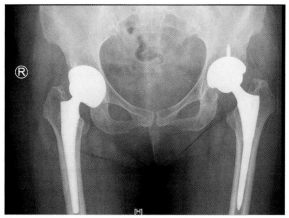
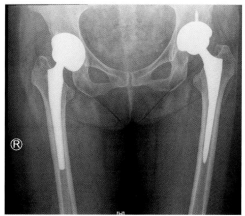

图 1-15-5 双髋正位片（术后 1 周）　　图 1-15-6 双髋正位片（术后 22 个月）

二、诊疗思路

1. 临床诊断与诊断依据

人工髋关节术后慢性疼痛，需要考虑感染、假体松动、假体位置不良造成的假体撞击、软组织撞击等原因。

2. 鉴别诊断

（1）人工关节感染：常可表现为静息疼痛，血清 C 反应蛋白和血沉等炎症指标可升高，关节液白细胞计数和多核细胞比例也会升高。关节液微生物培养及分子学诊断也会有阳性发现。但在此病例中，实验室检查及病原学检查等均未提供感染的证据，尚不符合 MSIS 2013 版及 ICM 2018 版人工关节感染的诊断标准，考虑该病例为感染的可能性不大，可在翻修术中取关节液及组织样本送细胞计数、病理及微生物检查以进一步排除。

（2）假体松动：常表现为活动后疼痛，随访 X 线片可见假体周围骨质缺损、假体位置改变。但患者 X 线片未提示明显的假体位置变化及周围骨缺损，考虑该情况可能性不大，可进一步行 CT 三维重建观察周围骨质情况。

（3）假体位置不良：患者步态呈右下肢内旋不适，查体发现右侧下肢相对左侧呈内旋，术前 CT 示髋臼杯前倾角约 24°（图 1-15-7），股骨假体前倾角约 60°（图 1-15-8），股骨假体前倾角明显过大。需考虑该情况造成的髋关节疼痛与功能不佳可能性大，待术中探查进一步明确。

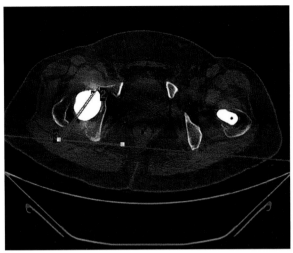
图 1-15-7　髋臼杯前倾角约 24°

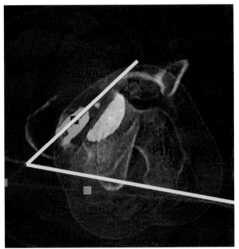
图 1-15-8　股骨假体前倾角约 60°

3. 治疗计划

患者右 THA 术后慢性疼痛，长期保守治疗无效，术前诊断"髋关节假体位置不良"可能性大，拟行"右髋关节一期翻修术"。

股骨假体前倾角明显过大，需要取出股骨假体，调整减少股骨前倾角。原股骨假体为全涂层的 Corail 柄，目前固定良好，很可能需行股骨大转子延长截骨（ETO）才可取出。ETO 术后股骨近端无法用于固定，需准备远端固定型假体，同时采用组配型假体以调整股骨前倾角。需准备摆锯、粗钢丝或线缆等，以完成 ETO 及复位固定。

髋臼假体外展角约 48°，前倾角 24°，内衬为平边陶瓷衬，髋臼尚位于安全区内，根据术中探查情况，包括髋臼杯稳定性、髋臼侧是否存在撞击、髋关节是否稳定等，再决定是否翻修髋臼假体。需准备"苹果刀"工具以取出固定良好的生物型髋臼杯。

三、治疗过程

1. 翻修手术

取原后外侧入路，见大转子滑囊内血性积液，与关节腔内相通，关节腔内未见积脓，关节囊壁、滑膜无脓苔。积液白细胞计数 1848×10^6/L，多核细胞比 60.7%，排除人工关节感染可能，遂按计划行一期翻修。探查髋臼假体、股骨假体稳定，后伸外旋下肢后方存在撞击。脱位髋关节后，查见股骨假体前倾角约 70°（图 1-15-9），髋臼内衬与股骨头无明显撞击痕迹，髋臼前倾角约 25°（比髋臼横韧带前倾角增大约 10°）弹簧骨刀松解股骨假体近端后，无法取出股骨柄，遂行 ETO，顺利取出股骨假体。植入 Reclaim 组配式股骨翻修柄，钢丝捆扎复位股骨近端骨块，复位关节后检查髋关节稳定性好，屈髋110°无脱位，后伸外旋下肢无撞击和脱位。

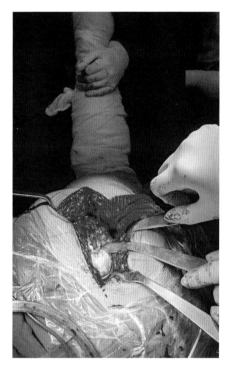

图 1-15-9　术中探查见股骨假体前倾角与股骨生理前倾角相同，约 70°

2. 术后情况

髋关节疼痛明显缓解，平卧位时右下肢恢复与左下肢相似的外旋。（图 1-15-10）

术后双髋正位片示：假体固定良好，双下肢基本等长。（图 1-15-11）

复查髋关节 CT 示：股骨假体前倾角约 25°。（图 1-15-12）

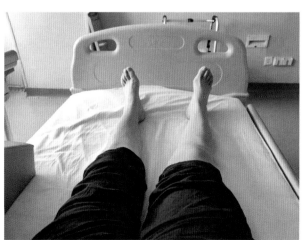

图 1-15-10　平卧位时双足内外旋情况

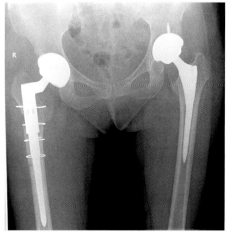

图 1-15-11　双髋正位片（翻修术后）

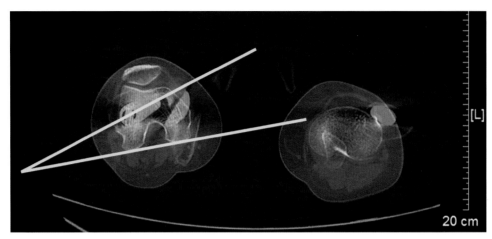

图 1-15-12   髋关节 CT（翻修术后）

四、随访

术后随访 2 个月，患者步态明显改善，右髋关节无再疼痛。

五、病例特点与讨论

1. 病例特点

假体位置不良容易导致髋关节活动范围受限、撞击、假体磨损增加以及脱位，严重影响假体稳定性。1978 年，Lewinnek 即提出髋臼假体安放安全区的概念：外展角 40°±10°，前倾角 15°±10°。而目前观点认为联合前倾角对髋关节假体的稳定性更加重要。联合前倾角是股骨前倾角和髋臼前倾角之和，一般认为合理的联合前倾角范围为 25°~50°。该病例术前测得髋臼假体外展角约 48°，前倾角 24°，髋臼外翻角和前倾角尚位于安全区内，而股骨前倾角明显过大，并且存在大转子后缘与髋臼后缘撞击的情况（考虑为疼痛的主要原因），术中将股骨前倾角调整为 25°，消除骨性撞击，且术后联合前倾角约 49°，处于合理范围，明显改善髋关节的活动范围和疼痛症状。故此，该病例最终探明是由于"假体位置不良（股骨侧前倾角过大致撞击）"导致的慢性疼痛，保守治疗无效后，接受了髋关节假体翻修术。对于经历初次 THA 仅仅 2 年就需要假体翻修的情况是很可惜的，而且我们认为这种情况本可以避免，值得深思其中的原因，引以为鉴。

2. 髋关节发育不良行 THA 需注意骨性结构发育异常

髋关节发育不良（DDH）是一种髋臼不能完全覆盖股骨头为特点的髋关节疾病。髋关节的发育取决于股骨头和髋臼的动态关系，不良的接触关系致使股骨头、髋臼无法相互刺激，导致髋关节发育异常。DDH 继发骨性关节炎时需要行全髋关节置换（THA）。严重 DDH 由于髋臼及股骨发育畸形、股骨头高脱位导致双下肢不等长、周围血管、神经及软组织挛缩、臀中肌肌力差等原因，手术难度大并且并发症发生率高，因此在术前应详细体格检查，完善髋关节正侧位片、双髋关节 CT 平扫和三维重建，评估真臼周围骨量以及股骨近端髓腔宽度和畸形情况。

　　DDH 的髋臼侧和股骨侧均存在不同程度的解剖结构异常。髋臼侧形态差异大，可表现为髋臼上方骨质缺损、髋臼前后壁薄弱、髋臼浅平、假臼形成、髋臼前倾角、外展角过大等，手术处理方式较为复杂，由于本病例中并未涉及，所以不做描述。DDH 的股骨侧形态差异不如髋臼侧变化多，但忽视股骨畸形仍可能导致手术的严重并发症，如股骨头高脱位，复位困难，强行复位易使神经牵拉损伤；股骨前倾角偏大，股骨近端髓腔直而狭窄，前后径大于左右径，普通假体在髓腔调节前倾角的空间少，形态不匹配强行调整前倾角易发生骨折或者前倾角异常造成的撞击、脱位；股骨近端前弓弧度增大，应力遮挡易出现骨溶解、假体松动，普通假体置入时易发生近端劈裂。因此术中重建股骨侧的难点就在于纠正前倾角、下移股骨、恢复肢体长度以及假体结构适应髓腔。此外，本案例 THA 术前的 DDH 髋关节脱位虽仅为 Crowe II 型，但是股骨前倾角已经存在严重异常，这提示临床医师对于因髋关节发育异常行 THA 的患者，术前需把查体及标准的 CT（含髋关节及膝关节）测量股骨前倾角作为常规检查项目。

　　本病例使用的是全涂层扁方椎型股骨柄假体，远端截面为方形，近端截面为矩形，具备优良的抗旋转性能，但并不能很好适配 DDH 的股骨髓腔，且不能自带调整前倾角。因此我们推测可能在术中置入股骨柄时手术医师就没有注意手动减少股骨前倾角，导致股骨前倾角过大，因而与髋臼发生撞击。针对初次 THA 前倾角过大的情况，其手术处理方式包括：①优先处理股骨侧，待处理股骨柄后，根据股骨假体旋转，确定髋臼安放角度，使髋关节联合前倾角处于合理范围。②准备易于调节前倾角的假体：水泥柄，特点是不适用于转子下短缩截骨，股骨髓腔太细时水泥壳过薄，初始固定不稳定，并且远期假体松动几率较高。可调前倾角的生物型假体，以 Wagner cone 为代表的单体式锥形股骨柄，特点是手术过程较简单，柄的圆形截面有助于置入过程中自由旋转，调整前倾角不受限制，但锥形柄早期下沉发生率高；以 S-ROM 为代表的组配式股骨假体，特点是可任意调整前倾角，组件的选择范围大，可以根据股骨髓腔近端和远端的解剖进行选配，适用于不同形态的股骨髓腔，近端固定或远端固定均可实现稳定，因此也适用于转子下截骨。但组件间锥形压配固定，接口存在金属磨损和松动的风险。带前倾角的股骨假体，如 PROFEMUR 为代表的组配颈的股骨假体，股骨颈组件可自带前倾或后倾的角度，在保证远端与股骨髓腔匹配同时，保持股骨前倾角（或后倾角），减少撞击脱位风险。但组配颈与股骨柄之前存在金属磨损风险。③股骨近端和髓腔发育异常，不能做为术中股骨柄前倾角测量的参考,应根据股骨髁调整前倾角,安装假体后需进行多方向的稳定性试验,避免出现假体撞击、组织遮挡等情况。

3. 全髋关节置换术后慢性疼痛的诊断流程

　　术后疼痛是髋关节置换术后翻修的常见原因之一，机制复杂多样，大体上可分为内源性和外源性。疼痛情况与术前类似更倾向考虑关节外源性因素，例如腰椎疾病、神经源性病变、原发关节疾病如类风湿性关节等。在关节内源性因素上，根据疼痛发生时间可分为急性疼痛和慢性疼痛。急性疼痛表现为术后不久出现的超常疼痛,原因有急性感染、血肿、组织卡压、假体撞击、初始固定失败或不稳定等；而术后经过一段时间无痛感后出现无明显诱因的疼痛则为慢性疼痛，可能原因有慢性感染、假体松动、关节力线不良、假体应力遮挡、骨溶解或吸收、软组织刺激或损伤（肌腱炎或滑囊炎）等；疼痛发生前有较为明确的外伤史或关节异常活动，疼痛较突然的，则考虑是假体周围骨折、关节假体脱位等。感染和无菌性假体松动是最常见原因，也是病人难以接受的严重并发症，治疗上往往需要关节假体翻修手术，在治疗方案和预后上存在差别。因此，通过严格的分析流程进行充分评估，准确诊断疼痛原因，制定对应治疗方案，是关节外科医生面临的首要挑战。

　　病史采集分析疼痛的特点，包括疼痛的位置、强度，疼痛发生的时间、持续时间，是否伴随放射痛或牵涉痛、疼痛发生、加重以及缓解的因素。例如髋关节置换术后疼痛的部位通常局限在腹股沟、臀部、大腿，部分情况可放射至膝。假体松动的疼痛与部位密切相关而且常常在活动时诱发或加重症状。假体周围感染疼痛一般是与活动无必然联系，呈持续性隐痛，表现为静息痛、夜间痛。部分患者伴有发热、夜间盗汗等伴随症状，既往病史中有初次手术切口愈合延迟、口腔病史、皮肤破损或上呼吸道感染史等也提示感染的可能。

　　体格检查时注意检查手术切口愈合情况、是否有皮温升高、皮肤红肿、渗出、窦道，步态特征、下肢长度、下肢力线情况、髋关节主被动活动度，关节周围压痛点、摩擦音、肌力肌张力等。局部红肿热痛、窦道及分泌物形成，提示感染。双下肢长度明显差异时，出现跛行步态。股骨假体松动的患者，活动时由于股骨柄在髓腔内微动，出现疼痛性保护步态。而外展肌功能障碍表现出 Trendelenburg 步态。髋关节的病变会造成不同程度的髋关节的活动受限，髋关节假体松动时，患髋被动内外旋转、屈曲或轴向叩击可诱发疼痛。患髋抗阻力外展受限并伴有大转子处疼痛及压痛提示大转子滑囊炎或髋臼上缘撞击可能，患髋抵抗内收屈髋时腹股沟处疼痛加重提示髂腰肌激惹可能。髋的内外旋转活动度有助于术前大致评估髋关节的前倾角，髋内旋受限伴疼痛提示髋臼前侧撞击，髋关节前倾角过小；而髋外旋受限伴疼痛提示髋臼后侧撞击，髋关节前倾角过大。

实验室检查用于排查感染，常用的检查项目包括 C 反应蛋白、血沉、白介素 6、白细胞计数及分类、关节液检查（细胞计数、细菌培养）、宏基因组基因测序。外周血白细胞计数对于评估髋关节假体感染并不可靠，C 反应蛋白、血沉是非特异性炎性标志物，一般情况下，C 反应蛋白在术后 2~4 周恢复正常，血沉在术后 2~3 个月恢复正常，如果超过这个时间，C 反应蛋白、血沉仍升高，排除其他部位炎性疾病的情况下，应考虑感染的可能性。在根据病史、体格检查和血清学结果高度怀疑髋关节感染时，应进行关节穿刺抽出液体进行细胞计数及微生物检测以排除假体周围感染，这是诊断术后感染及指导抗生素选择的最有效方法。关节液检查结果显示白细胞计数超过 3000/μL，且中性分类比例＞70%，提示感染可能。穿刺前应停用抗生素 2 周，细菌培养应厌氧、需氧都培养，培养时间可延长至 10 ～ 14 天。联合应用实验室检测可以增加感染检测的敏感度和特异度。

影像学检查，X 线片包括髋关节正位和患髋侧位，合格的 X 线片需要完整显示假体远端。必要时也可增加双下肢全长、脊柱全长正侧位、患侧髂骨斜位、闭孔斜位，观察腰骶椎骨、髂骨、骶髂关节、坐骨、耻骨、股骨等骨组织的情况，评估股骨偏心距、下肢骨性长度、假体松动、髋臼及股骨骨缺损。CT 相比 X 线的优势在于体层摄影可以在多个层面和方向显示假体位置和骨质，在诊断骨溶解、应力骨折、隐匿性骨缺损上更具敏感性，利用数据处理量化骨缺损情况，横断面上 CT 还可用于测量髋关节前倾角。MRI 由于关节假体的伪影遮挡不能提供很多的信息，但是对诊断关节周围积液仍有很大帮助。ECT 能反映骨组织的代谢情况，可用于关节感染、骨病、应力骨折和肿瘤等检查。

汇总病史、体查、实验室及影像学检查的结果，对术后疼痛的病因得出初步结论，制定相应治疗方案——保守措施或是手术。如行手术，需要术中探查进一步明确诊断，特别是体征不典型的隐匿性感染，实验室检查正常时，诊断往往较为困难，需要术中取得标本再行实验室检查、病原检测、病理检查。在非感染时，术中更是可以直视下评估骨质、软组织、假体（位置、松动）的情况。

福建医科大学附属第一医院

杨烨　黄子达　张文明

容易误诊的特殊关节炎——梅毒性神经病性关节炎

一、病例介绍

1. 病史

患者，男，62岁，因"左膝关节反复肿胀1年余"就诊于我院。入院1年前无明显诱因开始出现左膝关节红肿，稍感疼痛，活动后加剧，当时未予重视及治疗，此后症状反复，3月前肿胀加剧，就诊外院诊断为膝关节滑膜炎，行"左膝关节滑膜切除术"，术后肿胀症状无明显缓解，转诊至福建医科大学附属第一医院门诊。既往有不洁性生活史。

2. 查体

体温36.7℃，左膝关节一长约15cm陈旧性手术瘢痕，关节明显肿胀、皮温增高，切口皮肤局部菲薄。左膝活动度为 -15°~80°，KSS评分50分。（图1-16-1）

3. 实验室检查

C反应蛋白16.3mg/L，红细胞沉降率44mm/h。甲苯胺红不加热血清试验T阳性，滴度1∶16。梅毒螺旋体血凝试验（＋）。脑脊液常规及生化见白细胞计数 6.0×10^6/L，潘氏实验（＋），蛋白量170mg/L，梅毒螺旋体抗体明胶颗粒凝集试验（＋），梅毒筛查（＋）。

4. 影像学检查

双膝关节正位片示：左膝关节肿胀，关节呈破坏性改变，关节间隙消失，股骨远端、胫骨近端骨缺损，膝关节半脱位状态，伴腓骨近端骨折。（图1-16-2）

全脊椎MRI平扫未见明显脊髓痨改变。

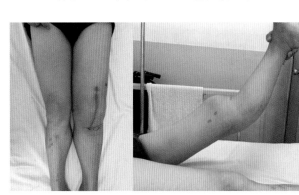

图1-16-1 左膝关节外观及活动外观

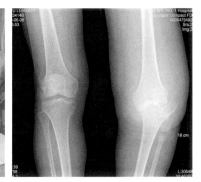

图1-16-2 膝关节正位片

二、诊疗思路

1. 临床诊断与诊断依据

患者 1 年来反复左膝关节肿胀，3 个月前症状加剧并逐渐出现关节畸形、异常活动，关节功能障碍相对较轻。实验室检查见 C 反应蛋白和红细胞沉降率均升高，血清及脑脊液梅毒螺旋体抗体明胶颗粒凝集试验、梅毒筛查试验阳性。影像学检查上发现膝关节骨关节炎改变，关节半脱位状态，局部可见骨质破坏。根据中华人民共和国卫生行业标准（WS 273—2018）梅毒相关诊断标准，可诊断为：① III 期梅毒（无症状性神经梅毒）；②神经病性关节炎（NA）。

2. 鉴别诊断

（1）是否有神经性原发病：根据 NA 的临床基本特征，特别是出现关节病变前先有神经系统原发病变，临床诊断 NA 并不困难。但在临床中仍有 20% 左右 NA 在出现关节改变时尚无原发性神经病的症状及体征。故在诊断时需要与风湿、类风湿、代谢、内分泌、血液、肿瘤及感染等有关关节病进行鉴别。这就需要了解引起关节病的病因、发病方式、好发部位和关节病变的特征。NA 一般均能查到神经性原发病，关节病变与神经病变症状体征部位一致，多为无痛性，而且常有关节畸形，关节破坏明显，但相对关节功能障碍较轻；其他关节病则一般都有疼痛、关节畸形，破坏程度与关节功能障碍相一致。

（2）何种神经病所致的关节病：诊断 NA 后，还必须进一步明确什么性质的神经病变所致的关节病。这要进一步调查不同神经病变的病因、病理及临床特点来确定。如脊髓痨，有明确的梅毒感染史，病变主要侵犯腰骶部脊髓后根和后索，下肢闪电样疼痛和进行性感觉性共济失调，也可出现无症状性神经梅毒。脊髓空洞症是脊髓慢性变性、软化及空洞形成，主要侵犯颈、胸髓后角或中央管附近，表现为节段性痛温觉缺失，触觉存在，即所谓感觉分离，有时可见局部肌萎缩，MRI 检查可发现脊髓实质长形空洞病灶。糖尿病性神经病，除有感觉和运动神经障碍外，可有糖尿病史、血糖升高、尿糖阳性等。

3. 治疗计划

（1）先行治疗梅毒原发病，静脉滴注青霉素 480 万 U q6h 抗梅毒治疗 14 天，动态检测梅毒甲苯胺红血清不加热血清试验。

（2）既往左膝关节外科手术病史，不排除感染性关节炎可能，予术前关节穿刺留取标本送检培养，术中标本培养及组织病理检查。

（3）NA 关节存在局部骨破坏及后期病变包括关节囊、韧带松弛及关节半脱位，拟采用高限制性铰链膝假体进行关节置换手术。

（4）患者关节病理改变与关节功能障碍及疼痛无相关关系，参考《中国髋、膝关节置换术加速康复——围手术期管理策略专家共识》（2016 版），给予围手术期有效镇痛方案及全身营养管理。

（5）NA 关节周围肌肉存在明显萎缩，关节置换术后进行积极功能锻炼。

▌ 三、治疗过程

（1）行关节穿刺，获得关节液标本送检培养，培养结果均为阴性。（图 1-16-3）

（2）按术前计划采用旋转铰链式关节行人工膝关节置换术。

（3）术中常规病理结果回报：（左膝滑膜）符合慢性滑膜炎，滑膜上皮轻度增生，间质肉芽组织形成伴灶区纤维素样坏死伴，查见以淋巴细胞、浆细胞、组织细胞为主的炎细胞浸润伴多核巨细胞形成及含铁血黄素沉积，纤维组织增生伴骨化生，局灶少量中性粒细胞浸润（< 5 个 /HPF）；（左膝骨组织）符合骨性关节炎改变。炎症类型：退行性变。

（4）术后继续原青霉素抗梅毒治疗至出院。

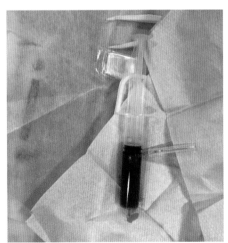

图 1-16-3　关节液

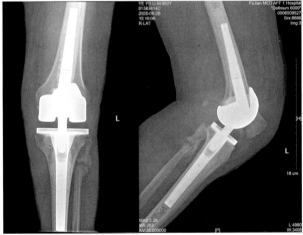

图 1-16-4　左膝关节正侧位片（术后 1 个月）

▌ 四、随访

关节置换术后 1 个月，切口愈合好，关节无红肿。血 C 反应蛋白、红细胞沉降率正常。左膝关节活动度 0°~110°，KSS 评分 90 分。左膝关节正侧位片示：假体在位无松动。（图 1-16-4）

术后 8 个月复查，疼痛等症状明显改善，关节功能良好，返院行对侧关节置换手术。

五、病例特点与讨论

1. NA 诊断的重要性

因中枢或周围神经性疾病导致患者深部痛觉或体位感觉障碍，影响了关节的正常保护性反射，经常导致创伤（尤其是反复发生的小损伤）以及发生在小关节周围的骨折而未发觉，使关节经常遭受比正常大得多的冲击、震荡和扭转性损伤。同时，由于神经营养障碍，破损的软骨面、骨端骨和韧带不能有效修复，导致新骨形成杂乱无章，骨端碎裂吸收，关节迅速破坏，出现关节囊和韧带松弛等；在感觉神经损伤的同时，有关交感神经亦可丧失功能，引起其支配区域的血管扩张、充血和破骨细胞活性增强，进而导致骨吸收、融解和碎裂。上述因素联合作用，最终导致关节半脱位或完全脱位，甚至整个关节完全破坏。

NA 根据神经系统原发病疾病史，出现与神经系统症状和体征部位一致的关节症状，并排除其他关节炎，如骨关节炎，才可确立临床诊断。由于明确原发病对临床治疗有指导意义，故应详细询问病史，全面体检和实验室检查，以便找出原发病。

NA 早期常仅表现为关节肿胀或轻微疼痛，常被误诊为关节感染或骨关节炎等，药物保守治疗及关节清理手术治疗效果不佳，往往等到关节严重破坏时，才得到临床医师的重视。因此，对于关节肿胀疼痛的患者，应想到 NA 的可能性，通过详细的查体及病史问诊来明确或排除该疾病可能，减少误诊误治的可能。

2. NA 的综合治疗

NA 的综合治疗中最重要的是发现原发病因，针对性治疗原发病。如：糖尿病通过饮食和口服降糖药来控制血糖，不仅治疗原发病，而且可改善关节症状；脊髓空洞症，可口服核素 I-131，或进行空洞节段深部 X 线照射，少数可行空洞切开引流积液；脊髓痨则按梅毒进行规则的抗梅毒治疗。但若原发病无法进一步纠正时，则需更关注于改善患者关节功能，让其能够恢复日常生活能力。

传统的理念认为神经性关节病为表面膝关节置换手术的相对禁忌证，其原因可能是关节失去有效的神经支配，营养差，骨质结构不良，且本体觉差，缺乏关节保护反射，容易造成表面型人工膝关节松动而失败。但随着关节假体设计的进步，如本例中使用的旋转性铰链膝假体，通过旋转中柱及延长杆分散骨与假体界面应力，可以获得很好的疗效，减缓症状、改善关节功能，助其重返社会生活。

福建医科大学附属第一医院

张子杰　黄子达　张文明

髋关节翻修中多杯重建髋臼骨缺损诊疗分析

一、病例介绍

1. 病史

患者，女，67岁，11年前因右股骨颈骨折动力髁螺钉（DCS）固定后失效，行"右侧全髋关节置换术"，术后恢复良好。4年前出现右髋部疼痛，院外止痛治疗效果不佳。近1年来疼痛明显加剧，无法行走，休息时疼痛缓解，无畏冷、发热，为进一步治疗就诊于宁德市闽东医院。

2. 查体

生命体征平稳，右髋无明显肿胀，腹股沟中点压痛，髋关节活动受限，"4"字试验无法完成，双下肢肌力Ⅴ级，感觉正常，右下肢较左下肢短缩约4cm。

3. 实验室检查

白细胞计数 $6.0 \times 10^9/L$，红细胞沉降率44mm/h，C反应蛋白正常。

4. 影像学检查

右髋关节正位片及双髋关节CT示：髋关节脱位，髋臼杯松动翻转移位，髋臼骨溶解伴巨大骨缺损；股骨柄松动，股骨近段假体周围骨折，大转子缺失，股骨骨质疏松。（图1-17-1、图1-17-2）

全身骨显像（ECT）考虑右髋关节假体松动。

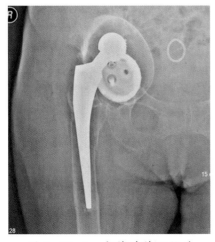
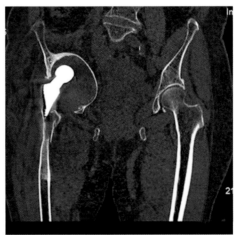

图1-17-1　右髋关节正位片　　　　图1-17-2　双髋关节CT

二、诊疗思路

1. 临床诊断与诊断依据

患者右髋关节置换术后功能恢复良好，近 4 年才又开始出现髋关节疼痛，休息时疼痛消失。从影像学上已明确髋关节假体松动伴髋臼大量骨缺损。患者白细胞、C 反应蛋白正常，红细胞沉降率稍高，全身骨显像（ECT）考虑假体松动，故初步考虑假体无菌性松动。但该患者因内固定失效后行关节置换，而且即使红细胞沉降率、C 反应蛋白正常也不能完全排除可能的低毒感染。因此需要术中取假体周围组织进行冰冻切片进行每高倍镜视野中性粒细胞的计数，进行感染排除。虽然近期有文献报道低毒感染如凝固酶阴性葡萄球菌感染，术中冰冻中性粒细胞计数也可能正常。但目前可依靠的依据仍以 MSIS 2013 版的假体周围感染诊断标准为主。

2. 治疗计划

髋臼大量骨缺损进行重建及安放稳定的髋臼杯是个难题。该病例 X 线片显示髋臼内上移严重，常过 3cm，前后柱缺损，内壁缺失，属于 Paprosky IIIB 型骨缺损。选用 Jumbo 杯，在磨锉过程中可能导致髋臼周围的反应骨壳进一步破坏或打入髋臼杯出现骨壳骨折，无法压配稳定。如选用"加强环 + 异体骨移植"，目前因我院无法获得足够的同种异体骨来源，且必须考虑使用大量同种异体骨导致感染概率增加，以及后期骨吸收进而导致加强环失效的问题。为了更好的术前准备，我们团队对该患者进行了髋臼侧的 3D 打印，并想通过 3D 打印设计定制髋臼杯，但从定制的髋臼杯模型来看，临床上操作十分困难，而且因为假体与宿主骨无法很好地接触，长期效果堪忧。通过对 3D 打印的髋臼模型进行研究发现臼顶接近骶髂关节区域的骨质尚好，为了简化手术，结合我们团队既往使用 Cup on Cup 的经验，决定使用多个髋臼杯进行重建。

股骨侧翻修比较简单，术中考虑使用一体式翻修柄进行重建。

三、治疗过程

（1）取后外侧切口，切皮后暴露髋关节前，穿刺髋关节，未获得关节液。暴露髋关节，见髋关节内瘢痕组织，未见软组织充血、水肿等感染征象，术中顺利取出股骨柄及髋臼杯，于髋关节内、股骨髓腔内及髋臼杯背侧共取 5 块软组织进行术中冰冻中性粒细胞计数，每个高倍镜下均少于 5 个，初步排除感染。但为了预防可能存在的低毒感染，将在植入假体前在髋臼侧、股骨侧及关节腔内均撒入 1g 万古霉素。

（2）清除髋臼内及股骨髓腔内瘢痕及伪膜等组织后，脉冲冲洗后，见髋臼周围有增生反应骨壳，但无法起到压配和支撑作用，按术前计划，找到髋臼顶接近骶髂关节骨质较好区域，此处有一凹陷处，使用髋臼锉仔细磨锉到 54 号，打入 54 号 Depuy Pinnacle Gripson 髋臼杯做为基座杯，髋臼杯稳定性尚可，拧入 3 枚螺钉增加稳定性，透视见髋臼杯位置良好。

（3）摆放髋臼杯试模来明确第 2、3 个杯的最佳位置及型号。最后明确中间的杯为 56 号，外杯为 62 号。中间杯及外杯选用 Depuy Pinnacle Sector 髋臼杯。杯与杯之间用抗生素骨水泥 40g+ 万古霉素 2g。

（4）股骨侧选用 15 号 Depuy Corail Revision，骨折端钢丝捆扎。

四、随访

骨盆正位片及双下肢全长正位片示：髋臼旋转中心恢复，双下肢基本等长。（图 1-17-3、图 1-17-4）

双髋关节 CT 示：髋臼基座杯位置良好，与宿主骨接触良好。（图 1-17-5）

翻修术后 4 个月，切口愈合好，关节无红肿。C 反应蛋白、红细胞沉降率正常。右髋关节无疼痛，已下地负重行走。

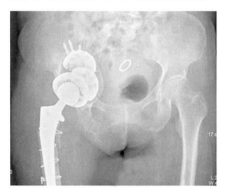

图 1-17-3　骨盆正位片（术后）

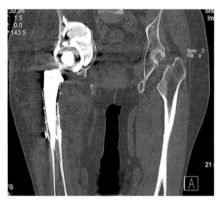

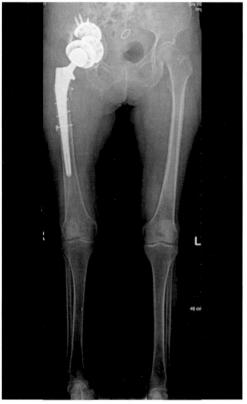

图 1-17-5　双髋关节 CT（术后）　图 1-17-4　双下肢全长正位片（术后）

五、病例特点与讨论

本病例髋臼侧骨缺损为 Paprosky IIIB 型，在髋关节翻修中，对于髋臼侧 Paprosky III 型的骨缺损如何安放一个稳定的髋臼杯仍然是个难题。髋臼杯的安放可分为高位旋转中心放置和恢复解剖旋转中心两种技术。

高位旋转中心是在缺损的髋臼顶部找出骨质好的部分，将髋臼杯安放在该位置。这种方法可以不需要重建髋臼，髋臼杯与宿主骨接触良好，安放髋臼的手术时间短，降低感染机会。但需要选择组配式股骨翻修柄，以达到双下肢等长，维持臀中肌张力，同时调整前倾角度达到满意的联合前倾角。但因为该髋关节的旋转中心不在解剖位置，可能影响髋关节周围的力学环境。

解剖旋转中心重建是通过各种方法填充骨缺损，如同种异体骨植骨、TM 加强块以及在此基础上联合使用加强环或 Cage 等稳定髋臼杯的方法或者进行定制髋臼杯，将髋臼杯稳定地放在解剖旋转中心的位置，有助于恢复髋关节的力学环境。但这些方法仍有些不足之处不得不考虑：①大量同种异体植骨费用高；早期效果较好，但长期因骨吸收的问题失败率较高；感染概率高。②加强块虽然有各种形状，但也往往很难与骨缺损的形状相匹配；无压配作用，需要螺钉临时固定，但不一定有足够的骨量进行螺钉固定。③定制髋臼临床实际应用困难。

本病例中，缺损的髋臼顶内上方有些骨量，但如选择高位旋转中心技术，不能保证髋臼杯的前倾及外展角度在正常范围内。而使用同种异体骨、加强块或定制髋臼仍存在上述的各种不足之处，不能保证能安放稳定的髋臼杯。因此，在我们团队结合既往双杯重建的经验，使用三杯重建，基底杯的放置与高位旋转中心技术髋臼杯放置相似，但无需考虑前倾角及外展角，只需有最大的骨接触，并有一定的压配稳定，同时可以多个螺钉固定。使用骨水泥固定，可以将外杯安放在正常的前倾角及外展角，使得股骨侧假体安放更简单。该重建方法特别适用于内陷性的骨缺损，技术简单，对残余的骨量破坏少，大大缩短髋臼安放及重建的手术时间，同时间接缩短了股骨翻修柄安放的手术时间。

宁德市闽东医院

朱建福　王旭

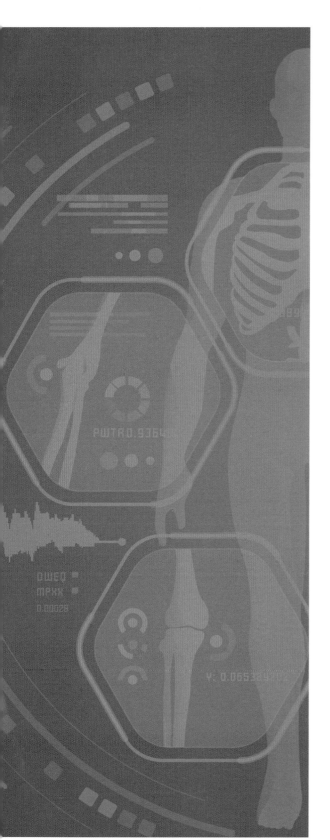

第二章

脊柱外科疑难病例

腰椎术后并发隐性脑脊液漏诊疗分析

一、病例介绍

1. 病史

患者，男，21岁，因"反复腰部酸痛1年，加剧伴左下肢麻痛7月"于2020年4月前来就诊，疼痛主要为左下肢放射痛，疼痛自下腰部向左臀部、左大腿后侧、小腿后侧至足部放射，并出现小腿后侧、足底皮肤感觉麻木，休息不能缓解，诊断为"腰椎间盘突出症（L_5/S_1，偏左）"，于2020年4月24日行"MED下 L_5/S_1 髓核摘除术"，术后左下肢麻痛明显缓解，顺利出院。术后14天出现腰部手术切口肿胀，伴腰骶部酸痛不适，再次来求诊。

2. 查体

腰椎生理弯曲度存在，腰椎活动可，腰部正中可见手术瘢痕处突出一包块，触软，有波动感，无明显压痛，伤口无红肿、渗出，双下肢肌力、肌张力正常，肢端感觉、血运、活动正常。

3. 实验室检查

生化全套检查见尿酸477.8μmol/L，钠136.9mmol/L，钙2.67mmol/L。血常规、C反应蛋白、红细胞沉降率、降钙素原、凝血全套均正常。

4. 影像学检查

腰椎MRI示：L_5/S_1 椎间盘突出。（图2-1-1）

腰椎MRI（术后14天）示：① S_1 椎体左侧局部骨质不连伴不规则占位，考虑脊柱裂伴脊膜膨出，神经鞘瘤？建议增强复查。② L_5/S_1 椎间盘突出。（图2-1-2）

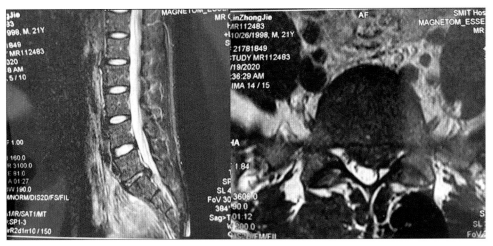

图 2-1-1 腰椎 MRI

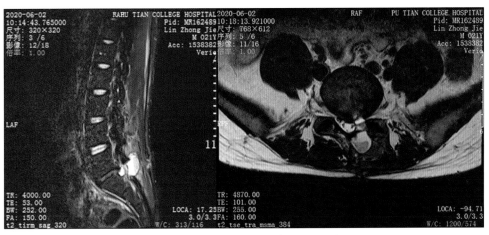

图 2-1-2 腰椎 MRI（术后 14 天）

二、诊疗思路

1. 临床诊断与诊断依据

（1）患者行 MED 下 L_5/S_1 髓核摘除，术中未见明显的硬脊膜损伤，但术后 14 天出现腰部手术切口肿胀，伴腰骶部酸痛不适。

（2）查体见腰部突出一包块，触软，有波动感，伤口无红肿、渗出，双下肢肌力、感觉正常。

（3）术后复查 MRI 显示脑脊液漏的范围，其特点为椎管后方的异常信号与脑脊液信号强度相同且与其相交通时间较长形成假性蛛网膜囊。考虑腰椎术后并发迟发性脑脊液漏。

2. 鉴别诊断

（1）术后伤口出血血肿：术后切口内出血导致伤口引流液增多，但引流液是血性的，颜色较脑脊液漏的颜色呈鲜红，如果切口内出血较多也可伴有患者心率增高，血红蛋白下降等低血容量的表现。因此考虑该情况可能性小。

（2）腰椎手术后感染：术后症状较术前症状明显缓解后突然加重，不明原因的腰背部疼痛或是原有根性症状加重，甚至出现寒颤、神志不清等症状，切口疼痛明显加重伴红肿、渗出；C反应蛋白、红细胞沉降率、白细胞在术后一定时间内仍持续升高或是降低后再次升高。根据患者症状、体征及辅助检查，可排除此诊断。

3. 治疗计划

（1）予以手术清创填塞。

（2）术后头低脚高仰卧位、补液治疗，定期复查腰椎 MRI。

三、治疗过程

（1）手术过程：患者俯卧位，胸部及双髂部垫高，腹部悬空。按常规消毒、铺巾，于 L_5/S_1 棘突间隙后正中左旁原皮肤切口切开长约 1.2cm 切开皮肤、皮下组织及左侧肌膜，见脑脊液流出。以各型号扩张管顺次分离骶棘肌，置入工作通道。透视证实工作通道位于正常位置。在工作通道内置入冷光源及摄像头。探查见脑脊液从硬膜囊腹侧流出，采用整块明胶海绵覆盖破损处的硬膜外腔隙，严密缝合各层，不留死腔，外敷无菌纱布。术毕，术程顺利，术后安返病房。

（2）术后处理：术后头低脚高仰卧位，密切观察患者有无头痛、头晕、呕吐等低颅压症状。术后给适当药物以防止便秘、咳嗽，因其使腹内压增高导致脑脊液压力增高影响硬脊膜破口的愈合；观察伤口是否存在渗液及渗液性质，是否存在囊性包块。

四、随访

术后 6 个月复查 MRI 示：手术部位无出现皮下硬脊膜假性囊肿。

五、病例特点与讨论

1. 隐性脑脊液漏的概念

脑脊液漏是脊柱手术常见并发症之一，发生率为 1%~17%，而脑脊液漏中约 22.7%

的患者为隐性症状。隐性脑脊液漏是指手术过程中直视未见明显硬脊膜破损或脑脊液漏，但术后出现脑脊液漏现象，这类脑脊液漏的诊断较困难。若治疗不及时会导致严重并发症，往往会造成硬脊膜假性囊肿、神经根损伤、蛛网膜炎、脑膜炎等症状，严重者还可能造成颅内出血、脑脓肿，直接威胁患者的生命安全。

2. 隐性脑脊液漏最常见的发生原因

①病程较长，硬脊膜厚度变薄，在术中去除椎板时未发生硬脊膜的撕裂，直视未见明显脑脊液漏，在术后生活中，改变硬脊膜内外压，使硬脊膜发生破裂造成脑脊液漏。②术中体位不当致椎管内静脉怒张，静脉丛损伤出血，在视野不清晰的情况下使用椎板咬骨钳或髓核钳，从而损伤硬脊膜。③椎间盘髓核脱出时与硬膜囊神经根粘连分离不充分使用髓核钳用力过猛导致硬脊膜牵拉撕裂。

3. 隐性脑脊液漏的治疗

隐性脑脊液漏是术中未发现硬脊膜破裂或损伤的情况下，术后出现了脑脊液漏，因此除非通过再次手术并且在术中找到硬脊膜损伤部位，否则无法直接修复硬脊膜漏口。从理论上分析，通过提高硬膜外腔隙压的方式阻断脑脊液从硬脊膜内漏出是治疗隐性脑脊液漏一种合理和科学的选择。术中可使用明胶海绵填塞破损处的硬膜外腔隙并严密缝合各层，术后严格头低脚高仰卧位及补液等处理。

4. 隐性脑脊液漏的预防

手术中：①术中仔细操作。选择合适的手术入路，如粘连严重的硬脊膜，无法剥离时，不要强求彻底完全减压。②保证手术视野的开阔。出血较多时，应先设法止血，使术野清晰。③在关闭手术切口前进行彻底电凝止血，并放置引流管，但不使用负压吸引。

手术后：①术后俯卧位或头低脚高仰卧位。②术后严密观察，并给适当药物以防止便秘、咳嗽的发生，因其使腹内压增高，导致脑脊液压力增高。③应用厚棉垫和腰围对手术切口进行加压包扎。④引流管均经切口旁皮肤引出，注意观察引流量及引流液性状，一般引流量连续2天少于50ml即可拔管，但一定要排除引流管阻塞等因素。

莆田学院附属医院

陈旭 戴建辉 林海滨

强直性脊柱炎并寰枢椎旋转脱位后凸畸形诊疗分析

一、病例介绍

1. 病史

患者，男，33岁，因"关节酸痛13年，加重伴颈部屈曲畸形1年余"于2010年12月前来就诊。13年前曾就诊于我院，HLA-B27（＋），骨盆X线检查示双侧骶髂关节炎，红细胞沉降率、C反应蛋白均增高，有明显晨僵感，诊断为"强直性脊柱炎"，未行治疗。1年前逐渐出现颈部屈曲伴右侧旋转畸形，张口及呼吸费力，站立时更明显，晨僵感明显，无法进食，已严重影响日常生活。

2. 查体

颈部屈曲伴右侧旋转强直畸形，颈部屈曲约30°，向右侧旋转约40°，张口活动受限，于站立时更明显，双侧肩部不等高。颈部肌肉紧张，无压痛，颈部强直而无法活动，四肢各关节无肿胀，皮肤无破溃，双直腿抬高约40°，"4"字试验（＋），四肢肌力、肌张力正常，右手前臂及右拇、示、中指皮肤感觉减弱，余皮肤感觉正常。（图2-2-1）

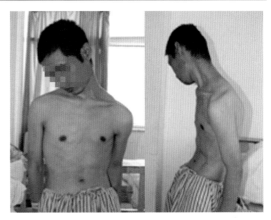

图2-2-1　站立位正侧面观

3. 实验室检查

HLA-B27（＋），红细胞沉降率26mm/h，C反应蛋白85mg/L，血常规白细胞15.9×10^9/L，红细胞4.68×10^{12}/L，血红蛋白126g/L，血小板417×10^9/L。尿、粪常规未见异常。

4. 影像学检查

颈椎正侧位片示：颈椎顺列，轴线僵直，颈椎椎体呈竹节样改变，各椎间隙及孔狭小。（图2-2-2）

颈椎SCT示：颈椎左凸右弯畸形，寰枢关节旋转脱位，部分椎体融合。（图2-2-3、图2-2-4）

颈椎MRI示：颈椎旋转后凸畸形，颈椎符合强直性脊柱炎改变。（图2-2-5）

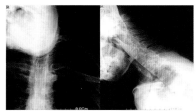

图 2-2-2 颈椎正侧位片

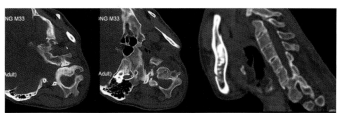

图 2-2-3 颈椎 SCT

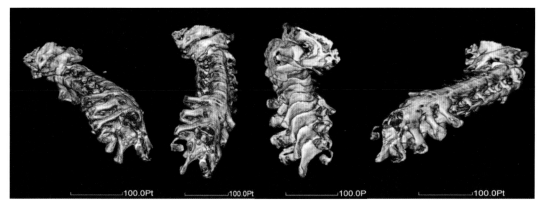

图 2-2-4 颈椎 SCT

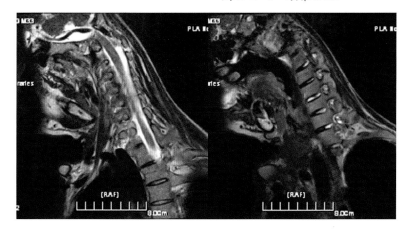

图 2-2-5 颈椎 MRI

二、诊疗思路

1. 临床诊断与诊断依据

　　患者患有强直性脊柱炎病史已 13 年。患者 1 年前颈部逐渐屈曲伴右侧旋转畸形，张口及呼吸费力，站立时更明显，晨僵感明显，无法进食。患者查体颈部屈曲伴右侧旋转强直畸形，颈部屈曲约 30°，向右侧旋转约 40°，张口活动受限，双侧肩部不等高。颈部肌肉紧张，强直而无法活动，右手前臂及右拇、示、中指皮肤感觉减弱。患者查人组织相容性抗原 B$_{27}$ 为阳性，查 C 反应蛋白和红细胞沉降率均升高，上述均提示强直性脊柱炎可能。患者颈椎X线正侧位片、CT及MRI均提示颈椎椎体呈竹节样改变，颈椎左凸右弯畸形，寰枢关节旋转脱位，部分椎体融合，符合强直性脊柱炎改变。结合患者实验室指标，可明确诊断为：强直性脊柱炎并寰枢椎旋转脱位后凸畸形。

2. 鉴别诊断

（1）风湿性肌筋膜炎：是一种慢性疾患，多与风寒、潮湿有关，除颈肩背部疼痛外，全身均可发生。临床表现为全身关节肌肉酸痛，呈游走性，畏风寒，伴咽部红肿或扁桃体炎；而强直性脊柱炎疼痛固定，早期表现为腰骶部疼痛，疼痛特点为夜间痛，晚期可发展至颈背部，疼痛程度与天气变化关系不大，可有关节外表现。根据患者病史及既往检查，暂排除此类疾病。

（2）颈椎病：常有颈部疼痛、颈肩部酸胀痛等不适，伴或不伴颈部活动受限，颈椎X线检查提示颈椎退行性变；而强直性脊柱炎可出现颈背部疼痛、活动受限等，可伴腰骶部疼痛、僵硬、活动受限等症状，结合影像学检查可鉴别。

（3）退行性骨关节炎：以老年人多见，症状较轻，无夜间痛，无僵硬，影像学检查提示：骶髂关节退行性变，髋关节无硬化，关节间隙无狭窄、消失等。患者较为年轻，结合症状体征考虑该情况可能性小。

（4）类风湿关节炎：该病在女性居多，而强直性脊柱炎在男性多发。强直性脊柱炎无一例外有骶髂关节受累，类风湿关节炎则很少有骶髂关节病变。强直性脊柱炎为全脊柱自下而上地受累，类风湿关节炎只侵犯颈椎。外周关节炎在强直性脊柱炎为少数关节、非对称性，且以下肢关节为主；类风湿关节炎则为多关节、对称性和四肢大小关节均可发病。强直性脊柱炎无类风湿关节炎可见的类风湿结节。强直性脊柱炎的类风湿因子阴性，而类风湿关节炎的阳性率占60%~95%。强直性脊柱炎以HLA-B27阳性居多，而类风湿关节炎则与HLA-DR4相关。根据患者病史及既往检查，可排除此类疾病。

3. 治疗计划

予行颅骨牵引以防止畸形进一步加重。

予适当功能锻炼，如扩胸运动，尼美舒利消炎止痛，予甲氨蝶呤、柳氮磺胺吡啶改善强直性脊柱炎病情。

保守治疗无效则行"颈椎松解＋畸形矫正内固定术"治疗，术后进行脱水、预防感染等治疗，常规复查颈椎X线正侧位片及颈椎CT，并佩戴颈托行早期康复锻炼。

▌ 三、治疗过程

（1）保守治疗：予颅骨牵引治疗，营养支持，适当进行功能锻炼，如扩胸运动，予尼美舒利0.1g/d口服以消炎止痛，甲氨蝶呤10mg/d，每周2次口服，柳氮磺胺吡啶2g/d口服改善病情。牵引治疗4周无效，症状未见明显好转，行手术治疗。

（2）手术过程：全麻下行"颈椎前路松解＋颈椎后路畸形矫正内固定术"，取颈后路正中切口＋侧方倒"L"形切口显露，后路经寰枢关节间隙进行前侧松解，后路使用磨钻去除枢椎侧块的骨性阻挡，台上台下助手经牵引弓辅助复位，后路钉棒系统内固定。

（3）术后颈部支具固定制动，复查颈椎X线正侧位片及颈椎CT，继续予抗感染、化痰、脱水、制酸及伤口换药等治疗。

▌四、随访

术后，患者外观明显改善，四肢运动感觉正常，平视、吞咽正常，生活质量明显改善。术后复查颈椎正侧位片示：寰枢关节复位良好，枕骨及$C_{1\sim3}$椎体椎弓根钉固定在位。（图2-2-6、图2-2-7）

术后3个月：患者无不适主诉，四肢运动感觉正常，平视、吞咽正常；复查颈椎正侧位片示：寰枢关节关系良好，椎弓根内固定在位无松动。（图2-2-8）

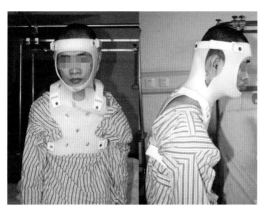

图 2-2-6 站立位正侧面观（术后）

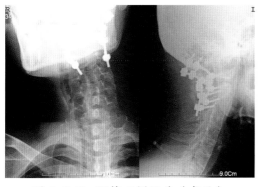

图 2-2-7 颈椎正侧位片（术后）

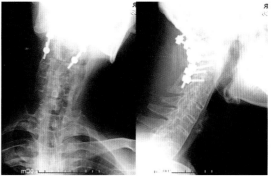

图 2-2-8 颈椎正侧位片（术后3个月）

五、病例特点与讨论

1. 强直性脊柱炎患者发生寰枢椎脱位的病理机制

强直性脊柱炎是一种累及中轴骨和外周关节的慢性进展性疾病，颈椎如同胸腰椎及骶髂关节，在疾病进程中容易受累，寰枢椎脱位是颈椎中常见并发症。颈部疼痛、僵硬和活动受限可以出现在疾病晚期。强直性脊柱炎病理过程以关节和椎间隙渐进性融合为特征，最终导致脊柱僵硬性后凸畸形和矢状位失衡。由于脊柱形态结构的改变，无法适应正常的机械加载，致使其脆性增加，在无明显外伤或轻微外力作用下容易受到损伤，尤以骨折多见，骨折可发生在脊柱的任何区域。颈椎损伤很大程度上是因为跌倒或其他意外导致的创伤性过伸损伤，这种过伸性损伤造成的寰枢椎脱位通常可能是致命的。

2. 强直性脊柱炎合并寰枢椎脱位治疗

寰枢椎脱位的治疗分为保守和手术两种，对于损伤程度较轻，且稳定性较好的寰枢椎脱位，应当首先考虑保守治疗，包括颅骨牵引、枕颈外固定技术、积极治疗原发病及并发症等。对于保守治疗失败的、不稳定的或伴脊髓神经损伤的寰枢椎脱位，应考虑选择手术。目前常用手术方式包括前路复位固定、后路复位固定、前后路联合等，在选择手术方案时应始终贯穿个性化原则，以达到最佳治疗目的。该类疾病的主要手术治疗原则：①矫正颈椎畸形。②解除神经压迫。③消除隐患（畸形基础上受外伤容易高位瘫）。④重建上颈椎的结构与稳定性。⑤恢复平视、进食功能。

3. 强直性脊柱炎合并寰枢椎脱位的注意事项

对于强直性脊柱炎导致的寰枢椎脱位，尤其是病程长的患者，往往伴有心肺功能的病变，故首先应进行手术风险的评估；其次，强直性脊柱炎患者后期可形成特有的驼背及颈项强直，而合并寰枢椎脱位的患者尤其要求颈椎制动，给气管插管带来了极大困难，应予以足够的重视；再次，术中需仔细操作，尤其是在寰枢关节复位时，以免操作不当造成脊柱骨折等二次损伤。最后，强直性脊柱炎是一种慢性炎症性疾病，一旦确诊，应积极治疗，防止脊柱疾病的并发症。

中国人民解放军联勤保障部队第九〇九医院（厦门大学附属东南医院）

林斌　陈志达　蔡弢艺　黄砖枝

神经纤维瘤病并脊柱侧后凸畸形诊疗分析

一、病例介绍

1. 病史

患者，女，20 岁，因"发现胸背部侧凸畸形 10 年余"入院。10 余年前，幼儿时期能站立行走时，家长发现胸背部右侧凸畸形，右肩部较左肩略高，站立位及走路时均可见肩部稍向左侧倾斜，能正常进行体育运动，如长跑、跳远等。

2. 查体

全身多处大小不等、形态不一的牛奶咖啡斑（图 2-3-1），皮下可触及多个大小不等结节，胸背部呈"剃刀背"畸形（图 2-3-2），胸腰背部较右侧隆起，胸腰段脊柱明显向右后侧凸出，右肩高于左肩，双侧腰线、骨盆不对称，胸腰椎各向活动明显受限。

3. 实验室检查

HLA-B27、抗溶血性链球菌素 O、类风湿因子、肿瘤标志物（-），红细胞沉降率 12mm/h；C 反应蛋白 4mg/L，血常规、肝肾功能未见异常。

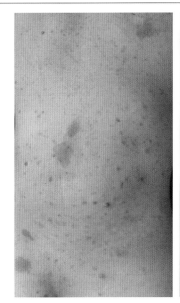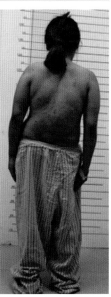

图 2-3-1　全身多处大小不等、形态不一的牛奶咖啡斑　　图 2-3-2　胸背部呈"剃刀背"畸形

4. 影像学检查

脊柱全长正侧位片示：胸腰椎侧凸，后凸畸形，冠状位 Cobb 角 62.4°，矢状位 Cobb 角 107.9°。（图 2-3-3）

胸腰椎左右 Bending 位示：脊柱侧弯僵硬，柔韧性差。（图 2-3-4）

牵引下的胸腰椎左右 Bending 位示：冠状位 Cobb 角改善不大；矢状位 Cobb 角可有 50° 左右的改善。

全脊柱三维 CT 示：椎弓根狭长，硬化，椎体畸形，椎弓根缺损。（图 2-3-5）

全脊柱 MRI 示：胸腰椎侧弯并后凸畸形，椎管扩大，硬脊膜膨隆。（图 2-3-6）

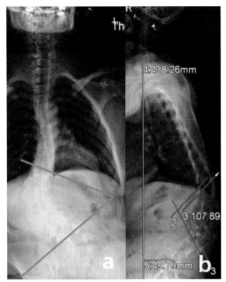

图 2-3-3　脊柱全长正侧位片

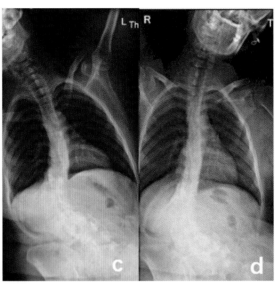

图 2-3-4　胸腰椎左右 Bending 位

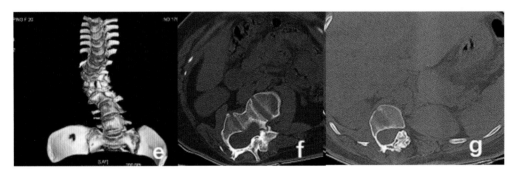

图 2-3-5　全脊柱三维 CT

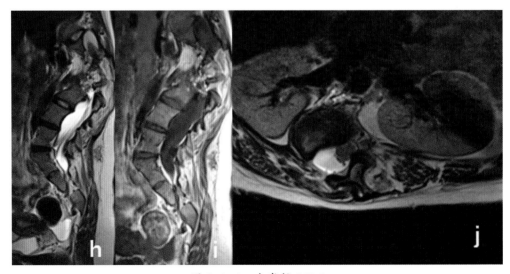

图 2-3-6　全脊柱 MRI

二、诊疗思路

1. 临床诊断与诊断依据

患者因"发现胸背部侧凸畸形10年余"就诊，查体可见全身多处咖啡斑，胸背部呈"剃刀背"畸形，胸腰段脊柱明显向右后侧凸出；HLA-B27、抗溶血性链球菌素O、类风湿因子、肿瘤标志物阴性，红细胞沉降率、C反应蛋白较正常值稍高；根据1987年美国国立卫生研究院召开的神经纤维瘤病会议上制定出的诊断Ⅰ型神经纤维瘤病（NF-1）标准，可明确诊断为：神经纤维瘤病并脊柱侧后凸畸形（NF-1）。

2. 鉴别诊断

（1）先天性脊柱侧凸：是由于脊柱胚胎发育异常所致，发病较早，大部分在婴幼儿期即被发现，发病机制为脊柱的结构性异常和脊柱生长不平衡，鉴别诊断并不困难，X线片可发现脊柱有结构性畸形。基本畸形可分三型：①脊椎成形障碍，如半椎体。②脊椎分节不良，如单侧未分节形成骨桥。③混合型。如常规X线片检查难于诊断，可用CT。

（2）神经肌源性脊柱侧凸：可分神经性和肌源性两种，前者包括上运动神经元病变的脑瘫，脊髓空洞等和下运动神经元病变的小儿麻痹等。后者包括肌营养不良、脊髓病性肌萎缩等。这类侧凸的发病机制是由于肌肉失去了对脊柱躯干平衡控制调节作用所致，其病因常需仔细的临床体检才能发现，有时需用神经肌电生理甚至神经肌肉活检才能明确。

（3）神经纤维瘤病合并脊柱侧凸：神经纤维瘤病为单一基因病变所致的常染色体遗传性疾病，其中有2%~36%的患者伴发脊柱侧凸。当临床符合以下两个以上的标准时即可诊断：①发育成熟前的患者有直径5mm以上的皮肤咖啡斑6个以上或在发育成熟后的患者直径大于15mm。②2个以上任何形式的神经纤维瘤或皮肤丛状神经纤维瘤。③腋窝或腹股沟部皮肤雀斑化。④视神经胶质瘤。⑤2个以上的巩膜错构瘤。⑥骨骼病变，如长骨皮质变薄。⑦家族史。患者所伴的脊柱侧凸其X线特征可以类似于特发性侧凸，也可表现为"营养不良性"脊柱侧凸，即短节段的成角型的后突性弯曲、脊椎严重旋转、椎体凹陷等，这类侧凸持续进展，治疗困难，假关节发生率高。

（4）结缔组织病变合并脊柱侧凸：如成骨不良，马方综合征，皮肤弹性过度综合征（Ehlers-Danlos综合征），有时可以以脊柱侧凸为首诊，详细体检可以发现这些病的其他临床症状，如韧带松弛、鸡胸或漏斗胸。

（5）骨软骨营养不良合并脊柱侧凸：如各种类型的侏儒症，脊柱骨骺发育不良。

（6）代谢障碍疾病合伴脊柱侧凸：如各种类型的黏多糖病，高胱胺酸尿症等。

（7）"功能性"或"非结构性"侧凸：这类侧凸可由姿态不正、神经根刺激、下肢不等长等因素所致。去除原始病因后，侧凸能自行消除。但应注意的是少数青少年特发性脊柱侧凸在早期可能因为度数小而被误为"姿态不正"所致，所以对青春发育前的所谓"功能性"侧凸应密切随访。

（8）其他原因的脊柱侧凸：如放疗、广泛椎板切除、感染、肿瘤均可致脊柱侧凸。

3. 治疗计划

（1）通过牵引位脊柱全长正侧位了解脊柱可矫正程度。

（2）嘱患者进行吹气球功能锻炼及双杠、单杠自体牵拉锻炼。

（3）择期行"脊柱后路脊柱侧弯矫形术"。

三、治疗过程

（1）麻醉起效后取俯卧位，胸腰部腹侧垫"U"形垫，给予神经监护。切口起自 $T_8 \sim S_1$ 棘突作后背部正中切口，长约 50cm。切开皮肤、皮下组织、筋膜，用电刀紧贴 $T_8 \sim S_1$ 棘突、椎板骨膜下剥离并拉开两侧椎旁肌，咬骨钳咬除椎板上软组织及关节突关节囊，充分显露术区，依次确定 $T_8 \sim S_1$ 椎弓根钉进钉点，然后于各进钉点分别旋入直径长短适合的椎弓根钉。

（2） $L_{1 \sim 2}$ 椎体凹侧及凸侧截骨矫形，"V"形截骨，以模拟棒确定所需棒的曲度（呈"S"形）和长度，剪棒，分别安装在凸侧和凹侧的椎弓根钉上，用大力钳旋转钢棒，使钢棒的凸侧转向腹侧，恢复脊柱冠状面轴线和矢状面曲度。在凹侧应用撑开装置予以撑开并固定，在凸侧应用压缩装置予以压缩并固定，锁紧各枚椎弓根钉帽，于胸、腰段各上两根长度适合的连接杆。

（3）剪除各椎体棘突，剪成火柴梗或颗粒状。用骨凿把 L_1、L_2 两侧椎板表面凿除部分骨皮质呈鱼鳞状粗糙面，将剪碎的棘突平铺于椎板，以凹侧为主。

（4）病理结果：（腰后背）结合免疫组化，符合神经纤维瘤病。（图 2-3-7）

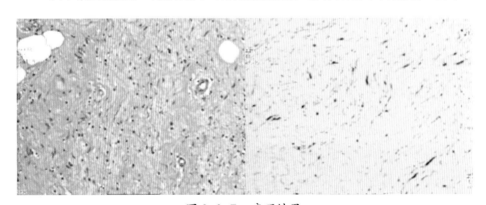

图 2-3-7　病理结果

四、随访

术后1、3、6个月,1年复查脊柱全长正侧位片,均未见明显异常。(图2-3-8~图2-3-12)

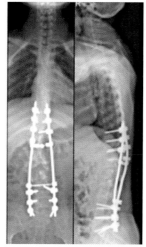 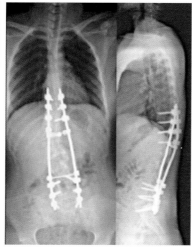 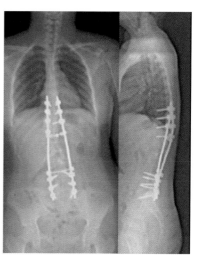

图 2-3-8 脊柱全长正 图 2-3-9 脊柱全长正侧位片 图 2-3-10 脊柱全长正侧位片
侧位片(术后1个月) (术后3个月) (术后6个月)

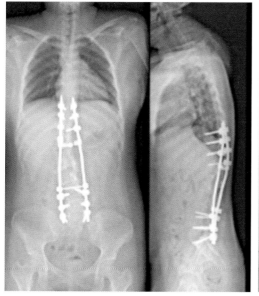 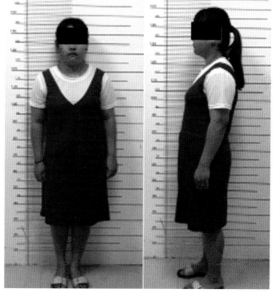

图 2-3-11 脊柱全长正侧位片(术后1年) 图 2-3-12 大体照(术后1年)

五、病例特点与讨论

1. NF-1 性脊柱侧凸的临床表现及诊断

NF-1 是人类最常见的单基因疾病之一,它以神经嵴细胞的异常增生为特征,儿童及成人均可发病，发病率为 1/4000~1/3000，本病可以涉及人体皮肤、神经及骨骼等多个系统，脊柱侧凸 NF-1 最常见的骨骼表现之一。NF-1 患者的临床表现多样，可以涉及皮肤、神经、骨骼以及软组织等多个系统。根据其典型的临床特征，在 1987 年美国国立卫生研究院召开的神经纤维瘤病会议上，制定出诊断 NF-1 的标准，具体为：①有 6 个或更多的"牛奶咖啡斑"，成人每个斑直径应＞1.5cm，儿童每个斑的直径应＞5mm。②有两个或更多类型的神经纤维瘤，或至少有 1 个为丛状瘤体。③腋窝或腹股沟区有雀斑。④视神经有胶质瘤。⑤有两个或更多的 Lisch 结节。⑥独特的骨骼病变：椎体扇形变或长骨假关节形成等。⑦直系亲属患本病。具有以上两项或两项以上表现时即可以确诊。NF-1 患者的脊柱畸形通常表现为侧凸、后凸、侧后凸和侧前凸，甚至可以合并椎体滑脱，并且常常合并有胫骨假关节，甚至肱骨假关节。结合典型的临床特征及 X 线上脊柱侧凸表现，诊断 NF-1 性脊柱侧凸并不困难。

2. NF-1 脊柱侧凸的影像学表现

传统的观点将 NF-1 脊柱侧凸分为营养不良型和非营养不良型两大类。非营养不良型脊柱侧凸的 X 线表现与特发性脊柱侧凸相似。但是营养不良型脊柱侧凸在影像学上却有特征性的表现，如：①侧凸常见于胸段，其次为胸腰段和颈段，腰段侧凸并不常见。胸段侧凸可以合并后凸，而颈段则以后凸为主。侧凸呈非均匀性改变，累及节段少，通常仅涉及 4~6 个椎体，常呈锐角。而且脊柱侧凸的方向左右发生率相等。但脊柱的柔韧性较差，在 SideBending 片上侧凸的纠正度通常＜30%。②椎体结构改变：椎体呈扇形边缘变尖、成角，有时楔形变严重。椎体的椎弓根变长、变薄，神经孔扩大。横突呈"纺锤"样改变。肋骨变尖呈"铅笔"征。也有肋骨脱位进入椎间孔甚至进入椎管的报道。椎体严重旋转，可造成小关节甚至椎体半脱位或脱位。也可见椎旁软组织块等。③脊髓造影可见硬膜囊的扩张，CT 可见椎管增大变形、椎体变薄，故脊髓受压或神经功能障碍少见。

3. NF-1 性脊柱侧凸的治疗

一般认为，非营养不良型脊柱侧凸可以按照特发性脊柱侧凸来治疗，对于 Cobb 角 25°，可以行支具治疗。Cobb 角＞40°的脊柱侧凸，可以行后路融合固定术。Cobb 角＞55°~60°的脊柱侧凸，可以先行前路松解，后路融合固定术。但研究发现，非营养不良型脊柱侧凸早期表现可能会与特发性脊柱侧凸相似，预后有时却比后者差得多。而且，行固定融合手术后，前者假关节的发生率远高于后者，所以术后应密切随访。另外也建议即使在使用支具的治疗期间也应密切随访，由于此类患者处在生长发育过程中，脊柱畸形可能会进展，一旦发现畸形加重应及时手术治疗。

中国人民解放军联勤保障部队第九〇九医院（厦门大学附属东南医院）

林斌　陈志达　蔡弢艺　黄砖枝

脊柱内镜术后颅内硬膜下积液及继发慢性硬膜下血肿诊疗分析

一、病例介绍

1. 病史

患者，女，80岁，因"腰疼伴右下肢间断麻木疼痛1年，加重3个月"入院。患者于1年前始行走1000m左右后出现右侧小腿内、外侧酸胀、疼痛及麻木，疼痛时无法行走，平卧休息后缓解。给予甲钴胺营养神经、艾瑞昔布对症止痛治疗，患者症状稍好转，仍间断发作。3个月前患者自感上述症状加重，行走300m即出现行走困难，右侧臀部、右小腿内外侧及右侧拇趾内侧放射痛，无大小便功能障碍，以"腰椎管狭窄症"收住入院。入院时VAS疼痛评分：腰部7分，下肢8分。

2008年因垂体肿瘤行放射治疗，2017年复查颅脑CT未发现复发。

2. 查体

步行入病房，跛行步态。定向力、计算力、记忆力、理解判断力正常，无失语。脊柱生理曲度存在。颈椎活动度前屈40°、后屈45°、左侧屈45°、右侧屈45°，各棘突无压痛与叩击痛，椎旁压痛（−）；叩击头部双上肢放射痛（−），臂丛神经牵拉试验（Eaten征）（−），克尼格（Kernig）征（−）。无不自主运动，双侧指鼻试验稳准，双侧轮替试验稳准，双侧跟膝胫试验稳准，龙贝格（Romberg）征（−）。植物神经功能：Horner征（−），皮肤营养正常，泌汗正常，皮肤划痕试验（−）。四肢感觉无明显异常。四肢肌肉未见明显萎缩。四肢肌张力无明显异常。肛门括约肌张力未查。双侧髂腰肌、股四头肌、拇屈肌肌力Ⅴ级，左侧胫前肌、拇背伸肌力Ⅴ级，右侧胫前肌、拇背伸肌力Ⅳ级。右侧膝、跟腱反射减弱。双侧Babinski征（−），双侧踝阵挛、髌阵挛（−）。

3. 影像学检查

腰椎MRI及颅脑CT示：$L_{3\sim4}$、$L_{5\sim6}$椎间盘突出及狭窄；颅脑未见明显异常。（图2-4-1）

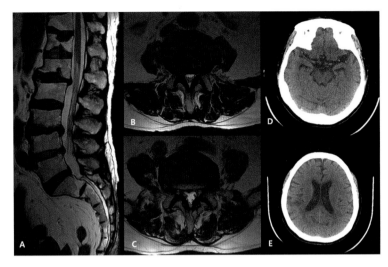

图 2-4-1 腰椎 MRI、颅脑 CT

二、诊疗思路

1. 临床诊断与诊疗思路

患者腰痛伴右下肢间断麻木疼痛 1 年，加重 3 个月。结合查体、影像学检查结果初步诊断为：①腰椎管狭窄症（$L_{3/4}$，$L_{4/5}$）；②腰椎间盘突出症（$L_{3/4}$，$L_{4/5}$）。

2. 鉴别诊断

（1）腰椎滑脱：由于先天性发育不良、外伤、劳损等原因造成相邻椎体骨性连接异常而发生的上位椎体于下位椎体部分或全部滑移。主要表现为下腰部疼痛，可向臀部及大腿后侧放射，查体可发现滑脱节段棘突及椎旁肌压痛，可触及凹陷感。该患者影像学无明显椎体滑脱，应根据腰椎正侧位平片及 CT 所见明确诊断。

（2）腰背肌筋膜炎：由于寒冷、潮湿、慢性劳损导致腰背部肌筋膜及肌组织发生水肿、渗出及纤维变性而出现的一系列临床症状。主要表现为腰背弥漫性钝痛，尤以两侧腰肌及髂嵴上方更为明显，晨起重、日间轻、傍晚反复；可伴有局部麻木、发凉及运动障碍。查体可在腰骶部触及条索状或结节，局限性压痛点。本患者症状、体征及影像学检查暂不支持此诊断。

（3）血管源性间歇性跛行：由于血管性原因（如血栓闭塞性脉管炎）导致行走时出现下肢麻木无力，以至跛行，停下或坐下休息后症状可缓解。易与腰椎管狭窄症所致的神经性间歇性跛行混淆。主要鉴别点为：足部皮肤温度低，足背动脉搏动减弱或消失；下肢为袜套式感觉障碍，下肢动脉超声或造影可见动脉腔狭窄。该患者足背动脉搏动良好，无袜套式感觉障碍，该病可能性不大，可经血管超声测量诊断。

（4）腰椎结核：腰椎结核可刺激邻近的神经根，造成腰痛及下肢放射痛。腰椎结核一般有结核病的全身反应，腰痛较剧，X线片上可见椎体或椎弓根的破坏，红细胞沉降率升高、炎症指标上升。本患者无发热、盗汗等结核病的全身症状，影像学仅提示腰椎退行性变，未见骨质破坏，暂可排除本病。

3. 治疗计划

（1）患者诊断明确，症状较重，影像学显示 $L_{3\sim4}$、$L_{5\sim6}$ 间盘突出伴椎管狭窄，预行手术治疗。

（2）完善相关检查，排除手术禁忌证。

（3）手术方式选择：老年、女性患者，骨质疏松，椎管狭窄主要是中央椎管及双侧侧隐窝狭窄为主，如单纯减压一侧效果不佳，遂决定行"经皮椎间孔镜下单侧入路双侧减压"。

三、治疗过程

手术过程：局麻下行"经皮椎间孔镜下单侧入路双侧减压"治疗 $L_{3\sim4}$、$L_{4\sim5}$ 椎管狭窄。于C臂机引导下定位病变节段，对应椎间隙体表位置行距正中右侧旁开2cm行手术切口，切开皮肤、筋膜，置入椎间孔镜至椎板表面。调整椎间孔镜焦距及视野方向，采用髓核钳行椎板表面软组织清理，磨砖磨掉部分椎板及关节突关节以扩大骨窗，切除黄韧带，对粘连压迫组织进行分离后暴露硬膜囊。摆动工作通道后，采用咬合钳切除部分棘突基底，对侧进行潜行减压，并于扩大脊神经根管及侧隐窝后行神经根彻底减压，神经根可自如移动1cm为达到减压标准。

四、术后治疗及随访

术后6小时，腰部和下肢的VAS疼痛评分从术前的7和8术后降至1和1。

术后第2天，引流量约100ml、呈透明液体。患者除了抱怨坐着时头痛之外，没有神经系统异常。在术后第2天复查腰部和颅脑MRI中，观察到脑脊液漏和颅脑硬膜下积液（图2-4-2）。因此，立即拔出引流管，并用#3-0尼龙全层加固缝合皮肤，并嘱托患者绝对卧床。同时，术后5天内静脉注射地塞米松10mg/d及补液。

患者卧床休息1周后，手术切口部位没有渗出、愈合良好。但是，长时间坐着时，患者诉出现头痛症状。因此，我们在术后第7天给予硬膜外血贴片（Epidural Blood Patch）。继续观察1周，患者没有头痛、没有腰部或腿部疼痛，也没有神经系统异常，办理出院。

术后第30天复查颅脑MRI后，发现硬膜下积液被转化为慢性硬膜下血肿。（图2-4-3）

由于患者无头痛及其他临床症状，继续观察随访，并在2个月后复查。2个月后（术后第90天），慢性硬膜下血肿发现较前明显吸收。（图2-4-4）

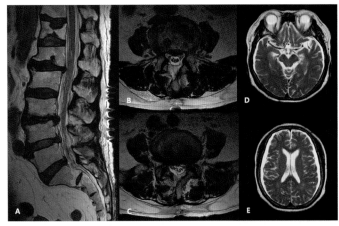

图 2-4-2 腰椎 MRI、颅脑 CT
（术后第 2 天）

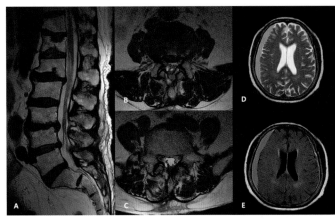

图 2-4-3 腰椎 MRI、颅脑 CT
（术后第 30 天）

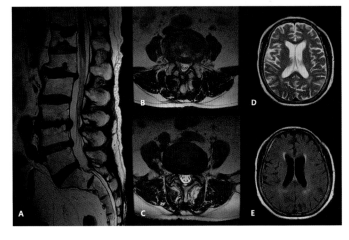

图 2-4-4 腰椎 MRI、颅脑 CT
（术后第 90 天）

五、病例特点与讨论

1. 脊柱术后颅内硬膜下积液及继发慢性硬膜下血肿发生的机制

　　脊柱外科手术可能会导致多种类型的颅内并发症，例如硬膜外或硬膜下血肿，小脑出血和梗死，脑干和基底神经节梗死以及假性脑膜膨出等都已有报道。本病例在腰椎内镜手术后早期并发颅脑硬膜下积液，后来转化为慢性硬膜下血肿。形成硬膜下积液应该要满足以下两个条件：①有足够的硬膜下空间。②硬脑膜和蛛网膜之间的硬膜边界细胞层的分开。硬脑膜–蛛网膜腔空间可通过轻度创伤，脱水，脑萎缩，脑脊液漏等原因可形成分隔。本病例为老年高龄患者，硬膜下腔足够宽；患者因垂体肿瘤而接受过放射治疗；另外患者脑脊液漏导致颅内压低。这些因素都会导致蛛网膜与硬脑膜的分离。硬脑膜和蛛网膜分离后，由于年老或过去的轻微创伤或放射治疗等原因，脑脊液通过隐藏的蛛网膜缺损部位进入颅内硬膜下腔，继而发生硬膜下积液。不断增加的硬膜下积液使硬膜下腔间隙不断扩大，导致桥静脉和蛛网膜颗粒静脉不同程度破裂或局部毛细血管破裂出血，逐渐形成慢性硬膜下血肿。长期积液使积液周围形成包膜，而包膜内新生的毛细血管内皮不完整，同时积液腔内处于纤维蛋白溶解亢进状态，新生毛细血管持续渗血，从而导致慢性硬膜下血肿。同时，混有血液成分或蛋白质含量较高的硬膜下积液，更易转化为慢性硬膜下血肿。

2. 脊柱术后颅内硬膜下积液及继发慢性硬膜下血肿的治疗

脊柱外科手术引起的颅内并发症多数是开放手术引起的。然而，本病例是在脊柱内镜术后发生的颅内并发症，比较罕见。我们通过连续颅脑 MRI 追踪了并发症的自然进程，持续了大约 3 个月，并在不进行外科手术治疗的情况下使用了硬膜外血贴片和类固醇进行了治疗，并得到了满意的疗效。

脑脊液渗漏后目前临床上多采取补液保守治疗，但部分患者存在症状缓解时间过长、效果不理想等情况。对于保守治疗效果不理想，存在脑脊液漏的低颅压患者，自体硬膜外血贴片是有效的治疗方法。硬膜外血贴片治疗是指在无菌条件下，在数分钟内将 12~20ml 自体静脉血注入硬膜外腔，使血机械压迫硬脊膜，增加脑脊液压力，同时血机化形成血凝块封闭硬脑膜，中止脑脊液漏。硬膜外血贴片治疗有盲法和靶向法：盲法是指不需要寻找脑脊液漏部位，直接将自体静脉血注入下胸椎或腰椎硬膜外腔，操作相对简单；而靶向法则首先要找到脑脊液漏的部位，将自体静脉血直接注入脑脊液漏部位，经研究表明其疗效优于盲法。硬膜外血贴片可能是脊柱内镜术后硬脊膜漏引起头痛的一种很好的治疗选择。如血肿不能自行吸收或头痛症状较长时间未见好转，可行钻孔血肿引流术，术中彻底冲洗血肿腔，有利于减轻血肿腔内压力，从而避免桥静脉血管进一步断裂出血，术后恢复较好。

厦门大学附属第一医院

林光勋　Kwan-Su Song　芮钢

跨节段脊柱浆细胞肉芽肿诊疗分析

一、病例介绍

1. 病史

患者，男，32 岁，在当地医院进行健康检查时，胸部 CT 平扫发现脊柱胸腰段溶骨性病变。患者无腰背痛及近期发热史，双下肢无麻木、乏力，行走步态正常；否认特殊既往史、疫区旅行史，未发现结核分枝杆菌感染和人类免疫缺陷病毒感染等危险因素，为求进一步诊治转诊至福建医科大学附属第一医院。

2. 查体

体温 36.5℃，胸腰段无压痛、叩击痛，脊柱活动自如，双下肢肌力、肌张力、感觉、反射正常，病理征未引出。

3. 实验室检查

常规实验室检查，包括生化和血象，均在正常范围内。肿瘤标志物芯片试验、半乳甘露聚糖试验、β-D-葡聚糖试验、多发性骨髓瘤免疫蛋白电泳、结核菌感染 T 细胞斑点试验、人类免疫缺陷病毒检测和快速血浆反应素试验均为（-）。

4. 影像学检查

腰椎正侧位片示：T_{12} 椎体有透光性病变，L_1 右侧椎弓根增大。（图 2-5-1）

胸腰段 CT 平扫及三维重建示：T_{12}、L_1 椎体有侵袭性和破坏性病变，小关节未累及。（图 2-5-2）

胸腰段 MRI 示：T_{12}、L_1 椎体的 T1 加权不均匀等和低强度病变，T2 加权高和低强度混合信号。（图 2-5-3）

胸腰段 MRI 增强 T1 加权成像示：周围病灶呈强环形强化，病灶体呈低强化。（图 2-5-4）

骨显像显示未发现骨骼异常放射性浓聚。

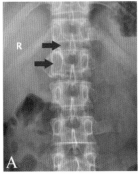 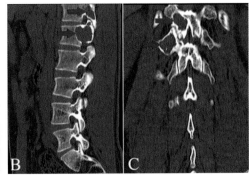

图 2-5-1　腰椎正位片　　图 2-5-2　胸腰椎 CT 平扫及三维重建

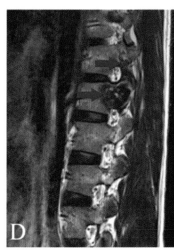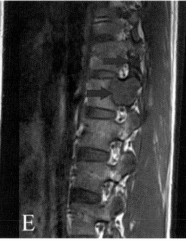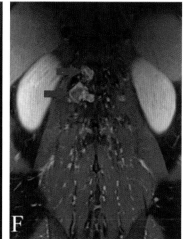

图 2-5-3　胸腰椎 MRI　　　　　　图 2-5-4　胸腰椎 MRI 增强
　　　　　　　　　　　　　　　　　　　　　　　　显像

二、诊疗思路

1. 临床诊断与诊断依据

　　患者无明显症状，仅健康查体时胸部 CT 平扫发现脊柱胸腰段病变。常规实验室、肿瘤学、微生物学检查等均为阴性。X 线、CT、MRI 及骨显像的影像学检查示胸腰段 T_{12} 和 L_1 溶骨性病变，但未累及相应小关节。术前活检未能完全明确病变部位病理性质。故诊断为：跨节段脊柱浆细胞肉芽肿。

2. 鉴别诊断

　　（1）脊柱原发性肿瘤：原发性骨肿瘤的总体发生率低，分为良性肿瘤及恶性肿瘤，临床表现各异。此例不能完全排除。

　　（2）脊柱转移性肿瘤：脊柱转移性肿瘤是脊柱最常见的肿瘤。常常有肺、肝、胃肠道等原发病灶。疼痛以夜间痛为重，可伴有消瘦。此患者为年轻患者，术前相关检查未见原发肿瘤病灶，相关实验室及影像学检查亦不支持，故排除此诊断。

　　（3）脊柱感染性病变：是指特定病原微生物引起的椎体、椎间盘及椎体周围软组织的感染。常常伴有腰背痛、发热，实验室检查血象、炎症指标升高，相关微生物特异性检查阳性，故排除此诊断。

3. 治疗计划

　　完整切除病灶以达到诊断和治疗的目的。

三、治疗过程

（1）手术：俯卧位全麻下行"T$_{12}$和L$_1$椎体部分切除＋植骨融合内固定术"。

（2）术后病理及免疫组化：HE染色显示炎性细胞浸润，包括位于车轮状染色质和淋巴细胞中的细胞核偏心的细胞。嗜酸性粒细胞和Russell小体也可形成嗜酸性球。免疫组化分析显示CD38、CD138、上皮膜抗原（EMA）、kappa和lambda轻链、CD163、CD68、CD19和白细胞共同抗原（LCA）的细胞质染色（图2-5-5）。Ki-67的最大标记指数小于1%。病理最终确认是"脊柱浆细胞肉芽肿"。

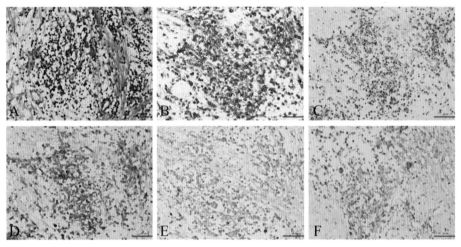

图2-5-5　术后病理及免疫组化

A. HE染色显示浆细胞和Russell小体。免疫组化显示；B. CD38强表达；C. CD138；
D. EMA；E. kappa；F.lambda轻链轻度表达。原始放大倍数×200

四、随访

术后12个月，切口愈合好，患者无特殊不适，X线、CT及MRI未见复发。

五、病例特点与讨论

1. 浆细胞肉芽肿是一种少见的浆细胞多克隆增生的非肿瘤性病变

浆细胞肉芽肿（PCG）是一种少见的浆细胞多克隆增生的非肿瘤性病变，可发生在很多地方，常见于肺部。尽管临床表现因病变部位不同而不同，但多数病例未观察到明显症状。脊柱椎管内浆细胞肉芽肿有报道，可伴有进行性神经功能缺损。我们在此报告第一例脊柱胸腰段浆细胞肉芽肿，表现为T$_{12}$和L$_1$椎体破坏，但关节突关节面，未受累及。该病例没有椎管内占位，下肢神经功能正常，术前实验室和影像学检查无法区分病变性质，甚至术前穿刺活检病理未能作出明确诊断。最后，手术完整切除病灶后病理检查显示浆细胞浸润，无肿瘤性改变。免疫组化发现血浆细胞特异性标志物 CD38、CD138 和 EMA 的免疫组化表达，kappa 和 lambda 轻链的表达证实了浆细胞的多克隆性，这是区分 PCG 和浆细胞瘤的最重要因素，所以最终确诊为跨节段胸腰段脊柱浆细胞肉芽肿。

2. 浆细胞肉芽肿的命名与可能发生机制

许多不同的名称曾被用来描述浆细胞肉芽肿这种病变，如浆细胞假瘤、炎性肌纤维母细胞瘤（IMT）或假瘤和炎性纤维肉瘤，其中炎性假瘤是最常见的。由于组织学表现的差异，术语浆细胞肉芽肿目前代表一组表现出非特异性慢性炎症改变的病变，而不是一个单一的实体。浆细胞肉芽肿的确切病因仍不清楚，有被认为是反应性的。结缔组织中的浆细胞浸润可能是由于感染性、自身免疫性、特发性、反应性和恶性刺激所致。与病变相关的常见微生物包括分枝杆菌、爱泼斯坦－巴尔病毒、放线菌、诺卡氏菌和支原体等。一个病例研究甚至报道了氨氯地平诱导的牙龈浆细胞肉芽肿，揭示了药物－细胞相互作用在该病发病机制中的潜在作用。最近的研究支持浆细胞肉芽肿与 IgG4 相关疾病有关，其定义为 IgG4 阳性浆细胞数量增加和特征性组织病理学表现的合并存在。病理组织学特征包括密集的淋巴浆细胞浸润，条形纤维化和闭塞性静脉炎。明确浆细胞肉芽肿与 IgG4 的关系对本病的治疗具有重要的临床意义。

3. 浆细胞肉芽肿的治疗

对于浆细胞肉芽肿的治疗方法没有达成完全共识。可用的治疗方法包括手术切除、放射治疗、免疫抑制剂（环孢素）和皮质激素治疗。浆细胞肉芽肿很难与恶性肿瘤鉴别，组织学冰冻切片或细针穿刺往往是不确定的。由于浆细胞肉芽肿的侵袭性特点，手术切除被认为是浆细胞肉芽肿的一线治疗方法，也是确诊浆细胞肉芽肿的有效途径。不能切除的浆细胞肉芽肿患者通常接受放射治疗或皮质类固醇维持治疗。有报道推荐利妥昔单抗用于皮质类固醇治疗无效或无法完全手术切除的浆细胞肉芽肿。然而，这些保守治疗可能在不能减少浆细胞肉芽肿负荷的同时伴有明显的副作用。此外，复发也常被观察到，特别是在次全切除的情况下。

4. 本例的启示

浆细胞肉芽肿是一种罕见的非肿瘤性病变，其特征是存在多克隆浆细胞。脊柱溶骨性病变的诊断和鉴别诊断应考虑脊柱浆细胞肉芽肿的可能性。

福建医科大学附属第一医院

林仁钦　陈宣维　林建华　王生淋　张真真

长节段胸椎黄韧带骨化症诊疗分析

一、病例介绍

1. 病史

患者，男，56 岁，以"左侧肩背部麻痛 7 年余，加重伴左侧肢体麻木无力 2 年"于 2021 年 3 月前来就诊。入院前 7 年余无明显诱因出现左侧肩背部麻木疼痛，呈持续性钝痛，程度轻微，休息后无缓解，无四肢麻痛，无大小便困难等不适，未重视未予诊治。入院前 2 年左侧肩背部麻痛性质同前，程度加重，夜间因疼痛难以入睡，伴左侧肢体渐进性麻木，肌力下降，行走困难，无对侧肢体麻痛，无大小便失禁。为明确诊断，遂就诊于厦门大学附属福州市第二医院，完善辅助检查，考虑"颈椎后纵韧带骨化症"诊断明确，遂于全麻下行"颈椎后入路 C_{3-6} 椎管减压 + 椎弓根钉棒系统内固定术"，术顺，术后症状改善不明显。今为进一步明确诊治，遂就诊于福建省医科大学附属协和医院。

2. 查体

脊柱外观见颈椎生理曲度变直，胸椎曲度增大。颈椎及胸椎活动受限。T_{4-12} 节段，有轻度叩击痛。左侧上肢及下肢麻木伴感觉减退。对侧肢体无异常。肌力见左侧屈肘Ⅲ级，屈髋Ⅲ级，伸膝Ⅲ级，踝背伸、足拇指背伸均为Ⅳ级，对侧肢体肌力未见明显下降。病理征未引出。

3. 实验室检验

血常规、尿常规、生化全套未见明显异常。C 反应蛋白 5.27mg/L，肿瘤标志物、红细胞沉降率未见明显异常。

4. 影像学检查

全脊柱正侧位片示：①颈椎术后。②胸椎、腰椎、骨盆部诸骨骨质增生。（图 2-6-1）

胸椎三维 CT 示：①颈椎术后改变。② C_{2-5} 椎体层面后纵韧带钙化。③ $C_6 \sim T_{12}$ 对应双侧黄韧带增厚伴钙化，伴椎管狭窄。（图 2-6-2）

胸椎 MRI 示：①颈椎术后改变，详见上述，请结合临床。② C_{2-7} 椎间盘突出，C_{3-5} 为著，伴椎管狭窄。③ C_{6-12} 对应双侧黄韧带增厚，伴椎管狭窄。④颈、胸椎退行性改变。⑤ T_{12} 椎体异常信号灶，考虑血管瘤。（图 2-6-3）

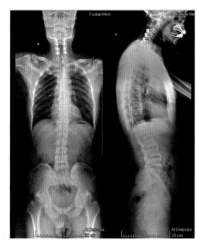

图 2-6-1　脊柱全长正侧位片

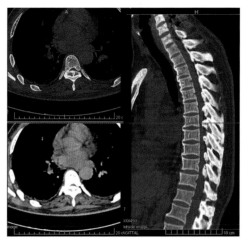

图 2-6-2　胸椎三维 CT

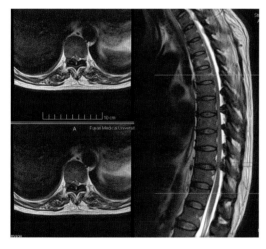

图 2-6-3　胸椎 MRI

二、诊疗思路

1. 临床诊断与诊疗思路

　　患者入院前 7 年余无明显诱因出现左侧肩背部麻木疼痛，2 年前症状加重并出现左侧肢体麻木无力，行颈后路减压治疗后症状无明显改善。T_{4-12} 节段有轻度叩击痛，左侧肢体肌力明显下降合并感觉减退。胸椎 CT 及三维重建、MRI 示：$C_6\sim T_{12}$ 对应双侧黄韧带增厚伴钙化及椎管狭窄。且未发现胸椎畸形、肿瘤、骨折、结核或化脓性感染等任何异常，患者头颅 MRI、红细胞沉降率、C 反应蛋白等未见异常。

　　影像学检查显示胸椎管狭窄、胸脊髓受压，且其临床症状和体征与影像学检查所示受累脊髓节段相符，根据《中华骨科杂志》胸椎管狭窄症诊疗指南，排除相关疾病后，可诊断为：胸椎黄韧带骨化症伴继发性胸椎管狭窄。

2. 鉴别诊断

（1）胸椎骨折：根据患者无外伤史，结合 X 线片、胸椎 CT 及三维重建，可予以排除。

（2）胸椎肿瘤：患者无原发性肿瘤病史，无近期体重下降等症状。胸椎 CT、头颅 MRI、腹部 CT 未见异常，肿瘤标志物未见升高，故排除此诊断。

（3）胸椎结核：患者无低热盗汗、体重下降等症状。胸椎 CT 及 MRI 未见椎体异常信号及椎旁组织脓肿，红细胞沉降率、C 反应蛋白未见明显异常，故不考虑。

（4）胸椎间盘钙化、胸椎间盘突出：该病常有胸椎畸形及外伤等诱发因素，胸椎 CT 及 MRI 可见胸椎间盘突出或钙化灶，与患者情况不符。

（5）胸椎后纵韧带骨化症：根据胸椎 CT 及 MRI 未见后纵韧带增生骨化可予排除。

3. 治疗计划

（1）术前完善全胸椎 CT 及三维重建，配合胸椎 MRI，进一步明确病变责任节段以确定减压固定范围。

（2）根据患者胸椎黄韧带骨化的单一病理因素，选择适当的入路与术式。

（3）对术后有可能出现的脑脊液漏、伤口愈合不良等近期并发症，做好充足的应对准备。对有可能出现的新发下肢疼痛等长期并发症建立长期评价随访体系。

三、治疗过程

（1）患者体位摆放满意且神经电生理监测准备完毕后，按照术前制订的手术节段，分别由头尾端采用 C 臂机进行椎体及椎弓根定位，并在体表标志出相应投影。（图 2-6-4）

（2）沿胸椎棘突走形做后正中切口，细致剥离棘突上肌肉附着点，沿棘突和椎板做骨膜下剥离至胸椎小关节外缘。

（3）充分暴露 $T_{4\sim12}$ 椎板后，以胸椎横突中上三分之一连线与上关节突外缘垂直交点为进钉点，咬除少量骨皮质后，选取合适的外偏角及头偏角，经开路器及探针确定四壁完整后，分别于 T_4、T_5、T_7、T_9、T_{11}、T_{12} 两侧置入定位针，进行术中透视以确保位置方向满意后置入粗细长度适合的椎弓根螺钉共 12 枚。（图 2-6-5）

（4）再次透视确认椎弓根螺钉位置方向满意后，用棘突剪剪开 $T_{5\sim12}$ 棘突，超声骨刀切除双侧椎板，采用揭盖法完整移除骨化增生的黄韧带，移除过程中在 3D 显微镜下可见骨化黄韧带与硬脊膜严重粘连下，予仔细小心剥离，尽可能将压迫胸髓的骨化组织完全切除，术中见硬膜囊无脑脊液漏出且搏动良好。（图 2-6-6）

（5）于两侧椎弓根螺钉尾部安装上预弯好的钛棒，螺母拧紧予以固定，安放横联2根。彻底冲洗止血后，予留置引流管，逐层严密缝合关闭切口。

（6）术后即刻复查血常规、C反应蛋白、血电解质，术后予补液、止痛、营养神经、激素减轻术后反应等治疗。

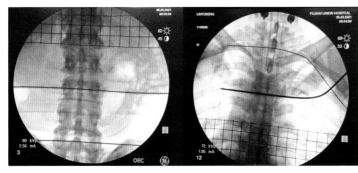

图 2-6-4　术中 C 臂定位
A. 由头端开始定位到 T4 椎体；
B. 由尾端开始定位到 T12 椎体

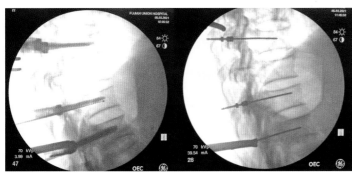

图 2-6-5　术中透视
A. 选择适合的头偏外偏角置入；
B. 置入椎弓根螺钉

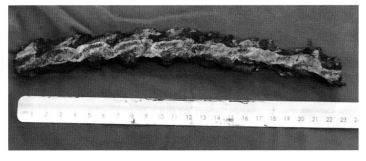

图 2-6-6　骨化韧带

四、随访

术后脊柱全长正侧位片示：固定物位置满意无松动。患者出院血常规，血电解质，C反应蛋白无异常。患者出院时切口愈合好，局部无红肿渗。（图 2-6-7）

术后 3 天随访：左下肢屈髋伸膝肌力恢复至 Ⅲ⁺级，VAS 疼痛评分由 8 分降至 5 分。

术后 1 个月随访：左侧肢体肌力较出院改善，左下肢屈髋伸膝肌力恢复至 Ⅳ⁻级。VAS 疼痛评分 2 分。

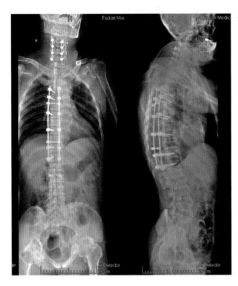

图 2-6-7　脊柱全长正侧位片（术后）

五、病例特点与讨论

1. 胸椎管狭窄症的具体定义

　　胸椎管狭窄症的具体定义一直以来没有得到明确的界定，现在最新指南认为胸椎管狭窄症是指由胸椎椎管内韧带肥厚与骨化、椎间盘硬性突出、椎体后缘骨赘、椎管发育性狭窄等病理改变中的一种或多种因素作用导致胸椎管容积减小、胸脊髓和（或）神经根受到压迫而产生的一组临床症候群。胸椎黄韧带骨化、胸椎后纵韧带骨化、胸椎间盘突出伴纤维环骨化、胸椎椎体后缘骨赘、胸椎椎体后缘离断、关节突增生等属于胸椎管狭窄症的范围，而胸椎间盘钙化、胸椎间盘突出、胸椎肿瘤、胸椎活动结核、胸椎外伤、胸椎侧凸或后凸畸形则排除在外。

2. 如何有效而准确地诊断胸椎管狭窄症

　　在诊断胸椎管狭窄症时，我们需经历一个从疑似诊断到在实验室检查、影像学辅助下确诊的过程。出现以下临床表现之一，即可疑似胸椎管狭窄症：①双侧或单侧下肢沉、僵、无力、行走不稳；下肢脊髓源性间歇性跛行；双侧或单侧下肢弥漫性麻木、疼痛。②体格检查示下肢出现上运动神经元损害表现，而上肢正常；体格检查示下肢出现上、下运动神经元混合性损害表现或广泛的下运动神经元损害表现。③诊为脊髓型颈椎病，但下肢症状严重而上肢症状轻微（参考标准：JOA 脊髓功能评分上肢构成比 > 36%）。④诊为弥漫性特发性骨肥厚症、氟骨症、强直性脊柱炎或颈椎连续型后纵韧带骨化。⑤既往确诊为颈椎病（脊髓型）并行颈椎手术治疗，术后 3 个月以上，患者上肢症状明显缓解而下肢症状未缓解或进行性加重。

　　在完善影像学检查后，如 X 线片和 MRI 未发现任何异常，则可排除胸椎管狭窄症；

如确诊胸椎畸形、肿瘤、骨折、结核或化脓性感染，且无胸椎黄韧带骨化、后纵韧带骨化等病理改变时，亦可排除胸椎管狭窄症。约 30%~40% 的胸椎管狭窄症患者合并脊髓型颈椎病，故对于确诊胸椎黄韧带骨化或胸椎后纵韧带骨化者应高度关注其上肢功能状态和体征；10%~15% 的胸椎管狭窄症患者合并腰椎管狭窄症，故对存在下肢根性症状、怀疑合并腰椎疾患者，应该加以额外的关注。

3. 胸椎管狭窄症的手术治疗原则与术式选择

胸椎管狭窄症的手术治疗与否，关键判定点在于其胸脊髓损伤的严重程度，如胸脊髓损害症状较轻，暂不手术，予以密切随访；如果发现症状呈渐进性加重趋势，即应手术治疗；胸脊髓损害症状明显，一旦确诊应手术治疗。

针对胸椎管狭窄症的病理因素及压迫位置不同，我们的术式选择也应更加灵活多变。由胸椎黄韧带骨化单一因素导致的胸椎管狭窄症，最宜行后路整块或分段"揭盖式"胸椎管后壁切除术或"漂浮法"脊髓减压术。由胸椎间盘因素导致的胸椎管狭窄症，应行"侧前方入路胸椎间盘切除减压 + 固定 + 融合术"，亦可行"后路经关节突胸椎管环形减压 + 固定 + 融合术"。由胸椎后纵韧带骨化单一因素导致的胸椎管狭窄症，应该依据后纵韧带骨化的位置、骨化块的形态、对脊髓的压迫程度等因素选择术式。胸椎黄韧带骨化合并胸椎后纵韧带骨化或胸椎间盘硬性突出者，建议根据具体病情选择手术方式。

4. 神经电生理监测在长节段胸椎管狭窄中的独特应用

脊柱外科手术常常包括减压、矫形、内固定与融合等操作技术。在完成这些技术操作过程中有可能损伤神经，怎样避免术中损伤神经一直是我们关注的重要课题。利用神经电生理监测技术，监测手术过程中神经功能的变化，及时发现这种变化，提醒术者，及时暂停或改变手术操作以避免神经损伤，这就是神经电生理术中安全监测的概念。

由于胸椎椎弓根较为细小且术中透视评估较为困难，胸椎的椎弓根钉内固定比腰椎更加困难。此外，因为脊髓和椎动脉非常接近，螺钉错位的潜在影响更大。除常规的神经损伤监测外，电生理技术在椎弓根螺钉置入过程中有着独到的作用。完整的皮质骨层提供的高阻抗电流通过，一个正确位置的椎弓根螺钉或螺钉道应完全位于皮质骨层内，而一个错误方向的钉道或螺钉穿透椎弓根内侧壁，会在该水平靠近神经根，中间没有骨质阻挡。因此，电刺激错破壁椎弓根螺钉会刺激邻近的神经根，并在较低的刺激阈值强度下，即可使受该神经支配的肌肉产生复合肌肉动作电位。相关文献报道 $T_{6~12}$ 置钉时，选用 6mA 的 EMG 阈值，即可达到极高灵敏度（90%），因此神经电生理监测在保证胸椎特别是复杂胸椎椎弓根钉准确置入中有较好的指导意义。

福建医科大学附属协和医院

鲁家麒 王振宇 刘文革

一期脊柱双节段截骨治疗强直性脊柱炎严重后凸畸形

一、病例介绍

1. 病史

患者，男，20岁，6年前洗澡时发现背部向后凸出，伴有脊柱后伸活动轻度受限，无关节肿胀、疼痛，无下肢麻痛，无发热、盗汗，无恶心、呕吐，无尿频、尿急、尿痛等不适，患者当即就诊当地医院，诊断为"强直性脊柱炎"，给予生物制剂及对症处理。随后背部驼背畸形进行性加重，无法平卧，伴后伸不能，现为求进一步诊治，求诊于中国人民解放军联勤保障部队第九〇〇医院骨科门诊，拟"脊柱后凸畸形"收住入院。

2. 查体

步行入科，脊柱呈后凸畸形；颈椎生理曲度存在，活动未见明显异常；胸段脊柱后凸明显，以 T_8、T_9 椎体为中心向后凸，Cobb角达89°，未见明显侧弯畸形，各棘突、椎旁未见明显压痛、叩击痛，胸段脊柱屈曲、后伸不能；腰椎生理前凸存在，活动未见受限；双肩基本等高，双上肢感觉、血运、运动未见明显异常；骨盆未见明显倾斜，双下肢直腿抬高试验（－），加强试验（－），双侧"4"字试验（－）。双下肢感觉、血运、运动未见明显异常，双髋、双膝活动未见明显受限；双侧足背动脉搏动存在。生理反射存在，病理征未引出。

3. 实验室检查

抗"O"试验（比浊法）336.0U/ml、类风湿因子（比浊法）＜11.4U/ml、C反应蛋白（比浊法）＜7.2mg/L、尿酸（尿酸酶法）441.4μmol/L、红细胞沉降率26.0mm/h、HLA-B27（＋）。

4. 影像学检查

脊柱正侧位片、腰椎侧位片、胸椎侧位片示：腰椎曲度存在，未融合，Cobb角约38°；胸段脊柱后凸明显，以 T_8、T_9 椎体为中心向后凸，Cobb角达89°。颈椎生理曲度存在。（图2-7-1~图2-7-4）

脊柱CT示：见腰椎生理曲度存在，未融合；胸椎后凸严重，椎体及椎板见融合征象。（图2-7-5、图2-7-6）

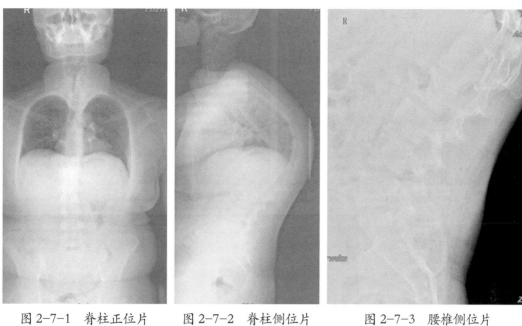

图 2-7-1 脊柱正位片　　图 2-7-2 脊柱侧位片　　图 2-7-3 腰椎侧位片

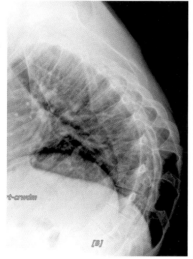
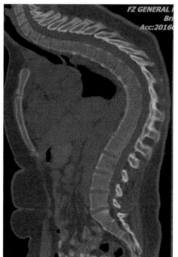
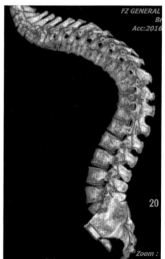

图 2-7-4 胸椎侧位片　　图 2-7-5 脊柱 CT 矢状位片　　图 2-7-6 脊柱 CT 骨成像

二、诊疗思路

1. 临床诊断与诊断依据

患者因"渐进性驼背 6 年余"入院。胸段脊柱后凸明显，以 T_8、T_9 椎体为中心向后凸，Cobb 角达 89°。HLA-B27（+）。影像学检查提示：强直性脊柱炎伴胸椎后凸畸形。故初步诊断为：强直性脊柱炎伴胸椎后凸畸形。

2. 鉴别诊断

青少年型特发性脊柱侧凸：特发性脊柱侧凸相对较常见，10~16 岁年龄组的青少年发病率有 2%~4%，多数侧弯的度数较小。在 20° 左右的脊柱侧凸患者中，男女比例基本相等；而在大于 20° 的脊柱侧凸人群中，女：男超过 5:1。女性脊柱侧凸患者病情较严重，这一事实提示：女性脊柱侧凸可能更易进展，她们比男孩更需要治疗。

3. 治疗计划

（1）该患者腰椎生理曲度存在，按照以往行腰椎截骨无法纠正胸椎后凸畸形。

（2）后凸角度近90°，属重度后凸畸形，仅行单节段椎体截骨无法达到满意的矫正效果。

（3）综合评定，拟行"强直性脊柱炎后凸畸形一期双节段胸椎截骨矫形融合内固定术（T_{12}、T_9）"。

三、治疗过程

1. 手术经过

以 T_9、T_{10} 棘突为中心作背后正中切口长约 28cm。切开皮肤、皮下组织，电凝止血，切开腰背筋膜，沿棘突两侧切开竖棘肌附着处，Cobb 剥离器作骨膜下剥离竖棘肌附着处，充分显露 T_6~L_3 间隙，见脊柱椎板间骨性融合，以 T_9 为中心后凸畸形，Cobb 角约 89°，无侧弯畸形，柔韧性差。C 臂机透视，准确定位。以横突中点连线及上关节突外缘交点作进针点，开口器在横突骨皮质上开孔，在 C 臂机透视定位下，定位准确后，手钻在椎弓根骨松质内钻孔，探针探查椎弓根骨皮质完整，攻丝扩大钻孔，应用法国枢法模弓根钉棒系统分别在 $L_{1~3}$ 及 $T_{6~11}$ 椎弓根处植入直径合适大小螺钉 16 枚。C 臂机透视示内固定位置准确。用椎骨刀将 T_{12} 棘突以 V 型截骨至椎管，扩大神经根管，松解神经根，显露并切除椎弓根后方部分骨质。咬开缺口后，自椎弓根缺口处伸入刮匙，以 V 型刮除椎体后 2/3 处，使椎体后壁、侧壁变薄，直至骨皮质。同法行 T_9 "V"形截骨。缓慢调节弓形架使患者腰椎背伸，后凸减少，见棘突间隙逐渐减少，椎板截骨面合拢，硬脊膜皱折，腰背肌松弛，见硬脊膜搏动良好、神经根走行通畅、无压迫。两侧放置预弯钛棒，旋紧螺栓固定。

2. 术后并发症

肠系膜上动脉压迫综合征：术后第 2 天出现腹痛、腹胀等，考虑后凸畸形矫正后肠系膜上动脉压迫十二指肠造成，请消化内科会诊后予禁食、胃肠减压、解痉、保胃及营养支持后症状消失。

3. 术后复查

见胸段脊柱后凸畸形纠正满意，残余 Cobb 角约 28°。身高增高约 8cm。（图 2-7-7~图 2-7-10）

4. 随访

经随访 48 个月，目前患者恢复情况良好，已正常生活、参加工作，驼背基本矫正，可平卧睡觉。胸椎 Cobb 角 30°。患者十分满意。（图 2-7-11、图 2-7-12）

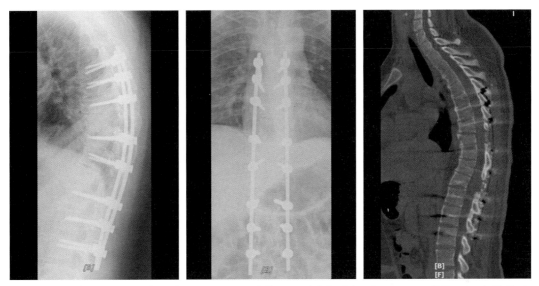

图 2-7-7 胸椎侧位片（术后） 图 2-7-8 胸椎正位片（术后） 图 2-7-9 脊柱 CT 矢状位片（术后）

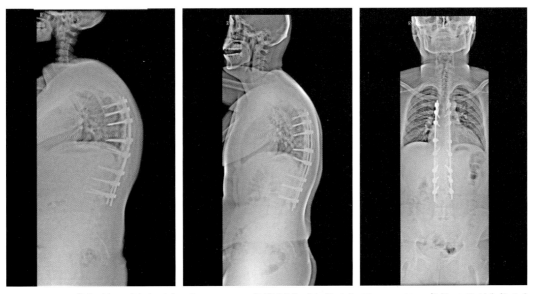

图 2-7-10 脊柱侧位片（术后） 图 2-7-11 脊柱侧位片（术后） 图 2-7-12 脊柱正位片（术后）

四、病例特点与讨论

1. 强直性脊柱炎后凸畸形的特点

强直性脊柱炎是一种主要累及中轴关节的慢性炎症性疾病，晚期易伴发僵硬固定的胸腰段后凸畸形（腰前凸减小，胸腰段后凸，胸后凸减小或轻度增加），导致站立、行走、平视、平卧困难等，患者活动能力受限，生活质量明显下降。腰前凸减小及胸腰段后凸使躯干重心病理性前置，患者为再次取得平衡并降低机体能量消耗，代偿性伸髋、屈膝，最终通过后倾骨盆重置躯干重心与髋轴的相对位置，同时改善平视状况。因此，强直性脊柱炎胸腰段后凸畸形矫形的关键在于：①重建矢状面平衡，恢复自然站立时骨盆中立位，确保髋中立、膝伸直。②改善平视能力。

2. 讨论

目前临床上可采用的术式有三种：①多节段经关节突"V"形截骨术（SPOs），该术式可使矢状面圆滑的曲线恢复，但骨面不愈合等并发症较易发生，且矫正角度难以达到满意程度，因而此种术式较不适合。②经椎弓根单椎体截骨术。该手术能够避免延长脊柱前柱，使前纵韧带、腹主动脉撕裂的发生可能降低，同时具有较大的截骨接触面，可促进截骨面愈合，不过仅能达到35°~40°的矫正度数，后期极有可能出现后凸畸形角度丢失。③经椎弓根单椎体截骨术联合多节段经关节突"V"形截骨术（SPOs）。此种术式的适应证相同于SPOs，使其在临床中的应用受到了限制。随着手术技术的进步，临床上开始采用经椎弓根双椎体截骨术治疗重度强直性脊柱炎后凸畸形患者，效果较为理想。经椎弓根双椎体截骨术可将患者腰椎前凸增大、胸椎后凸畸形矫正，矫正度数能够达到60°，术后脊柱矢状面重建效果也较为满意，且较少发生远期矫正丢失。研究指出，单节段经椎弓根闭合楔形截骨（PSO）、双节段PSO患者应用经椎弓根双椎体截骨术矫正时，矫正度数分别达到34.5°、62.6°；且认为，患者后凸畸形超过70°，伴有严重前柱固化时，要采用双椎体截骨治疗，两截骨椎体的间隔应超过一个椎体。另有学者表示，截骨角度在40°以上情况下，有必要开展多节段闭合截骨。

中国人民解放军联勤保障部队第九〇〇医院

孙则干　李金泉　姚晓东　徐皓

脊柱前部结构重塑手术与微创腰椎椎间盘融合术应用于腰椎内固定后矢状面失衡的微创矫形

一、病例介绍

1. 病史

患者，女，72 岁，因"腰椎间盘突出症"于 2014 年于外院行"后入路 $L_{3/4}$~$L_{4/5}$ 椎间盘切除 + 椎间植骨融合内固定术"，术后下肢疼痛麻木症状基本缓解。3 年前患者无明显诱因出现腰痛，久站或行走后疼痛加剧，伴双侧大腿后方酸胀。就诊外院，予物理治疗、口服镇痛药等保守治疗，症状略缓解。近半年患者腰痛症状加重，伴双下肢大腿及小腿后外侧疼痛。无法久坐或久站，行走后身体不自主向前倾，需前方支撑方可继续行走，遂就诊福建省立医院。

2. 查体

腰椎生理前凸消失，站立位躯干前倾姿态。腰背部可见一纵行手术瘢痕。L_5/S_1 双侧椎旁间隙压痛，未向双下肢放射。双侧小腿后外侧皮肤触觉稍减退，余肢体感觉正常。左拇趾背伸肌力Ⅳ级，余肢体各关键肌肉肌力正常。双下肢直腿抬高试验（－）。双下肢肌张力正常，双足背动脉搏动正常。巴宾斯基（Babinski）征（－）。腰痛 VAS 疼痛评分 8 分；腿痛 VAS 疼痛评分 4 分；JOA 评分 8 分。（图 2-8-1）

3. 实验室检查

白细胞计数 8.7×10^9/L，C 反应蛋白 2.3mg/L，红细胞沉降率 12mm/h。

4. 影像学检查

脊柱全长正侧位片示：$L_{3~5}$ 融合内固定术后，脊柱矢状面失衡。LL +23.2°，PI 30.1°，SS 10.1°，PT 20°，SVA 23.2cm。（图 2-8-2）

腰椎过屈、过伸位片示：L_5/S_1 椎节不稳。（图 2-8-3）

腰椎 MRI 示：L_5/S_1 双侧椎间孔狭窄，中央椎管无明显狭窄。（图 2-8-4）

腰椎 CT 示：$L_{1/2}$、L_5/S_1 真空征，$L_{2/3}$ 椎间隙唇缘右侧及前方骨赘形成，$L_{3/4}$、$L_{4/5}$ 椎间隙塌陷、骨性融合。（图 2-8-5）

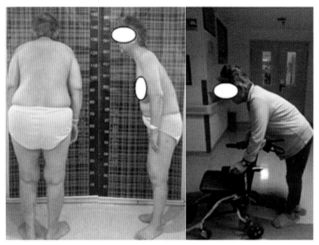

图 2-8-1　患者外观照

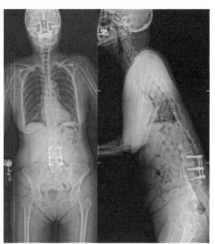

图 2-8-2　脊柱全长正侧位片

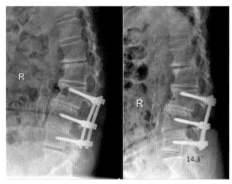

图 2-8-3　腰椎过屈、过伸位片

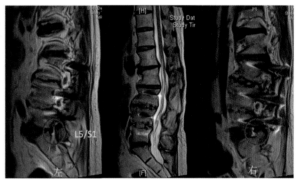

图 2-8-4　腰椎 MRI

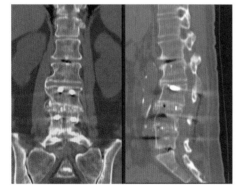

图 2-8-5　腰椎 CT 冠状位及矢状位

二、诊疗思路

1. 临床诊断与诊断依据

　　患者为老年女性，主要症状为腰痛，无法久坐、久站，无法直立行走。体格检查见患者站姿呈前倾姿态。脊柱全长侧位片提示：腰椎前凸消失，骨盆后倾，PI 与 LL 失匹配，且 SVA 为 23.2cm，大于 5cm。故诊断为：脊柱矢状面失衡。

患者除腰痛症状外，合并双侧大腿及小腿后外侧疼痛麻木，为 L_5 神经根分布区域。体格检查提示 L_5/S_1 双侧椎旁压痛，左足拇趾背伸肌力Ⅳ级。腰椎 MRI 提示 L_5/S_1 双侧椎间孔狭窄，$L_{4/5}$ 椎间盘无明显突出，椎管无狭窄表现。故诊断为 L_5/S_1 双侧椎间孔狭窄。

2. 鉴别诊断

（1）腰椎术后内固定松动：内固定松动可产生腰背部酸痛等不适，通常在体位变换过程中症状明显。腰椎动力位 X 线可见融合节段仍存在活动度，腰椎正侧位及 CT 可见钉道周围存在真空征。该患者腰痛主要发生于久坐或者久站后，腰椎 CT 提示椎间已骨性融合，钉道周围未见明显真空征，因此腰椎内固定松动可能性小。

（2）腰椎术后感染：腰椎术后感染可表现为严重的腰痛，但多发生于腰椎术后早期。患者 7 年前行腰椎融合手术，术后 4 年以后才逐渐出现腰痛症状，且患者无明显发热、切口红肿、渗液等情况，实验室检查提示白细胞、C 反应蛋白及红细胞沉降率均正常。故不考虑患者存在腰椎术后感染。

3. 治疗思路与计划

（1）针对该患者的治疗，最重要的是恢复脊柱的矢状面力线，重建腰椎前凸；同时，要解决 L_5/S_1 椎间孔狭窄。

（2）若从后正中入路行截骨矫形手术，可获得满意的矫形效果，但手术创伤大，术中失血及肌肉的损伤对于老年患者来说是不小的打击，术后恢复也存在较大的困难。若从肌间隙入路行经椎间孔入路椎间植骨融合内固定手术，虽创伤较小，但无法获得良好的矢状面矫形效果。

（3）考虑到患者年龄大，手术方式必须有效矫形同时微创。因此，这个患者我们制定的手术方案为一期行 $L_{1/2}$、$L_{2/3}$ 及 L_5/S_1 微创腰椎椎间融合术（OLIF）。为了尽量在每个手术节段获得最大的前凸角度，拟术中采用一项新技术——脊柱前部结构重塑手术（ACR），其主要操作为显微镜下松解前纵韧带，尽量将融合器放置在椎间隙前方。此外，在 L_5/S_1 行 OLIF 时，将采用一款自主研发的带前凸角度的前路融合器。根据一期术后矫形情况，决定二期治疗方案。若力线纠正不足，Ⅱ期行经 Wiltse 入路行 SPO 截骨以进一步矫形。若力线已恢复满意，则二期单纯经肌间隙入路置钉固定，固定范围为 T_{12}-S_1-髂骨。

三、治疗过程

（1）按术前计划行 $L_{1/2}$、$L_{2/3}$ 及 L_5/S_1 OLIF 联合 ACR，术中离断 $L_{2/3}$ 椎间隙唇缘骨赘，充分松解各节段前纵韧带，将融合器置于椎间隙前方。术中透视见椎间隙充分张开，提

示腰椎前凸恢复满意，LL 角度约为 31.8°，与 PI 相匹配。（图 2-8-6）

（2）一期术后卧床休息 5 天，床上行四肢功能锻炼。

（3）二期经 Wiltse 入路，取出原有内固定，显微镜通道下行 T_{12}~S_1 椎弓根螺钉置入，并双侧置入髂骨钉。（图 2-8-7）

（4）二期术后第 2 天下地行功能锻炼，下肢疼痛症状消失，复查脊柱全长片提示脊柱矢状面序列恢复可。相关参数如下：LL −26.4°，PI 30.1°，SS 15.1°，PT 15°，SVA 9cm。SVA 仍大于 5cm，考虑术后早期切口疼痛、肌肉张力不足等因素所致。（图 2-8-8）

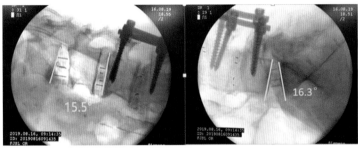

图 2-8-6　Ⅰ期术中透视

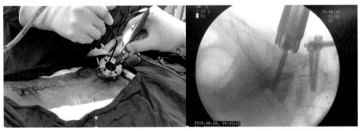

图 2-8-7　Ⅱ期显微镜通道下微创置钉

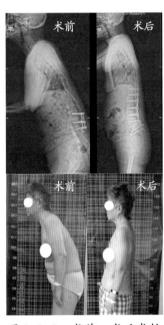

图 2-8-8　术前、术后脊柱
全长侧位片及外观比较

四、随访

术后 8 月，患者矢状面序列进一步改善，LL 29.1°，SVA 4.2cm。腰痛 VAS 疼痛评分 2 分，腿痛 VAS 疼痛评分 0 分，JOA 评分 24 分。（图 2-8-9）

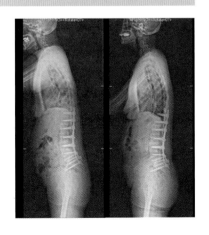

图 2-8-9　术后即刻（左）、术后 8 月（右）侧位片

五、病例特点与讨论

1. ACR 联合 OLIF 技术可充分改善腰椎前凸

腰椎术后脊柱矢状面失衡的治疗应尽量做到微创，以实现术后快速康复。ACR 是一种微创的矢状面矫形新术式，由 Gisela Murray 等人在 2012 年最早提出，国内鲜有相关报道。ACR 无需截骨，通过对前纵韧带进行离断、松解，增加椎间隙向前张口的能力，从而可将带前凸角度的大号 OLIF 融合器置于椎间隙前方。因此，ACR 技术具备创伤小而前凸角度恢复好的优势。对于本病例而言，患者为老年女性，腰椎已接受过一次后路手术。若从后路进行截骨矫形，需广泛剥离肌肉，瘢痕粘连容易造成硬膜囊撕裂等相关并发症，且截骨手术出血量较大。以上因素都不利于患者的术后康复，且仍可能术后出现明显的腰背痛。ACR 联合 OLIF 技术对于本病例尤为适合，患者主要是椎间隙塌陷所引发的脊柱矢状面失衡，通过 ACR 联合 OLIF 技术充分恢复椎间隙的高度和前凸角度，有效地纠正患者的矢状面力线。此外，Ⅰ期和Ⅱ期手术均为微创术式，手术总出血量约 100ml，术后患者早期下地行功能锻炼，实现快速康复。

2. L_5/S_1 前路融合器可有效撑开椎间隙并重建前凸

由于 OLIF 融合器尺寸大，受髂骨遮挡及髂血管等因素的影响，无法在 L_5/S_1 放置常规的 OLIF 融合器。本治疗组徐杰主任自主研发的一款适用于 L_5/S_1、带前凸角度（6°）的融合器，已获得相应国家发明专利。此款融合器对于本病例尤为合适，在充分松解前纵韧带的情况下，将融合器植入 L_5/S_1 椎间隙，椎间隙高度得以恢复，且前凸角度从术前 2° 增加至 16.3°。

福建省立医院

田建平　郑武　徐杰

颈椎后路减压术后迟发脊髓损伤诊疗分析

一、病例介绍

1. 病史

患者，男，44岁，以"摔伤致颈部疼痛伴四肢无力4天"为代诉于2019年3月16日收住入院。入院前4天因摔伤致颈部疼痛，呈持续性疼痛，活动时加重，伴颈部活动受限，伴四肢疼痛、麻痹，右上肢及双下肢无力，伴行走困难。伤后急诊于霞浦县医院，予止痛、营养神经等治疗，患者症状无明显改善，为求进一步治疗，转诊至宁德市闽东医院。门诊拟"颈部脊髓损伤"收住入院。外伤以来，精神、食欲欠佳，大小便正常，体重无明显变化。

患者自小发育异常，头颈部向左侧歪斜，长期行走不稳，易摔倒，无法正常沟通交流。其余无特殊既往史。

2. 查体

患者无法完全配合查体，头颈部向左侧倾斜，站立位时颈部轻微前倾，颈项部可见浅表肿物，约鸽子蛋大小，质中，活动度一般，颈椎棘突压痛、叩击痛（＋），颈部屈伸活动度稍受限，旋转活动受限，具体活动度见屈曲30°、后伸20°、左右侧屈25°、旋转20°（图2-9-1）。右上肢三角肌肌力减弱，约Ⅲ⁺级，余双上肢肌力大致正常，双下肢肌力均稍减弱，约Ⅳ⁺级，四肢感觉无法配合查体，四肢腱反射均亢进，肌张力稍增高，马鞍区感觉正常；双下肢直腿抬高试验（－）。

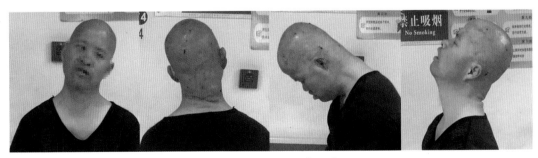

图2-9-1 颈活动度检查

3. 实验室检查

血常规、基础生化、凝血功能、D-二聚体、C反应蛋白、红细胞沉降率均大致正常。骨密度见骨量正常。

4. 影像学检查

颈椎正侧位及过伸过屈侧位片示：C_1 椎体相对前移 I°，颈椎多发椎体上下缘见唇样增生，寰齿前间隙（ADI）7.5mm，过屈过伸时 ADI 无显著变化。颈椎过伸过屈活动受限。（图 2-9-2）

颈椎MRI示：寰枢椎正常关系消失，相应层面脊髓内条片状STIR高信号影。$C_{2/3}$、$C_{3/4}$椎间盘向后突出，相应层面硬膜囊受压，$C_{3/4}$椎间盘层面脊髓见条片状STIR高信号影，$C_{4/5}$、$C_{5/6}$、$C_{6/7}$椎间盘向后膨隆，相应硬膜囊前缘受压。颈椎MRI提示寰枢椎脱位伴相应层面椎管狭窄、脊髓变性；$C_{2/3}$、$C_{3/4}$椎间盘突出继发$C_{3/4}$层面椎管狭窄、脊髓变性；$C_{4/5}$、$C_{5/6}$、$C_{6/7}$椎间盘膨隆。（图2-9-3）

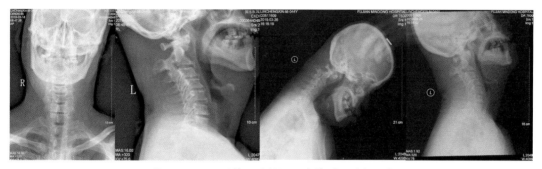

图 2-9-2　颈椎正侧位及过伸过屈侧位片

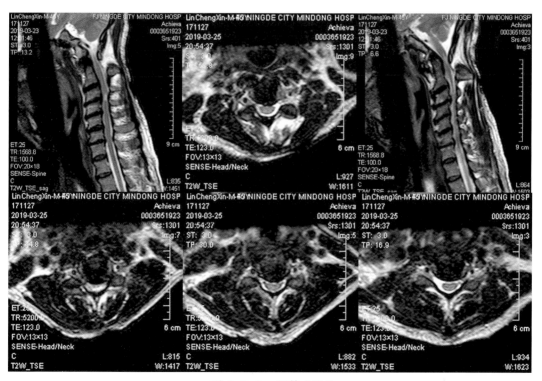

图 2-9-3　颈椎 MRI

颈椎 CT 示：各椎体缘均见增生改变，齿状突骨质密度增高，周围韧带见钙化，枢椎齿状突与寰椎两侧块间距不相等。枢椎齿状突前缘与寰椎前弓后缘间距变宽。$C_{3/4}$ 椎间盘向后突出，相应层面椎管前后径狭窄，$C_{2/3}$、$C_{4/5}$、$C_{5/6}$、$C_{6/7}$ 均可见椎间盘向后膨隆。C_2、C_3、C_4、C_5 椎体后缘均见间断型后纵韧带骨化。颈椎 CT 提示枢椎齿状突与寰椎两侧块间距不相等。枢椎齿状突前缘与寰椎前弓后缘间距变宽。$C_{3/4}$ 相应层面椎管前后径狭窄，C_2、C_3、C_4、C_5 椎体后缘见间断型后纵韧带骨化。（图 2-9-4）

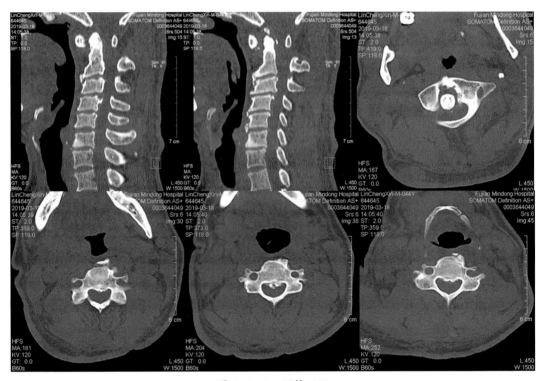

图 2-9-4　颈椎 CT

二、诊疗思路

1. 临床诊断与诊断依据

经家属代诉，患者此次外伤前既往有长期行走不稳，摔伤后进一步加重，颈痛伴四肢不全瘫症状，根据 ASIA（美国脊髓损伤学会）的神经病损分级法（Neurlgical Impairment Scale）进行分级，评定为 D 级。结合辅助检查，颈椎 X 线提示 C_1 椎体脱位，寰齿前间隙（ADI）7.5mm；CT 提示枢椎齿状突前缘与寰椎前弓后缘间距变宽。$C_{3/4}$ 椎间盘向后突出，相应层面椎管前后径狭窄，$C_{2/3}$、$C_{4/5}$、$C_{5/6}$、$C_{6/7}$ 均可见椎间盘向后膨隆。C_2、C_3、C_4、C_5 椎体后缘均可见间断型后纵韧带骨化；颈椎 MRI 提示寰枢椎脱位伴相应层面椎管狭窄、脊髓变性；$C_{2/3}$、$C_{3/4}$椎间盘突出继发$C_{3/4}$层面椎管狭窄、脊髓变性；$C_{4/5}$、$C_{5/6}$、$C_{6/7}$椎间盘膨隆，以进一步明确诊断。

故临床诊断为：①颈部脊髓损伤（ASIA D级）。②寰枢椎脱位伴椎管狭窄伴脊髓变性。③$C_{3/4}$椎间盘突出（中央型）伴椎管狭窄伴脊髓变性。④C_2、C_3、C_4、C_5椎体层面间断型后纵韧带骨化。⑤$C_{2/3}$、$C_{4/5}$、$C_{5/6}$、$C_{6/7}$椎间盘膨隆。⑥颈项部浅表肿物。

2. 鉴别诊断

颈髓损伤伴全瘫：颈髓损伤伴全瘫表现为外伤后颈部疼痛伴四肢感觉运动消失，有括约肌功能障碍表现，马鞍区感觉消失，影像学上可提示脊髓变性，目前体征不支持。

3. 治疗计划

（1）首先，该患者既往有长期颈椎畸形伴有脊髓受压症状，外伤后症状加重，结合辅助检查提示颈椎椎管狭窄，合并相应层面脊髓变性，经过保守治疗后无明显改善，具有手术指征，无明显手术禁忌证，故决定采用手术治疗。

（2）针对寰枢椎脱位方面，由于患者沟通部分障碍，无法完全配合查体及体位合作下摄片，故无法在术前完全确定寰枢椎脱位为可复型或难复型。因此，计划在患者麻醉后，并且在神经电生理的监测下，调整手术床头颈部的位置，来实现被动的颈椎过屈，通过C臂机透视进一步确认寰枢椎脱位的类型。如患者为可复型寰枢椎脱位，则单纯行"寰枢椎后路复位融合 + 内固定术"即可。如患者为难复型寰枢椎脱位，则采用"后路寰椎后弓、$C_{3/5}$椎板切除减压 + 枕颈融合 + 内固定术"。

（3）通过辅助检查提示，该患者下颈椎多个节段均可见椎间盘突出，$C_{3/4}$层面可见局灶型后纵韧带骨化合并脊髓受压变性，考虑到上颈椎采用后入路术式，故采用"经后路 $C_{3/5}$ 椎板切除减压 + 侧块螺钉内固定术"。

（4）术后继续予激素应用、消肿、止痛、营养神经等对症处理，视病情恢复程度进行高压氧、康复训练等治疗。

（5）佩戴颈托2个月左右，出院后定期复查，密切随访。

三、治疗过程

（1）麻醉成功后，患者取俯卧位，颈部支撑固定，安装神经电生理监测，在监测下通过调整手术床的位置使颈椎被动过伸，通过C臂机透视证实此患者为难复型寰枢椎脱位。

（2）手术方式：手术采用"经后路寰椎后弓、$C_{3/5}$椎板切除减压 + 枕颈融合 + 内固定术"，于枕骨与C_2棘突间采用片状钛网覆盖，螺钉固定（图2-9-5）。手术过程：

取颈后路正中切口，暴露枕骨粗隆及 C_{1-6} 棘突及椎板至侧块外缘，见 $C_{1/2}$ 关节突关系紊乱，C_1 相对 C_2 明显向前移位，固定，骨质增生严重，其余 C_{2-5} 关节突侧块畸形旋转，呈半融合状态，予以清理增生骨质。先通过超声骨刀切除环椎后弓，并去除硬膜囊后方环形瘢痕组织，见硬膜囊即刻膨隆搏动，再向上扩大枕骨大孔下方骨质。接着显露 C_2 椎弓根内侧壁和上缘后，于 C_2 椎体置入双侧椎弓根螺钉、C_{3-6} 置入双侧侧块螺钉。将枕颈连接板棒塑形后，安装并拧入各螺帽，将患者头部轻微过伸后，于枕骨粗隆部钻孔，拧入皮质螺钉。通过超声骨刀去除 C_{3-5} 椎板外侧双侧皮质，同时切除 $C_{2/3}$、$C_{6/7}$ 棘间组织，使椎板及棘突轻柔向上翻起，完全去除，见受压硬膜明显向后膨隆，恢复搏动，接着枕骨及 C_2 棘突椎板、C_{3-5} 双侧椎板外缘侧块关节突间制造植骨床，修剪、塑形片状钛网覆盖枕骨与 C_2 棘突间，螺钉固定钛网，取自体骨、异体骨混合植于各个植骨床，明胶海绵覆盖。术中出血约 500ml，手术全程神经监护未提示异常。术中透视螺钉及板棒位置均良好。（图 2-9-6）

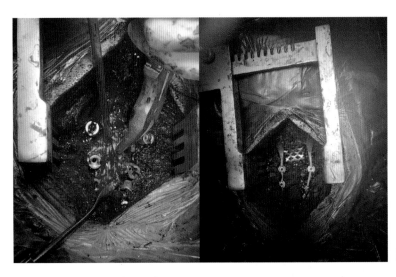

图 2-9-5　术中螺钉固定

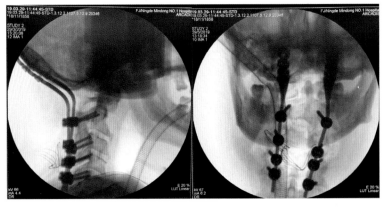

图 2-9-6　术中透视正侧位

（3）考虑患者伴有精神症状，较为烦躁，不易拔管，故转入ICU病区监控病情，转入时患者四肢运动情况同术前，予以激素应用、止痛、营养神经等处理，颈托制动保护颈部，观察生命征和四肢感觉运动情况。

（4）术后第 1 日清晨，患者突发四肢无法自主活动、疼痛刺激肢体无反应，四肢生理反射、病理反射均不能引出。神志清楚，血压低（90/60mmHg）、指脉血氧低，无法脱呼吸机自主呼吸，颈部负压引流管引出 500ml 淡红色血性液体。立即予以大剂量激素冲击，注射用甲泼尼龙琥珀酸钠的使用方法按美国急性脊髓损伤研究所制定的方案，即第 1 小时内，30mg/kg，15 分钟滴完，其后以生理盐水维持至 1 小时，其后以 23 小时按 5.4mg/kg，以输液泵控制 23 小时内滴完。同时应用 20% 甘露醇 125ml，3~4 次 / 日，神经节苷脂 100mg/d，对抗自由基类药物及护胃等相应的对症支持治疗。遂立即急诊完善颈椎 CT 提示 C_{1-5} 椎体附件及枕骨可见内固定影，部分椎板及棘突缺如，相应层面椎管内见斑点状气体，枢椎齿状突前缘与寰椎前弓后缘间距较术前 CT 变小。颈椎 CT 提示 C_{1-5} 椎体附件及枕骨可见内固定影，相应层面椎管内见斑点状气体，枢椎齿状突前缘与寰椎前弓后缘间距较术前 CT 变小。（图 2-9-7）

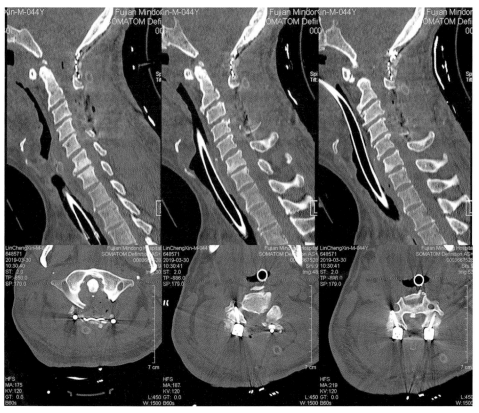

图 2-9-7 颈椎 CT

（5）患者术后颈椎CT未见内固定移位失效、椎管减压彻底，患者因自主呼吸功能差，无法脱离气管插管，故无法急诊进一步完善颈椎MRI。计划立即行颈椎后路探查减压手术以挽救脊髓功能，患者家属始终犹豫不决。经过大剂量激素冲击2小时后，四肢远端肌力开始有所恢复，于是继续予应用激素、脱水、营养神经等治疗，治疗2日后，患者四肢症状继续有所改善，肌力Ⅰ～Ⅱ级。治疗5日后患者恢复部分自主呼吸，但因家中经济能力差等客观因素，患者家属要求拔管，办理自动出院手续，回当地乡镇卫生院进行输液等治疗。

四、随访

（1）术后1个月，家属通过微信随访，告知患者目前神志清楚，双下肢肌力、感觉有所恢复，其余无明显改善，告知近期出现腰骶部压疮，寻求治疗方案。术后1个月随访，患者腰骶部出现压疮，深至骨面，为重度溃疡坏死期。（图2-9-8）

（2）术后3个月，家属再次通过微信随访，告知患者目前四肢神经功能情况较前明显恢复，大小便可部分自理，可在扶助下恢复部分生活自理能力。（图2-9-9）

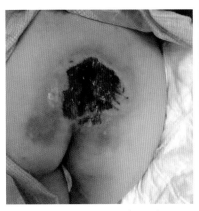
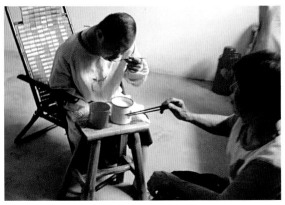

图2-9-8　腰骶部压疮　　　　　　　图2-9-9　术后3个月随访

（3）术后6个月，患者已可独立行走，双上肢运动、感觉基本正常，大小便基本正常，腰骶部压疮已痊愈，手术区愈合良好。术后6个月随访，患者已可独立行走，双上肢运动、感觉基本正常，大小便基本正常（图2-9-10、图2-9-11）；术后6个月随访，患者手术区愈合良好，腰骶部压疮痊愈（图2-9-12）。查体见头颈部仍向左侧倾斜（较术前好转），站立位时颈部轻微前倾，颈椎无明显压痛、叩击痛，四肢肌力均大致正常，四肢感觉无法配合查体，四肢腱反射活跃，肌张力稍增高，马鞍区感觉正常。复查X线片提示枕骨粗隆至C_5椎体之间见内固定影，枕骨粗隆至C_2棘突间见钛网影，未见松动折断征象；寰椎后弓切除术后改变，寰枢椎关系较术前好转。X线片提示枕骨粗隆至C_5椎体之间见内固定影，枕骨粗隆至C_2棘突间见钛网影，未见松动折断征象；寰枢椎关系较术前好转（图 2-9-13）。复查颈椎 CT 提示 C_{1-5} 椎体附件及枕骨可见内固定影，未见移位及内固定折断、失效等。颈椎 CT 提示 C_{1-5} 椎体附件及枕骨内固定，未见移位及内固定折断、失效等（图 2-9-14）。复查颈椎 MRI 提示 C_{1-5} 椎体附件及枕骨可见内固定影，部分椎板及棘突缺如。C_1 椎体层面、$C_{3/4}$ 椎间盘层面颈段脊髓内见条片状 STIR 高信号影，提示脊髓变性。颈椎 MRI 提示 C_1 椎体层面、$C_{3/4}$ 椎间盘层面颈段脊髓内见条片状 STIR 高信号影，提示脊髓变性（图 2-9-15）。

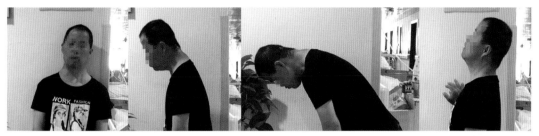

图 2-9-10　术后 6 个月随访

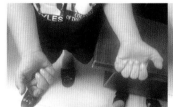
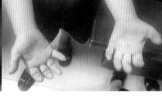
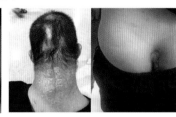

图 2-9-11　术后 6 个月双上肢运动　　　图 2-9-12　术后 6 个月手术区愈
　　　　　　　　　　　　　　　　　　　　　　合良好，压疮痊愈

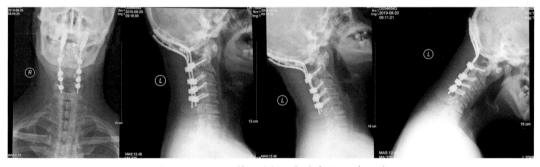

图 2-9-13　颈椎正侧位片（术后 6 个月）

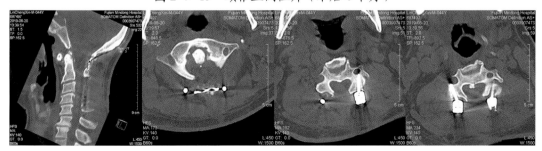

图 2-9-14　颈椎 CT（术后 6 个月）

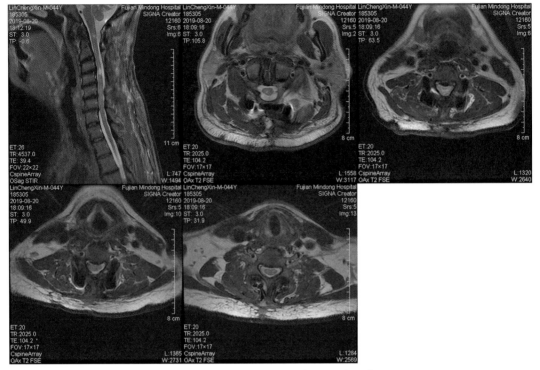

图 2-9-15　颈椎 MRI（术后 6 个月）

（4）术后 1 年，通过电话及微信随访，患者整体情况恢复良好，已完全恢复生活自理能力。

┃ 五、病例特点与讨论

1. 关于寰枢椎脱位的探讨

寰枢椎脱位是指先天畸形、创伤、退变、肿瘤、感染炎症和手术等因素造成寰椎与枢椎骨关节面失去正常对合关系，发生关节功能障碍和（或）颈脊髓压迫的病理改变。主要根据影像学检查结果对寰枢椎脱位进行诊断，目前常用量化指标包括寰齿前间隙、寰枢椎管储备间隙（SAC）、寰枢椎不稳定指数（Ⅱ）等。

根据动力位或颅骨牵引下的寰枢椎复位情况，将寰枢椎脱位分为可复性、不可复性或固定性脱位三种类型。之后学者们不断进行细化。王超等将寰枢椎不稳也加入寰枢椎脱位分型中；尹庆水等将寰枢椎脱位分为可复型、难复型和不可复型寰枢椎脱位。其中可复型寰枢椎脱位是指经过牵引即可复位的寰枢椎脱位，其又可细分为颈椎后伸位可复易复型和牵引后可复型两种类型；难复型是指颅骨牵引无法复位、经口前路寰枢椎松解手术后再做牵引可复位的寰枢椎脱位类型；不可复型是指脱位的寰枢椎关节之间有大量骨痂形成，即使进行前路松解，也无法最终通过牵引实现复位的寰枢椎脱位类型。

　　该患者经术前透视确认为难复型寰枢椎脱位，虽然目前较公认的术式为经口前路寰枢椎松解手术后再行后路复位融合内固定，但考虑到该患者合并下颈椎椎管狭窄合并脊髓损伤变性，过多的搬动手术体位，易造成脊髓二次损伤，同时该患者上颈椎椎管致压物主要来自后方，故我们认为采用单纯后路行寰椎后弓切除减压联合枕颈融合内固定，既能完成脊髓充分减压，也能实现颈椎的有效稳定，可达到手术的预期效果。

2. 关于下颈椎的手术入路选择

　　关于下颈椎手术入路的选择，目前仍有一定争议。有学者比较了长节段前路减压融合和后路椎板切除术的远期疗效，结论为前、后路手术疗效无明显差别。前路手术适应证：压迫来自于脊髓神经前方的椎间盘、骨赘压迫、致压物比较局限，节段少（不超过三个椎间盘范围）、以椎体束受压症状为主者，原则上采取前路手术。优点：①出血少、创伤小、恢复快。②椎间高度维持好，可较好恢复颈椎正常的生理曲度。③椎间植骨融合率高。后路手术适用于多节段颈椎病（超过三个椎间盘）、伴颈椎管狭窄或连续型后纵韧带骨化、以感觉障碍为主者，原则上采取后路手术。如患者脊髓的压迫前后均严重，可选择前后路联合手术。

　　通过辅助检查提示，该患者下颈椎多个节段均可见椎间盘突出，$C_{3/4}$ 层面可见局灶型后纵韧带骨化合并脊髓受压变性，虽然椎管致压物主要来自于前方，但手术节段多，更倾向采用后路术式，同时考虑到上颈椎我们采用的术式为单纯后入路术式，因此，针对下颈椎减压，我们继续采用"经后路 $C_{3\sim5}$ 椎板切除减压＋侧块螺钉内固定术"。

3. 关于颈椎术后瘫痪的原因分析

　　本病例的最大的特点，就是颈椎术后约 8 小时出现四肢完全瘫痪，病情呈进行性加重，且发展迅速，甚至影响呼吸功能，原因不明，急诊完善颈椎 CT 可排除内固定物位置不当或术后移位直接压迫脊髓。结合术后负压引流情况通畅（引出 500ml 血性液体）以及CT 影像，可基本排除术后血肿形成所致脊髓压迫。经过大剂量激素冲击 2 小时后，四肢肌力开始有所恢复，继续治疗 2 日后，患者四肢症状继续有所改善，在患者家属放弃治疗自动出院后，患者奇迹般地逐渐康复，术后 6 个月复查时，四肢症状已恢复良好。

　　临床上颈椎术后瘫痪的原因较多，常见原因为：①内固定物位置不当或术后移位直接压迫脊髓。②术后血肿形成压迫脊髓。③继发脊髓水肿。④脊髓缺血再灌注损伤。⑤其他。内固定位置不当或术后移位、术后血肿形成均可以通过术后影像学检查及时发现，需要立刻再次手术，以挽救脊髓功能。目前，其他原因不明的瘫痪多被归为脊髓缺血再灌注损伤。

缺血再灌注损伤是指发生在缺血基础上，恢复血流后引起的更为剧烈的组织损伤和器官功能障碍。在临床上主要表现为急性或迟发性截瘫、四肢瘫，甚至死亡，严重影响着患者的生存质量。脊髓神经元对缺血、缺氧极其敏感，缺血再灌注损伤是否发生及其严重程度与组织缺血时间、程度和组织对氧的需求程度有关。缺血再灌注损伤的具体机制尚未完全明确，目前认为是多因素、多途径的：①脊髓缺血后 Ca^{2+} 超载，介导级联反应导致轴突崩解、纤维化。②再灌注损伤产生大量的氧自由基，氧自由基介导的脂质过氧化反应。③谷氨酸等兴奋性氨基酸参与 Ca^{2+} 介导的神经细胞凋亡等。

朱守荣等提出脊髓缺血再灌注损伤的诊断参考依据：①有明确的脊髓受压病变，如颈椎间盘突出、颈椎管狭窄症、胸椎间盘突出、胸椎管狭窄等。②有明确的手术减压史。③症状一般发生在术后 8 小时以内，且绝大多数在术后 1~3 小时，病情呈进行性加重。④四肢出现渐进性由下肢向上肢的运动感觉障碍，且发展迅速，严重的可导致呼吸心跳停止。⑤影像学及相关检查排除因术后血肿等机械因素引起的脊髓压迫，以及减压平面以上的脊髓和脑部病变。⑥及时的大剂量甲泼尼龙辅以脱水、神经营养药物治疗可迅速完全或部分挽救脊髓功能。本例患者基本符合以上前 6 条标准。

对于此例患者，在 C_{3-5} 椎板切除减压后，为了达到止血以及保护膨胀的硬膜囊的效果，我们习惯会在硬膜囊的背侧放置一定数量的明胶海绵，我们推测，虽然椎板已完全切除，减压彻底，但放置过多的明胶海绵又使椎管基本回到封闭状态，术后脊髓的肿胀缺乏足够的释放空间。颈部脊髓在相对封闭的椎管内承受自身肿胀及周边软组织的出血等多因素的压力，此时的脊髓在术后短时间内可能非但得不到血流再灌注，还处于较术前更为严重的缺血状态。因此，我们认为该患者颈椎后路手术后早期发生四肢瘫痪，除与脊髓缺血再灌注损伤有关外，还可能与术后椎管空间相对封闭以及继发颈脊髓肿胀有关。

关于颈椎术后迟发脊髓损伤的治疗原则：①术后早期密切观察脊髓功能情况（非常重要）。②如发生瘫痪，早期诊断、早期干预（重要手段），否则可能导致永久性瘫痪的严重后果。③疗效取决于脊髓功能对药物（脱水、营养神经、大剂量甲泼尼龙冲击疗法）的反应。④如药物治疗后神经功能仍恢复不明显，MRI 证实存在颈脊髓肿胀，必要时可采用急诊减压手术，挽救脊髓功能。

宁德市闽东医院骨科分院

王越　吴李勇　王春

硬膜下型腰椎间盘突出症诊疗分析

一、病例介绍

1. 病史

患者入院前 1 月余无明显诱因出现腰背部疼痛，以右腰部疼痛为主，并向右侧大腿后方、小腿前外侧及足背放射，并有阴茎勃起功能障碍，久坐、弯腰、行走后症状加重，卧床休息可以缓解，无畏冷、低热、盗汗，无消瘦、乏力，无咳嗽、咳痰，无腹痛、腹胀、便秘，无尿频、尿急、尿痛等不适；予止痛对症治疗（具体不详），症状未见明显缓解。

2. 查体

腰椎生理曲度变直，相当于 L_4~S_1 骶棘肌痉挛、棘突及棘间椎间盘压痛、叩痛，腰椎活动受限，前屈约 30°、后伸 5°、左右侧屈 20°，右下肢直腿抬高试验 20°（+），加强试验（+），双侧 "4" 字试验（−），屈颈试验（−），跟臀试验（−），挺腹试验（−）。右足背伸及拇趾背伸肌力 IV 级，右足跖屈肌力 V 级，右足背（内侧）、小腿外侧感觉明显减弱，马鞍区感觉稍减弱，肛门括约肌稍松弛无力，右膝腱反射较对侧减弱，跟腱反射正常，病理征未引出。其余肢体肌力、肌张力、感觉、血运正常。

3. 实验室检查

血常规见白细胞计数 10.03×10^9/L，C 反应蛋白 30.7mg/L，红细胞沉降率 44mm/h。

4. 影像学检查

腰椎正侧位片示：腰椎退行性改变；$L_{4/5}$、L_5/S_1 椎间盘变性。（图 2-10-1）

腰椎 MRI 示：① $L_{4/5}$ 椎间盘脱出。② $L_{3/4}$、L_5/S_1 椎间盘膨出。③ $L_{4/5}$、L_5/S_1 终板炎。④腰椎退行性变。（腰椎顺列，生理曲度变直，椎体缘见骨质增生，L_{4-5}、L_5~S_1 椎间盘变扁，部分椎间盘信号于 T2WI 上减低，$L_{4/5}$ 椎间盘右后方见一不规则形异常信号影，信号同椎间盘，边界尚清，范围约 1.8cm × 0.8cm × 2.2cm，局部硬膜囊及其内马尾神经明显受压向左侧移位，$L_{3/4}$、L_5/S_1 椎间盘环形膨出于椎体缘，宽分别约 0.27cm、0.59cm，局部硬膜囊受压，骨性椎管无明显狭窄，$L_{4/5}$、L_5/S_1 椎体相对缘见片状短 T1 长 T2 信号影，所示脊髓圆锥及马尾神经形态信号未见异常）。（图 2-10-2、图 2-10-3）

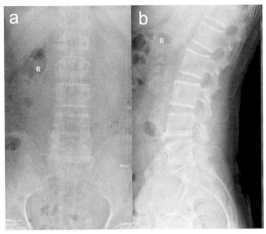

图 2-10-1　腰椎正侧位片

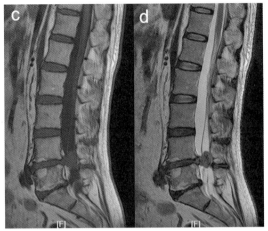

图 2-10-2　腰椎 MRI 矢状面

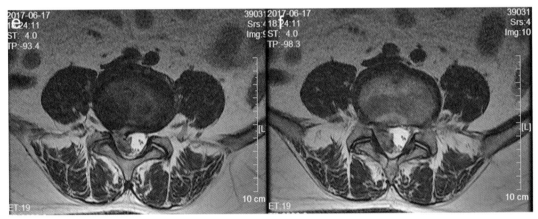

图 2-10-3　腰椎 MRI 横断面

■ 二、诊疗思路

1. 临床诊断与诊疗思路

（1）腰痛伴右下肢放射于右大腿后侧，小腿前外侧及足背提示病变位置于右侧 L_5 神经支配区域，病程中患者出现阴茎勃起功能障碍提示马尾神经损害。

（2）腰椎活动受限，右足背（内侧）、小腿外侧感觉明显减弱，右足背伸及拇趾背伸肌力减弱，右膝腱反射减弱提示右侧 L_5 神经根支配区下运动神经元损害，右下肢直腿抬高试验阳性提示腰椎间盘突出可能，且定位于 $L_{4/5}$ 节段右侧。马鞍区感觉稍减弱，肛门括约肌稍松弛无力提示合并有马尾综合征。

（3）腰椎 X 线片及 MRI 检查提示 $L_{4/5}$ 椎间盘突出并压迫右侧 L_5 神经根及马尾神经，与以上病史及查体结果相符合。

2. 鉴别诊断

（1）腰椎结核：该病可有全身结核中毒症状，疼痛多呈持续性。可伴有下肢痛，但通常晚于腰痛症状。查体可见腰部强直，活动受限。腰椎可出现后凸畸形。化验检查红细胞沉降率增快。X 线片检查可见椎间隙变窄，相应的两椎体破坏。CT 或 MRI 可提示椎体破坏，腰大肌影增宽和异常信号。

（2）腰椎肿瘤：腰椎原发或继发性肿瘤或者椎管内的肿瘤也可出现腰痛和下肢放射痛。疼痛通常呈持续性逐渐加重，不随活动和体位改变而变化。病变累及马尾神经可引起括约肌功能障碍。影像学检查可见椎体破坏或者椎体内占位性病变。

（3）纤维组织炎：中年人好发。多因过度运动或受凉后起病。表现为腰背疼痛，常见部位位于髂嵴或髂后上嵴的肌群。其他的肌肉、肌筋膜或腱膜也可受累。可引起局部疼痛和下肢牵涉痛。查体在腰背部可扪及痛性结节或条索。压迫痛性结节可引起下肢牵涉痛。腰椎 MRI 检查提示神经压迫征象阴性。

3. 治疗计划

（1）患者病程 1 月余，保守治疗效果不佳，并且出现马尾神经受压症状和体征，符合椎间盘突出症手术治疗指征。对该患者拟开展"经后路 $L_{4/5}$ 椎管减压 + 髓核摘除 +Cage 植骨融合 + 椎弓根钉棒系统内固定术"。

（2）完善术前常规化验及影像学检查。

（3）术后指导患者进行康复训练及相关的神经修复辅助治疗。

三、治疗过程

（1）手术过程：手术采用后正中入路，先行右侧椎板开窗术中探及 $L_{4/5}$ 水平硬膜与后纵韧带及突出的椎间盘粘连较重。牵开硬膜囊后在 $L_{4/5}$ 椎间隙仅见较小的椎间盘组织与影像学所见不符合。手指触摸硬膜囊触及质地稍硬的包块。遂进一步行 $L_{4/5}$ 全椎板切除，去除黄韧带。显露硬膜囊背侧。可见硬膜囊内左侧呈淡蓝色，而右侧可见白色占位性病变。遂调整手术床于头低脚高位，硬膜两侧预先穿过两根 4-0 丝线。尖刀沿白色增厚处切开硬脊膜，见游离髓核组织位于硬膜下腔与蛛网膜下腔之间，脑脊液溢出。取出 3 块游离髓核以 4-0 丝线缝合硬脊膜（图 2-10-4、图 2-10-5），并进一步行椎间植骨融合术。术毕缝合伤口。

（2）术后处理：嘱患者去枕平卧，适量补液。伤口引流管待引流液呈淡红色后予以拔除。

（3）术后病理提示：送检组织为椎间盘组织。（图 2-10-6）

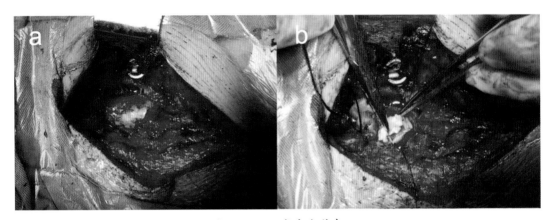

图 2-10-4　术中大体相

a.术中硬膜大体相,可见硬膜下有白色漂浮物。b.切开硬膜,取出白色脱水类髓核组织。

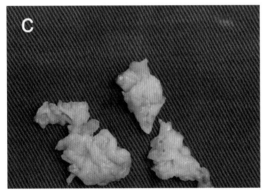

图 2-10-5　术中取出的硬膜下病变组织

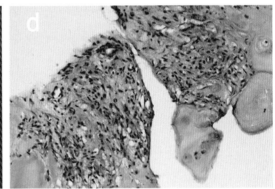

图 2-10-6　标本 HE 染色

四、随访

术后 1 周腰痛及右下肢疼痛症状消失,右下肢麻木感较术前减轻。术后复查腰椎 X 线片提示腰椎内固定物位置良好。腰椎 MRI 检查提示 $L_{4/5}$ 腰椎间盘已切除干净,马尾神经及相应节段神经根无受压改变。

术后 3 个月患者右下肢及会阴部麻木感消失,肛门括约肌有收缩反应,阴茎勃起功能正常。

术后 6 个月症状改良维持良好,复查 X 线片内固定物位置良好,伤口愈合良好。(图 2-10-7~ 图 2-10-9)

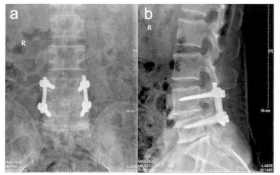

图 2-10-7　腰椎正侧位片（术后 6 个月）

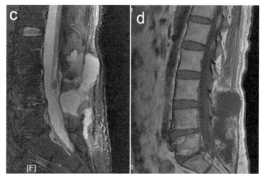

图 2-10-8　腰椎 MRI（术后 6 个月）

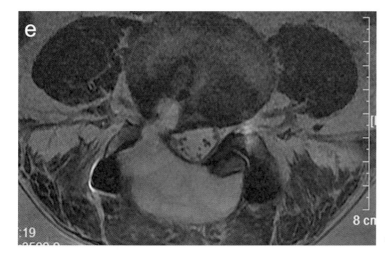

图 2-10-9　腰椎 MRI 平扫
横断面（术后 6 个月）

五、病例特点与讨论

1. 硬膜下型腰椎间盘突出症

　　硬膜下型椎间盘突出在临床上比较罕见，可发生于颈椎、胸椎或腰椎，其中腰椎硬膜下型椎间盘突出发生率约为 0.04%~0.33%。该类椎间盘突出的发生机制尚不明确。正常情况下由于纤维环和后纵韧带的阻挡，椎间盘不容易突入硬膜下腔，当这些结构较薄弱的时候，椎间盘才有可能突向硬膜囊。有学者认为硬膜的腹侧与后纵韧带由于各种原因产生粘连有可能是导致椎间盘突入硬膜下腔的重要原因。由于该种类型的椎间盘突出比较少见，加之在影像学上没有典型的区别于其他类型的椎间盘突出的表现，因此该类椎间盘突出常常在术前被误诊，而在术中才被发现。本例在术前检查中也没有明确是否为硬膜下型椎间盘突出，而在术中发现硬膜外部分的椎间盘组织与影像学所见不符合，才进一步探查发现椎间盘组织位于硬膜下腔。因此当术中发现突出的椎间盘组织与影像学不符合且硬膜与周围的组织产生较重的粘连的时候，需要警惕硬膜下型椎间盘突出的可能。

2. 术前影像特点分析

虽然 MRI 是腰椎间盘突出影像学诊断的金标准，然而它在辨别硬膜下型椎间盘突出方面仍存在困难，其主要原因是硬膜下型椎间盘突出发生率较低，容易与其他的疾病相混淆，例如硬膜下肿瘤，硬膜下的脓肿以及常规的椎间盘突出等。即便如此，硬膜下型椎间盘突出在 MRI 上的一些间接征象，可以为诊断提供一些依据。通常椎间盘髓核组织在 T1 上是低信号，在 T2 上表现为稍高信号。在明确为椎间盘组织后，在 T2 横断面上硬膜下型椎间盘对神经的压迫缘可表现为不光滑的鸟嘴样"尖嘴征"，或者椎间盘的影像呈现碎片状改变。在本例的影像学特征上，由于椎间盘组织呈碎片状，破入硬膜后在硬膜下碎片状的边缘由于没有硬膜的挤压，可呈现出来在压迫缘呈尖嘴样的改变。也有学者表示这类征象并不都出现在所有的硬膜下型椎间盘突出影像上。因此在影像诊断上仍需要更多的深入研究。

3. 治疗方法讨论

通常硬膜下型椎间盘突出的临床表现较常规的椎间盘突出更为严重。腰椎该型椎间盘突出常伴有马尾综合征。因此早期通过手术解除椎间盘对神经的压迫是治疗的首要任务。此类椎间盘突出通常突出的髓核组织较大，经由硬膜的腹侧破入硬膜下腔。通常破入部位的硬膜与周围的组织粘连较重。因此单侧开窗切除椎间盘难度较大，通常可以选用双侧半椎板切除或全椎板切除的方法来显露硬膜囊。突入的椎间盘可以经破口处分离夹除。对于较大的椎间盘，可通过切开硬膜予以取除，通常椎间盘组织位于硬膜与蛛网膜之间，也有报道称椎间盘组织位于蛛网膜下隙。由于当前脊柱微创外科的大力发展，应当术前充分评估硬膜下型椎间盘突出的可能，避免用微创入路治疗该类椎间盘突出。

福建医科大学附属第一医院

吴贵　陈春永　叶君健

经口齿状突切除联合后路复位内固定术治疗颅底凹陷畸形伴枕颈脱位症

一、病例介绍

1. 病史

患者，女，49 岁，因"颈部疼痛 1 年，加重伴行走困难 3 月"于 2012 年 11 月前来就诊。颈痛呈阵发性，伴右上肢麻木、无力。3 个月前颈部症状加重，出现行走困难，似踩棉花感，外院颈椎 MRI 示：颅底凹陷症伴相应颈髓变性可能，颈椎骨质增生，C_{2-6} 椎间盘突出。诊断为"①颅底凹陷症；②短颈畸形 klipple-feil 综合征；③枕颈不稳症；④高位脊髓慢性压迫症"收入福建省立医院。

2. 查体

枕部及 C_1、C_2 压痛、叩击痛，颈椎活动度差，前屈 60°，后伸 15°，左右侧屈 45°，左右旋转 30°。四肢肌力Ⅳ级、右上肢皮肤感觉较左侧减退、胸骨角水平线以下感觉减退；肱二、三头肌腱反射亢进（+++），膝反射、跟腱反射（++++）；双侧 Hoffmann 征（+），双侧 Babinski 征（+）。颈椎 JOA 评分 7 分。

3. 实验室检查

血、尿、粪常规和红细胞沉降率、C 反应蛋白、抗链球菌溶血素"O"、类风湿因子未见明显异常。

4. 影像学检查

颈椎正侧位片、颈椎 CT 示：颅底凹陷畸形，kliple-feil 综合征，枕颈脱位，齿状突突入枕骨大孔，高出钱氏线 15mm 以上。（图 2-11-1）

颈椎 MRI 示：颈髓角（CMA）94.1°，脊髓信号改变，水肿变异。（图 2-11-2）

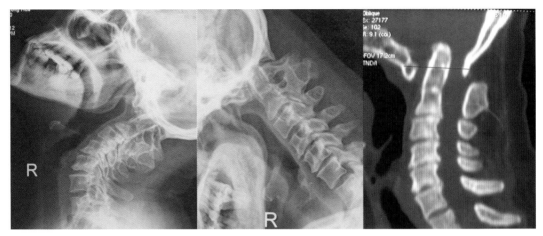

图 2-11-1　颈椎正侧位片、颈椎 CT

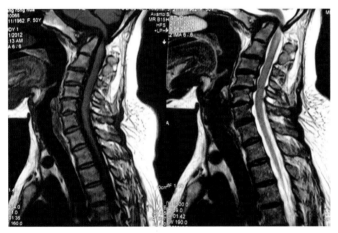

图 2-11-2　颈椎 MRI

二、诊疗思路

1. 临床诊断与诊断依据

　　患者 1 年前无明显诱因出现颈肩部疼痛伴右上肢麻木，3 个月前颈肩痛、右上肢麻木症状加剧伴行走困难，经保守治疗后症状无缓解。

　　患者颈椎活动度差、四肢肌力Ⅳ级、右上肢皮肤感觉较左侧减退、胸骨角水平线以下感觉减退；肱二、三头肌腱反射亢进（+++），膝反射、跟腱反射（++++）；双侧 Hoffmann 征和 Babinski 征（+）。血、尿、粪常规未见异常，红细胞沉降率、C 反应蛋白、抗链球菌溶血素"O"、类风湿因子正常，排除类风湿继发性损伤。

　　影像学示：齿状突顶端高出钱式线 15mm、齿状突顶端高出麦氏（Mcgregor）线 6mm 以上、延髓脊髓角变小。故诊断为：①颅底凹陷症；②klipple-feil 综合征；③枕颈不稳症；④高位脊髓慢性压迫症。

2. 鉴别诊断

（1）颈椎肿瘤：该情况可表现为颈部疼痛及上肢麻木、无力等不适，查体可表现为 Hoffman 征阳性、腱反射亢进等，颈椎 MRI 可见颈椎占位征象。患者头颈特征外貌、影像学可见颅底结构明显异常，与肿瘤诊断不符，因此考虑该情况可能性小。

（2）颈椎病：患者常出现神经根性疼痛，如髓性压迫则出现精细活动障碍、束带感等，可有椎动脉供血不足的症状但一般不会合并行走不稳及小脑共济失调表现和颅内压增高表现，可有上肢肌肉萎缩以及锥体束征，需进一步完善颈椎 X 线、CT 平扫及三维重建检查，排除颈椎病可能。

三、治疗计划

（1）考虑患者畸形严重伴有寰枢椎脱位，有高位脊髓压迫表现，保守治疗无效，为预防神经损伤进一步加重，需立即行颅骨牵引术治疗，为手术复位创造条件。

（2）颅骨持续牵引 2 周，牵引从低重量开始，根据患者的神经功能及齿状突复位情况增加牵引重量，每次增加 0.5kg，最大重量不超过体重的 1/7，定期行床边 X 线评估疗效。

（3）手术目的是解除病变组织结构对小脑及延髓等结构的压迫，重建颅颈交界处的力学稳定性，恢复正常脑脊液循环，患者系严重颅底凹陷畸形伴枕颈脱位，牵引后不能复位，为难复性脱位；齿状突突入枕骨大孔超出钱氏线 15mm、压迫延脊髓，经口齿状突切除联合后路复位内固定融合术是理想的手术方法。

（4）术中需经口寰前弓及齿状突切除减压，联合后路枕颈融合，取自体髂骨行后路枕颈融合，放置引流管。

（5）手术风险极大，术中易发生感染、脑脊液漏，甚至延髓损伤危及生命，术后可能症状缓解不明显，甚至加重，术后可能需送 ICU 监护等情况出现，术后预防感染治疗、神经营养治疗、康复治疗、佩戴头颈胸支具 3 个月。

四、治疗过程

（1）按术前计划取仰卧位经口咽切除齿状突（图 2-11-3），再取俯卧位予枕颈内固定复位植骨融合手术。

（2）术中 X 线检查确认枕颈复位良好，内固定位置良好，取自体髂骨置于双侧侧块关节及 C_2 棘突与枕骨间进行融合（图 2-11-4），放置引流管 1 条，术后颈椎 MRI 示颈髓角恢复至 147°，C_2 椎体水平脊髓局部水肿。

（3）术后复查 MRI 示枕骨大孔前后径增宽，颈髓角增加至 147°（图 2-11-5），枕颈复位良好。

（4）手术后卧床 1 周，双上肢肌力由Ⅳ级转为Ⅴ级、右上肢皮肤感觉较术前明显改善，颈部疼痛缓解，术后 5 天起床，出院后予佩戴头颈胸支具 3 个月。

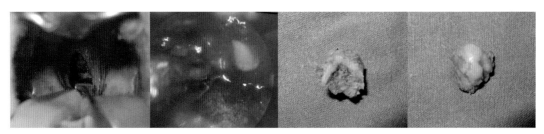

图 2-11-3　显微镜下经口咽切除寰椎前缘和齿状突

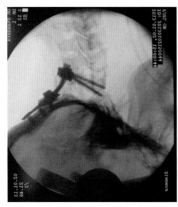 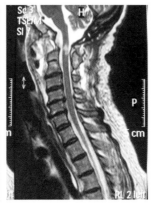

图 2-11-4　术中 X 片示植入　图 2-11-5　MRI（术后）
　　　　　　物位置良好

五、随访

（1）术后 9 年，患者无颈肩疼痛等不适、神经功能良好，JOA 评分 13 分。

（2）颈椎活动度：前屈 60°，后伸 40°，左右旋转 15°。（图 2-11-6）

（3）X 线片、CT 示：植入物在位无松动，侧块关节和后侧骨性融合。MRI 示：CMA 稳定在 166°。（图 2-11-7、图 2-11-8）

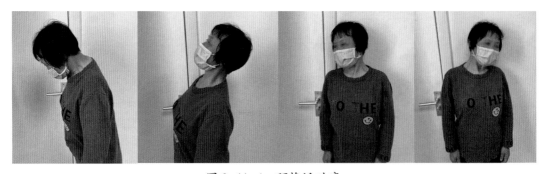

图 2-11-6　颈椎活动度

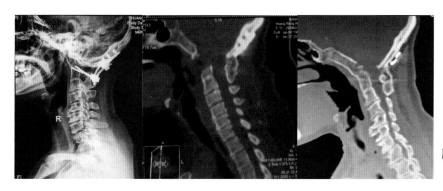

图 2-11-7 颈椎
X 线片、CT

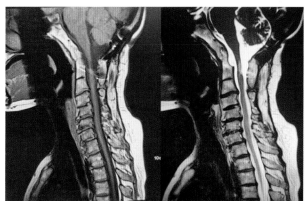

图 2-11-8 颈椎 MRI

六、病例特点与讨论

1. 颅底凹陷症定义

颅底凹陷是临床常见的颅颈区畸形，主要病变是由于以枕骨大孔区为主的颅底骨向上陷入颅腔，枢椎齿状突上移并进入枕骨大孔，导致脑桥、延髓小脑等受压、牵拉出现枕颈部疼痛、活动受限、肌力下降、共济失调等相应的神经系统症状。临床上根据是否合并寰枕或寰枢关节失稳将颅底凹陷症分为稳定型及不稳定型。稳定型也称斜坡型，齿状突在位，寰枢关节面无倾斜，多伴扁平颅底；不稳定型也称齿状突型，齿状突脱位、上移，寰枢关节面倾斜，多伴寰枕融合。

2. klipple-feil 综合征定义

即先天性颈椎融合畸形，与胚胎时期的各种因素有关，影像学表现为2个或2个以上先天性颈椎分节异常，伴有颈项缩短、发际低及头颈部运动受限。常有其他部位的畸形，这些畸形可导致脊髓腹侧受压，出现四肢肌张力高、腱反射亢进、踝阵挛等神经系统受损表现。Gunderson根据融合节段范围分为3型，其中Ⅰ型和Ⅲ型属于常染色体隐性遗传，Ⅱ型属于常染色体显性遗传。Ⅰ型为颈椎广泛融合；Ⅱ型为1~2个椎间隙融合，常合并伴椎体和寰椎枕骨化；Ⅲ型为颈椎融合合并胸、腰椎融合。Ⅰ型和Ⅲ型少见，但多伴严重骨骼畸形，如颅底凹陷、寰枢椎脱位、脊椎侧弯等。

3. 颅底凹陷症和 klipple-feil 综合征致枕颈脱位

颅底凹陷多合并寰椎枕化，由于缺乏寰枕关节，寰枢关节承载了寰枢关节和寰枕关节的双重作用；klipple-feil 综合征的患者骨骼发育异常，包括颈椎融合、头偏斜、脊柱侧凸等。随着年龄增长，必将发生寰枢关节的不稳定或脱位。

4. 选择经口齿状突切除联合后路复位内固定术治疗

本例患者经牵引后不能复位，系严重颅底凹陷伴难复性寰枢椎脱位，延髓脊髓主要受到前方齿状突、部分枢椎椎体等压迫而引起相应的神经症状，术前影像示齿状突突入枕骨大孔超过钱氏线 15mm，压迫前方脑干和脊髓、延髓脊髓角变小，属较难复位的复杂颅底凹陷症，需经口齿状突切除联合后路复位内固定，实现上位颈椎的复位、稳定和颈枕交界的充分减压。

5. 长期随访的融合情况

颈椎正侧位 X 线片和颈椎 CT 及三维重建示：植入物位置良好、无松动；颅颈椎序列恢复正常且侧块关节和上位颈椎后侧骨性融合。颈椎 MRI 示：颈髓脊髓角恢复正常，远期疗效良好。

6. 枕颈融合后脊柱旋转功能的保留

过去颈椎融合是从枕骨融合到 C_{5-6}，往往丧失了较多的颈椎屈伸和旋转活动度，现在我们一般从枕骨融合到 C_2，我们发现，在发生完全融合的情况下仍有颈椎旋转与屈伸功能的代偿性保留，这与后路手术固定牢固，提高融合率的同时患者可以早期锻炼，旋转功能得以部分保留或部分代偿有关。本病例患者在术后多年保持一定的屈伸和旋转功能，有良好的生活质量。

福建省立医院

徐杰

肌原纤维肌病诊疗分析

一、病例介绍

1. 病史

患者，女，15岁，因"发现脊柱侧弯畸形2年余"于2019年11月前来就诊。2年余前无明显诱因发现脊柱侧弯，弯曲呈弧形，右肩稍高，无伴胸背部疼痛，无伴双下肢疼痛、无力，无腰部及下肢发红、发热、肿胀，双下肢肌力稍减退。就诊于莆田学院附属医院，查胸腰椎正侧位X线片示脊柱侧弯后凸畸形。为求手术治疗，转诊至福建医科大学附属第一医院。

2. 查体

体温36.3℃，体重38kg，身高158cm，发育正力型，营养良好，步行入院。右肩稍高，胸腰椎稍向右突，胸腰椎各棘突间均无压痛、叩击痛。四肢肌力均为Ⅴ级，肌张力正常，双侧肱二头肌反射、肱三头肌反射、膝反射、跟腱反射正常。肢体触痛觉、深感觉未见明显异常，马鞍区感觉未见明显异常。双侧直腿抬高试验（-），加强实验（-），双侧跟臀试验（-），双侧踝阵挛（-），病理征未引出。

3. 实验室检查

白细胞计数7.55×10^9/L，中性粒细胞比率0.511，淋巴细胞比率0.387，单核细胞比率0.062，C反应蛋白1.30mg/L，红细胞沉降率10.00mm/h，D-二聚体定量0.19mg/L，B型钠尿肽测定377.84ng/L，肌钙蛋白I 0.160ng/ml。心肌酶谱检查：天门冬氨酸氨基转移酶49U/L，乳酸脱氢酶418U/L，肌酸激酶908U/L，肌酸激酶同工酶66U/L。血气分析：酸碱度（pH）7.364，氧分压（PO_2）95.0mmHg，二氧化碳分压（PCO_2）44.5mmHg，实际碳酸氢根（HCO_3）24.8mmol/L，全血剩余碱（BEB）-0.4mmol/L。

4. 影像学检查

全脊柱正侧位X线片（2019年12月13日）示：脊柱侧弯畸形，胸段以T_7椎体为中心向右侧突出，侧弯角度为18°，以T_3椎体、L_1椎体为中心代偿性向左侧突出。（图2-12-1）

全脊柱正面左右侧弯位片、全脊柱正位悬吊位片示：腰椎左右侧弯活动度稍受限，左侧为著，以T_8椎体为中心向右凸向左侧弯。（图2-12-2~图2-12-4）

胸腰椎CT及三维重建示：以T_7椎体为中心向右侧突出，以T_3椎体、L_1椎体为中心

向左侧突出。（图 2-12-5）

胸椎和腰椎 MRI 示：诸椎间盘 T2W1 信号正常，硬膜囊无明显受压，椎管未见狭窄，脊髓信号及形态未见明显异常。（图 2-12-6、图 2-12-7）

心电图示：左心室增大？右心室增大？ST 波改变，P 波异常。

心脏彩超示：房室大小及左心室射血分数（LVEF）值正常，左心室心尖部室壁增厚伴收缩增强（早期心尖肥厚型心肌病待排，请结合心电图检查，建议随访复查），射血分数（EF 值）63.24%。

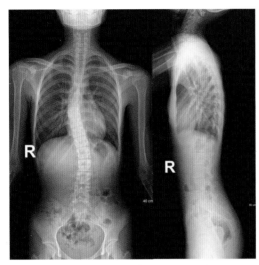 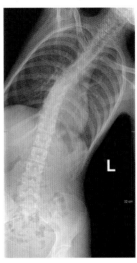

图 2-12-1　全脊柱正侧位片　图 2-12-2　全脊柱正　图 2-12-3　全脊柱正
　　　　　　　　　　　　　　面左侧弯位片　　　　面右侧弯位片

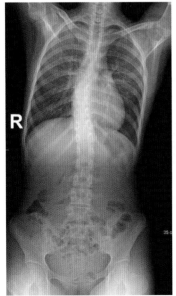 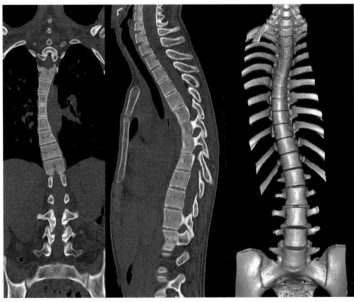

图 2-12-4　全脊柱正位悬吊　　图 2-12-5　胸腰椎 CT+ 三维重建
　　　　　位片

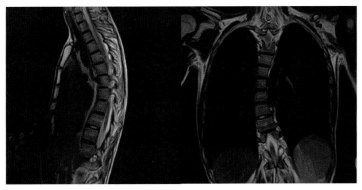
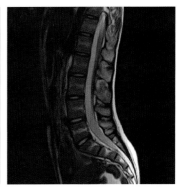

图 2-12-6　胸椎 MRI　　　　　　　　图 2-12-7　腰椎 MRI

二、诊疗思路

1. 临床诊断与诊疗思路

　　患者发现脊柱侧弯畸形 2 年余，查体见右肩稍高，胸腰椎稍向右突，胸腰椎各棘突间均无压痛、叩击痛，四肢肌力、肌张力、感觉均正常，结合全脊柱正侧位 X 线片，目前诊断为青少年特发性脊柱侧弯。

2. 鉴别诊断

　　（1）麻痹性脊柱侧弯：主要因素有骨盆倾斜，腹肌、腰大肌、肋间肌、肩胛肌、背伸肌的长短肌群麻痹，根据患者病史及查体，该患者无肌肉麻痹，故暂不考虑本病可能。

　　（2）神经纤维瘤病合并脊柱侧凸：有高度遗传性，约占总数的 2%，其特点是皮肤有 6 个以上咖啡斑，部分有局限性橡皮病性神经瘤。畸形持续进展，甚至术后仍可进展，假关节发生率高，往往需要多次植骨融合，治疗困难。

　　（3）间充质病变合并脊柱侧凸：常见于马方综合征等。马方综合征的患者中，有40%~75% 的患者合并脊柱侧凸。

　　（4）先天性脊柱侧凸：是指出生后脊柱的结构就存在异常，如蝶形椎、半椎体、楔形椎体，另外还存在分节不良，如与胸椎相连的肋骨并肋融合、融合椎，造成脊柱出现侧弯或后弯等。

　　（5）骨软骨营养不良合并脊柱侧凸：包括弯曲变形的侏儒症、黏多糖蓄积病等。

3. 治疗计划

　　术前完善心肺功能检查，排除手术禁忌证；完善胸、腰椎 MRI 和胸、腰椎 CT+ 三维重建，评估截骨和植骨融合节段。拟行"神经监测下经后路脊柱侧弯畸形矫正 + 截骨矫

形 + 植骨融合 +$T_{5~12}$ 椎弓根内固定术"。术后严格卧床休息，拔管后佩戴支具下地活动，3 个月内支具护腰，3 个月复查拍片，半年内禁干重体力活。

三、治疗过程

1. 围术期治疗过程

术前完善心肺功能和相关影像学检查评估，做好术前备血、留置尿管等围手术期准备。术后予止痛、保胃、补液支持等对症处理。

2. 手术治疗过程

切皮前 30 分钟使用注射用头孢唑林钠 2.0g 静脉滴注，术中探查见胸椎向右侧凸，腰椎向左侧凸。于双侧 $T_{5~12}$ 椎弓根后侧开口，拧入椎弓根螺钉，透视复查见椎弓根钉位置深度良好。将内固定棒预弯成生理弧度，安放在左侧内固定棒，螺母临时固定，将内固定棒做逆时针旋转，矫正胸椎右凸，恢复胸椎后凸畸形，拧紧螺母。而后预弯并安放右侧内固定棒，螺母锁紧固定，再安放 1 枚横连，螺母固定。透视复查见脊柱侧凸基本矫正，内固定钉位置良好。而后去除椎板皮质，松质骨植骨。切口内放置 18# 硅胶引流管 1 条。术中出血约 400ml，输悬浮红细胞 4U，输新鲜冰冻血浆 300ml。

四、随访

术后 7 天复查全脊柱正侧位片未见明显异常。（图 2-12-8）

术后 3 个月，家属发现患者夜间睡眠时出现气促，伴胸廓耸动，平日稍长距离行走后即出现气促、全身乏力症状。

术后 4 个月，门诊复查全脊柱正侧位片示：$T_{5~12}$ 椎体内固定物在位，未见明显滑脱、断裂及移位。（图 2-12-9）

颈椎 MRI 示：颈椎发育异常？颈椎明显前凸，诸椎体前缘较圆钝，椎间隙呈前窄后宽，后部间隙小，T2W1 椎间盘后部信号明显减低，颈段脊髓形态及信号未见明显异常，颈后部肌群明显变细，周围脂肪间隙增大。

术后 4 个月出现发热，就诊于莆田学院附属医院诊断"肺部感染、心功能 Ⅱ 级"，住院期间予抗感染治疗 2 周后无发热，但气促症状较前稍加重，后转诊福建医科大学附属第一医院心内科，诊断"膈肌麻痹、病毒性心肌炎、心功能 Ⅱ 级、支气管扩张伴感染、极重度限制性肺通气功能障碍"，予抗感染、营养心肌、控制心率、利尿等对症处理后，气促等症状好转。

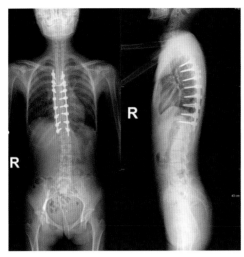 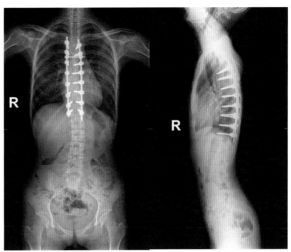

图 2-12-8　全脊柱正侧位片（术后 7 天）　图 2-12-9　全脊柱正侧位片（术后 4 个月）

2020 年 4 月 16 日心脏彩超示：左心偏小，左心室壁增厚，左心室舒张功能减退，EF 值为 59.36%。

膈肌运动检查示：右侧肋弓下扫查膈肌未见明显运动，右侧腋中线膈肌厚约 3.5mm，随呼吸未见明显增厚；左侧肋弓下扫查膈肌显示不清，平静呼吸时脾脏随呼吸下移幅度约 3.4mm，深呼吸时 4.7mm，浅呼吸时 3.7mm；左侧腋中线膈肌平静呼吸时呼气末厚约 2.9mm，平静吸气末厚约 3.1mm，深吸气末时厚约 3.4mm。

肺功能检查示：极重度限制性肺通气功能障碍，1 秒用力呼气容积（FEV1）22.9%。

躯体感觉诱发电位示：左侧正中神经 SSEP 波幅减低、潜伏期延长；右侧正中神经 SSEP 重复多次未引出；双侧胫神经 SSEP 重复多次未引出。

肌电图示：四肢广泛神经源性损害，膈肌的运动传导速度未引出。

术后 7 个月余，患者气促加重，伴全身浮肿、乏力，再次就诊福建医科大学附属第一医院心内科，后送检全外显子组测序检查报告示：在肌原纤维肌病 6 型 / 扩张型心肌病 IHH 型相关的 BAG3 基因上检出与受检者表型相关的 1 个致病变异，即 BAG3：c.626C>T：p.P209L 位点在正常人群数据库中频率均为 0，软件预测均致病，在 Clinvar 数据库中收录为致病位点，因此该位点的致病性明确，临床表现为肌原纤维肌病 6 型，其特点是早发严重进行性弥漫的肌无力，青春期伴有心肌病和严重呼吸功能不全。

2020 年 7 月 3 日心脏彩超示：左心偏小，左心室壁增厚，左心室舒张功能减退，EF 值为 53.61%，少量心包积液。

出院时查体见神清，双肺呼吸音弱，双肺未闻及啰音，心律齐，各瓣膜区未闻及心脏杂音，双下肢浮肿较前明显消退，颈屈肌肌力 Ⅲ 级，双上肢肌力 Ⅳ+ 级，双下肢肌力 Ⅳ 级，病理征未引出。

现服药情况如下：早上，辅酶 Q 10 片 100mg、琥珀酸美托洛尔片缓释片 47.5mg×1.5 片、艾地苯醌片 30mg、甲钴胺片 0.5mg、盐酸曲美他嗪片 20mg、呋塞米片 40mg。中午，辅酶 Q 10 片 100mg、艾地苯醌片 30mg、甲钴胺片 0.5mg、盐酸曲美他嗪片 20mg、麦味地黄丸。晚上，辅酶 Q 10 片 100mg、艾地苯醌片 30mg、甲钴胺片 0.5mg、盐酸曲美他嗪片 20mg、姜黄素 600mg。目前不良反应有掉发、汗毛多、闭经。

患者父母、弟弟均经基因测序，未发现与肌原纤维肌病 6 型相关的 BAG3 基因位点突变，家族中无类似疾病。

五、病例特点与讨论

1. 肌原纤维肌病

肌原纤维肌病是以缓慢进展的近端和远端无力为特点的一组遗传骨骼肌疾病，具有高度的临床和遗传异质性。研究发现 8 种经典致病基因与 MFMs 有关，分别编码结蛋白（DES）、肌收缩蛋白（MYOT）、Z 带选择性接合 PDZ 蛋白（ZASP）、α-B 晶体蛋白（CRYAB）、细丝蛋白 C（FLNC）、Bcl-2 相关抗凋亡蛋白 3（BAG3）。除骨骼肌受累外，心脏受累最具特异性，可发生在骨骼肌无力之前、同时或随疾病进展出现。肌无力、心肌受累可见于结蛋白病、Bcl-2 相关抗凋亡蛋白病、肌收缩蛋白病、Z 带选择性接合 PDZ 蛋白病、部分细丝蛋白病；脊柱侧弯是儿童肌原纤维疾病的典型特征。

2. 基因检测项目在诊断肌原纤维肌病分型中的重要性

虽然对于肌原纤维肌病的临床确诊主要依靠肌肉病理检查，但仅仅依赖组织病理学又很难预测其分子缺陷，尽管其临床表现繁多又不具有特异性，因此需结合患者的临床表现和骨骼肌病理改变特点来选择基因检测项目。本病例患者术前即出现肌酸激酶（CK）升高、心肌酶学异常、心脏彩超和心电图异常表现，脊柱侧弯矫形术后 3 个月相继出现膈肌麻痹、病毒性心肌炎、心肌损害、呼吸功能不全和四肢广泛神经源性损害等，从临床表现判断由 BAG3 突变可能性大，但不能排除肌收缩蛋白病、结蛋白病等不同表型，需进一步行基因检测以明确诊断，因此基因检测在诊断肌原纤维肌病分型中不可或缺。

3. 肌原纤维肌病的鉴别诊断

（1）肌营养不良：该患者为青少年女性，表现为脊柱侧弯矫形术后相继出现的呼吸肌、心肌受累等，心肌酶谱示心肌酶升高明显，心脏彩超可见心脏结构及功能异常，提示伴有心脏损害，不能排除肌营养不良的可能性，可通过基因测定或肌肉活检明确诊断。

（2）多发性肌炎：一组多种病因引起的弥漫性骨骼肌炎性疾病，常急性、亚急性起病，对称性四肢近端和颈肌、咽肌无力、肌肉压痛，常合并其他系统受损，心、肺、消化道、肾脏、周围神经均可受损，部分患者常合并其他自身免疫性疾病，如系统性红斑狼疮、干燥综合征、白塞综合征等。该患者有肌无力、心肌受累和周围神经受损的表现，不能完全排除本病，可通过基因测定或肌肉活检明确诊断。

（3）脂质沉积性肌病：青少年发病多见，肌无力，肌张力低下、不耐受疲劳，严重者可伴有呼吸肌受累，血清 CK 水平增高，肌电图示肌源性损害，该患者暂不排除。

4. 肌原纤维肌病的治疗原则

目前，对肌原纤维肌病尚无有效的治疗方案，主要采取对症治疗和物理治疗。心律失常或心脏传导阻滞患者可安置心脏起搏器或植入式心脏复律除颤器，进展性或严重的心肌病患者可考虑心脏移植；具有呼吸过度或初始通气衰竭症状的患者，可给予持续性或双水平气道正压通气进行呼吸支持；严重肌无力患者，可行活动度物理治疗和辅助装置治疗。

5. 脊柱侧弯的鉴别诊断

目前，临床上对于脊柱侧弯的分类主要包括特发性脊柱侧弯、先天性脊柱侧弯、神经肌肉性脊柱侧弯、退变性脊柱侧弯、医源性脊柱侧弯以及综合征性脊柱侧弯等。充分细致的术前评估有助于明确诊断，也是正确制定治疗方案的前提。该患者术前检查即提示脑钠肽（BNP）增高、心脏结构异常，应高度警惕潜在病因所致脊柱侧弯，不应武断地诊断特发性脊柱侧弯并治疗。

福建医科大学附属第一医院

许卫红

创伤后腰椎内异位骨化伴马尾综合征诊疗分析

一、病例介绍

1. 病史

患者，男，32 岁，因"高处坠落致二便困难 3 年余，加重伴性功能障碍 1 年"入院。3 年余前因从 4 楼不慎坠落致腰背部疼痛，双下肢肿痛伴活动受限、二便障碍就诊外院。外院初步诊断为"L_4 椎体爆裂性骨折伴双下肢不全瘫，双侧跟骨骨折，左股骨骨折"等，予行"腰椎后路减压复位 +L_3、L_5 椎弓根钉棒内固定术、左股骨骨折复位外支架固定术、跟骨骨折切开复位钢板内固定术"，术后患者腰背部疼痛缓解，双下肢肌力正常、左小腿外侧轻微麻木感，二便困难症状无明显改善，表现为排尿、排便费力。2 年后复查取钉，行"腰椎 + 右跟骨内固定取出术 + 左股骨干外固定支架取出术"，取钉后逐渐出现双下肢无力，间歇性跛行，二便困难加重伴勃起功能障碍，转诊至福建医科大学附属协和医院。

2. 查体

神志清楚，生命征平稳、步行入院，步态蹒跚。脊柱生理弯曲存在，腰椎活动度无明显受限，无椎旁肌压痛，各棘突存在压痛、叩击痛。左臀内陷畸形，肛周感觉减退，肛门外括约肌肌力减弱、生殖器发育正常，马鞍区感觉减退、球海绵体反射减弱、病理征（-）。双下肢大腿前方、小腿外侧及足底偶有轻微麻木感、右足背伸肌力Ⅳ级，左足背肌力Ⅱ级、双下肢肌张力正常、双下肢直腿抬高实验（-）、双下肢"4"字试验（-），双下肢不等长，左下肢短约 2cm。双侧膝反射、跟腱反射稍减弱。双侧足背动脉搏动良好，左足扁平足畸形，左踝关节固定，各方向活动受限。

3. 实验室检查

血、尿常规，生化、凝血功能未见明显异常。

4. 影像学检查

腰椎正侧位、腰椎动力位片示：部分椎体楔形变扁，L_4 椎体边缘少许骨质增生、变尖，其内可见线状陈旧性骨折致密影，$L_{3/4}$ 椎间隙狭窄。（图 2-13-1、图 2-13-2）

腰椎 CT 示：下腰椎术后改变，L_4 椎体形态失常，骨质不连，可见多发碎骨片，$L_4 \sim S_1$ 水平椎管内可见条片状致密影。（图 2-13-3）

腰椎 MR 示：L_4 椎体前部骨质不连影，$L_{3\sim4}$ 水平马尾走行弯曲，向后成角，其水平前方蛛网膜下隙局部增宽呈囊状改变。下腰椎术后改变，椎管内结构异常。L_3 椎体轻度前滑脱。L_3、L_4、L_5 椎体终板炎。$L_{3/4}$ 椎间盘膨出。术前肌电图：左下肢神经源性损害（$L_4 \sim S_1$）、肛门括约肌神经源性损害。术前功能评分腰椎 JOA 10 分，ODI 31 分，VAS 7 分。（图 2-13-4）

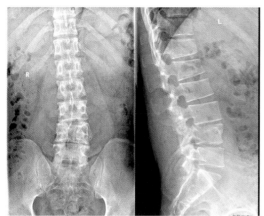
图 2-13-1　腰椎正侧位片

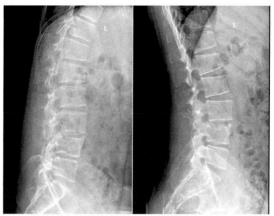
图 2-13-2　腰椎动力位片

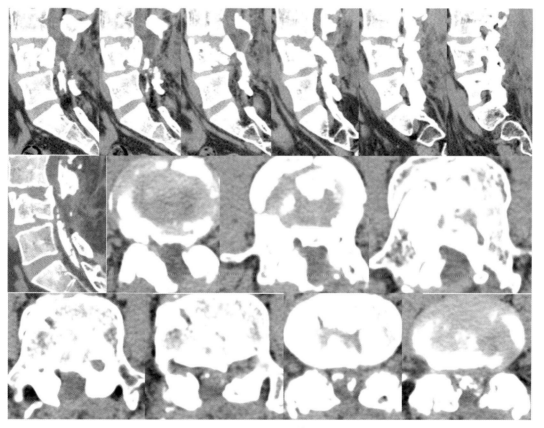
图 2-13-3　腰椎 CT

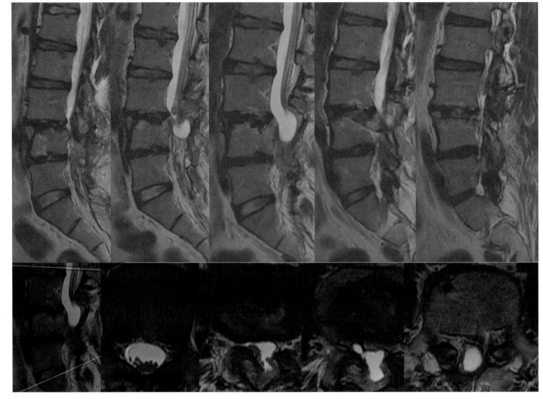

图 2-13-4　腰椎 MRI

二、诊疗思路

1. 临床诊断与诊断依据

患者取钉术后逐渐出现双下肢无力，间歇性跛行，二便困难加重伴勃起功能障碍，休息后不缓解。患者自上向下各棘突存在压痛、叩击痛。马鞍区感觉减退、肛门外括约肌肌力减弱、球海绵体反射减弱。双下肢大腿前方、小腿外侧及足底偶有轻微麻木感、双足背伸肌力稍减弱。双侧膝反射、跟腱反射稍减弱。结合影像学表现及肌电图考虑主要诊断为：腰骶椎椎管内占位性病变伴双下肢不全瘫痪。次要诊断为：腰椎管狭窄（L_4）；马尾综合征；腰椎滑脱；腰椎终板炎（L_3、L_4、L_5）；腰椎骨折术后；左股骨、右跟骨骨折术后；腰椎、右跟骨内固定物取出术后；左股骨外固定取出术后。

2. 鉴别诊断

（1）异位骨化：异位骨化是指在软组织出现成骨细胞，并形成骨组织。多发生在大关节周围，例如髋关节、肘关节等。常见于神经瘫痪的患者。诱发因素可能是神经和生物电因素。早期局部有明显肿痛，关节活动受限。晚期由于骨组织形成，导致关节活动限制，暂无法排除此病。

（2）骨化性肌炎：骨化性肌炎是指肌肉组织由于损伤或者出血，导致组织机化，形成硬结和挛缩。一般有明确的局部损伤史。局部疼痛不一定很明显，但有一定程度的活动受限。骨化性肌炎未必在关节周围，而是比较集中在肌肉内，该病可能性小。

（3）腰椎结核：常继发其他部位结核或既往有结核病史，脊柱多有后凸畸形，临床表现多样，不易与其他椎管内占位鉴别。X线片骨质多有破坏，椎间隙变窄或消失，椎旁可有冷性脓肿阴影。根据患者病史及既往检查，暂排除此类疾病。

（4）腰椎肿瘤：常见的肿瘤有骨软骨瘤、骨母细胞瘤、神经鞘瘤、脊膜瘤、神经胶质瘤、先天性肿瘤、海绵状血管瘤、转移瘤、肉芽肿等。在疾病早期可出现神经根性刺激症状，表现为电灼、针刺、刀割或牵拉样疼痛，咳嗽、喷嚏和腹压增大时可诱发或加重疼痛，夜间痛及平卧痛是脊髓肿瘤特殊的症状。脊髓部分受压期表现为受压平面以下同侧肢体运动障碍、对侧肢体感觉障碍。脊髓内肿瘤感觉平面是从上向下发展，髓外肿瘤则由下向上发展。脊髓完全受压期表现为受压平面以下运动、感觉、括约肌功能完全丧失，并且不可恢复。患者取钉后逐渐出现双下肢无力，二便障碍加重伴性功能受损，故该病可能性小。

3. 治疗计划

（1）保守治疗。患者有神经症状进行性加重及马尾综合征表现不宜保守治疗。

（2）手术治疗。手术入路：从影像学上，肿物占位位于L_4~S_1椎管内，关系密切，局部生长，可行后路手术。椎板切除范围：肿物主要位于L_4~S_1椎管内。固定范围：L_2、L_3、L_5、S_1（L_3、L_5取内固定后钉道尚未完全骨性愈合，可能会导致椎弓根钉把持力欠佳）。神经电生理监测及显微镜的使用：①肿物在椎管内且跨度较大，与神经组织无明显界限，分离时损伤马尾神经风险高。②肿物和硬膜囊的粘连情况无法明确，肿物切除后可能造成大面积的硬脊膜撕裂或缺损。

三、治疗过程

（1）按术前计划行"电生理监测下显微镜辅助下腰骶椎后入路椎管内肿物切除＋椎管减压＋脑脊液漏修补术＋L_2、L_3、L_5、S_1椎弓根钉棒系统内固定术"。

（2）术中探查：硬膜囊破口为瘢痕组织覆盖。（图2-13-5）

（3）术前神经电生理监测示双下肢SEP（体感诱发电位）、MEP（运动诱发电位）正常。术前体感诱发电位：双下肢潜伏期延长，波形离散；术前运动诱发电位：左足背屈Ⅱ级，其余波幅潜伏期均良好。（图2-13-6、图2-13-7）

（4）术中用神经探测器探查病灶表面神经根，肌电图出现爆发性反应。（图2-13-8）

（5）打开硬膜囊后可见硬膜内有一肿物，质硬，不可活动，与马尾神经粘连明显。完全切除肿物后送检，病理回报示：镜下见碎骨组织（图 2-13-9）。故术后诊断考虑：创伤后椎管内异位骨化。

（6）术后即刻复查腰椎正侧位片。（图 2-13-10）

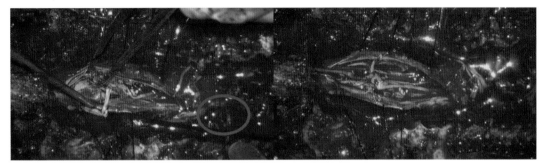

图 2-13-5　术中探查（双侧缝线牵拉保护）

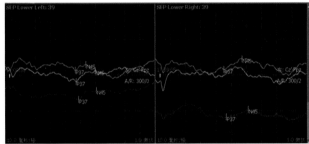

图 2-13-6　体感诱发电位

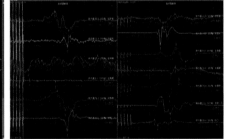

图 2-13-7　运动诱发电位

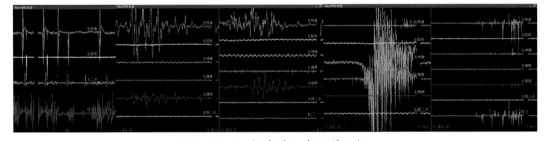

图 2-13-8　探查病灶表面神经根

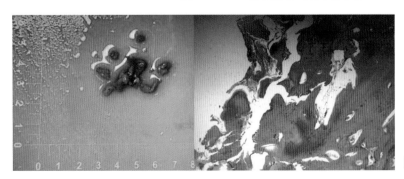

图 2-13-9　病理结果

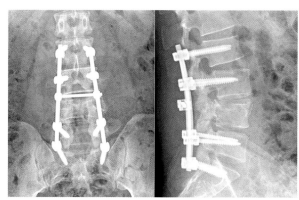
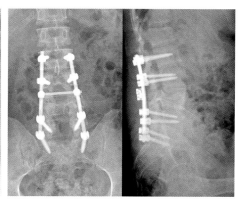

图 2-13-10 腰椎正侧位（术后即刻） 图 2-13-11 腰椎正侧位（术后 3 个月）

四、随访

术后 3 个月复查腰椎正侧位片（图 2-13-11）。术后 3 个月复查腰椎 CT 示：L_4~S_1 水平椎管内见条片状致密影，明显较术前减少。术后 3 个月复查双下肢肌力大致同前，马鞍区感觉、双下肢麻木感较前好转（图 2-13-12）。功能评分变化如下（表 2-13-1）。

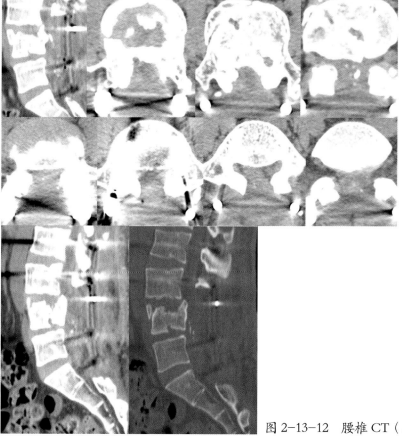

图 2-13-12 腰椎 CT（术后 3 个月）

表2-13-1　功能评分

项目	术前分值	术后分值
腰椎 JOA	10	5
ODI	31	18
VAS	7	3

五、病例特点与讨论

1. 创伤后腰椎管内占位存在异位骨化的可能

最初异位骨化在第一次世界大战期间被描述为爆炸伤害的结果。后经研究异位骨化指在软组织出现成骨细胞，并形成骨组织（特征即为软组织内骨的形成）。多见于大关节周围，例如髋关节、肘关节等。常见于神经瘫痪的患者。（异位骨化最常发生在关节置换术、脊髓损伤、创伤性脑外伤、爆炸伤、肘关节和髋臼骨折以及热损伤后。异位骨化经常发生于神经损伤，最常见的是创伤性脑损伤（TBI）和脊髓损伤（SCI）。发病机制尚不明确。其基本病理改变是在纤维结缔组织中，原始细胞增殖活跃伴有丰富的毛细血管网，钙盐沉积，形成骨。成熟的异位骨化具有骨的结构，外层包裹纤维结缔组织，里层为成骨细胞，具有小梁结及类骨组织，中心是活跃的原始细胞。

2. 异位骨化的相关危险因素

异位骨化的相关危险因素尚不清楚。据相关文献报道，与异位骨化相关的因素包括：在植入体附近的围手术期出血，特别是在脊椎骨切口部位、粗糙的组织解剖、潜在的弥漫性特发性骨骼增生和假体植入后的环状修复。对于接受全椎间盘置换术的患者，围手术期使用非甾体抗炎药（NSAIDs）被认为是重要的预防性治疗。因此，一般建议谨慎止血，轻柔的剥离肌肉，使用 NSAIDs。

3. 骨化组织切除术后仍有复发可能，仍需定期随访、复查

手术切除是目前治疗成熟异位骨化或神经源性异位骨化的有效选择，根据 Almangour 等人和 Genet 等人的综述建议，TBI 和 SCI 诱导的神经源性异位骨化在控制相关易感因素如感染等后，应立即手术切除。然而，手术切除神经源性异位骨化是比较困难的，特别是当异位骨包围神经和血管，且手术后仍有可能发生异位骨化的复发。所以切除骨化组织的手术中建议使用神经电生理监测，术后仍需定期随访、复查。

福建医科大学附属协和医院

张叶垒　王振宇　刘文革

椎体后凸成形术后自发性椎管内硬膜下血肿致瘫

一、病例介绍

1. 病史

我院骨伤二科在 2019 年 2 月 24 日应我院外二科会诊治疗一位腺癌化疗后的腰痛患者。患者，男，73 岁，经胸、腰椎 MRI 检查后确定为"T_{12} 胸椎压缩性骨折伴脊髓水肿"。于 2019 年 2 月 26 日在局麻下行"T_{12} 椎体压缩性骨折经皮椎体后凸成形术"。术顺，术中确定骨水泥无渗漏。患者于 2019 年 2 月 28 日 18 点诉排尿困难，要求导尿，夜晚出现腰痛伴左下肢麻木症状，于 23 点症状加重，出现双下肢麻木、无力。

2. 查体

神清，胸腰段棘突轻压痛，双上肢皮感、肌力正常，双下肢髂嵴水平以下皮感麻木，右拇背伸肌肌力 II 级，其余下肢各关键肌肌力 0 级，双侧髌腱反射、跟腱反射消失，腹壁反射、提睾反射减弱，病理征（−）。

3. 实验室检查

血、尿、粪常规大体正常。

4. 影像学检查

胸椎 CT 示：T_{12} 压缩性骨折术后。（图 2-14-1）

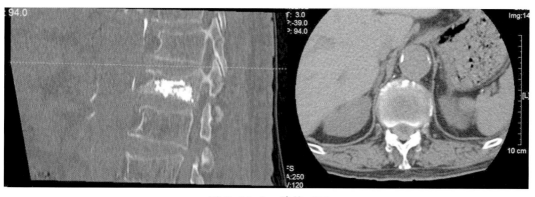

图 2-14-1　胸椎 CT

二、诊疗思路

1. 临床诊断与诊断依据

患者突发肌力下降，感觉减退，根据其表现可初步考虑为血肿压迫脊髓所致。

2. 鉴别诊断

硬膜外感染：可表现为同样的肌力下降、感觉减退，多为金黄色葡萄球菌感染，可伴有细菌病原学指标的升高，予以鉴别。

3. 治疗计划

急诊探查椎管，尽快解除脊髓压迫。

4. 治疗过程

手术过程：因患者有其他病史，予以请相关科室会诊治疗后，排除手术禁忌证后于2019 年 3 月 2 日在全麻下行 "T_8~L_2 后路椎管减压探查 + 血肿清除 +T_{11}、L_1 椎弓根钉内固定术"。

术中咬除 T_{12} 棘突及椎板、T_{11} 棘突下缘、L_1 棘突上缘，探查发现硬脊膜完整，膨胀，色暗红，无硬膜外血肿，切开硬脊膜及蛛网膜见蛛网膜下隙充满血凝块，逐步减压探查发现血凝块包裹并严重挤压脊髓及马尾神经，血凝块长 16cm。用小儿导尿管探查见蛛网膜下隙恢复通畅后予以连续缝合硬脊膜中段纵行切口，间断缝合上端硬脊膜切口，下端采取稀疏缝合。硬脊膜恢复波动，脊髓张力正常，严密缝合手术切口，术后放置双侧引流管深部引流。术后转 ICU 继续治疗。1 天后转回骨科。

专科查体见左侧肌力：髂腰肌 I^+级，股内收肌 I^+级，外展肌群 I^-级，股四头肌 0级，腘绳肌 I^-级，小腿三头肌 0 级，足趾、踝背伸 0 级，屈拇屈趾 I^-级；右侧肌力：髂腰肌 I^+级，股内收肌 I^+级，外展肌群 I^-级，股四头肌 0 级，腘绳肌 I^-级，小腿三头肌 0 级，足趾、踝背伸 0 级，屈拇屈趾 I^-级；双侧腹壁反射、提睾反射减弱，双侧髌腱反射、跟腱反射未引出，跖反射存在，神经系统病理征未引出。2019 年 3 月 12 日换药后，专科查体见双上肢皮感、肌力正常，双侧腹股沟以下皮感减弱，左边为甚，马鞍区皮感减弱，肛门收缩较前减弱，左侧肌力见髂腰肌 III级，股内收肌 III级，外展肌群 II^+级，股四头肌 II^+级，腘绳肌 II级，小腿三头肌 III^+级，足趾、踝背伸 III级，屈拇屈趾 III^+级；右侧肌力见髂腰肌 IV级，股内收肌 III级，外展肌群 II^+级，股四头肌 III级，腘绳肌 III级，小腿三头肌 III^+级，足趾、踝背伸 IV^-级，屈拇屈趾 IV^-级；双侧提睾反射较前减弱，双侧髌腱反射、跟腱反射未引出，跖反射存在，神经系统病理征未引出。

在接下去 2 天里，上述肌力均下降 I ~ II 级，再次考虑为椎管内血肿，急查脊柱 MRI 增强扫描示：$T_{5\sim8}$ 脊髓前角亚急性血肿压迫，$T_{9\sim12}$ 节段软组织肿胀。脊柱 MRI 示：$T_{5\sim9}$ 椎体水平椎管内异常信号影，血肿？请结合临床，建议复查。脊柱 MRI 增强扫描示：$T_{5\sim8}$ 脊髓前角亚急性血肿压迫，$T_{9\sim12}$ 节段软组织肿胀。（图 2-14-2）

第 2 次手术过程：排除手术禁忌证后于 2019 年 3 月 16 日在全麻下行"T_7 椎管内探查 +$T_5\sim L_2$ 蛛网膜下腔灌洗术"，咬除 T_7 棘突及大部椎板，T_6 棘突、椎板下缘，T_8 棘突、椎板上缘，探查见硬脊膜完整，无硬脊膜外血肿，切开硬脊膜及蛛网膜见脑脊液呈铁锈色，随呼吸波动涌出，蛛网膜下隙见薄膜样血凝块，保护脊髓下用小儿导尿管向近端蛛网膜潜行 8cm，远端潜行 13cm，反复冲洗至无血凝块，通畅后予以连续缝合硬脊膜纵切口，硬脊膜恢复波动，脊髓张力正常。切口左侧留置引流管后严密缝合手术切口。（图 2-14-3）

术后予地塞米松 +20% 甘露醇静滴 3 天脱水。

5. 随访

术后第 5 天行 $L_{4\sim5}$ 腰椎穿刺术，脑脊液呈淡红色，未见血凝块及出血。术后 1 周双下肢肌力恢复至 II ~ III 级，至 9 月已基本恢复至 IV 级。（图 2-14-4）

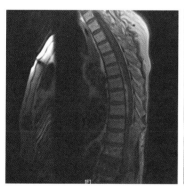

图 2-14-2 脊柱 MRI 增强

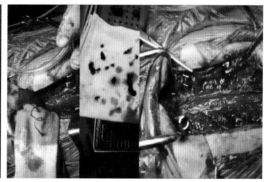

图 2-14-3 术中情况

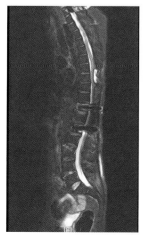

图 2-14-4 脊椎 MRI（术后 1 个月）

三、病例特点与讨论

椎体成形术（PVP）已成为治疗骨质疏松性椎体压缩性骨折（OVCF）的常规治疗手段缺点。它有着良好的止痛效果，微创手术使患者住院时间也明显缩短，显著提高患者生活质量。发展至今，已有成熟的几套椎体成形系统。经 PVP 手术治疗的患者出现术中并发症骨水泥渗漏 6 例（24%），而椎体后凸成形术（PKP）组的患者发生并发症概率低于 PVP 组，仅有 2 例发生骨水泥渗漏（8%）。关于临床上椎管内出血，而且还是脊髓硬膜下血肿（SSH），其原因究竟是什么。本例病例两次均为硬膜下出血形成血肿而导致的截瘫，跟以往的椎管内出血不同，其中缘由耐人寻味。笔者查阅文献后总结为以下三点：自发性脊髓硬膜下血肿（SSH）、创伤性 SSH、医源性 SSH。

1. 自发性 SSH

临床少见、病因复杂且通常无明显诱因。有学者研究认为发病部位在颈胸及胸腰段最为常见，约占 77%。Cooper 认为椎管内静脉丛没有瓣膜。腹腔或者胸腔压力突然增大传至椎旁静脉丛、椎管内血管压力突然增高或在原有的血管病变基础上逐渐发展而发生血管破裂出血形成血肿（本例患者最可能的病因），而且多数学者认为血肿的范围与预后之间并不存在相关性。Friday 认为老年性椎管内血肿可因高血压及动脉硬化、使用抗凝及抗血小板药物所致。其大致原因总结为血管畸形、抗凝及抗血小板的治疗、椎间盘突出及假性痛风等脊柱关节病变、椎旁静脉丛缺陷、高血压及局部的肿瘤。Masanori Izeki 等人在多因素分析后发现术前高血压（校正比值比：2.501，$P < 0.018$）、抗凝治疗（aor：2.716，$P < 0.021$）和多水平手术（aor：2.327，$P < 0.034$）是术后 SSH 的重要危险因素。本例患者均有这 3 个病史。

2. 创伤性 SSH

极为罕见，文献报道不到 30 例。因此笔者提出以下四点假说：①胸部或腹部压力突然的增高可能增加椎管内血管的压力，特别是那些穿过硬膜下和蛛网膜下隙的神经根髓静脉，从而引起出血。②突然的脑脊液负压也可能导致椎管内静脉受到间接的负向吸引力导致脊髓 SSH。③颅内的病变可能也会引起颅内 SSH、脑出血、脑室出血、蛛网膜下隙出血。④出血部位的血液从脑硬膜下隙直接流入脊柱硬膜下隙或者是脊髓蛛网膜下隙出血破裂流入硬膜下隙都会形成 SSH。

3. 医源性 SSH

因为本例患者为 PKP 术后，因此本文的医源性 SSH 分析主要从经皮椎体后凸成形术出发。关于 PVP 或者 PKP 术后椎管内血肿压迫文献报道较少，同时文献报道的病例也不多，关于 PVP、PKP 术后硬膜下血肿（SSH）的文献几乎没有。Hidenari Hirata 等学者第一个报告硬膜外血肿自发消退的病例，血肿在 PVP 术后 3 个月消退，他们推测治疗后的椎管内稳定性可能在这个患者中起了作用。郑召明报道 1 例术后 4 天死于蛛网膜下隙出血，经论证与手术无关。韩国 Keong Duke，Lee 报道了 1 例椎体成形术（PVP，40 岁，女，T_{11}，T_{12}）术后 2 周出现迟发性脊柱 SSH。Kallmes DF 报道了 2 例 PVP 术后脊柱 SSH，均为 12~24 小时内发生。笔者查阅文献总结 PVP、PKP 术后硬膜下出血原因有：①直接穿刺损伤硬脊膜导致硬膜外出血或 SSH。②解剖上椎管内静脉丛没有瓣膜，血流方向没有限制。③穿越硬膜下和蛛网膜下隙的神经根髓静脉引起 SSH。④骨水泥注入椎体血管压力突然增大，传至包括根髓静脉的椎旁静脉丛引起椎管内出血。⑤椎管内血管压力突然增高或在原有的血管病变基础上逐渐发展而发生血管破裂出血形成血肿。经皮椎体成形术有渗漏的手术风险，然而随着手术技巧的成熟及运用球囊及网袋系统之后，渗漏的概率越来越少，本例 PKP 术中，在一次穿刺后就建立了椎体后凸成形术的工作套管，待骨水泥呈拉丝状开始注入，每注射 0.5ml 骨水泥都有进行透视，最后注入的骨水泥总量为 5ml，两次手术的椎管探查均是硬脊膜下的血肿，所以可以排除这是由骨水泥渗漏引起的。

本例患者为直肠癌术后，有高血压病、糖尿病、冠心病的病史；接受化疗的同时还长期服用多种药物，内环境较差，凝血功能不好。因此笔者就本次的治疗并结合文献报道结果，为大家做出如下总结：①合并有心血管疾病、有长期服用双抗（波立维和阿司匹林）药物的患者、尽管凝血功能正常，仍建议停药一周以上，改用其他药物替代（桥接治疗）。②术前完善检查，X 线及 MRI 可能不够，还需进行椎体的 CT 平扫（可以明确病椎后缘是否有破裂）检查，做好充分的术前评估工作。③手术人员术中穿刺尽量一步到位，避免反复穿刺引起出血。④出现并发症时（如骨水泥渗漏或者血肿压迫等）应及时处理，完善相关检验检查，根据病情决定是否需要减压手术治疗。Cumhur Kaan Yaltirik 等认为椎体成形术后的患者需要在 24 小时内进行密切随访，任何神经功能缺损或未缓解的疼痛应立即用 CT 和 MRI，如果有正确的诊断和及时的手术治疗，术后复杂患者可能有机会获得完全恢复。⑤进行经皮椎体成形术需要相应的脊柱开放手术技术作为保障，脊柱显微技术更是有用武之地。

福建中医药大学附属人民医院
钟水林

胸腰椎结核术后复发诊疗分析

一、病例介绍

1. 病史

患者，男，50岁，因"反复乏力伴胸腰背痛2年"住院，外院考虑"T_{10-12}、L_1结核"，于2017年11月21日在全麻下行"T_{11}、T_{12}椎管减压钛网植骨融合术＋后入路$T_{11/12}$椎间盘切除术（结核病灶清除术）＋T_9、T_{10}、T_{11}~L_1、L_2椎弓根钉内固定术"。术后1周因手术切口周围红肿渗液，予万古霉素抗感染治疗1周。至第2次清创期间都在病房进行处理，小范围换药清创。术后4天左右开始持续低热，38℃左右，未予处理，后于第2天早上体温恢复正常。

于2017年12月25日行第2次"清创手术"；2018年1月7日行第3次"皮肤及皮下组织清创术"；2018年2月2日因引流管处鼓包行第4次"皮肤及皮下组织清创术"；2018年2月14日切口局部鼓包行第5次"皮肤及皮下组织清创术"；出院后患者出现伤口下部流脓，于2018年5月2日再次住院，予万古霉素45天，清创，期间无发热；出院后3天伤口下部又鼓包，再次住院，期间再次行第6次清创手术治疗。于2018年6月26日前来福建中医药大学附属人民医院住院治疗。

2. 查体

颈椎、胸椎、腰椎生理曲度正常，表面皮肤无缺损；$T_{11/12}$椎体棘突轻压痛、叩击痛，腰椎活动无受限，四肢活动正常，双侧直腿抬高试验（－），跟膝腱反射正常；四肢肌力、肌张力正常，皮肤感觉正常，双侧病理征未引出。

3. 实验室检查

白细胞计数 6.3×10^9/L，红细胞沉降率23mm/h，C反应蛋白20.54mg/L，分泌物涂片查抗酸杆菌（－），分泌物细菌培养48小时，无细菌生长。

4. 影像学检查

外院CT三维重建示：椎体骨质破坏。（图2-15-1）

外院胸腰椎正侧位片（图2-15-2）。患者历次手术后照片（图2-15-3）。胸腰椎MRI示：大量脓液。（图2-15-4）

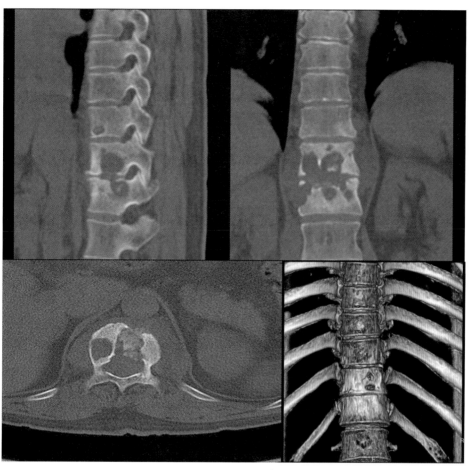

图 2-15-1　CT 三维重建（外院）

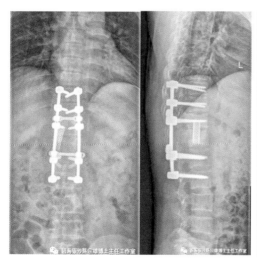

图 2-15-2　胸腰椎正侧位片（外院术后）

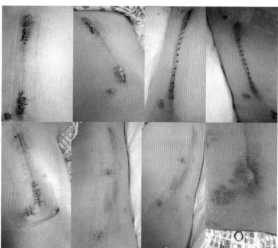

图 2-15-3　历次手术后照片

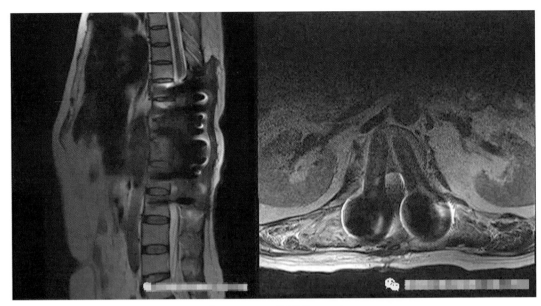

图 2-15-4　胸腰椎 MRI

二、诊疗思路

1. 临床诊断与诊断依据

根据患者病史可明确诊断为：胸腰椎结核外院术后复发。

2. 鉴别诊断

强直性脊柱炎：可通过 HLA-B27 进行鉴别。

3. 治疗计划

在红细胞沉降率及 C 反应蛋白等实验室检查趋于稳定后，我们决定开始进行手术治疗。基于原先的手术入路，为了减少损伤以及顺利取出内固定物，我们决定从后路进行手术。Safran 等认为经后方入路在维持腰椎节段性及腰椎三柱稳定方面有明显优势。Lee 认为后方入路手术是治疗腰椎结核的有效方法。

此次手术的主要目的在于清除脓液，在此基础上行简单而又稳定的固定，金属内固定物也是细菌的聚集地之一，尽可能减少内固定物可以有效减少细菌的粘附。局部病灶的结核杆菌通常很难彻底清除，钛网结构相对复杂，表面粗糙，与结核杆菌有较大的接触面，而抗结核药物的局部渗透性差，浓度低，容易成为抗结核药物的死角，为结核菌的生长创造有利条件。部分复诊病例中，钛网取出后植骨床出现冷脓肿，故主张术中将病灶清除的同时，应尽可能减少骨质缺损，一期重建脊柱序列不应首选钛网。

三、治疗过程

（1）按术前计划行假体取出、病灶清除术。（图 2-15-5）

（2）进行椎弓根钉内固定术。（图 2-15-6）

（3）术后进行实验室检查：红细胞沉降率及 C 反应蛋白均降至正常范围，期间一直口服更改后的抗结核治疗用药，切口未出现红肿渗液，愈合良好。（图 2-15-7）

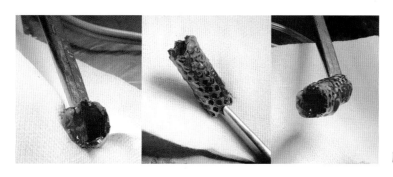

图 2-15-5　取出的钛网

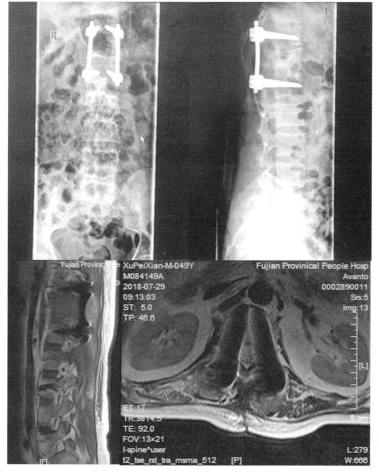

图 2-15-6　椎弓根钉内固定术后影像资料

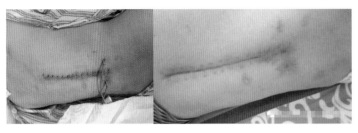

图 2-15-7　术后恢复良好

四、随访

患者于 2018 年 11 月 30 日再发"胸背部疼痛 3 天"再次前来我院治疗。查体见在 $T_{12}\sim L_1$ 水平见一大小约 2cm × 2cm 的包块，质软，可触及波动感。余无明显异常。

2018年12月5日请福州肺科医院的医生会诊。会诊意见：待脓液结核检查结果出来后，可予以按临床耐药方案处理。我们和患者协商后决定做完清创手术后转至福州肺科医院进行专科治疗。穿刺液细菌培养：3、5、15天均无细菌生长。结核杆菌抗体测定（−）。红细胞沉降率 22mm/h。C反应蛋白 9.62mg/L。

2018年12月11日行"胸腰椎结核术后复发清创缝合术"，术中于内固定物周围放置链霉素药粉，放置3根引流管。术后第2天开始每天换药，换药时以阿米卡星0.2g/2ml注入引流管内冲洗。患者于2018年12月17日转至福建省福州肺科医院治疗，用药如下：①环丝氨酸胶囊（0.25g/粒）1粒，每天2次。②丙硫异烟胺肠溶片（0.1g/片）2片，每天2次。③吡嗪酰胺（0.25g/片）2片，每天3次。④莫西沙星（0.4g/粒）1粒，每天1次。⑤阿米卡星（0.2g/2ml）+250ml氯化钠注射液，每天1次。⑥对氨基水杨酸钠（2g）+500ml 5%葡萄糖注射液，每天1次。

术后随访恢复情况良好，至今未再复发。

五、病例特点与讨论

脊柱是结核的好发部位，排第一位的是腰椎结核，胸椎居脊柱结核的第二位。胸椎结核多破坏椎体前中柱，椎体塌陷后容易导致脊柱后凸畸形，并出现脊髓压迫症状，所以对于达到手术指征的患者应采取手术治疗。近年来T-spot检测（酶联免疫斑点试验）成为脊柱结核诊断的一个重要方法，其具有速度快、灵敏度高等特点，可以作为细菌学检查明确前的一项重要辅助诊断方法。脊柱结核诊断的金标准是组织病理学和细菌学检查。

1. 分型

Jain 等根据脊柱结核 CT 表现，将脊柱结核骨质破坏类型分为骨碎片型、溶骨型、局灶破坏硬化型、骨膜下型及混合型 5 种类型。MRI 对于组织中水及蛋白质的变化高度敏感，张忠民等根据 MRI 表现将脊柱结核分为 5 型：信号改变型（Ⅰ型）、脓肿形成型（Ⅱ型）、椎体破坏型（Ⅲ型）、椎管占位型（Ⅳ型）和后凸畸形型（Ⅴ型）。 Ⅱ型又分为 Ⅱa 型和 Ⅱb 型。Ⅱa 型：明显脓肿形成，并不完全局限在椎体内，椎间盘退变；Ⅱb 型：巨大脓肿形成，或流注脓肿，椎体信号改变，椎间盘退变。Ⅰ型及 Ⅱa 型的脊柱结核采用非手术治疗，Ⅱb 型采用单纯病灶清除术，Ⅲ型采用病灶清除、植骨融合内固定术，Ⅳ型考虑病灶清除、椎管减压、植骨融合内固定术，Ⅴ型考虑病灶清除、椎管减压、矫形、植骨融合内固定术。

2. 治疗

传统药物治疗腰椎结核只能杀死结核杆菌，不能有效恢复及矫正已被结核杆菌破坏的腰椎椎体，故在药物治疗基础上采取手术治疗已成为治疗腰椎结核的趋势。胸腰椎结核一期术后复发的主要原因与病灶清除不彻底、耐药性结核菌株出现、非活性异物过多放置、内固定松动失效、长期营养不良及不正规化疗有关；一般要求红细胞沉降率控制在 40mm/h 以下才行手术。对于严重营养不良的患者给予少量、多次输入新鲜血浆悬液及人血白蛋白，有贫血表现的补充红细胞。窦道加强换药，防止混合感染。加强患者结核病教育，嘱其全程、规律服用抗结核药物，定期复查，支具固定 3 个月，多节段病灶清除或脊柱后凸畸形严重者，应适当延长时间。通过引流管直接注入抗结核药，使局部病灶内药物浓度达到杀灭结核杆菌的浓度，从而有效杀灭结核杆菌。

一线抗结核药物是最有效的药物：利福平（R，每天 8~12mg/kg）、异烟肼（H，每天 4~6mg/kg）、吡嗪酰胺（Z，每天 20~30mg/kg）、乙胺丁醇（E，每天 13~17mg/kg）、链霉素（S，每天 12~18mg/kg）；二线抗结核药物包括氨硫脲、对氨基水杨酸、乙硫异烟胺、环丝氨酸、阿米卡星、卷曲霉素等。不足是效果稍差，毒副作用相对更多，价格偏高。抗结核药物治疗要遵循早期、联合、适量、全程、规律的原则。

化疗方案包括标准化疗 3SHRE/6-15HRE、短程化疗 4SHRE/5HRE、超短程化疗 2SHRZ/2-4HRZ，同时辅助应用护肝药物预防药物性肝损害，部分患者化疗期间会出现耐药性。Li 等认为耐药性产生的主要原因是不规律的抗结核药物治疗以及耐药菌株的增殖扩散。近年来 Xpert MTB/RIF 技术的应用可以在较短的时间内检测出耐药性。李力韬等报道该方法检测利福平耐药性的敏感度为 93.33%，特异度为 94.12%，一旦发现耐药，需更换为尚未检测出耐药性的其他一线药物，并适当地辅以二线抗结核药物联合应用，化疗周期应适当延长。Gupta 等对 14 例耐药性结核患者化疗中，配合免疫治疗（肌内注射维生素 D60 万 IU；每天口服丙硫咪唑 200mg，维持 3 天；沙门菌疫苗 0.5ml 肌内注射；流感疫苗 0.5ml 肌内注射），每月重复 1 次，所有患者治疗 2~6 周后神经症状逐渐改善，至 1 年左右随访，患者表示均可以完全独立进行日常活动。

六、 复发的原因

1. 病灶清除不彻底

多数学者认为，病灶清除不彻底是脊柱结核术后复发的重要原因。但彻底病灶清除只是相对的，术后脓腔内仍会产生炎性渗出，所谓彻底是在肉眼直视范围内的病灶完全清除。金卫东等对 296 例脊柱体力劳动。安置非活性异物，在其表面生成黏多糖生物膜层的可能性增大，从而阻止抗结核药物的进入。

2. 内固定的松动失效

许多学者认为脊柱稳定性的重建是治疗脊柱结核的关键。内固定松动的原因：①为减少融合节段，剩余病椎行置钉内固定，但高度不足。②骨质疏松。对于骨质疏松的老年脊柱结核患者，采用后路经椎弓根固定和矫形的效果要优于前路固定，并且固定节段应适当延长。

3. 长期营养不良及不正规化疗

抗结核化疗仍是治疗脊柱结核最基本也是最重要的措施，必须遵循早期、规律、全程、联合、适量的原则。但由于抗结核化疗时间较长，患者受教育水平、经济、药物副反应、依从性差等原因，不易坚持，中途自行停药治疗。任何患者术后均需正规化疗，术后正规化疗仍为治疗成功的基础，因此必须向患者及家属交代清楚，防止术后因停药引起的结核复发。营养不良患者在椎体结核术后需加强营养支持治疗，饮食多摄入优质蛋白，充分休息。

总之，抗结核药物治疗始终是脊柱结核治疗的基础，手术治疗是重要的辅助治疗手段。创伤小、恢复快的微创手术方法是脊柱结核手术治疗的重要发展方向。治疗时应依据患者身体状况、结核部位、骨破坏情况、病变范围等制订出创伤小、效果好的方案。术后配合中药骨痨汤抗结核治疗 12~18 个月，每月复查、随访。配方中的虎杖、瓜子金、紫花地丁等为清热解毒药物，对于局部炎症有较强抑制作用，可以达到协同抗痨、缓解局部症状的作用。

福建中医药大学附属人民医院

钟水林

胸腰椎骨折手术失败翻修病例

一、病例介绍

1. 病史

患者，女，51岁，2年前因"高处坠落致腰背痛伴双下肢无力1天"为主诉就诊外院，完善相关检查，诊断"L_2 爆裂性骨折伴不全瘫"，在外院行"腰椎后路 L_2 椎体骨折切开复位＋椎管减压＋横突间植骨＋L_1、L_3 椎弓根钉棒内固定术"。术后4个月复查出现内固定失效，遂再一次行"腰椎后路 L_2 骨折脱位术后内固定取出＋取髂骨植骨＋椎间植骨融合＋椎弓根钉棒内固定术"。半年后，患者因出现"腰部疼痛伴双下肢无力"再次手术取出内固定物。术后9个月，开始出现反复腰部疼痛，遂就诊于福建医科大学附属协和医院。

2. 查体

生命征平稳，腰椎轻度后凸畸形，L_2 棘突，椎旁压痛、叩击痛明显，双侧髂腰肌、股四头肌肌力Ⅱ级，双下肢余肌力Ⅳ级，左侧大腿前外侧麻木，病理征（−）。

3. 实验室检查

血常规、生化全套、凝血功能无明显异常。

4. 影像学检查

第一次术前检查 X 线、CT 示：L_1 椎体骨折。MRI 提示：PLC（后纵韧带复合体）可疑损伤。（图 2-16-1）

第一次术后4个月，X线、CT 示：出现内固定失效，可见椎弓根钉移位。（图 2-16-2）

第二次术后6个月，X线、CT 示：再次出现 L_5 椎弓根钉拔出。（图 2-16-3）

第三次手术取出内固定后10个月复查 X 线、CT 及 MRI 未见异常。（图 2-16-4）

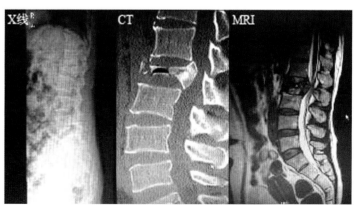

图 2-16-1　第一次术前影像学检查

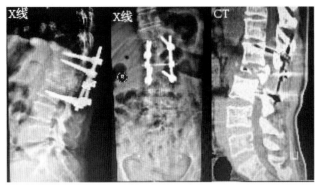

图 2-16-2　腰椎正侧位及 CT 矢状面（第一次术后）

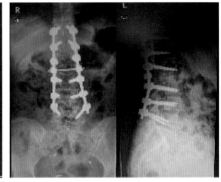

图 2-16-3　腰椎正侧位片（第二次术后）

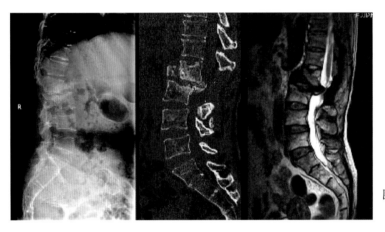

图 2-16-4　影像资料（第三次术后取出内固定）

二、诊疗思路

1. 临床诊断与诊断依据

患者 L_2 爆裂性骨折术后，多次出现反复腰背部疼痛伴下肢无力等神经根性症状，结合 CT 及 MRI 提示，可诊断为：L_2 椎体爆裂性骨折术后。患者腰椎有轻度后凸畸形，有明显压痛，X 线提示 L_2 椎体骨折呈楔形变，可见骨折移位，诊断明确。

2. 鉴别诊断

（1）腰椎间盘突出症：患者有慢性腰痛及双下肢放射性疼痛，咳嗽及喷嚏可使患者症状加重，患者影像学提示突出椎间盘压迫神经根表现，与该患者不符。

（2）腰椎结核：患者通常有午后低热等症状，血液学检查可发现结核抗体阳性，该患者无低热等表现，影像学检查也不支持该诊断。

3. 治疗过程

（1）术前评估：术前评估胸腰椎骨折类型、骨折块移位及塌陷程度，分析多次手术内固定失效的原因，结合患者自身状况，确定手术时机、手术入路、固定方法。

（2）手术过程：患者在全麻下行"胸腰椎后路椎管减压＋L_1滑脱切开复位＋L_2截骨＋钛网植骨融合术＋椎弓根钉内固定术"。分别予 T_{11}、T_{12}、L_1、L_{3-5} 双侧置入定位针，透视见位置及方向满意后分别置入合适长度及直径的椎弓根螺钉左右各 6 枚，经一侧椎弓根行截骨截除陈旧骨折的 L_2 部分椎体，切除 $L_{1/2}$ 及 $L_{2/3}$ 椎间盘，清除椎间隙软组织，准备植骨面，于椎间置入填充自体骨和异体骨的钛网 1 枚，两侧椎弓根螺钉安装预先弯好的钛棒固定。

（3）术后康复：患者术后第 3 天拔除引流管，术后 8 天，患者一般情况良好后佩戴支具下床活动，出院后仍佩戴支具 3 个月，之后定期复查 X 线片示内固定在位，未见松动，神经症状逐渐改善，双下肢肌力Ⅳ级。

4. 随访

术后 1 年，患者无双下肢无力等症状，复查全脊柱正侧位片，钛网融合良好。（图 2-16-5）

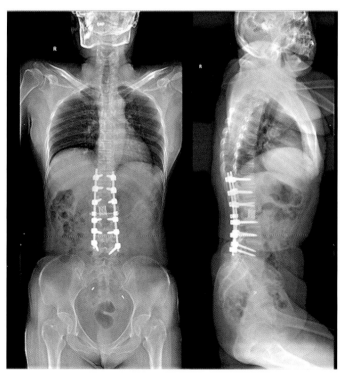

图 2-16-5　全脊柱正侧位（术后 1 年）

三、病例特点与讨论

1. 胸腰段损伤严重度评分系统（TLICS）在治疗决策中的意义

该评分系统根据骨折损伤形态、后方韧带复合体损伤情况以及神经功能，进行累计得分。累计得分≤3分者可保守治疗，等于4分者保守或手术，≥5分者可手术治疗。该评分系统重视后方韧带复合体的修复，但忽视椎体载荷情况，且对于部分AO分型为B型，但TLICS评分为4分且需要手术者，手术态度不够坚决。例如本例患者初诊时，骨折形态为爆裂骨折得分为2分，PLC可疑断裂得分为2分，神经功能不完全损伤得分3分，累计得分7分。因此本例患者在首次就诊时便考虑手术内固定治疗。

2. 脊柱载荷分享评分系统对胸腰椎骨折手术方案制定

该评分系统主要用于评价后路短节段内固定失败风险，该分型系统根据术前CT分析骨折粉碎程度及后凸畸形情况进行评分：①矢状位CT骨折粉碎程度提示≤30%者得分为1分，骨折粉碎程度为30%~60%者为2分，骨折粉碎程度>60%者为3分。②轴位CT骨折移位程度提示轻微移位者为1分，骨折移位程度小于椎体50%的横截面积者得2分，骨折移位程度移位>2mm且大于50%横截面积得3分。③后凸畸形≤3°者得1分，后凸畸形为4°~9°者得2分，后凸畸形≥10°者得3分；总分为3~9分；≤6分可行后路固定，≥7分需要前方支撑。本例患者初诊外院时CT提示骨折粉碎程度>60%以上为3分，移位程度>50%为3分，后凸畸形>10°为3分，累计得分9分，表示该患者需要行前路支撑。该患者在首次就诊时采用后路短节段内固定治疗，根据载荷评分系统，缺乏前路的有效支撑可能导致第一次手术内固定失效的主要原因。

3. 如何根据治疗决策中患者的具体情况选择最佳治疗方案

由于载荷分享评分系统（LSSS）用于评价后路短节段内固定失败风险，分值越高表示承受轴向载荷能力越小，但该评分系统忽视了评价患者伤后神经功能及后方韧带复合体结构损伤情况。TLICS重视神经、后方韧带复合体以及椎体的骨折情况综合评估，但忽视椎体载荷情况。因此需要针对胸腰椎骨折的具体病例，需充分结合AO分型，LSSS评分系统以及TLICS评分系统进行综合评估，根据正确的诊断和分型，并根据患者骨折的严重程度，韧带复合体和神经组织的损伤情况，选择合适的入路和合适的内固定范围。

福建医科大学附属协和医院

周林泉　王振宇　刘文革

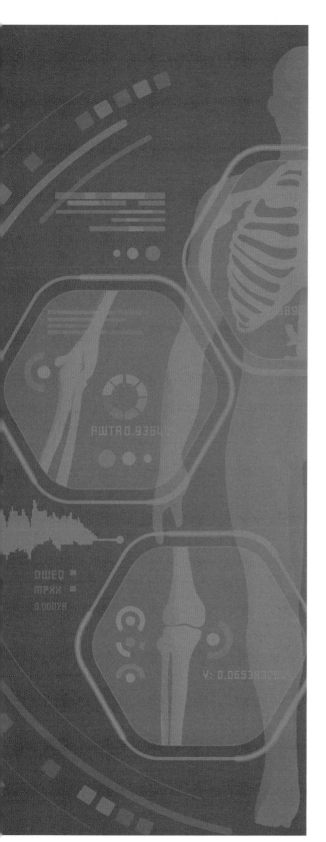

第三章

创伤骨科疑难病例

股骨远端开放性骨折诊疗分析

一、病例介绍

1. 病史

患者，男，46岁，因"高处坠落致全身多处肿痛伴活动受限10小时"就诊我院。既往无特殊。

2. 查体

生命体征平稳，口腔处肿胀，可见缝线。右内外踝及足跟部肿胀，压痛叩痛，右踝关节及后足活动受限，足趾活动良好。

左膝前可见一长约2cm伤口，左大腿下段外侧可见一伤口，外穿的牛仔裤被骨折断端卡住，嵌入肌肉中，未见外露的骨折端。局部肿胀，出血（图3-1-1），骨擦感及骨擦音阳性，有反常活动，左膝关节活动受限。左足踝活动良好，左下肢感觉无减退，末梢血循环好。

3. 影像学检查

股骨正侧位片示：左股骨下段粉碎性骨折，左髌骨可疑骨折。（图3-1-2）

左股骨中下段三维CT示：左股骨下段粉碎性骨折，累及股骨髁间，左胫骨后交叉韧带止点骨折，左髌骨骨折。（图3-1-3）

右踝关节正侧位片及左踝关节CT三维重建示：右跟骨粉碎性骨折，右内踝骨折。（图3-1-4、图3-1-5）

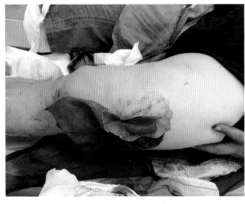

图3-1-1 受伤外观

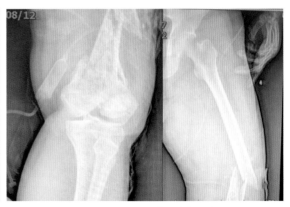

图3-1-2 股骨正侧位片

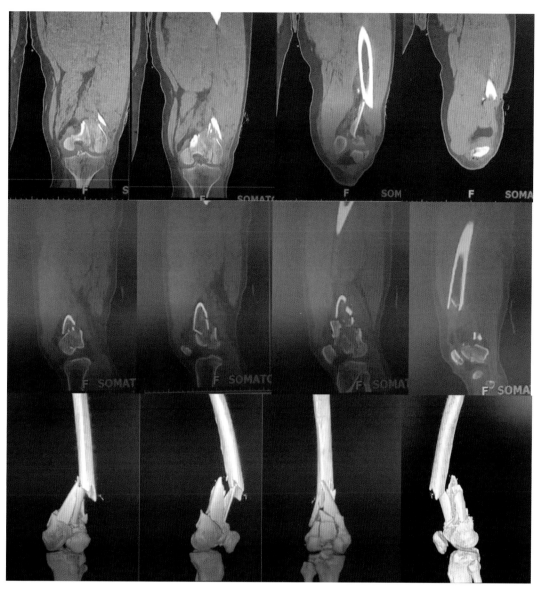

图 3-1-3　股骨中下段三维 CT

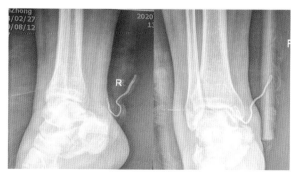

图 3-1-4　右踝关节正侧位片

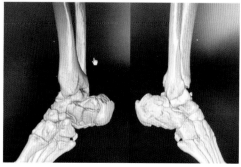

图 3-1-5　左踝关节 CT 三维重建

二、诊疗思路

1. 临床诊断

结合病史、查体、影像学检查，可诊断为：①左股骨远端开放性骨折（Gustilo 分型 Ⅱ 型）；②左髌骨开放性骨折（Gustilo 分型 Ⅰ 型）；③左胫骨后交叉韧带止点撕脱骨折；④右跟骨骨折（Sander 分型 Ⅳ 型）；⑤右内踝骨折。

2. 鉴别诊断

神经损伤：股骨下段骨折需排除是否合并血管神经损伤，该患者左下肢足背动脉和胫后动脉搏动良好，末梢血运良好，毛细血管反流时间正常，排除血管损伤。左侧足踝活动良好，左下肢感觉无减退，排除神经损伤。

3. 治疗计划

（1）右下肢闭合性损伤，可限期行骨折内固定手术，左侧开放伤，尽管股骨下段骨折仅是 Gustilo 分型 Ⅱ 型损伤，但由于伤后时间较长，局部异物卡压于骨折断端间，污染较为严重，还是决定分期对骨折进行处理，左侧膝关节周围骨折，如行外固定架固定，需跨关节固定，股骨骨折粉碎，范围大，后期钢板固定选用钢板长度较长，行外架固定，股骨侧外固定针会影响二期钢板固定，同时考虑为患者节省费用，决定暂不使用外固定架。

（2）二期闭合伤口。

（3）先一期对左侧肢体骨折行清创 VSD 引流术及胫骨结节牵引术，后根据局部创面情况及相应实验室检查结果决定骨折内固定时间。右侧跟骨骨折及内踝骨折待局部皮纹征出现后可以先期行内固定手术。

三、治疗过程

1. 第一次手术（2020 年 8 月 12 日）

（1）清创缝合 VSD 术（左侧大腿外侧 VSD，髌前切口直接缝合）。

（2）胫骨结节骨牵引术。

（3）麻醉后发现无法将卡入的牛仔裤拔出，给予剪掉外露部分，切开皮肤及皮下，暴露骨折端，方可以取出（图 3-1-6）。髌前伤口，探查，发现皮下组织潜行剥离，外侧与股骨骨折端相连（图 3-1-7）。

（4）第一次术后实验室检查结果变化（8 天内）：C 反应蛋白逐渐升高。白细胞计数和中性粒细胞比率变化不大。红细胞沉降率逐渐升高。降钙素原升高。体温仅有一次低热，其他时间均正常。

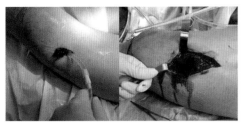

图 3-1-6 剪掉外露部分，切开皮肤及
皮下

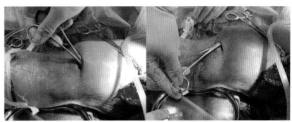

图 3-1-7 术中探查

2. 第二次手术（2020 年 8 月 21 日，伤后第 9 天）

（1）考虑到红细胞沉降率和 C 反应蛋白、降钙素原处在上升阶段，不排除合并感染可能，故左侧继续清创引流，暂缓行钢板内固定术。

（2）右侧跟骨及内踝骨折切开复位钢板螺钉内固定术。

（3）左侧大腿清创缝合术（术中未见明显脓液，创面内局部少许黏稠淡红色液体，留取行细菌培养及药敏）。

（4）第二次术后细菌培养结果见：溶血性葡萄球菌和鹑鸡肠球菌。

（5）第二次术后实验室检查结果变化（13 天）：C 反应蛋白逐渐下降。白细胞计数和中性粒细胞比率下降。红细胞沉降率逐渐下降。降钙素原逐渐下降。体温正常。

3. 第三次手术（2020 年 9 月 4 日，伤后第 23 天，第二次术后 14 天）

（1）考虑患者术中细菌培养阳性，但有敏感抗生素，患者年轻，术后感染指标红细胞沉降率、C 反应蛋白和降钙素原均呈下降趋势，局部红肿热痛不明显，因此决定行内固定术，同时术前跟患者及家属充分沟通后感染复发可能，如术中打开伤口发现局部明显脓液，仍需继续进行清创引流术。

（2）第二次术后 14 天，伤口愈合良好，股骨远端及髌骨骨折切开复位内固定术：术中未见明显脓性分泌物，将原有切口向远端延伸至髌骨外侧，切开关节囊，暴露股骨髁间，同时皮下暴露髌骨，见股骨髁间及髁上粉碎性骨折（图 3-1-8），先对股骨髁间关节面骨折块进行复位克氏针临时固定，再复位股骨髁上骨折块，插入股骨远端外侧解剖板，进行固定，术中尽可能保护骨膜，减少剥离，局部见骨缺损严重，给予植入同种异体骨，外侧钢板固定后，发现由于远端内外侧均为粉碎，单纯外侧固定，局部骨折端极为不稳定，外侧钢板负荷过大，因此决定在内侧辅助使用一块重建钢板进行固定，增加固定的强度和稳定性。

（3）术中透视：股骨髁关节面完整，钢板螺钉位置良好，股骨力线正常。（图3-1-9）

（4）术后股骨正侧位片示：骨折对位对线良好，钢板螺钉位置良好，可见植入的异体骨粒，股骨远端关节面平整。（图3-1-10）

（5）术后股骨远端三维CT示：髌骨关节面及股骨远端关节面平整，螺钉位置及长度良好，力线正常，骨折复位良好。（图3-1-11）

（6）第三次术后细菌培养结果见：溶血性肠球菌和鸟肠球菌。

（7）第三次术后实验室检查结果变化：C反应蛋白逐渐下降至正常。白细胞计数和中性粒细胞比率逐渐降至正常。红细胞沉降率逐渐下降。降钙素原下降。体温均正常。

4. 围术期处理

自入院后即给予头孢及喹诺酮类药物预防感染治疗。待细菌培养结果回报后根据药敏结果给予二联抗生素治疗直至出院，共6周。钢板固定后行膝关节主、被动功能锻炼。术后两周伤口愈合良好，顺利拆线。

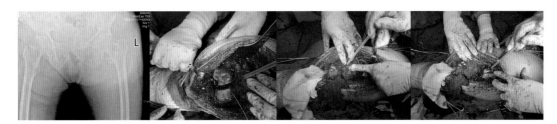

图 3-1-8　术中所见

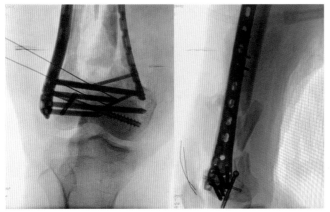

图 3-1-9　术中透视

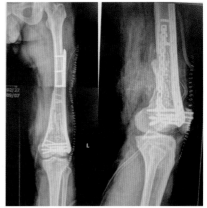

图 3-1-10　股骨正侧位片（术后）

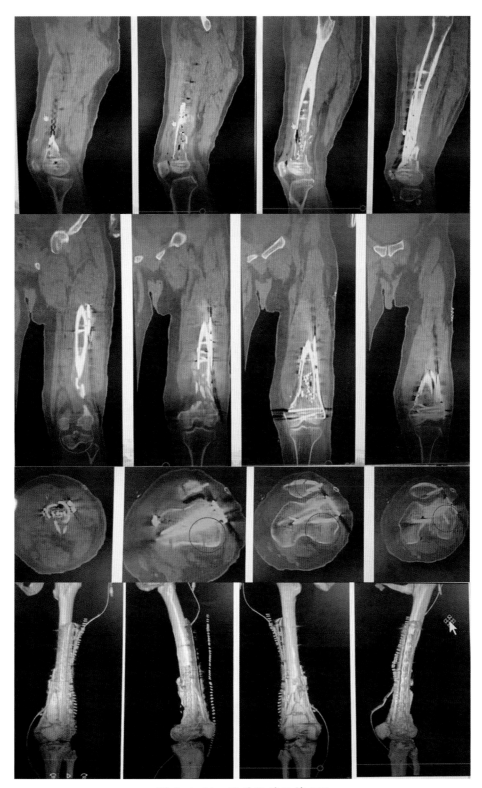

图 3-1-11　股骨远端三维 CT

四、随访

术后 40 天，左膝关节屈曲约 85°，伸直 0°。（图 3-1-12）

术后 4 个月复查股骨正侧位片示：部分骨痂形成。（图 3-1-13）

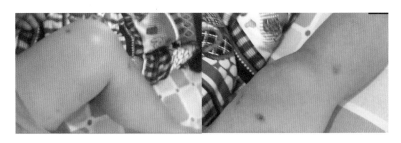

图 3-1-12　关节活动度

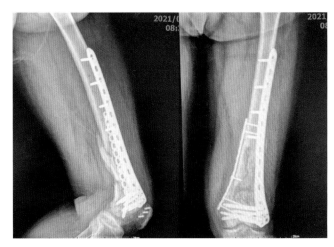

图 3-1-13　股骨正侧位片（术后
　　　　　　4 个月）

厦门大学附属第一医院

冯进益　林晓毅　刘复安

自体腓骨髓内植骨重建肱骨距治疗老年肱骨近端骨折脱位

一、病例介绍

1. 病史

患者，女，70岁，因"车祸后右肩疼痛、活动受限1天"入院。车祸后右侧肢体着地，当即感右肩部剧痛、活动受限，无呕吐、头痛。

2. 查体

右侧"方肩畸形"，局部淤青、肿胀，压痛及叩击痛明显，肩关节主动及被动活动均受限，肩部外侧感觉对称存在。右侧手臂及各指运动、血运、感觉正常。

3. 影像学检查

肱骨CT示：肱骨大小结节、外科颈、部分解剖颈骨折，肩关节脱位。（图3-2-1）

肩关节CT三维重建示：肱骨近端4部分骨折，累及肱骨大小结节、外科颈、解剖颈、喙突前下脱位。（图3-2-2）

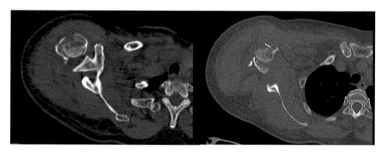

图 3-2-1　肱骨 CT

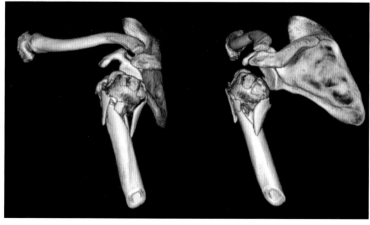

图 3-2-2
肩关节CT三维重建

二、诊疗思路

患者 70 岁，车祸高能量损伤后出现右侧肩剧痛、活动受限 1 天入院。外院门诊 X 线和福建医科大学附属南平第一医院 CT 均报告右侧肩肱骨近端骨折 – 脱位，骨折累及肱骨近端大小结节、外科颈、部分解剖颈、肩关节喙突前下脱位。故诊断为：肱骨近端骨折 [Neer 分型：4 部分骨折、Neer Ⅵ型（骨折 – 前脱位）。AO 分型 AO11–C3 型]。

三、治疗经过

（1）高龄合并骨质疏松，常规肱骨近端切开复位 Philos 锁定钢板内固定容易内固定失效或螺钉切割。

（2）肱骨大小结节尚存骨块，非毁损样，从治疗功能预期和治疗 – 经济学方面考虑，拟行一期切开复位内固定，暂时不考虑肱骨头置换或反肩置换。

（3）术前重视肱骨距重建与修复，拟采用自体腓骨移植重建肱骨距。

（4）联合采用"降落伞"缝合加强技术。

（5）围手术期、出院后规范抗骨质疏松处理。

（6）术后康复治疗师及时介入辅助康复治疗。

四、随访

术后胫腓骨侧位片示：同侧胫腓骨正侧位片显示取自体腓骨长度（外踝上大于 8cm 取骨 4~5cm 长度）。（图 3-2-3）

术后即刻左肩关节 X 线示：肱骨近端骨折颈干角恢复，肱骨距重建修复。（图 3-2-4）

术后即刻肱骨 CT 示：植骨块位置良好，肱骨距修复重建满意。（图 3-2-5）

术后 5 个月复查摄片，植骨块逐渐和周围髓腔融合。肩关节功能恢复尚可。（图 3-2-6、图 3-2-7）

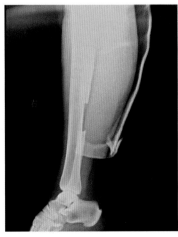 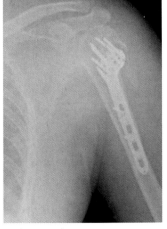

图 3-2-3　胫腓骨侧位片（术后即刻）　　图 3-2-4　左肩关节正位片（术后即刻）

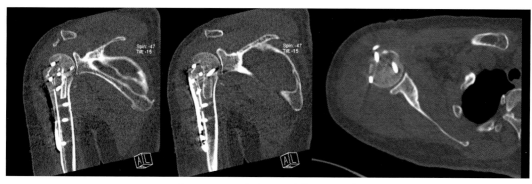

图 3-2-5　肱骨 CT（术后即刻）

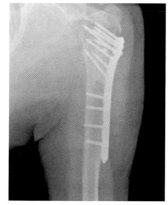

图 3-2-6　肱骨正位片（术后 5 个月）

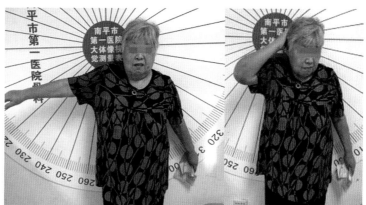

图 3-2-7　肩关节功能（术后 5 个月）

五、病例特点与讨论

1. 老年肱骨近端骨折

车祸高能量损伤，骨折粉碎且骨折波及大、小结节，外科颈，解剖颈，肱骨内侧缺乏有效支撑。单纯应用普通肱骨近端锁定板容易发生内翻畸形、螺钉切割、骨折不愈合、内固定衰竭、肱骨头坏死。骨折内固定术后牢固性是关键。

2. 肱骨距重要性

2012 年 Russo 等在 Condam 肱骨近端四部概念基础上，认为肱骨距应该区别肱骨头、大结节、小结节、肱骨干，作为一个独立第五部分分型系统。肱骨距完整性与术后翻修密切相关，也是判断锁定钢板治疗肱骨近端骨折疗效的一项预测因素。

3. 常见的肱骨近端骨折内固定加强技术

常规肱骨近端骨折内固定加强技术有注射式硫酸钙或磷酸钙螺钉孔加强技术、自体腓骨或髂骨髓内植骨加强、锁定钢板距螺钉技术、降落伞缝合加强技术、内侧支撑钢板技术和双钢板技术。

4. 自体腓骨或髂骨髓内植骨肱骨近端加强技术修复肱骨距

肱骨近端骨折取自体腓骨髓内植骨适应证：患者骨骼质量差、骨质疏松，又拒绝关节置换者；Neer V、VI 型四部分骨折未关节置换；内侧铰链丧失且复位后极度不稳，或内侧骨缺损≥ 2cm；术中无法维持合适头干角，或其他容易出现内固定衰竭因素。坚强有效内固定、早期活动等于良好功能。自体腓骨髓内植骨大大减小了复位难度、减少了术后相关内固定失效的并发症，提高了术后肩关节功能优良率。

福建医科大学附属南平第一医院

郭兵　杨世明　吴冯春　陈小杰

扩大肩前侧入路治疗肩关节盂前侧复杂骨折合并肩锁关节脱位

一、病例介绍

1. 病史

患者，男，43 岁，因"高处坠落致左肩等处疼痛 3 小时"于 2020 年 12 月 22 日入院。入院前 3 小时从高处坠落，左肩部、背部、右腕部等多部位疼痛明显，呈持续性，疼痛剧烈，活动时加剧，静止可稍缓解，伴左背部肿胀、左肩关节活动受限，无伴明显双上肢麻木、无力、放射痛。送诊至宁德市闽东医院急诊科，予行 CT 等检查后，收住创伤骨科。

2. 查体

生命体征尚平稳。T_3 椎体棘突上叩击痛，椎旁压痛。左肩部肿胀，左肩胛骨压痛，纵轴叩击痛，触及骨擦感、异常活动。左肩锁关节处压痛，双腕部肿胀，触痛。左上肢及右腕关节活动受限，余肢体活动尚可。四肢感觉、血运可。

3. 影像学检查

2020 年 12 月 22 日肩关节正位片示：左侧肩胛骨粉碎性骨折。左侧锁骨肩峰端抬高。（图 3-3-1）

2020 年 12 月 22 日肩关节 CT 示：左肩锁关节脱位；左肩胛骨粉碎性骨折；左侧多发肋骨骨折等。（图 3-3-2）

2020 年 12 月 24 日骨关节 CT 三维成像示：左侧肩胛骨粉碎性骨折累及左侧肩胛盂；左侧肩锁关节半脱位；左侧多发肋骨骨折等。（图 3-3-3）

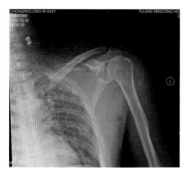

图 3-3-1　肩关节正位片

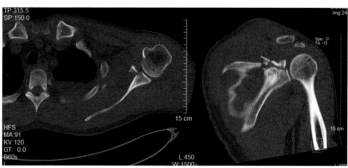

图 3-3-2　肩关节 CT

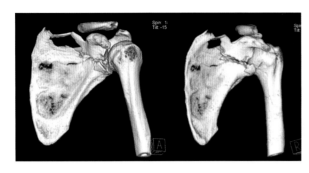

图 3-3-3　肩关节 CT 三维成像

二、诊疗思路

1. 临床诊断与诊断依据

患者有明确外伤史，查体见左肩部肿胀，左肩胛骨压痛，纵轴叩击痛，触及骨擦感、异常活动。左肩锁关节处压痛。结合 X 线片及 CT 检查可明确诊断为：①左肩胛骨关节盂骨折（OTA 分型 14–B1 型 Vb 型）；②左肩锁关节脱位等。

2. 鉴别诊断

病理性骨折：常常为骨结核、肿瘤等疾病致骨质破坏后因轻度 – 中度暴力导致骨折，症状除疼痛、活动受限等局部表现外，常伴有结核中毒症状、肿瘤恶病质等全身表现，查 X 线片可见骨质破坏表现。该患者病史、X 线片检查不支持。

3. 诊疗计划

左肩胛盂前侧骨折，前下方游离关节面骨折，通过后侧入路及肩上方入路无法进行骨折治疗操作。拟采用扩大的肩前方入路治疗关节盂骨折 + 肩锁关节脱位。

三、治疗经过

（1）入院后完善检查。于 2020 年 12 月 31 日在手术室全麻下行"左肩胛盂骨折切开复位内固定 + 左肩锁关节脱位复位内固定术"。麻醉成功后，摆患者沙滩椅位，垫高左肩，常规左肩部消毒铺巾。沿左锁骨外侧段做长约 6cm 斜行切口，切开皮肤、皮下组织，暴露左肩锁关节及左锁骨外侧端，见左锁骨肩峰端移位明显，予以复位肩锁关节，置入 1 块锁骨钩钢板，依次打孔拧入 3 枚锁定螺钉，活动肩关节见内固定牢固，肩锁关节位置好。C 臂机透视见左肩锁关节脱位复位，内固定物在位。取左肩部前方长约 12cm 斜型切口，从肩胛骨喙突起，沿三角肌内侧缘向外下至肱二头肌前外侧。切开皮肤、皮下组织，保护头静脉，切开深筋膜，分离并切除部分三角肌，切开胸大肌的腱性止点，切断肩胛下肌的腱性止点，切开关节囊，见左肩胛骨粉碎性骨折，关节盂前下部分骨折移位。显露困难。予延长切口，将肩前侧切口与锁骨外侧端切口相连，长度约 20cm。切断肱二头肌短头和喙肱肌联合腱止点。显露骨折。予复位肩胛骨骨折，用 2 枚导针固定，复位关节盂骨折，2 枚导针固定。C 臂机透视见骨折复位好，导针位置、长度良好。测深、钻孔后，拧入 2 枚直径 4.5mm 的中空螺钉固定肩胛骨骨折；拧入 2 枚直径 2.5mm 的 Herbert 螺钉（金兴达）固定关节盂骨折。检查见骨折复位，内固定稳定。C 臂机透视见骨折复位好，内固定物位置良好。冲洗切口，清点纱布器械无误后，用爱惜邦线缝合关节囊、联合腱止点、肩胛下肌肌腱及胸大肌肌腱止点。逐层缝合关闭切口，切口置负压引流管 1 条。术程顺利，术中出血 600ml，未输血。术后安返病房。

（2）术后第 4 天 X 线片见骨折复位，内固定物位置良好（图 3-3-4）。术后 CT 见骨折复位，内固定物位置良好（图 3-3-5）。综上检查见骨折复位，内固定物位置、长度良好。切口愈合拆线后出院。

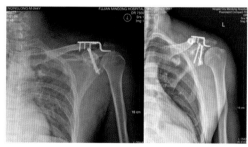

图 3-3-4　肩关节正位片（术后 4 天）

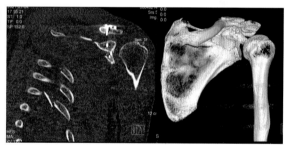

图 3-3-5　肩关节 CT 及三维重建

四、随访

术后 3 个月。Hardegger 疗效评价标准为良。肩关节正位片示：骨折线模糊，内固定物在位，内固定物无松动、断裂。（图 3-3-6）

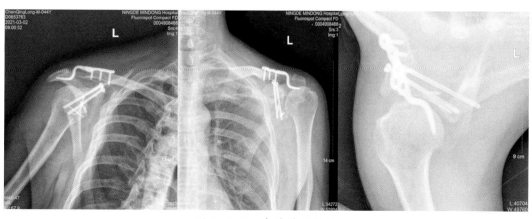

图 3-3-6　肩关节正位片

五、病例特点与讨论

1. 肩胛盂骨折的手术指征

骨折移位＞10mm，关节面移位＞3mm，前缘关节面骨折＞1/4，后缘关节面骨折＞1/3，合并肩关节上方悬吊复合体损伤。

2. 手术难点

采用扩大肩前侧入路，以喙突为中心，切口上段沿锁骨向外侧，用于处理肩锁关节脱位。切口中下段用于处理肩胛盂骨折（图3-3-7）；从喙突沿三角肌内侧缘向前外侧；从三角肌、胸大肌间隙进入，切开部分胸大肌的止点，切开肩胛下肌的止点，切开关节囊，显露骨折端。因视野小，无法行骨折复位固定（图3-3-8），只能进行入路的扩大解剖，在喙突下1cm处切断肱二头肌短头腱和喙肱肌的联合腱，保护联合腱内侧的臂丛神经和腋动静脉，扩大显露骨折端，才可以进行内固定。因此本病例的扩大不仅仅表现为皮肤切口的扩大，更主要的是深层组织的扩大显露，如切断肩胛下肌止点、肩袖、关节囊和联合腱。

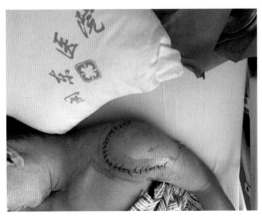
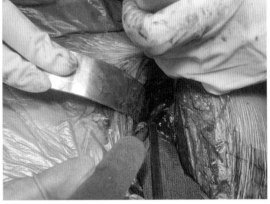

图3-3-7　扩大入路的皮肤切口　　　图3-3-8　未扩大显露时进行骨折治疗操作

3. 讨论

目前治疗肩胛盂骨折的手术入路的选择有后入路、后上入路和前入路3种。后入路：如Judet入路，或肩胛骨后侧外侧缘入路，通过冈下肌和小圆肌间隙，显露盂窝后部和肩胛颈部，可用于治疗肩胛盂后侧、肩胛颈和肩胛体部骨折，为临床最常见的入路。后上入路：分离锁骨和肩胛冈之间的间隙，并沿斜方肌及其下方冈上肌肌腱的纤维方向分离，显露肩盂上部和喙突基底，牵开或切除锁骨外侧部，增加显露范围。此入路适用于盂窝骨折的Ⅲ型、Ⅳ型、Va型、Vc型。前入路：用于盂缘前部骨折或下部骨折，或喙突骨折。

由于前侧入路解剖复位，操作困难。目前临床上罕有直接前入路切开复位关节盂前侧骨折的报道，更多的报道是肩关节镜微创辅助治疗关节盂前侧小骨折块。对于不得不切开复位的病例，移位小的关节盂前侧骨折，通过简单切开关节囊可以进行复位和固定操作。但对于大部分前侧骨折，Brian 等人认为前入路操作异常困难，显露困难时需要做喙突顶点截骨或联合肌腱切断，以改善手术野显露。由于喙突周围解剖复杂，毗邻腋动静脉、臂丛神经等重要组织，手术操作难度较大。本病例，关节盂的前上段连同喙突骨折移位，且关节盂前下方另有骨折，因此不得不在深部进行扩大解剖显露。

4. 总结

扩大肩前侧入路适应证：肩关节上方悬吊复合体损伤中的前侧关节盂损伤合并锁骨骨折或肩锁关节脱位。对于较复杂的关节盂前侧骨折，入路的深部不得不进行扩大解剖才能进行必要的骨折显露、复位和固定操作。主要切断联合腱止点，应避免损伤血管、神经。由于深部扩大显露后，一定要重视组织的重新缝合重建，避免术后肩关节骨折不稳，注意从深部到浅部，顺序缝合修复肩关节囊、联合腱、肩胛下肌止点、大圆肌与背阔肌止点（必要时）、胸大肌止点等。

福建医科大学附属闽东医院

郭卫中　林旺　张申申

陈旧性复杂肘关节骨折脱位诊疗分析

一、病例介绍

1. 病史

患者，女，83岁，因"外伤致右肘关节疼痛伴活动受限1个月余"于2021年3月20日入院。缘于入院前1个月余向后跌倒时右手撑地，当即出现右肘关节疼痛、肿胀、活动受限，无皮肤破溃、流血，无肢体无力、感觉障碍。就诊于当地医院，考虑"右侧肘关节脱位"，予行"手法复位＋右上肢悬吊固定"。经上述处理后右肘关节疼痛较前缓解，但仍持续活动受限。为进一步诊治，转诊至福建省立医院门诊，查右侧肘关节正侧位片示右侧肘关节脱位，伴右侧尺骨冠状突多发撕脱性骨折可能。门诊遂拟"右侧复杂肘关节骨折脱位"收住入院。

2. 查体

右上肢石膏托外固定状态，拆除石膏托见右肘关节肿胀、畸形，右肘关节压痛，以尺骨冠状突处及外侧副韧带处压痛明显。右肘关节 Hunter 三角关系改变，右侧肘关节极不稳定，可触及明显反常活动，内外翻应力试验（＋）。右肘关节活动度 0°~65°~105°；右肘关节 Mayo 肘关节功能评分（MEPS）50分；右腕关节、右手各指活动良好。右肱、尺、桡动脉搏动良好，末梢血运良好，感觉检查未见明显异常。

3. 实验室检查

血氧分压 78.1mmHg。血常规、生化、凝血全套、术前8项未见异常。

4. 影像学检查

右侧肘关节正侧位片示：右侧肘关节脱位，伴右侧尺骨冠状突多发撕脱性骨折可能，右侧肘关节退行性病变伴骨质疏松，右肘关节软组织肿胀。（图3-4-1）

右侧肘关节CT及三维重建示：右侧肘关节、上尺桡关节脱位，右侧尺、桡骨近端向后移位；右尺骨冠状突局部骨皮质中断，周围见数个游离小骨碎片。（图3-4-2）

右侧肘关节 MRI 示：右侧肘关节脱位，伴右侧尺骨冠状突多发撕脱性骨折可能。右侧肘关节软组织挫伤、水肿。（图3-4-3）

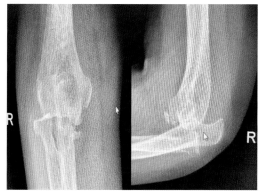

图 3-4-1 右侧肘关节正侧位片

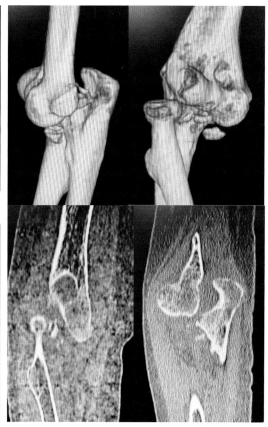

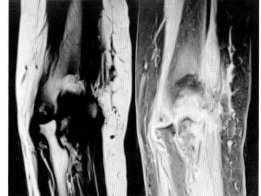

图 3-4-3 右侧肘关节 MRI　　　　图 3-4-2 右侧肘关节 CT 及三维重建

二、诊疗思路

1. 临床诊断与诊断依据

　　患者为老年女性，以"外伤致右肘关节疼痛、活动受限 1 个月余"为主诉入院，有明确的外伤病史，外伤时右上肢向后方撑地，肘关节处于内翻、旋前位置。查体见右肘关节肿胀、畸形，右肘关节压痛，以尺骨冠状突处及外侧副韧带处压痛明显。右肘关节 Hunter 三角关系改变，右侧肘关节极不稳定，可触及明显反常活动，内外翻应力试验阳性。右肘关节活动度 0°~65°~105°。辅助检查见右侧肘关节正侧位片示右侧肘关节脱位，伴右侧尺骨冠状突多发撕脱性骨折可能，右侧肘关节退行性病变伴骨质疏松，右肘关节软组织肿胀。右侧肘关节 CT 检查提示右侧肘关节后脱位，右尺骨冠状突粉碎性骨折，其中右侧尺骨冠状突骨折主要累及前内侧部分，冠状突尖部、前内缘、高耸结节均受累，属于 O'Driscoll Ⅱ 3 型；右侧肘关节 MRI 影像学提示右肘关节外侧副韧带复合体明显损伤，该病例属于陈旧性复杂肘关节骨折脱位类型，且符合 O'Driscoll 关于"肘关节内翻-

后内侧旋转不稳定损伤"的定义。故诊断为：①右侧陈旧性肘关节内翻 – 后内侧旋转不稳定损伤［右侧陈旧性尺骨冠状突粉碎性骨折（O′ Driscoll Ⅱ 3 型）、右侧陈旧性肘关节后脱位、右侧肘关节外侧副韧带复合体损伤］；②右侧上尺桡关节脱位；③骨质疏松。

2. 鉴别诊断

（1）肘关节经鹰嘴骨折后脱位：创伤机制是轴向外力作用于屈曲90°的肘关节所致，以骨性结构损伤为主。冠状突骨折骨折块大，多为 O′ Driscoll Ⅲ 型。桡骨头骨折多见，多为 Mason Ⅱ ~ Ⅲ 型，桡骨头向后脱位，且可伴有外侧副韧带损伤。该病例损伤机制与肘关节经鹰嘴骨折后脱位不同，且冠状突骨折为 O′ Driscoll Ⅱ 型，不伴有桡骨头骨折，因此可排除该诊断。

（2）向前孟氏骨折脱位：即 Bado Ⅰ 型 Monteggia 损伤。这是指任何水平的向掌侧成角的尺骨骨折合并桡骨头脱位，一般由摔倒造成前臂旋前所致，也因尺骨背侧受到直接打击所致。损伤特点如下：①多见于儿童。②任何水平的尺骨骨折，向前侧成角。③上尺桡关节不稳定，桡骨头向前脱位。④肱尺关节相对稳定。⑤可合并桡神经损伤。⑥鹰嘴骨折、冠状突骨折和桡骨头骨折少见。

（3）肘关节恐怖三联征：属于外翻 – 后外侧旋转不稳定型肘关节损伤，最早由 Hotchkiss 描述，三联征包括桡骨小头骨折、尺骨冠状突骨折、肘关节后脱位；其中尺骨冠状突骨折多为 O′ Driscoll Ⅰ 型，可伴有外侧副韧带、伸肌总腱止点、前后侧关节囊及内侧副韧带损伤。该病例的损伤机制与恐怖三联征不同，无桡骨小头骨折，且尺骨冠状突骨折为 O′ Driscoll Ⅱ 3 型，与该类型肘关节骨折伴脱位表现不符，因此可排除该诊断。

（4）内翻后内侧旋转不稳定：指冠状突前内侧面骨折（骨折块有肘关节内侧副韧带前束附着）合并外侧副韧带损伤和肱尺关节半脱位。创伤机制是前臂旋前时，轴向、内翻及后内翻外力作用于屈曲的肘关节。损伤特点如下：①肱尺关节半脱位。②冠状突前内侧面骨折线多呈斜形或位于矢状面而非冠状面，可累及冠状突尖，也可连带冠状突基底部，有时伴有关节面压缩。③桡骨头骨折少见。④上尺桡关节稳定。⑤肘关节内侧副韧带断裂少见，一旦发生则可出现肘关节脱位。⑥外侧副韧带损伤多见。⑦可合并鹰嘴骨折。

三、治疗计划

1. 手术治疗

该病例属于陈旧性复杂肘关节骨折伴脱位，肘关节极不稳定，术前肘关节功能评分差，需要通过手术重建肘关节的骨性结构及外侧副韧带复合体，以恢复肘关节稳定性，实现早期功能锻炼的目的。

（1）通过肘关节内侧 Hotchkiss 过顶入路探查右侧尺骨冠状突骨折及内侧副韧带前束损伤情况，拟联合采用钢板、Herbert、克氏针等方法固定冠状突骨折块。因冠状突粉碎性骨折，累及内侧副韧带前束止点（冠状突高耸结节），故拟采用锚定固定并修复内侧副韧带前束。

（2）右侧尺骨冠状突骨折复位固定、内侧副韧带前束修补完毕后，术中行右肘关节内翻重力试验，如果为阳性，表明肘关节不稳定，拟采用外侧 Kocher 入路探查、修复右侧肘关节外侧副韧带复合体，拟采用锚定进行固定、修复。

（3）尺骨冠状突骨折复位固定及外侧副韧带修补完毕后，再次检查右侧肘关节稳定性，如果肘关节仍不稳定，拟行右侧肘关节外固定支架固定或予克氏针固定肱尺关节。

2. 个体化康复计划

该患者属于高龄绝经后女性患者，严重骨质疏松，右侧肘关节骨折伴脱位已1个月余，关节韧带已退化、萎缩，早期功能锻炼出现内固定失效、韧带再次撕裂风险大，故需要制定个体化肘关节功能康复计划。

（1）第一阶段（术后0~3周）：右侧肘关节制动，以保护肘关节骨性结构及内、外侧修复的韧带。

（2）第二阶段（术后3~6周）：可调节支具保护下行肘关节主动伸屈功能锻炼，伸直角度不超过30°。

（3）第三阶段（术后6~12周）：拆除支具后在外力辅助下被动锻炼，逐渐增加屈伸角度。

（4）第四阶段（术后12周以后）：肘关节伸屈肌肉力量锻炼。

3. 治疗过程

（1）手术过程：神经阻滞麻醉后，再次行右侧肘关节查体，右肘关节处于后脱位状态，Hunter三角关系改变，右侧肘关节极不稳定，可触及明显反常活动，内外翻应力试验阳性，轴移试验阳性。

（2）取右肘关节内侧 Hotchkiss 入路，探查见右侧尺骨冠状突粉碎性骨折，骨折块移位明显，难以完全复位，内侧副韧带前束于冠状突高耸结节处撕脱。直视下复位骨折块，予微型钢板、Herbert 螺钉固定冠状突骨折块，予带线锚钉固定、修补内侧副韧带前束。术中行右肘关节内翻重力试验为阳性。

（3）取右肘关节外侧 Kocher 入路，探查见右侧肘关节关节囊破裂，尺骨鹰嘴桡侧骨折，外侧副韧带、外侧尺骨副韧带严重撕裂伴退变，与周围软组织严重粘连。遂予复位尺骨鹰嘴桡侧骨折块，带线锚定固定、修补外侧副韧带复合体。再次检查，右侧肘关节稳定性仍不理想。

（4）综合考虑手术时长、创伤、并发症、医疗费用等因素后，术中决定使用克氏针将右侧肱尺关节固定于屈曲 90° 功能位，保护复位的骨折块及修补的韧带。

四、随访

术后 3 天，复查右侧肘关节正侧位片示：右侧冠状突骨折复位满意，肱尺关节、肱桡关节、上尺桡关节复位理想。（图 3-4-4）

术后 3 周，患者后侧肘关节切口愈合良好，无肘关节疼痛。复查右侧肘关节正侧位片示：右肘关节位置良好，内固定物无明显松动、移位（图 3-4-5）。遂予拔除克氏针后予可调节支具外固定，开始行肘关节功能锻炼。

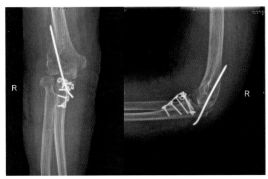
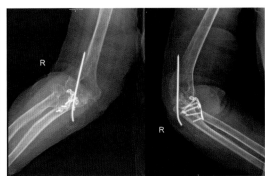

图 3-4-4　右侧肘关节正侧位片（术后 3 天）　图 3-4-5　右侧肘关节正侧位片（术后 3 周）

五、病例特点与讨论

1. 陈旧性复杂性肘关节骨折脱位的创伤机制

复杂的肘关节骨折脱位存在多种类型，各类型的创伤机制不同，创伤类型有助于我们初步判断存在哪些组织结构的损伤，主要类型包括有向前的孟氏骨折脱位、向后的鹰嘴骨折脱位、肘关节恐怖三联征、内翻后内侧旋转不稳定等类型，其创伤机制及损伤特点可详见鉴别诊断要点。

该病例为复杂肘关节骨折伴脱位，属于肘关节内翻 – 后内侧旋转不稳定损伤，该类型骨折是由于肘关节受到轴向、内翻、旋前暴力所致，肘关节极不稳定，易复发脱位。临床上相对少见，因此极易出现漏诊，而且容易与肘关节恐怖三联征等其他复杂肘关节骨折伴脱位类型相混淆。而且患者受伤 1 个月后就诊，其带来的损伤韧带挛缩、软组织瘢痕形成、骨折块畸形愈合等给手术治疗带来非常大的困难，同时对后期的肘关节稳定性的恢复造成巨大影响。

2. 本例特点

　　该病人属于高龄绝经后女性患者，严重骨质疏松，容易出现内固定物失效，且右侧肘关节骨折伴脱位已1个月余，属于陈旧性骨折脱位，外侧副韧带复合体已出现退变并与周围软组织粘连，韧带修复后容易出现再次撕裂可能。术中复位固定冠状突骨折及修补韧带后仍然出现肘关节不稳定，因此术中予克氏针固定肱尺关节，进行肘关节制动，以保护肘关节的骨性及韧带静态稳定结构。尽管失去了肘关节早期功能锻炼的机会，但需要注意的是肘关节的"稳定性"是"灵活性"的基础，术中必须有所取舍。

3. 陈旧性复杂性肘关节骨折脱位治疗

　　本病例的整体治疗过程中存在着以下难点：①受伤时间长达1个多月，同时骨折无固定，术中探查见关节腔内瘢痕组织形成、桡侧副韧带严重毁损，脱位复位难度大，韧带修复效果未达到理想程度。②冠状突骨折块严重粉碎，移位明显，固定难度大。根据国内外相关文献报道，在肘关节无法恢复稳定的情况下，大多使用铰链式外固定支架行肘关节制动。但根据术者临床经验，行外固定支架固定将延长手术时间，增加手术创伤，有术后钉道感染风险，存在外固定支架旋转轴与肘关节活动不匹配等问题，且该病例患者不具备行早期功能锻炼条件，因此铰链式支架的优势无法发挥。所以术者采用克氏针固定肱尺关节，大大缩短手术时间，减少手术创伤，降低手术费用。

福建省立医院

何武兵　陈品华　林海国

股骨近端内外侧壁重建翻修治疗 Seinsheimer II A 型股骨粗隆下骨折髓内固定失败

一、病例介绍

1. 病史

患者，男，68岁，4个月前因"摔伤致右大腿疼痛、活动受限4小时"于2019年5月8日急诊入院。患者入院4小时前不慎从1.2m高处跌倒，右髋部先着地，当即致右大腿上段剧烈疼痛、活动受限。伤后由家人驾车送入院就诊。既往有腰椎间盘突出症病史10余年，2018年曾在外院接受微创手术治疗，但疗效欠佳。发现高血压3年。

2. 查体

血压150/80mmHg，脉搏80次/分，体温36.8℃，右下肢稍短缩（较对侧短缩1cm），右髋关节外旋畸形，右大腿外侧至膝关节可见淤血斑，右大腿上段明显肿胀，皮肤张力稍高，未见张力性水疱及皮肤裂口。右大腿上段压痛（+），局部可触及骨擦感及异常活动，右下肢纵向叩击痛（+）。右下肢主被动活动均因疼痛无法配合查体。右下肢末梢血运正常。

3. 实验室检查

白细胞计数 $8.79 \times 10^9/L$，C反应蛋白26.68mg/L，血红蛋白110g/L，红细胞沉降率20mm/h，葡萄糖7.63mmol/L。

4. 影像学检查

左股骨正侧位片示：右侧股骨上段骨质中断，断端错位、重叠，周围软组织肿胀。（图3-5-1）

5. 初次手术

入院后诊断为：右股骨粗隆下骨折，骨折分型归为股骨粗隆下骨折Seinsheimer IIA型。该骨折类型较为特殊，难以归入到常见的Evans分型、Evans-Jensen分型、Boyd-Griffin分型及AO分型。初次手术考虑患者年龄偏大，骨折端不稳定，髋内翻力量大，为减少创伤增强稳定性，待完善相关术前检查后遂于入院后5天采取闭合复位股骨近端髓内钉髓内针固定术。术中采用11mm×340mm加长股骨近端髓内钉以避免髓内针远端应力集中。术后第2天复查股骨正侧位X线片（图3-5-2）。术后常规给予抗生素抗炎等对症处理。术后5天伤口干燥后出院。

6. 术后随访

患者出院后 2 天在家人搀扶上厕所时不慎滑倒，当即听到异响并髋关节轻度疼痛。第 2 天再次返院门诊就诊复查右股骨正侧位 X 线片提示右股骨近端髋内翻加重，合并小粗隆区骨折移位，大粗隆区骨折撕脱（图 3-5-3）。术后 1 个月与术后 3 个月门诊复查右股骨正侧位片提示：骨折端无明显骨愈合迹象。（图 3-5-4、图 3-5-5）

患者术后 8 个月再次返院，诉右髋关节疼痛，仍无法正常行走，查体可见右下肢稍短缩，右髋关节稍肿胀，外旋畸形，右下肢纵向叩击痛（+）。右下肢主、被动活动均受限。右下肢末梢血运正常。复查右股骨正侧位 X 线片及右髋关节 CT 提示：PFNA 近端主钉及远端 1 枚锁钉断裂，骨折端再次移位（图 3-5-6、图 3-5-7）。遂再次入院。

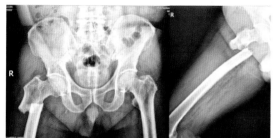

图 3-5-1 股骨正侧位片

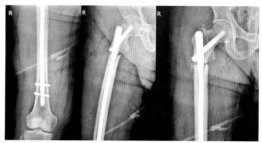

图 3-5-2 股骨正侧位片（术后第 2 天）

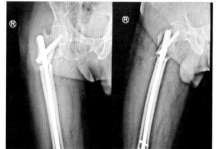

图 3-5-3 右股骨正侧位片（出院后第 2 天）

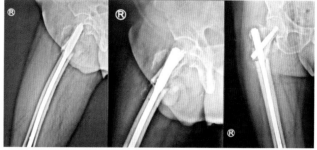

图 3-5-4 右股骨正侧位片（术后 1 个月）

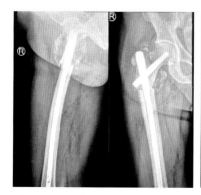

图 3-5-5 右股骨正侧位片（术后 3 个月）

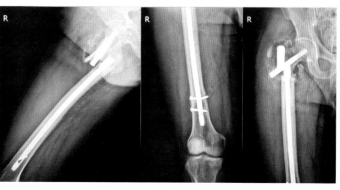

图 3-5-6 右股骨正侧位片（术后 8 个月）

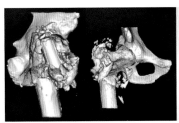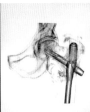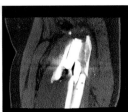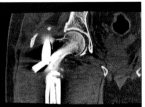

图 3-5-7　右髋关节 CT 及三维重建（术后 8 个月）

二、诊疗思路

1. 临床诊断与诊断依据

　　患者初次入院诊断为右股骨粗隆下骨折（Seinsheimer IIA 型），初次手术为闭合复位加长 PFNA 髓内针固定术。术后 8 个月因术后骨折不愈合、内固定失效再次入院。入院后实验室检查白细胞计数 8.31×10^9/L，C 反应蛋白 23.53mg/L，血红蛋白 140g/L，红细胞沉降率 6mm/h。患者髋关节无红肿，皮温正常，无窦道流脓等。可排除细菌性骨髓炎感染可能。根据 1986 年美国 FDA 诊断标准，可明确诊断为：①右股骨粗隆下骨折不愈合伴骨缺损；②右股骨粗隆下骨折 PFNA 内固定断裂。

2. 治疗计划

　　（1）二期翻修手术需取出已失效断裂的内固定装置。患者原有 PFNA 主钉及远端 1 枚锁钉断裂。其中远端断裂锁钉术中从大腿外侧原切口取出困难，但断钉留存在原位势必影响主钉取出，大腿远端内侧重新做切口取断钉增加创伤而且手术时间不定。计划取出外侧断钉部分，而将内侧断钉部分向内侧稍顶压挤出主钉螺孔，便于取出主钉。考虑内侧断钉周围已有瘢痕组织形成，稍顶压后该断钉仍能限制在一定安全范围内不致出现远处游离。

　　（2）患者股骨近端骨不连伴巨大外侧壁缺损，单独自体取骨的骨量、形状以及力学强度均不适用，采取异体骨板、骨管能一定程度解决骨缺损难题。

　　（3）患者股骨近端外侧壁缺损同时合并内侧壁缺损（小粗隆骨折移位），髓内固定显然不合适，最佳固定方案是内外侧联合固定支撑。但同时显露股骨近端内外侧创伤过大，尤其患者年龄偏大，增加血运破坏以及手术风险。因此翻修的固定方案采取外侧+侧前方+侧后方三个面联合固定。

　　（4）患者初次手术后骨折端稳定性不足，局部瘢痕组织增生明显，骨折断端的松解及再复位都会造成明显的失血量增加，术中除自体血回输外，术前另外备血 3 个单位。

　　（5）手术后除常规抗炎等治疗外，监测血红蛋白、白细胞计数、C 反应蛋白、红细胞沉降率、降钙素原等实验室指标，并给予促进骨折愈合药物。

三、治疗过程

（1）按术前计划行内固定取出，首先取出远端2枚锁钉，其中断裂锁钉内侧部分向内侧顶压出锁孔，然后依次取出头颈螺钉、近端主钉及远端主钉。

（2）清理骨折断端的硬化骨以及瘢痕组织，磨钻使骨质新鲜化（图3-5-8）。清理切除多余的瘢痕组织，再通骨髓腔。松解各骨折块，以便于复位。骨块松解至能复位即可，尽量保存各骨折块的血供。

（3）将同种异体骨颗粒植入股骨头、颈取出头颈螺钉后遗留的空腔内，首先复位股骨远近端，恢复颈干角以及内侧部分骨性支撑。然后将直径匹配的同种异体腓骨段插入远折端髓腔内（图3-5-9），将大粗隆骨块尽量闭合缩小外侧壁骨缺损。最后将已取好的自体髂骨松质骨植入到内侧壁及外侧壁等重要骨缺损部位。

（4）股骨外侧采用股骨近端Ⅲ型板，近端螺钉经股骨颈固定至股骨头。股骨近端侧前方和侧后方采用重建钢板双或单皮质锁定螺钉固定。（图3-5-10）

（5）术中失血800ml，自体血回输510ml，输入滤白红细胞悬液200ml。

（6）术后予静脉使用头孢替安（1g，每天2次）治疗3天。术后3天伤口引流量减少拔出引流管。住院期间嘱患者足踝部屈伸活动锻炼。术后复查血清C反应蛋白、红细胞沉降率正常。术后第8天伤口干燥、肢体肿胀消退后出院。

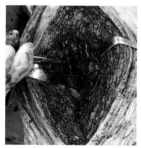 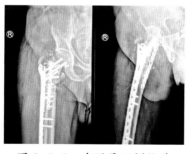 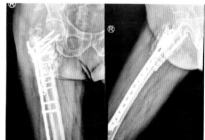

图3-5-8 取出内固定　　图3-5-9 右股骨正侧位片　　图3-5-10 右股骨正侧位片（翻
　后所见　　　　　　　（翻修术后即刻）　　　　　　修术后2个月）

四、随访

翻修术后2个月复诊，切口愈合好，关节无红肿，骨折局部无叩击痛，右下肢纵向叩击痛阴性。复查股骨正侧位片提示：骨折端骨痂生长，骨折线模糊，未出现髋内翻（图3-5-10）。嘱患者扶双拐练习患肢部分负重。

翻修术后4个月复诊，骨折局部无叩击痛，右下肢纵向叩击痛阴性，患者已下地负重练习行走（图3-5-11）。复查股骨正侧位片示：骨折端骨痂生长，骨折线模糊，未出现髋内翻（图3-5-12）。

翻修术后7个月复诊，患者已弃拐行走。查体见右髋关节基本无肿胀，骨折局部无叩击痛，右下肢纵向叩击痛（－），外展35°、内收20°、后伸20°、内旋30°、外旋35°。髋关节 Harris 评分85分。复查股骨正侧位片、右股骨 CT 三维重建示：骨折端骨痂大量生长，骨折线模糊，未出现髋内翻。（图 3-5-13、图 3-5-14）

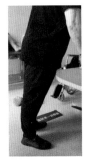 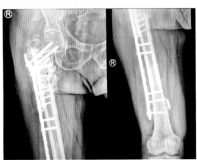 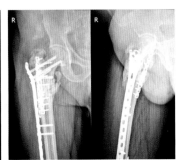 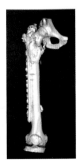

图 3-5-11 练习行走（翻修术后 4 个月）　　图 3-5-12　右股骨正侧位片（翻修术后 4 个月）　　图 3-5-13　右股骨正侧位片（翻修术后 7 个月）　　图 3-5-14 右股骨 CT 三维重建

五、病例特点与讨论

1. Seinsheimer ⅡA 型股骨粗隆下骨折的特点

股骨粗隆下骨折是指股骨小粗隆至峡部的骨折，近端由于附于大粗隆的臀中肌及臀小肌而外展，小粗隆由于髂腰肌而屈曲加外旋，骨折远端则由于内收肌群及腘绳肌而出现内收，这些粗隆周围肌群的应力作用，极易发生髋内翻畸形。在解剖上，股骨粗隆下位于皮质区域，骨折端接触面积较粗隆间骨折小，骨折愈合亦较粗隆间骨折慢。由于其骨折部位的特殊性，在髋部骨折中是一种较难处理的骨折类型。Seinsheimer 分类法是股骨粗隆下骨折临床中常用的分类方法之一，是基于骨折块的数目、部位和类型而分类，虽然较为复杂，但该方法可以较清晰地描述骨折的状况。Seinsheimer ⅡA 型股骨粗隆下骨折临床上少见，为典型的高能量损伤，特点是股骨粗隆下横行骨折且骨折断端多分离移位明显，易受周围肌肉的牵拉，使骨折的复位成为难题。由于髋部外展肌群、髂腰肌、股内侧肌群对该部的影响，使得内固定物所受应力集中，易发生内固定断裂、失败以及骨折畸形愈合，故该部位骨折对内固定的力学要求较高。

2. 本病例初次内固定治疗失败原因分析

基于 Seinsheimer IIA 型股骨粗隆下骨折的特点，初次内固定手术失败的主因是力学失败。髓内针固定虽然是中轴固定，理论上力学性能较髓外固定的钢板具有优势，但该病例为 Seinsheimer IIA 型股骨粗隆下骨折，骨折线位于加长股骨近端髓内钉的头颈螺钉进针点部位，易造成骨折劈裂、移位，使得内固定物所受应力集中，削弱了髓内固定的强度。髓内针固定另一个不足之处是复位较为困难，在完全插入导针之前必须完成解剖复位，同时须维持复位直到完全置入髓内钉和近端锁钉。这通常要求同时处理远端和近端的骨折。该病例初次手术时为了减少创伤采取闭合复位，而闭合复位难以完全对抗包括髂腰肌、外展肌群、内收肌群在内导致骨折移位的力量，使得骨折复位不良，手术后即出现轻度髋内翻畸形，而且包括股骨近端内侧壁以及外侧壁的支撑连续性没有得到良好恢复。而股骨内侧皮质复位的质量是影响骨折稳定、预防髋内翻畸形的关键因素。既往关于 Seinsheimer IIA 型股骨粗隆下骨折手术治疗的相关文献较少，但多支持采用包括 Richard 钉在内的角稳定性髓外固定。因此，对于 Seinsheimer IIA 型股骨粗隆下骨折的手术治疗，骨折复位质量是关键，重点恢复股骨近端内侧壁的连续性以及骨性支撑。其次应优先选择带角稳定性的髓外内固定系统，或者采用髓内＋髓外联合内固定的稳定方式。

3. 本病例翻修策略的选择

本病例内固定失效的原因是力学失稳，因此翻修的策略重点则是重建股骨近端的力学稳定性。本病例翻修的难点在于股骨近端内外侧壁均存在较大骨缺损，理想的力学重建模式是内侧壁（压力侧）支撑＋外侧壁（张力侧）角稳定性支撑。但 1 个外侧切口难以同时完成内外侧支撑固定，而内外侧双切口势必增加创伤及软组织风险。因此我们采用同种异体腓骨段插入髓腔用于增强髓内稳定及填充骨缺损，分散了骨折端的内翻压应力，起到了部分重建股骨近端内、外侧壁的效果。内固定则采用单一外侧切口，股骨近端外侧角稳定性股骨近端Ⅲ型板固定＋股骨近端侧前方和侧后方重建钢板增强固定。该固定方式不仅具有较强的角稳定性的作用，也起到部分重建股骨近端外侧壁缺损的"金属植骨"作用。

厦门大学附属成功医院

黄哲元　王博文　陈瑞松　苏郁晖　王光泽　刘好源

股骨近端髓内钉联合重建锁定钢板固定治疗股骨粗隆下骨折

一、病例介绍

1. 病史

患者，男，42岁，因"外伤后右大腿疼痛、活动受限4小时"入院。患者于4小时前不慎从约5米高处坠落，伤后即出现右大腿根部肿痛伴髋关节活动受限。就诊于漳州古雷港区第一医院，拍片提示右股骨上段粉碎性骨折。为进一步治疗转诊至福建医科大学附属漳州市医院。

2. 查体

体温36.6℃，脉搏101次/分，呼吸20次/分，血压143/84mmHg。神志清楚，心肺腹部检查未见异常，专科检查见脊柱生理弯曲存在，活动正常，各棘突、棘突间及棘突旁无压痛、叩击痛。胸廓挤压征（－）。双上肢无畸形，无压痛，各关节活动良好。骨盆挤压、分离征（－）。右大腿上段肿胀、畸形，局部触痛明显，可及骨擦感，髋关节、膝关节活动受限，右足背动脉搏动正常，血运良好，右下肢皮肤感觉无明显减弱。

3. 影像学检查

漳州古雷港区第一医院，拍片提示右股骨上段粉碎性骨折。

右股骨三维CT示：右股骨粗隆下粉碎性骨折。（图3-6-1）

彩超（双肾、输尿管、膀胱、前列腺）示：前列腺增大并钙化斑形成；双肾双侧尿管膀胱超声未见明显异常。

胸部CT及三维重建示：右肺上叶尖段磨玻璃小结节，上叶后段微结节、左肺上叶前段粟粒结节。

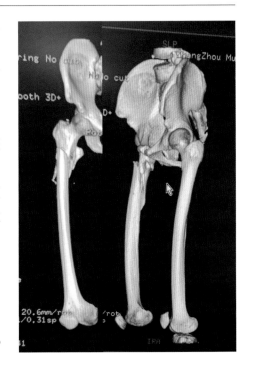

图3-6-1　右股骨三维CT

二、诊疗思路

1. 临床诊断与诊断依据

患者有明显的高能量损伤史，结合体检和影像学所见，可明确诊断为：股骨粗隆下骨折（右）（Seinsheimer 分型，为 Ⅲ a 型），属于复杂不稳定性骨折。

2. 鉴别诊断

（1）股骨颈骨折：受伤机制与本病类似，但年龄相对较大，局部肿胀及淤斑不甚明显，压痛点在腹股沟中点，X 线片可鉴别。

（2）髋关节后脱位：常见于青壮年，常有强大暴力外伤史；患肢弹性固定于屈髋、屈膝、内收、内旋位，在臀后可扪及脱出的股骨头，X 线片可鉴别。

（3）股骨干上 1/3 骨折：常见于青壮年，暴力外伤史多见，局部压痛明显，出现短缩、成角或旋转畸形，可及骨擦感和异常活动，X 线片可明确。

（4）股骨粗隆间骨折：常见于老年人，压痛点可在股骨大粗隆，X 线片可鉴别。

3. 治疗计划

（1）患者属于复杂的粗隆下不稳定性骨折，为避免长期卧床出现并发症及日后功能障碍，入院后即予行下肢骨牵引并尽早安排手术治疗。

（2）完善三大常规、凝血功能等检查，术前备血及双下肢静脉彩超检查，避免术中术后并发症的发生。

（3）手术治疗首先应解决骨折复位问题。

（4）术中准备采用切开复位，髓内髓外联合固定。应尽可能达到复位、坚强固定。

（5）术后早期进行髋膝关节功能锻炼及预防下肢深静脉血栓。

三、治疗过程

（1）按术前计划，患者取健侧卧位，到达标准侧卧位，可于术中透视明确髓内钉头钉的前倾角。

（2）采用硬膜下麻醉＋股外侧皮神经阻滞麻醉。

（3）取粗隆顶点至远端切口长约 12cm，逐层分离软组织后显露骨折端，尽量保护血运。复位骨折块后先以 2 块重建锁定钢板固定，透视下见骨折达到解剖复位。

（4）进一步行"股骨近端联合交锁髓内钉固定"（图 3-6-2）。透视下见内固定位置良好。

（5）彻底止血，生理盐水冲洗，留置一条引流管后逐层闭合伤口。

（6）术后予预防感染、止痛、预防下肢深静脉血栓等处理。

（7）复查股骨侧位片及股骨三维 CT 均见骨折几乎达解剖复位，内固定位置好。（图3-6-3、图3-6-4）。

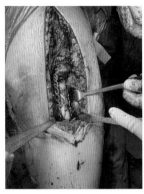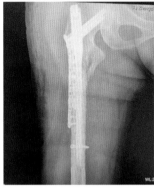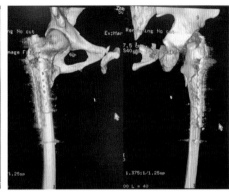

图 3-6-2　术中所见　　图 3-6-3　股骨侧位片　　图 3-6-4　股骨三维 CT

四、随访

骨科门诊随诊；暂时避免患肢负重，可在不负重情况下进行髋膝关节功能锻炼。

术后1、2、3、6、12个月门诊定期复查X线片，根据复查X线片结果决定下地负重时间，并指导渐进性的负重量。

五、病例特点与讨论

1. 股骨粗隆下骨折

股骨粗隆下骨折是一类比较特殊的骨折，Boyd 最先将股骨粗隆下骨折描述为骨折线在股骨小粗隆下 5cm 范围内的骨折，也有学者认为股骨小粗隆到股骨中上 1/3 处均是该骨折的定位范围。当骨折发生在股骨粗隆下区域时，由于肌肉的不平衡拉力容易导致骨折移位并难以复位和维持复位，从而导致术后效果差。股骨外侧皮质的张力达体重的 4~5 倍，内侧皮质承担的压力为体重的 6 倍，除此之外髋关节周围还存在强大的旋转剪切力；强大的肌肉将碎骨块拉向不同的方向，使得术中复位极为困难。同时这一区域为坚硬的皮质骨，愈合十分缓慢。所以常导致患者髋部畸形、肢体残疾、生活质量降低甚至死亡。

2. 关于分型

文献报道有多种分型，而最为常用的是 Seinsheimer 分型、AO 分型和 Russell-Taylor 分型。Seinsheimer 分型依据骨折块的粉碎程度分类，同时提出内后侧骨皮质缺乏支撑这一特殊类型，对难复型股骨粗隆下骨折的手术治疗及预后有重要的指导意义。Seinsheimer 分型体现股骨内侧皮质的完整性与预后有直接关系。

3. 关于手术方式的选择

按照固定方式的不同，股骨粗隆下骨折通常可采用髓外固定和髓内固定。此外也有学者采用人工髋关节置换术治疗股骨粗隆下骨折，但目前内固定仍是主流。髓内固定与髓外固定比较，两者孰优孰劣一直以来都是国内外学者争论的焦点。髓内固定以其独特的生物力学优势往往更为大多数学者所推崇。髓外固定的优势在于手术时间短，透视更少，容易复位，可使骨折端获得较为坚强固定。① Gamma 钉内固定治疗股骨粗隆下骨折具有力矩短、内固定断裂风险低、操作简便、对骨折端血液供应影响小等优点。但是 Gamma 钉主钉直径及外翻角较大，术后发生骨折端以远的股骨干部骨折概率大。同时由于复位的困难，术后出现骨折不愈合概率也大。②股骨近端防旋髓内钉：其通过旋转挤压作用置入螺旋刀片，直接撞击造成螺旋刀片周围骨质紧实，对骨质疏松患者可带来额外的益处。但此患者年纪较轻，无骨质疏松，不适合采用股骨近端防旋髓内钉固定。③股骨近端联合交锁髓内钉：其采用联合交锁螺钉系统，主钉近端加厚及梯形设计搭配双子钉，可有效防止"Z"字形效应，具有更强的防旋稳定性。与股骨近端防旋髓内钉相比，适用于预期寿命长且要求相对较高的股骨粗隆下骨折患者。此患者我们就选择股骨近端联合交锁髓内钉进行固定。为达到良好复位及维持复位，我们采用切开复位联合钢板固定，达到良好的维持复位和稳定骨折端。

4. 总结

考虑到股骨粗隆下骨折的特殊性，为达到良好的复位、坚强固定、早期功能锻炼，我们近几年来对于此类型骨折均采用本病例的手术方式，随访下来均达到骨折愈合，功能恢复良好。通过临床研究认为，在复位与血供破坏二者中，在牢固固定的前提下复位更为重要，这或许是切开复位髓内外联合固定能获得满意结果的原因。

福建医科大学附属漳州市医院

李洪瀚　杨荣源　杨益山

软组织脱套伤合并股骨转子间骨折诊疗分析

一、病例介绍

1. 病史

患者，男，24岁，因"车祸外伤导致右髋部流血、肿痛伴活动受限3小时"前来就诊。查X线片提示右股骨转子间粉碎性骨折。当时于急诊右髋部软组织清创，闭合创面，留置一引流条后收入院，即予胫骨结节牵引，常规伤口换药1周后，患者部分创面仍较多渗出，继续予碘伏、双氧水、生理盐水创口换药，拆除部分缝线引流，复查相关炎症指标，择期手术治疗。

2. 查体

受伤时见右髋部靠近大粗隆15cm处挫裂伤，股骨后外侧皮瓣血运欠佳，肿胀明显，皮下淤血严重（图3-7-1）；后外侧、中下部大片软组织肿胀、淤斑，液动感明显，同时伴局部皮肤感觉减弱（图3-7-2）；右下肢短缩、外旋畸形，纵向叩击痛（+），右髋关节活动受限，远端血运、感觉正常。

3. 实验室检查

C反应蛋白9.20mg/L，红细胞沉降率76mm/h。降钙素原0.06μg/L，分泌物细菌培养及药敏未见细菌生长。

4. 影像学检查

右髋关节正侧位片及髋关节三维CT重建示：右股骨转子间骨折，大转子粉碎严重。（图3-7-3、图3-7-4）

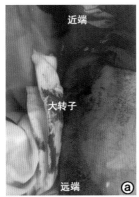

图3-7-1　受伤时伤口　图3-7-2　受伤一周后伤口

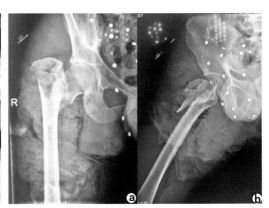

图3-7-3　右髋关节正侧位片

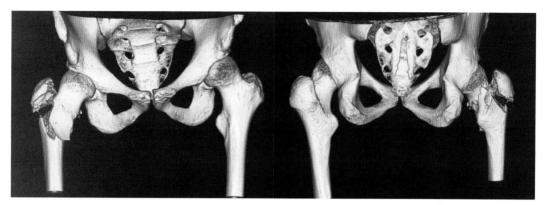

图 3-7-4 髋关节三维 CT 重建

二、诊疗思路

1. 临床诊断与诊断依据

患者年轻男性，有明确的高能量外伤史，受伤部位肿胀明显，皮下淤血严重，液动感明显，同时伴局部皮肤感觉减弱，查 C 反应蛋白、红细胞沉降率、降钙素原等未见明显异常，早期分泌物培养未发现细菌，需考虑软组织损伤为闭合性软组织潜行脱套伤（Morel-Lavallée 损伤）。患者右下肢短缩、外旋畸形，纵向叩击痛（+），右髋关节活动受限。影像学上提示右股骨转子间粉碎性骨折，骨折端未与创口相通，故本病例需诊断为闭合性软组织潜行脱套伤合并右股骨转子间骨折（Evans Ⅲ型）。

2. 鉴别诊断

（1）皮肤脱套伤：该损伤常见于机器卷轧伤，其皮肤连带皮下组织自损伤肢体近端向远端呈脱袖套样撕脱，这与本病例不相符。

（2）皮肤撕脱伤：多有重物碾轧或锐器撕脱史，皮肤有裂口且沿裂伤处掀起呈片状。本患者伤时合并右髋部皮肤撕脱伤，但深部肌肉深筋膜之间软组织撕脱损伤属于闭合性软组织潜行脱套伤。

（3）挫伤所致的皮下血肿：该病变部位多为皮下，位置较浅，部位较局限，少有局部皮肤感觉异常，且受伤机制与闭合性软组织潜行脱套伤不同，可借助 MRI、彩超等检查明确。

3. 手术时机

（1）伤后 16 天后患者伤口干性结痂，伤口无明显渗出，考虑到若待创面完全愈合后再手术需较长时间，肯定会增加骨折端复位固定的难度。

（2）患者卧床患肢牵引时间较长，容易造成髋、膝关节活动障碍、僵硬。

（3）外侧大部分擦伤创面干性结痂，根据局部软组织情况，允许手术。

（4）相关感染指标未见明显异常，但软组织创面挫伤重，皮肤不完整，经皮处理仍有较高感染风险。

4. 术前顾虑

（1）本病例患者切口区大片皮肤损伤，部分开放累及皮下软组织挫伤，股骨上、中、下后外侧大片捻挫伤，皮下广泛积血、积液，经探查为局部软组织闭合性软组织潜行脱套伤，若内固定切口邻近或经过该区域，发生感染概率较高。

（2）转子部骨折粉碎、分离，复位固定困难。

（3）股骨远端外侧皮肤存在大面积挫伤，范围累及远端锁钉皮肤切口，经皮置入远端螺钉感染风险高，锁钉存在困难。

三、治疗过程

（1）按术前计划拟行皮瓣翻转，经肌间隙入路股骨近端防旋髓内钉内固定。

（2）前体表定位出股骨近端防旋髓内钉的进钉部及头颈钉部的皮肤范围，从健康皮肤弧形切开长约15cm弧形切口（绕开原损伤病灶），将局部皮瓣完整翻开。（图3-7-5）

（3）同期先行后外侧血肿引流，予双氧水、生理盐水、碘伏反复冲洗创面，修复阔筋膜张肌、股外侧肌、臀中肌、臀大肌等断裂肌，夹层间缝合。（图3-7-6）

（4）随后由肌肉间隙进入，充分显露复位分离的股骨大转子部骨折块，予克氏针固定。钳夹复位好转子间骨折端，直视下定位进针点穿入导针，直径8~11mm髓腔扩大器依次扩髓，扩髓后（骨碎屑留置骨折端植骨备用）置入一长约10mm×200mm主钉（北京理贝尔），C型臂X线机透视主钉位置满意后，连接侧方瞄准器，近端导针钻入关节面下5mm，扩外侧皮质，患者年轻骨质好，需用长扩髓钻扩髓至螺旋刀片的长度，再将选好长度的螺旋刀片直接打入到标记好的深度。（图3-7-7、图3-7-8）

（5）远端螺钉未予置入（考虑置入部位邻近伤口，感染风险高，近端解剖复位，固定牢靠稳定）。

（6）内固定置入位置准确后，修复创面，再次予消毒液冲洗，同时行髋、膝关节的手法屈伸松解（因长期患肢牵引，髋、膝关节僵硬）。

（7）术后予放置负压引流，局部弹力绷带加压包扎。术中出血约400ml，输悬浮红细胞2单位，并予静脉滴注抗生素。

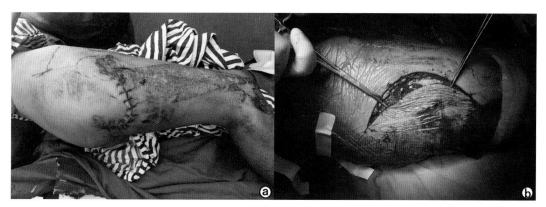

图 3-7-5　体表定位及弧形切口

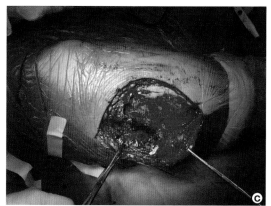

图 3-7-6　翻开皮瓣，清创后外侧 Morel- Lavallée 病变

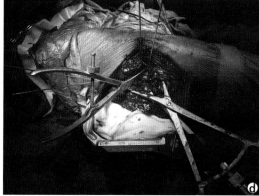

图 3-7-7　肌间隙进入，显露骨折端钳夹复位

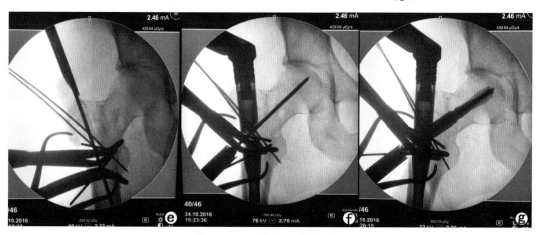

图 3-7-8　术中 C 臂机所见

四、随访

术后切口愈合好，髋、膝关节屈伸活动良好（图 3-7-9）。C 反应蛋白、红细胞沉

降率等感染指标正常。术后 2 周左右，患者开始扶双拐下地床旁站立。

术后 1、3 个月行 X 线检查，了解骨痂生长情况，决定下地负重时间。（图 3-7-10、图 3-7-11）

术后 3 个月行克氏针取出，1 年半行内固定物取出。（图 3-7-12、图 3-7-13）

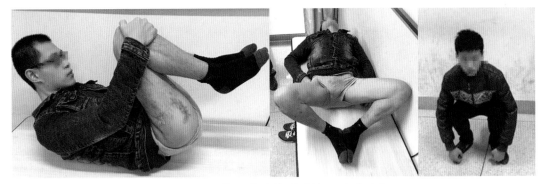

图 3-7-9　髋、膝关节活动情况（术后）

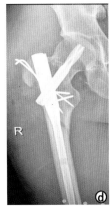 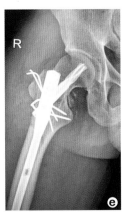 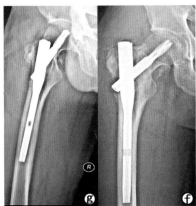 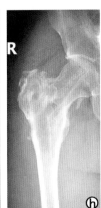

图 3-7-10　髋关节 X 线片（术后 1 个月）　图 3-7-11　髋关节 X 线片（术后 3 个月）　图 3-7-12　右髋关节正侧位片（术后 3 个月）　图 3-7-13　髋关节 X 线片（术后 1 年半）

五、病例特点与讨论

1. 闭合性软组织潜行脱套伤合并骨折的诊断要点

临床中，单纯的骨折诊断通过病史、查体及影像学检查可以较容易获得，但合并潜在的软组织损伤时容易被忽略，尤其是合并闭合性软组织潜行脱套伤。此类损伤常与潜在的骨折相关，例如高能量暴力导致的骨盆、髋臼、股骨骨折等，但也可单独发生。查体可见病变部位肿胀、淤斑、显著的皮下波动感及皮肤感觉减退等。一方面，仅通过检查很难区分闭合性软组织潜行脱套伤囊肿和血肿，因为通常在可变范围上出现的血肿位置更深，更不明确，并且波动性更小。另外，多达三分之一的患者在最初的创伤后数月或数年才出现病变，存在较高的隐匿性，因此对本病的诊断应动态全程、个性化关注而不能局限于某一阶段。在本病例中，急诊早期忽视了对闭合性软组织潜行脱套伤病变的诊断意识，在初次软组织挫伤清创后期出现该病变表现，存在较高的漏诊率。

2. 合并闭合性软组织潜行脱套伤的股骨转子间骨折特点及内固定要求

本病例患者为青年，属高能量剪切暴力作用于髋部，转子间骨折线累及转子部，大转子粉碎，骨折属于不稳定型（Evans Ⅲ型），同时合并周围软组织损伤严重，出现闭合性软组织潜行脱套伤病变，这与老年患者股骨转子间骨折有着明显的区别。中青年人群对此类骨折术后功能恢复情况要求较高，需尽快康复，内固定方式允许早期功能锻炼。传统的髓外固定方式如动力髋螺钉、角钢板等对软组织损伤较大，影响预后。而从股骨转子间内置物承载应力的方向来分析，髓内固定和髓外固定的生物力学明显不同。髓内固定的优势，不只在于它的力臂缩短，它可以很好地平衡或者分散股骨近端所有的应力，所以它的生物力学优势明显。因此，头颈钉髓内固定（如股骨近端防旋髓内钉、伽马钉）已成为此类骨折的首选固定方法。前期的临床观察，我们发现虽然股骨近端防旋髓内钉是针对老年骨质疏松患者而设计，但其对于年轻患者同样具有优势。使用时强调长扩髓器扩大骨道至头下，螺旋刀片靠锤击进入骨质以避免损伤股骨头软骨。结合以上，本病例我们选择了 PFNA 固定方式，考虑到它可简单牢固地固定股骨头和股骨颈，防止骨折端旋转，防止内侧支撑缺失后骨吸收导致的缺陷、内翻畸形以及内置物切出股骨头等并发症，另一方面，股骨近端防旋髓内钉只用 1 枚螺旋刀片，简化手术操作。同时髓内钉远端可更好地分散股骨近端传导下来的应力，有效地避免远端应力过于集中，稳定性更好。

3. 合并闭合性软组织潜行脱套伤的股骨转子间骨折手术切口的选择

当闭合性软组织潜行脱套伤合并骨折的同时，因存在软组织损伤的特殊性，决定了处理骨折不同于常规处理方式，需兼顾软组织损伤带来的影响，特别是手术切口受到限制。因此术中我们选择了弧形切口，绕开原损伤病灶。另外，因远端锁钉部位皮肤条件欠佳，考虑到钉带来的感染风险，且术中已通过克氏针固定大转子部，依据相关学者指出，当转子间骨折为稳定的两部分骨折或不稳定骨折经复位固定稳定后，远端交锁螺钉置入与否对骨折内固定股骨模型的刚度影响不大，同时相关文献报道，对于中青年股骨转子间骨折，远端可选择性锁钉。因此，本病例由于股骨近端固定稳定所以远端锁钉未锁。值得警惕的是内固定术后感染不容忽视，有效预防术后感染风险非常必要。

厦门大学附属福州第二医院

林焱斌 张寿雄

开放性陈旧性浮膝损伤的修复重建

一、病例介绍

1. 病史

患者，男，64岁，因"车祸伤致左膝肿痛、出血12天"由外院转入厦门大学附属福州第二医院。12天前因车祸外伤导致左膝肿痛、流血伴活动受限3小时由120接送入当地医院，查X线片提示左股骨下段、胫骨上段及平台、髌骨粉碎骨折。当时于急诊左膝软组织清创，闭合创面，即予跟骨牵引，常规伤口换药12天后，患者左膝前缝合伤口仍较多渗出，炎症指标高，转入厦门大学附属福州第二医院。继续予伤口换药、控制血压、血糖，腘静脉血栓形成术前予联系介入科行"下腔静脉滤网置入"，择期手术治疗。

2. 查体

受伤时左膝前见长约15cm"T"形伤口，肿胀明显，皮下淤血严重；左膝关节周围大片软组织肿胀、淤斑，髌骨外露，左下肢短缩畸形，纵向叩击痛（+），左膝关节活动受限，远端血运、感觉正常。

1个月后手术前左膝开放伤口愈合，肿胀消退，膝前缝合伤口愈合良好（图3-8-1），已拆线，无发红及渗液，膝关节主、被动活动受限，左下肢短缩畸形，远端血运、感觉正常。

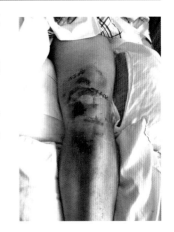

图3-8-1　缝合伤口（1个月后）

3. 实验室检查

C反应蛋白8.5mg/L，红细胞沉降率55mm/h。降钙素原0.02μg/L，分泌物细菌培养及药敏未见细菌生长，空腹血糖7.9mmol/L。

4. 影像学检查

左膝关节正侧位片及CT三维重建示：左股骨远端、髌骨、胫骨平台粉碎性骨折。（图3-8-2、图3-8-3）

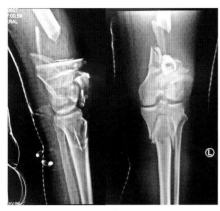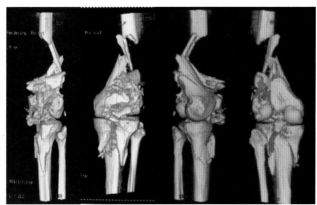

图 3-8-2　左膝关节正侧位片　　　　图 3-8-3　左膝关节 CT 三维重建

二、诊疗思路

1. 临床诊断与诊断依据

患者老年男性，有明确的高能量外伤史，左膝开放性损伤，膝关节僵硬，同时伴左下肢短缩畸形。术前查 C 反应蛋白、红细胞沉降率、降钙素原等未见明显异常，早期分泌物培养未发现细菌。查体见患者左下肢短缩畸形，纵向叩击痛（－），左膝关节活动受限。影像学上提示左股骨爆裂翻转骨折段，髌骨粉碎，胫骨平台劈裂，骨痂生成，故本病例需诊断为陈旧性浮膝损伤。完善胸部 CT 提示胸骨体部骨折；左侧第 2~7 肋骨骨折伴左侧少量气胸；左侧胸腔积液，下肢血管彩超提示左腘静脉血栓形成。既往哮喘、高血压、2 型糖尿病病史。故诊断为：①左浮膝损伤（陈旧＋开放＋髌骨）；②左髋臼后缘骨折；③左锁骨远端骨折；④胸部外伤（胸骨体部骨折；左侧第 2~7 肋骨骨折伴左侧少量气胸；左侧胸腔积液）；⑤左腘静脉血栓形成；⑥头部外伤；⑦全身多处软组织挫伤；⑧ 2 型糖尿病；⑨高血压病；⑩贫血；⑪哮喘。

2. 鉴别诊断

（1）合并神经血管损伤：膝关节高能损伤，常合并临近神经、血管损伤，本病例下肢血供及皮感正常，可基本排除，必要时可完善下肢血管造影及肌电图检查排除。

（2）合并髋部骨折：多见于中老年患者，下肢常伴外旋畸形，髋部叩痛及活动受限明显，结合 X 线检查可排除。

（3）膝关节韧带及半月板损伤：该损伤多可合并骨折，麦氏征（＋），抽屉实验（＋），多表现为膝关节不稳，本病例膝关节损伤严重，查体因疼痛配合欠佳，可完善膝关节MRI 检查进一步排除。

3. 手术时机

（1）伤后 12 天外院转入左膝前缝合伤口仍较多渗出，炎症指标高，同时合并颅脑外伤，胸部外伤：多发肋骨骨折、气胸，其生命体征仍未平稳，既往哮喘、2 型糖尿病、高血压病史，血压、血糖控制欠佳，考虑贸然手术可能引发呼吸功能衰竭、脑外伤加重，危及生命。

（2）伤后 1 个月患者左膝开放伤口愈合，肿胀消退，膝前缝合伤口愈合良好已拆线，无发红及渗液，相关感染指标未见明显异常，气胸吸收、血压血糖控制良好，左腘静脉血栓已行"下腔静脉滤器置入"，根据局部软组织情况及全身情况，允许手术。

4. 术前顾虑

（1）本病例患者左陈旧性浮膝损伤，左股骨远端见爆裂翻转骨折段部分缺损，髌骨粉碎，胫骨内外侧平台劈裂，骨折端大量骨痂生成，下肢短缩，复位困难。

（2）左膝关节周围多发陈旧性骨折，骨折端粉碎，手术切口、复位顺序、内固定物如何选择，各个部位单独手术入路延长手术时间，扩大手术切口，其原本软组织损伤严重，不恰当入路将增加感染风险。

三、治疗过程

（1）按术前计划拟行左股骨远端及髌骨前正中（Swashbuckler 入路）处理股骨远端及髌骨骨折，左胫骨平台行单一外侧入路 Mippo 穿板。（图 3-8-4）

患者仰卧位，常规左下肢消毒铺巾，上术中止血带，左膝关节前正中入路（Swashbuckler入路）将髌骨翻向内侧，暴露股骨远端粉碎骨折块见骨折端大量骨痂生长，逐步松解分离出爆裂翻转骨折段及其余粉碎骨折块，复位股骨远端克氏针临时固定，复位完毕形成天然倒打髓内钉开口，置入股骨髓内钉主钉及远近端锁钉，检查股骨骨折端稳定性欠佳，增加3枚前后位阻挡螺钉，再次检查骨折端稳定。

（2）将内翻髌骨复位至股骨滑车匹配良好，克氏针张力带复位固定髌骨，活动膝关节髌骨轨迹良好，骨折端稳定。（图 3-8-5）

（3）选择胫骨平台外侧切口克氏针撬拨复位胫骨平台，行外侧 Mippo 穿板固定骨折端，C 臂透视见骨折端复位良好，下肢力线佳，左下肢短缩畸形纠正。

（4）术后予放置负压引流。术中出血约 300ml，未输血，并予静脉滴注抗生素。

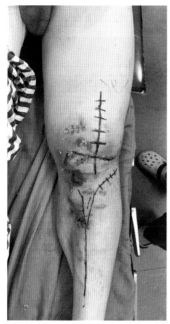

图 3-8-4 体表定位

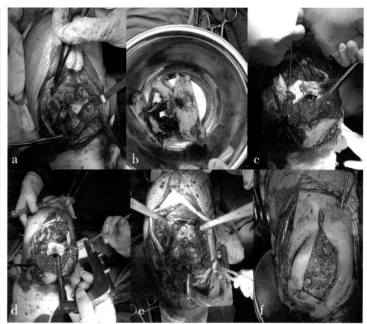

图 3-8-5 术中操作

a. 向外侧翻开髌骨暴露股骨远端；b. 股骨远端横断骨折块及其余骨碎块；c. 复位股骨远端骨折块见天然髓内钉入口；d. 置入髓内钉固定股骨远端；e. 阻挡螺钉增加稳定性；f. 克氏针张力带固定髌骨

四、随访

术后切口愈合好，膝关节屈伸活动良好。C反应蛋白、红细胞沉降率等感染指标正常。（图 3-8-6）

术后2个月内，严格膝关节支具保护下遵循伸直为主，屈膝为辅的原则行膝关节功能锻炼。

术后1、3和6个月行X线检查，了解骨痂生长情况，决定下地负重时间。（图 3-8-7）

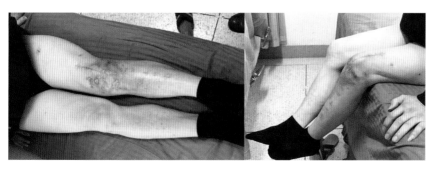

图 3-8-6 切口及膝关节活动情况（术后）

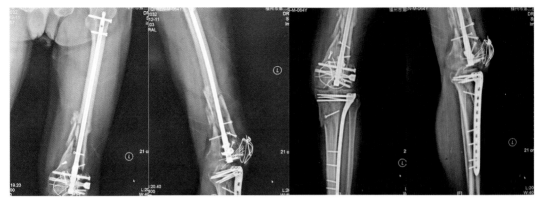

图 3-8-7　下肢正侧位片（术后 6 个月）

五、病例特点与讨论

1. 浮膝损伤的特点及早期治疗原则

　　因引起浮膝损伤多为高能量损伤，其合并伤发生率居高不下。据文献统计，70% 的浮膝损伤合并颅脑损伤、胸腹器官损伤、其他部位骨折以及膝关节韧带、半月板、软组织严重损伤，多部位骨折易致休克、骨筋膜室综合征、脂肪栓塞等。研究文献中 2741 例病例，将这些病例中所有合并伤的数目累加为 2867 个，可见平均每个患者至少就有一个合并伤。比较严重的如头颅、胸腹部等累及脏器的损伤可危及生命。所以，浮膝损伤早期救治遵循保命第一、保肢第二的原则，迅速有效地抗休克，快速判断伤肢的伤情、软组织损伤程度、血管及神经功能，有内脏破裂、血气胸等情况需优先由相关专科紧急处理。当患者因巨大暴力受到伤害时，全面的体格检查显得尤为重要，辅助以影像学检查，则严重危险的合并伤的诊断将并无难处。相反一些血管、神经及韧带等的损伤有时因合并有其他严重损伤存在时则容易被忽视。本病例同样为高能量损伤，其合并颅脑外伤及胸部多发损伤，同时行下肢血管彩超检查，发现腘静脉血栓，早期左膝开放伤口渗液，严重指标高。伤后 1 个月待开放伤口愈合，肿胀消退，相关感染指标恢复正常，气胸吸收，血压、血糖控制良好，行"下腔静脉滤器置入"后再计划行手术治疗，因此对浮膝损伤的治疗王亦璁教授提出首先稳定生命体征、避免漏诊、恢复肢体功能，手术节奏慢些的"慢治"远好于那些匆忙手术的"乱治"。

2. 浮膝损伤的分型及预后

　　由于膝关节周围软组织少，60% 的膝关节附近骨折为开放性骨折，患者预后往往较差。浮膝损伤分型较多，最早分型由 blake 等提出：Ⅰ 型为股骨干、胫骨干骨折，膝关节完整，为典型的浮膝损伤。Ⅱ 型为骨折累及关节，为变异的浮膝损伤（Ⅱ A 型为骨折累及膝关节，Ⅱ B 型为骨折累及髋、踝关节）。Fraser 等将其进一步细分，根据是否累及膝关节骨折提出浮膝损伤分型：Ⅰ型为股骨干及胫骨干骨折，未累及关节内骨折；Ⅱ型为累及膝关节的骨折；ⅡA型为胫骨平台骨折伴有股骨干骨折；ⅡB型为单纯胫骨干骨折伴有股骨髁骨折；ⅡC型为胫骨平台骨折伴有股骨髁骨折。Ran等提出改进型Fraser分型：Ⅰ型和Ⅱ型同Fraser分型，Ⅲ型为浮膝伴有髌骨骨折（ⅢA型为髌骨简单骨折，ⅢB型为髌骨复杂骨折），其研究发现合并髌骨骨折的浮膝损伤预后更差。本病例同样合并髌骨骨折，根据Ran提出的分型，其应属于ⅢB型，但我们查阅相关文献执行严格的术前计划，合理选择尽量少的手术切口暴露固定骨折端，减少医源性的对膝关节周围软组织的创伤，术后2个月内支具保护下以伸直为主，屈膝为辅的原则指导膝关节功能锻炼，获得良好的功能。

3. 浮膝损伤手术入路、内固定选择

浮膝损伤患者损伤类型、软组织损伤和污染情况、骨折粉碎和移位程度、是否累及关节等各有不同，故应优选固定方式和内固定物。原则是对膝关节恢复最有利、对软组织和血运干扰最小、操作简便，方便后续治疗。Fraser Ⅰ型骨折固定方式已达成共识，即采用髓内钉固定，且股骨干骨折固定先于胫骨干骨折固定，如胫骨干骨折伴有严重软组织损伤、下肢缺血或股骨远端复杂骨折时则反之。对于Fraser Ⅱ型，建议先固定股骨，关节内骨折应解剖复位内固定。本病例为陈旧性浮膝损伤，其有别于新鲜骨折，股骨远端爆裂翻转骨折段部分缺损，髌骨粉碎，骨折端大量骨痂生成，需充分松解软组织，手术入路选择上应用左膝关节前正中入路，直视下复位固定股骨远端。研究结果表明：直接前入路解剖复位股骨远端严重的粉碎性C3型骨折可获得较好的疗效，手术保留了股四头肌和伸膝装置的完整性，术后并发症少，患者膝关节功能恢复好，不影响这类患者以后行全膝关节置换术的切口。本病例通过此入路充分松解软组织及纤维骨痂复位固定股骨远端及髌骨，一举两得。股骨远端内固定选择上根据术中情况，天然的倒打髓内钉开口应用股骨髓内钉结合阻挡钉尽可能微创牢靠地固定股骨远端，为后期良好的功能恢复奠定基础。

4. 小结

浮膝损伤骨折分型、手术时机、术式选择、开放性骨折治疗等仍存在争议。浮膝损伤患者早期应注意生命支持和损伤控制，待全身状况稳定后宜早行手术治疗，根据骨折类型和软组织条件等选择合适内固定方式。术中尽可能彻底松解、尽早被动功能活动，术后有效支具保护下活动。应该积极主动随诊监督术后的功能康复，骨折愈合是第一原则，关节功能以伸直为主、屈膝为辅，股四头肌的功能恢复非常重要。

厦门大学附属福州第二医院

林焱斌　郑伟

膝关节外侧多能入路治疗陈旧性胫骨平台骨折

一、病例介绍

1. 病史

患者，男，28岁，因"外伤致右膝疼痛伴活动受限3个月"入院。3个月前因车祸外伤后出现膝关节疼痛伴活动受限，于外院就诊后未予特殊诊治，1个月后患者症状稍缓解后直接负重下地活动，后患者逐渐出现膝关节外翻畸形，屈伸活动受限，疼痛感明显。

2. 查体

扶拐行走，跛行，右下肢呈明显外翻畸形，侧方应力试验存在外翻不稳定，膝关节屈伸活动 5°~70°，局部无骨擦音、骨擦感，双下肢感觉、肌力正常。

3. 影像学检查

右侧膝关节正侧位片示：右侧胫骨外侧平台陈旧性骨折，关节面塌陷明显，并累及后外侧平台，骨折形成畸形愈合。（图 3-9-1）

右侧膝关节 CT 及三维重建示：右侧胫骨外侧平台陈旧性骨折，前外侧、后外侧平台关节面明显塌陷，胫骨外侧平台后倾角增大。（图 3-9-2）

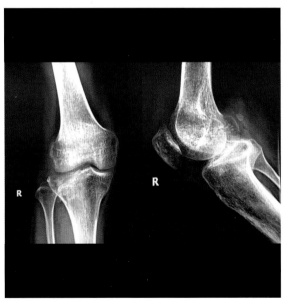

图 3-9-1 右膝关节正侧位片

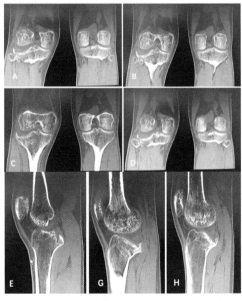

图 3-9-2 右膝关节 CT 及三维重建

二、诊疗思路

1. 临床诊断与诊断依据

患者有明确的外伤史，外伤后出现右侧膝关节疼痛、肿胀、活动受限，高度怀疑存在骨折，就诊于外院后未予特殊诊治，1个月后患者下地负重活动，后逐渐出现膝关节外翻畸形，同时，结合我院X线及CT影像学检查，均可明确其为"陈旧性胫骨平台骨折"的诊断。因此，对于该患者，诊断考虑为：右侧陈旧性胫骨平台骨折。分型：① Schatzker分型Ⅱ型；② AO分型41-B3.1；③三柱分型外侧柱+后侧柱。

2. 鉴别诊断

膝关节骨性关节炎：骨性关节炎一般无明确外伤史，且病程较长，膝关节外翻畸形一般为逐步出现。

3. 治疗计划

（1）入路的选择：根据该患者的影像学检查，由于骨折累及前外侧平台及后外侧平台，范围较广，因此，选择何种入路对于该手术方案的制订是至关重要的。关于后外侧胫骨平台骨折的手术入路众多，共同的特点都是解剖复杂，显露相对困难，总体包括有截骨入路与非截骨入路2种。

截骨入路：腓骨颈截骨入路，腓骨部分截骨入路，胫骨外侧髁截骨入路，Gerdy结节截骨入路，股骨外侧髁截骨入路，腓骨头二腹肌截骨入路。

非截骨入路：后正中入路，Calson入路，后内侧入路，后外侧入路，Frosch入路，外侧扩大切口入路，前外侧结合前内侧入路，前外侧结合后内侧入路，腓骨头上方入路。目前较为常用入路主要包括5种，Frosch入路，前外侧入路，后外侧入路（Carlson入路），后内倒"L"入路。该患者入路，Hoekstra等认为，若位于蓝色区域，则可以采用延展前外侧入路进行处理；如果关节面骨块位于紫色区域，则需要借助后方入路。因此，我们考虑将前外侧入路与后外侧入路（Carlson）优点结合起来，设计成一个入路来解决该病例的入路问题。（图3-9-3）

鉴于此，我们设计了膝关节外侧多能入路，常规前外侧切口近端往后侧延伸，在越过股二头肌肌腱、跨膝时转弯向上延伸约5cm。（图3-9-4）

（2）畸形矫正方案的选择：采用截骨矫形还是切开复位内固定。由于该患者外伤后已经3个月，且影像学提示骨折断端已形成畸形愈合，采用复位内固定的方式无法实现，因此需采用截骨矫形才能实现关节面的良好复位。截骨方案的选择：结合患者影像学资料，可考虑采用外侧平台整体截骨抬起关节面及垂直截骨+横向截骨的方案，但外侧平台整体截骨抬起关节面其关节面周围陈旧性愈合的骨折断端随之抬起，有可能阻挡关节面的复位，因此需采用垂直截骨+横向截骨的手术方案，其具体操作方案同前述。

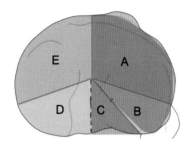 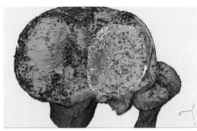

图 3-9-3　入路设计
A、B 区域：前外侧入路能显露范围；B、C 区域：后外侧入路能显露范围

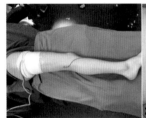 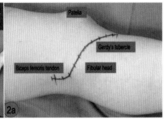 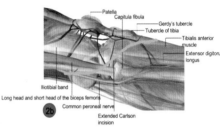

图 3-9-4　膝关节外侧多能入路

三、诊疗过程

（1）显露：切开皮肤并逐层剥离，显露胫骨外侧骨面，显露腓总神经并予保护，显露腓总神经后将其游离并用皮条牵向前方，向后侧牵拉腓肠肌外侧头，结扎切断膝下外侧动脉，于腘肌和比目鱼肌间隙显露后关节囊并沿关节线切开，向上牵开外侧半月板后角即可显露胫骨平台后外侧柱。术中探查见关节软骨面塌陷明显并已形成畸形愈合，半月板后角损伤严重并卡压于已畸形愈合的骨折端中。后外侧窗显露清楚后，再显露前外侧窗，使得单切口中有前外侧窗、后外侧窗，二者配合可以清楚地显露整个胫骨平台外侧柱及关节间隙，可以较完美地处理复杂的胫骨平台后外侧骨折。

（2）截骨：包括垂直截骨与水平截骨。水平截骨：在胫骨后外侧壁塌陷软骨面下方1cm左右开窗，选择较窄的骨刀进入进行扇形水平截骨（图 3-9-5 中 A 所示）（需注意选择较窄的骨刀，否则无法实现扇形截骨）。垂直截骨：图 3-9-5 中 B 中蓝色、红色线条区域为截骨线，黄色线条为铰链线，红色截骨线需从后侧窗进行纵向截骨，蓝色截骨线需从前外侧窗进行截骨（前外侧窗截骨时需将膝关节内翻，否则很难实现纵向截骨），骨刀方向为纵向。截骨完成后将关节面抬起。

（3）植骨：在进行截骨、关节面复位后，从后侧窗直视下见关节面高度恢复良好，取合适髂骨块植入骨缺损区域（建议进行结构性植骨而非颗粒性植骨），克氏针临时固定。最后在前外侧窗内对前外侧区域进行开窗探查，见有较大骨缺损，遂对其进行颗粒性植骨，再用排钉技术固定前外侧平台。

（4）固定：后外侧平台采用桡骨远端微型版固定，前外侧平台采用胫骨近端排钉锁定板固定。

（5）术后处理：术后复查膝关节正侧位片、CT及三维重建（图3-9-6、图3-9-7），以评估关节面恢复及下肢力线情况；术后2~3天肿胀消退后开始膝关节屈伸功能锻炼及持续被动运动功能锻炼，同时强调行直腿抬高股四头肌肌力锻炼，3个月内非负重下功能锻炼。

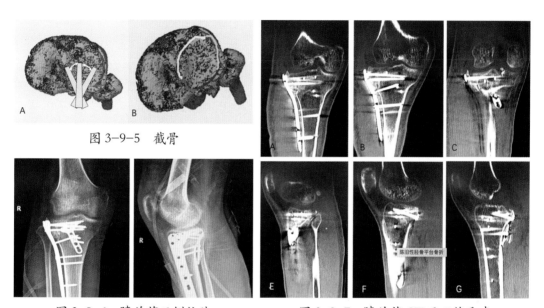

图3-9-5　截骨

图3-9-6　膝关节正侧位片

图3-9-7　膝关节CT及三维重建

四、随访

术后患者随访12个月，患者膝关节活动度良好，膝关节屈伸活动0°~110°，不存在外翻不稳定，末次随访时根据胫骨髁部骨折膝关节功能评分达28分，为优。

五、病例特点与讨论

陈旧性胫骨平台骨折患者面临的直接困难就是膝关节功能障碍，因此陈旧性胫骨平台骨折晚期重建的目标是获得一个稳定可活动的膝关节。如明确患者下肢不稳定是因骨性因素所致，则恢复患者下肢力线，长度及关节面完整性是胫骨重建的首要目标。手术医生应具备区分鉴别不稳定是骨性因素还是软组织因素所致的能力。此外不同陈旧性患者具体情况不一，应注重个体化治疗，根据个体评估结果，选择相适应的截骨手术治疗方案。

手术入路的选择是至关重要的，本手术入路可以有效显露胫骨平台前外侧、后外侧骨折块以及关节面，对于复位及固定都有很大帮助，且损伤小，避免联合切口造成皮桥坏死；体位简单，单纯侧卧即可解决；腓总神经损伤可能性小。

　　手术中需要注意在将比目鱼肌从胫骨后缘剥离的时候不宜太往远端，否则有损伤胫前动脉的风险；同时，在选用钢板进行固定的时候，也需注意钢板的长度，尽量选择较短的钢板，钢板如果过长，亦可能导致胫前动脉的损伤或者钢板将胫前动脉压在其下方，导致胫前动脉的闭塞。有研究报道胫前动脉自外侧平台关节面至穿入骨间膜部位平均距离为（46.3±9.0）mm，距离腓骨头大约为（35.7±9.0）mm。该患者术后后侧钢板选用尽量短的3.5mm "T" 形钢板进行固定，有报道认为对于后外侧平台单纯劈裂骨折的患者，采用螺钉固定的效果接近于钢板固定，但其前提是骨折需要有良好的复位；对于骨折累及较远端区域而不得不选用较长钢板进行固定的患者，笔者的经验是术中尽量显露胫前动脉尤其是其分叉处，避免术中牵拉胫前动脉，避免其从分叉处撕裂，并注意将钢板从胫前动脉下方穿过，避免钢板压迫胫前动脉；如胫前动脉活动度较差，钢板无法从其下方穿过，必要时需切开部分骨间膜以增加其活动度。

　　在后侧柱复位过程中需要注意的是，在复位完成后进行临时固定时屈膝情况下易导致复位失效，其原理为患膝的屈曲容易使股骨髁的轴向力量压迫胫骨后外侧关节面，从而使关节面复位丢失，这与胫骨平台后外侧骨折受伤机制是膝关节屈曲伴轻度外翻时股骨髁轴向挤压胫骨平台后外侧而导致的骨折原理是一致的。该患者在术中进行后外侧平台复位并用克氏针临时固定后，进行处理前外侧平台，在前外侧平台复位完成后C臂X线机透视发现后外侧平台再次塌陷，术中探查发现患膝处于屈曲状态时股骨髁压迫胫骨平台导致其再次塌陷；之后在后外侧平台复位临时固定后尽量避免了患膝屈曲这一动作，未再出现该情况。

　　术中须注意保护腓总神经，在将腓总神经游离时须尽量将其纤维性隧道打开，从而使其保持良好的活动度，否则术中的牵拉有可能导致腓总神经的损伤。

福建医科大学附属第一医院

王海　谢昀

肱骨头重建治疗陈旧性锁定型肩关节后脱位

一、病例介绍

1. 病史

患者，男，32岁，2011年因车祸受伤致左肩关节疼痛伴活动受限，伤后由家属送至广东当地医院就诊，X线片示左肩关节脱位，予手法复位治疗。此后，患者左肩关节偶出现疼痛伴活动受限，无改善征象。遂于2018年3月7日转诊至厦门大学附属成功医院，行CT检查提示左肩关节脱位。遂收住入院。

2. 查体

左肩关节无红肿，皮温正常，肌肉无萎缩。左肩后方隆起，前方喙突及肩峰前外侧角骨性标志突出，左肩关节呈内旋位固定。全身韧带无过度松弛。左肩关节活动受限，前屈60°，内旋L_5，体侧外旋−30°。肩恐惧试验（＋），凹陷征（−），搭肩试验（−），回旋挤压试验（＋）。

3. 实验室检查

乙肝病毒表面抗原（＋）。血常规、红细胞沉降率、C反应蛋白、生化、凝血指标均正常。

4. 影像学检查

左肩关节正位片示：骨质缺损。（图3-10-1）

左肩关节MRI示：左肩关节后脱位，左肩冈上肌腱止点撕裂，左肩关节后方盂唇损伤，左肩关节盂及肱骨头骨质缺损。

左肩关节CT示：左肩关节脱位并锁定于后脱位状态，左肩骨关节盂、左肱骨头骨质缺损。（图3-10-2）

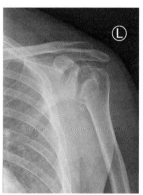

图3-10-1　左肩关节正位片

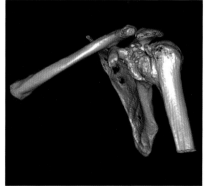

图3-10-2　左肩关节CT

二、诊疗思路

1. 临床诊断与诊断依据

患者 7 年前因车祸受伤致左肩关节疼痛伴活动受限，就诊当地医院，行 X 线检查示左肩关节脱位，予手法复位。后患者左肩关节疼痛伴活动受限，无改善征象。转诊我院，查体可见患者左肩关节活动受限明显，肩恐惧试验（+）。进一步完善 CT 检查提示左肩关节锁定于后脱位状态，伴有明显骨质增生。根据患者受伤病史、查体及影像学检查，可明确诊断为：陈旧性左肩关节锁定性后脱位。

2. 鉴别诊断

（1）肩关节前脱位：患者肩关节外伤后肩部肿痛，方肩畸形，上臂外展、内旋活动受限，肩关节前侧可触及脱位的肱骨头，Dugas 征（+）。影像学检查可鉴别。

（2）肱骨外科颈骨折：多见于老年骨质疏松患者，外伤后肩肿痛，活动障碍摄片检查可见肱骨外科颈骨皮质不连续，X 线检查可鉴别。

（3）臂丛神经损伤：肩部外伤后，上肢无力，感觉障碍，上臂及各手指活动、感觉障碍，结合患者症状体征及肌电图检查可与之相鉴别。

3. 治疗计划

（1）通过 CT 确定肩胛盂及肩盂前倾角度丢失情况。（图 3-10-3）

（2）通过 MRI 确定盂唇、肩袖、关节囊损伤情况。

（3）定制同种异体肱骨头，计划截骨、重建范围。

（4）前后入路联合修复肱骨头、肩胛盂及肩袖损伤处。

（5）术后指导患者进行肩关节功能锻炼。

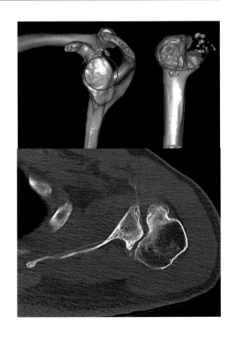

图 3-10-3　肩关节 CT

A.肩胛盂缺损约 30%；B.肱骨头骨缺损约 50%；
C.肩盂关节面前倾约 5°

三、治疗过程

（1）确定肱骨头骨质缺损约 50%，肩胛盂缺损约 30%，肩盂前倾 5°（正常为后倾 7°），丢失约 12°。

（2）确定后方盂唇缺失、冈上肌肌腱止点撕裂、肩胛下肌肌腱损伤、前方关节囊松弛。

（3）前后入路显露肩关节，彻底松解关节囊，解锁卡压的肱骨头、肩胛盂。先撬拨复位后方塌陷骨块并填塞异体骨块植骨。摆锯、骨刀切除前方肱骨头、后方肩胛盂缺损区域周边增生硬化骨质，形成规则创面。根据 CT 及术中测量所得肱骨头缺失范围（图 3-10-4），在同种异体肱骨头上截取同等大小、形状的骨质用于肱骨头骨缺损区植骨（图 3-10-5），同时截取部分带单面皮质骨的骨块，用于重建后方缺损的肩盂骨质（图 3-10-6）。

（4）以埋头空心拉力螺钉将截取的骨块固定于肱骨头骨质缺损区，确认螺钉尾端完全埋入移植骨块皮质骨下；以 2 枚空心拉力螺钉穿肩胛盂移植骨，将其固定于肩胛盂骨缺损区，注意肩胛盂关节面平整，并恢复肩胛盂前倾角。最后，以带线锚钉缝合修复冈上肌腱及肩胛下肌腱。

（5）术后 4 周内以外展抱枕维持患肢外展中立位，并进行外旋功能锻炼；5~8 周主动进行肩关节上举、内旋、外旋及钟摆功能锻炼。术后复查影像学检查，术后肩盂后倾 3°（图 3-10-7、图 3-10-8）。

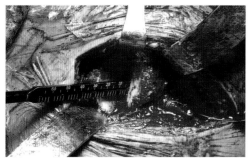

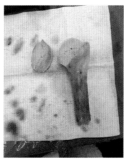

图 3-10-4 测量、肱骨头缺失范围　　图 3-10-5 截取的 图 3-10-6 截取的肩盂骨块
　　　　　　　　　　　　　　　　　　　　　　　　肱骨头骨块

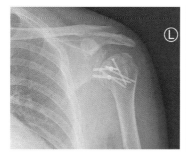

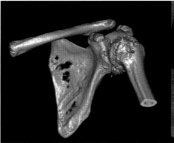

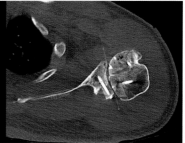

图 3-10-7 肩关节正位片　　　　　　图 3-10-8 肩关节 CT
　　　（术后）

四、随访

术后切口愈合良好，随访 3 年，未再出现关节脱位、交锁症状。患肩活动度，前屈 170°（图 3-10-9），内旋 L_1，体侧外旋 30°。UCLA 评分 32 分，达"良"标准。

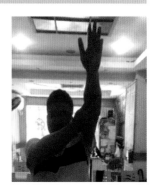

图 3-10-9　患肩活动度（术后 3 个月）

五、病例特点与讨论

1. 明确诊断及治疗方案

肩关节后方不稳定发病率低，占肩关节不稳的 3%，漏诊率为 50%~79%，早期未形成交锁状态时，仅拍摄肩关节正位 X 线片，极易漏诊。通过 CT 及 MRI 检查容易诊断该疾病。

发病后治疗方案的选择上，除合并癫痫、精神疾病的患者需谨慎考虑手术外，其他的肩关节后脱位锁定型不稳均应选择手术治疗。根据 CT 确定的肱骨头缺损范围：小于 20% 者选择 McLaughlin 手术；20%~50% 者选择自体骨移植、McLaughlin 手术、小结节内移以及同种异体骨移植及肱骨旋转截骨术等；大于 50% 者选择关节置换或者自体骨软骨移植。

该患者治疗上，考虑患者骨质缺损大于 20%，小于 50%，选择同种异体骨移植修复肱骨头骨缺损及肩胛盂骨缺损，锚钉修复肩袖损伤。

2. 松解和修复的平衡

（1）松解：因为创伤后瘢痕增生粘连，陈旧性脱位是不能通过微创进行镜下复位的，但切开复位无法做到无死角彻底松解，所以，可以在关节镜辅助下，先松解深部挛缩组织，再切开松解交锁关节进行修复。

（2）修复：肩袖是一个力偶平衡体，前方的肩胛下肌腱与后方的冈下肌、小圆肌肌腱二者存在力偶平衡。若采用 McLaughlin 或者改良 McLaughlin 术式填充反 Hill-Sachs 损伤的骨缺损，可确实减小后脱位复发概率，但术后肩关节外旋活动将受到较大影响。因此，我们选择采用通过肩胛盂及肱骨头骨缺损区域植骨恢复骨性结构的方式减少再脱位的发生概率。

3. 骨缺损重建是减小再脱位的关键

（1）肱骨头重建：通过 CT 重建，术前对肩胛盂及肱骨头骨缺损的范围可以进行较为准确的评估。可以发现：较大的骨缺损无法通过自体髂骨移植恢复解剖的肩关节对吻结构。因此选择同种异体肱骨头，截取最匹配的缺损骨质以进行骨缺损填充。

（2）肩胛盂重建：除了通过骨块植骨恢复肩胛盂面积以外，还需注意肩盂关节面角度的恢复，二者结合，可最大限度减少再脱位的发生概率。

（3）骨质吸收：同种异体骨的骨吸收是一个难以回避的风险，目前，患者随访已超过 3 年，未发现明显骨质吸收征象，但病例数尚少，随访时间尚短，仍需要长期关注。

厦门大学附属成功医院

王俊　黄建明　叶志扬　刘好源

"天玑"骨科手术机器人辅助治疗 Tile C 型骨盆骨折

一、病例介绍

1. 病史

患者，女，51岁，因"外伤致全身多处疼痛、活动受限11天"入院。缘于入院前11天，外伤后出现胸部、会阴部剧烈疼痛，活动后加重，无双下肢放射痛，无下肢麻木感，无二便失禁，急诊当地医院，保守治疗后症状未好转，转诊福建医科大学附属第二医院。既往史、个人史、家族史无特殊。

2. 查体

生命体征平稳，左侧腰背部皮肤大面积淤紫、擦伤、脱套（图3-11-1），T_{11}至骶尾部压痛、叩痛明显，无向双下肢放射，骨盆挤压征（+），双下肢肌力、肌张力正常，会阴部感觉正常。生理反射存在，病理征未引出。双下肢末梢血运好。

3. 实验室检查

血常规见白细胞 9.78×10^9/L，血红蛋白 97g/L，余基本正常。生化全套见谷丙转氨酶120U/L，肾功能正常，余基本正常。凝血筛查见血浆纤维蛋白原4.78g/L，余基本正常。

4. 影像学检查

骨盆平片示：双侧耻骨上、下支骨折，右侧骶骨骨折。（图 3-11-2）

胸腰椎、骨盆CT及三维重建示：①骨盆粉碎性骨折：双侧耻骨上、下支骨折，右侧骶骨骨折。②T_{12}~L_4 棘突、L_{1-3} 双侧横突、L_4 左侧横突、L_5 右侧横突骨折。（图 3-11-3）

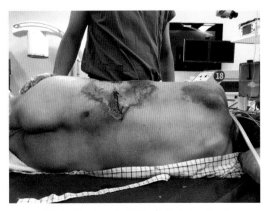

图 3-11-1　左侧腰背部皮肤外观

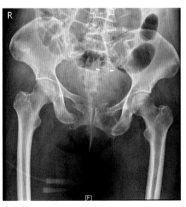

图 3-11-2　骨盆平片

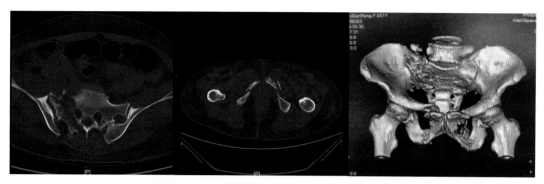

图 3-11-3　胸腰椎、骨盆 CT 及三维重建

二、诊疗思路

1. 临床诊断与诊断依据

患者有车祸外伤史，查体见左侧腰背部皮肤大面积淤紫、擦伤、脱套，T_{11} 至骶尾部压痛、叩痛明显，骨盆挤压征阳性。骨盆平片及 CT 提示：双侧耻骨上、下支骨折，右侧骶骨骨折。故临床诊断为：①骨盆骨折（Tile C2 型）；②右侧骶骨骨折（Denis Ⅱ 型）；③胸腰椎多发横突、棘突骨折；④背部皮肤多处挫擦、脱套伤。

2. 术前计划

（1）前环手术目前常采用 Stoppa 入路，优点有微创，切口隐蔽，术后恢复快，显露范围广，可显露双侧高位耻骨，无需切断腹直肌止点及暴露血管神经束，手术风险小，直视下固定，钢板塑性简单；缺点是肥胖患者操作比较困难，对助手要求较高，合并有髋臼后壁、后柱骨折等需要辅助切口。

（2）后环手术入路目前常采用仰卧位经皮置入骶髂关节螺钉固定骨盆后环骨折，此入路微创、有效、术后恢复快，适用于不稳定骨盆后环损伤、骶骨骨折、骶髂关节骨折和脱位，但手术时间长，需反复多位置多次透视，辐射量大，对术者要求高，学习曲线长，精准放置螺钉难度大，有造成骶神经及血管损伤的潜在风险。

（3）福建医科大学附属第二医院于 2019 年引进了北京天智航医疗科技股份有限公司生产的"天玑"机器人，具有定位精准、稳定，使骨科手术更微创、更安全、更高效的特点，结合本例患者骨折特点，决定采用经改良 Stoppa 入路行骨盆前环骨折切开复位钢板内固定术，并在"天玑"骨科手术机器人的辅助下行经皮骶髂关节螺钉置入术。

■ 三、治疗过程

（1）术前治疗：入院后予止痛、抗感染、补液等处理，1 周后患者病情稳定，评估患者可耐受手术后行手术治疗。

（2）手术过程：全麻下，患者取平卧位。取腹部正中 Stoppa 切口，切开皮肤，逐层显露，直至显露双侧耻骨上支，复位骨折，预弯 8 孔 3.5mm 重建钢板完成固定，上 5 枚螺钉。检查骨折复位固定牢固，被动活动髋关节，无弹响。缝合切口。仍取平卧位，取左侧髂前上棘平坦处，切开皮肤 1cm 切口，钝性分离皮下组织直达骨面，置入"天玑"手术机器人示踪器，通过术中 C 臂透视获得骨盆标准正位、出口位、入口位及标准侧位片（图 3-11-4）并传入"天玑"系统，在各个平面设计规划好骶髂关节螺钉入钉位置（图 3-11-5），模拟路径后，使机械臂行进至拟定位置，经机械臂套筒经皮置入 1 枚 7.3mm 空心螺钉固定右侧骶骨（图 3-11-6），再次透视见骶髂螺钉位置正确，缝合切口（图 3-11-7）。手术时间 2.5 小时，出血约 200ml。

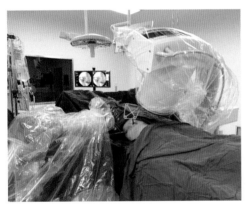
图 3-11-4　置入"天玑"手术机器人示踪

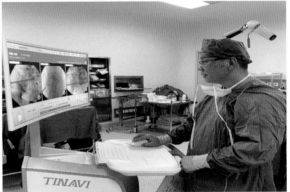
图 3-11-5　在各个平面设计规划骶髂关节螺

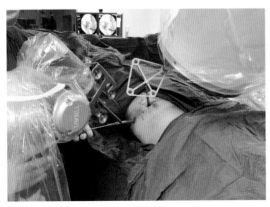
图 3-11-6　置入骶髂关节螺

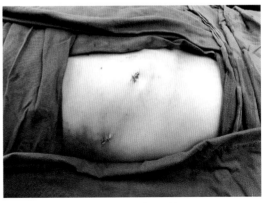
图 3-11-7　切口情况

四、术后随访

术后予多模式镇痛，物理预防结合低分子肝素预防下肢深静脉血栓，加强翻身及定期伤口换药，患者疼痛缓解，未出现深静脉血栓，伤口甲级愈合。（图3-11-8）

术后2天复查骨盆平片示：骨折复位良好、内固定位置满意。（图3-11-9）

术后6个月骨盆平片示：骨折位置良好，骨折线模糊。患者恢复良好，可下地活动，无特殊不适。（图3-11-10）

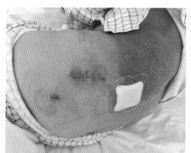 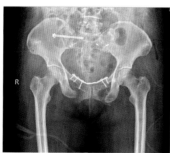 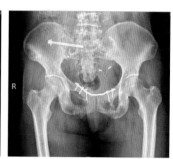

图3-11-8 切口情况（术后4周）　　图3-11-9 骨盆平片（术后2天）　　图3-11-10 骨盆平片（术后6个月）

五、病例特点与讨论

骨盆由于其存在三维形状、位置较深、毗邻结构复杂等特点，发生骨折时死亡率和致残率均较高，目前临床上仍多采用手术切开复位完成骨盆环固定，但手术创伤大、风险高，如切口暴露大、出血多、并发症发生率高。复位不良和畸形愈合是常见的并发症，并可能导致疼痛、跛行、肢体长度差异和神经损伤等并发症。有效的复位和固定骨盆后环有助于恢复骨盆功能和生物力学稳定性。

骨盆后环的固定几经转变，包括骶骨棒、前钢板、后钢板以及骶髂关节螺钉等固定方式。经皮骶髂关节螺钉置入技术由于其微创的特点，已成为骨盆后环骨折固定的首选，但是经皮置钉螺钉在复位和置钉的过程中需要多次透视，辐射量大，手术时间长，并且精准置钉难度高，容易引起神经损伤等并发症，常常令手术效果不尽满意。如何更为精准、微创、有效的固定骨盆后环骨折是目前研究的难点和重点。

目前，手术机器人已经越来越广泛地应用于关节外科及脊柱外科领域，而随着创伤骨科手术机器人的问世，使得创伤外科也步入了人工智能辅助的精准外科时代。相比于机器人辅助手术，传统经皮手术的核心难点在于手术者无法看到手术部位的内部结构，在手术过程中也无法获得手术部位的实时三维图像，对周围组织的损伤风险很大。因此，近年来导航技术在骨科得到了迅速发展，以尽可能地克服上述缺点。然而，导航技术的原理是利用多个平面的二维图像实现导航工具的可视化，没有三维图像和无法动态观察。"天玑"手术机器人导航定位系统是最新一代国内自主研发的骨科手术机器人系统。该系统通过空间映射完成手术定位、手术计划和运动导航，具有微创、精确、智能、高效的特点，目前已广泛适用于脊柱外科及创伤外科。与传统的导航系统相比，"天玑"有以下优势：首先，"天玑"能实时观察进针过程中骶骨内螺钉位置的变化并提示外科医生进行调整，具有实时校正骨内螺钉位置偏差的能力。第二，"天玑"不仅可以实时调整进钉点和进钉方向，还可以测量螺杆的长度。第三，传统的导航技术需要术者人工置钉，术者的动作控制能力是影响置钉准确性的一个重要因素，而"天玑"通过稳定的机械臂套筒进行进钉，可以将术者的自身因素影响降至最低，并且，即使置钉的位置不够理想，"天玑"可返回路径规划界面进行路径重新规划，无需重新透视采集图像。Long T 等对 91 名采用经皮螺钉置入技术固定骨盆后环骨折的患者的研究发现，采用"天玑"辅助置钉组在透视次数及时间、手术时间、切口长度、麻醉时间、出血量等方面，均明显优于传统闭合复位固定组。

综上所述，"天玑"机器人辅助下经皮骶髂关节螺钉置入治疗骨盆后环骨折具有微创、安全、精准、有效、快速的特点。可以减少透视次数和辐射暴露，缩短手术时间，减少手术并发症的发生，为下一步开展前瞻性研究奠定了基础。

福建医科大学附属第二医院

王培文　许昊　姚学东

骨盆骨折微创经皮骨盆前环内固定术术后伴股神经损伤

一、病例介绍

1. 病史

患者，男，29 岁，以"高处坠落伤致会阴部、腰骶部疼痛 2 小时"为主诉入院。术前诊断为多发性骨盆骨折（Tile B 型）：①右侧耻骨上、下支骨折。②耻骨联合右侧部骨折。③右侧髋臼前部骨折。④骶骨右侧骨折。入院 1 周后予以行"经前路微创经皮骨盆前环内固定术（INFIX）内固定 + 后路腰髂螺钉内固定术"，术后出现健侧大腿前侧及小腿内侧皮肤感觉减退，股四头肌力减弱，膝关节伸直受限，膝反射消失；考虑为术后股神经损伤及股外侧皮神经损伤。

2. 查体

左侧大腿前外侧及小腿内侧皮肤感觉减退，股四头肌肌力 Ⅱ 级，股二头肌肌力 Ⅴ 级，左膝关节不能伸直，左膝反射消失，余未见明显异常。

3. 影像学检查

术前 CT（图 3-12-1）。术后 X 线片（图 3-12-2）。调钉后 X 线片（图 3-12-3）。

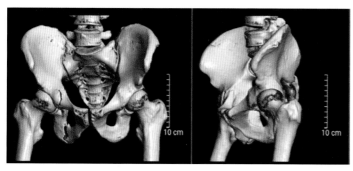

图 3-12-1 骨盆 CT

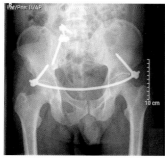 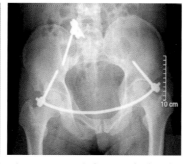

图 3-12-2 骨盆正位片（术后） 图 3-12-3 骨盆正位片（调钉后）

二、诊疗思路

1. 临床诊断与诊断依据

术后出现健侧大腿前外侧及小腿内侧皮肤感觉减退,股四头肌肌力减弱,膝反射消失。术前健侧皮肤感觉、股四头肌肌力及膝反射正常。故诊断为术后股神经损伤及股外侧皮神经损伤。

2. 治疗计划

(1)给予营养神经、消肿等对症处理,观察其恢复情况。

(2)行"健侧股神经探查松解 + 螺钉调整术"。

(3)术后继续予以营养神经、积极康复锻炼,以及针灸理疗。

三、治疗过程

(1)给予甲基泼尼松龙注射液 40mg,每天 1 次,以减轻神经水肿,甲钴胺营养神经等对症处理,同时指导股四头肌功能锻炼,1 周后评估疗效:皮肤感觉障碍稍减轻,股四头肌肌力仍为 Ⅱ 级,左膝关节伸直不能,膝反射未引出。

(2)行"左侧股神经探查松解 + 螺钉调整术",术中探查见:左侧髂腰肌及股神经卡压,股神经局部水肿;予以拧松 3 个螺纹,调整连接杆弧度。(图 3-12-3)

(3)术后积极行康复锻炼及针灸理疗。

四、随访

术后 4 周,X 线片示骨折断端见少许骨痂形成。查体见左侧大腿前外侧及小腿内侧皮肤感觉减退,较前范围缩小,左股四头肌肌力 Ⅲ 级,膝反射可引出。(图 3-12-4)

术后 12 周,外院 X 线片示骨折愈合良好,骨折线模糊不清。因患者在外地,无法查体;自诉左侧大腿麻

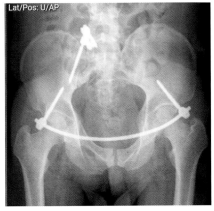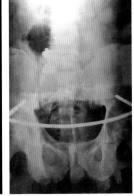

图 3-12-4　骨盆正位片(术后 4 周)　图 3-12-5　骨盆正位片(术后 12 周)

木感较前明显好转，左膝
关节可以伸直抬高，可下
地正常行走，略有跛行。
（图 3-12-5~图 3-12-7 ）

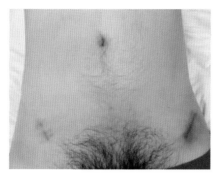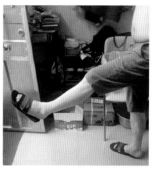

图 3-12-6　术后切口情况　　图 3-12-7　术后 12 周左
　　　　　　　　　　　　　　　　　　　下肢活动情况

五、讨论

1. INFIX 技术

在骨盆后环稳定或固定的前提下，分别在两侧髂前下棘沿腹股沟方向做一切口，根据术中透视定位，采用脊柱椎弓根螺钉于髂前下棘髋臼上方，后用连接杆通过皮下隧道固定前环。

2. 并发症

（1）股外侧皮神经损伤：股外侧皮神经损伤是 INFIX 技术最为常见的并发症。

（2）股神经损伤：Hesse 等报道 INFIX 内固定术后股神经损伤病例 6 例 8 侧，考虑与螺钉置入深度及连接棒放置位置关系密切。

（3）血管损伤：主要是股动脉及股静脉损伤。

（4）其他少见的并发症：如膀胱受压后出现的尿频、尿急等不适。

3. 注意事项

（1）切口进入后钝性分离深筋膜、阔筋膜张肌、缝匠肌，清楚显露髂前下棘，游离并保护好股外侧皮神经。

（2）置钉点位置为髂前下棘，钉道方向为髂前下棘指向髂后上棘；置入合适深度后，螺钉应突出髂前下棘 1.5~4cm，可根据患者体格而定，避免压迫下方组织致股神经及血管卡压损伤。

（3）连接棒长度选择较两侧髂前下棘连线长 5cm 以上预弯塑形，术中应皮下隐约可见连接棒弧度朝前凸起，椎弓根钉帽内侧则可用手指直接触摸受压情况。

莆田市第一医院

王新标　林峰　林建鑫　陈宇　郭佳勇

专家型青少年髓内钉结合重建钢板治疗成人石骨症股骨干骨折术后钢板断裂

一、病例介绍

1. 病史

患者，女，27岁，既往曾在外院诊断为"石骨症"（图3-13-1）。11个月前不慎从1米高处摔倒致"左股骨干骨折"于外院行"左股骨干骨折切开复位钢板内固定术"。术后于中国人民解放军联勤保障部队第九○九医院定期复查（图3-13-2）并于6个月后扶拐杖下床行走。术后11个月在行走时突然再次出现剧烈疼痛，伴左大腿肿胀、左下肢活动受限。曾于某医院X线片检查示左股骨骨折并钢板断裂，遂转诊至中国人民解放军联勤保障部队第九○九医院。

2. 查体

神志清楚，精神良好，外观正常，双肺呼吸音正常，腹平软，无压痛、反跳痛，左大腿中段肿胀畸形，左髋膝关节因疼痛活动受限，左下肢纵向叩击痛（+）。四肢肌力、肌张力正常，双侧病理征未引出。

3. 实验室检查

白细胞计数 $6.57 \times 10^{12}/L$，红细胞计数 $4.23 \times 10^{12}/L$，血红蛋白 123g/L，红细胞压体 0.285，C反应蛋白 37.0mg/L，红细胞沉降率 73mm/h，降钙素原 0.062μg/L，球蛋白 33.9g/L，清蛋白 24.6g/L，碱性磷酸酶 87U/L，血钙、磷、尿酸等均未见异常。

4. 影像学检查

左股骨正侧位片及三维CT示：左股骨干骨折术后，钢板断裂，1枚螺钉外移。（图3-13-3、图3-13-4）

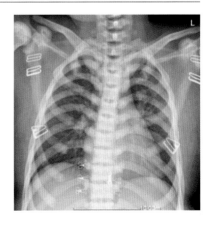

图3-13-1　胸片

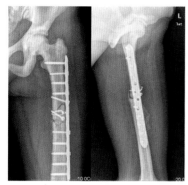
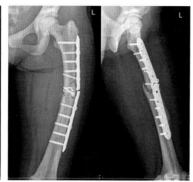
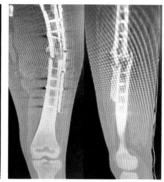

图 3-13-2　股骨正侧位片　　　图 3-13-3　左股骨正侧位片　　　图 3-13-4　左股骨三维 CT

二、诊疗思路

1. 临床诊断与诊断依据

本例患者为青年女性，既往曾在外院诊断为"石骨症"。有明确的外伤史导致左股骨干骨折并行"左股骨干骨折切开复位钢板内固定术"。术后活动时突然出现左大腿肿痛畸形，X 线片和三维 CT 检查示左股骨干骨折术后钢板断裂。分析钢板断裂原因是因为骨折未愈合，从术前的 X 线片可见骨痂形成，根据骨折愈合的时间和骨痂形成的数量，考虑该患者为符合肥大型骨不连的特征。综上所述，该患者可明确诊断为：①左股骨干骨折术后钢板断裂；②石骨症。

2. 鉴别诊断

（1）氟骨症：因为氟骨症累及头颅时，也可表现为颅板增厚，密度增高，特别是颅底可出现明显硬化。但是氟骨症为慢性氟中毒所致，病人有氟化物长期接触史或长期饮水含氟量超过允许量及用氟化物治疗骨髓瘤、骨质疏松症的病史。氟骨症不如石骨症那样均匀致密，同时氟骨症病变以躯干为主，而向四肢递次减弱，骨纹增粗呈网眼样改变，晚期可见韧带钙化和骨间膜钙化。氟骨症尿化验氟化物高达 8mg/L 以上。询问病史，患者生活饮食正常，无其他特殊疾病史，排除氟骨症可能。

（2）致密性骨发育障碍：本病的主要临床特点为患者身材矮小，身长很少超过 1.5m。面孔小，钩鼻，颏缩，有龋齿，颅顶隆起，前囟门及颅缝常不闭合；末节指骨短，指甲发育不良，易折断；骨脆，易发生自发性骨折；锁骨的肩峰端发育不良；眼球突出。其他骨骼变化可见窄胸和脊椎畸形。患者身高 1.6m，外观未见明显异常，排除致密性骨发育障碍可能。

3. 治疗计划

（1）完善术前各项检查，行三维 CT 检查评估左股骨髓腔直径和形态。测量左股骨髓腔狭窄处直径为 8.5mm，可选用专家型青少年髓内钉（Depuy Synthes，直径 8.2mm）。

（2）取出断裂的钢板，清理骨折断端瘢痕。

（3）分析钢板断裂原因为骨折在术后 11 个月仍未愈合，从术前的 X 线片可见骨痂形成，根据骨折愈合的时间和骨痂形成的数量，考虑该患者符合肥大型骨不连的特征。因此，需要根据左股骨髓腔的直径和形态确定合适的坚强固定。除髓内钉行中心固定外，再辅助重建钢板固定，实现坚强固定。

（4）考虑到石骨症易发生骨不连，术中拟予异体植骨。

（5）术后拟予应力刺激仪促进骨折愈合。

三、治疗过程

按术前计划取原左大腿中段外侧切口，切开皮肤和筋膜，从股外侧肌后方间隙进入，暴露钢板、螺钉和钢丝，取出原内固定物。清理骨折断端瘢痕，电钻打通远近端髓腔。持股钳夹持骨折远近端，复位满意后以 2 枚 2.0mm 克氏针临时固定。取 1 块 8 孔的重建版置于左股骨外侧，远近端各置入 3 枚 12mm 的螺钉固定骨折断端。沿左股骨粗隆顶点做一长约 5cm 的手术切口，手指触摸到粗隆顶点，在粗隆顶点偏外侧（专家型青少年髓内钉较普通股骨髓内钉外翻角更大，所以进针点较正常进针点偏外）置入 1 枚导针，左髋部正侧位片示进针点位置良好。开口扩大器扩大近端开口，置入"T"形复位手柄和橄榄枝。常规扩髓，按术前计划选取直径 8.2mm，长度 320mm 的髓内钉。旋转左下肢检查固定稳定性。骨折处予同种异体骨植骨。术后予应力刺激仪促进骨折愈合。

四、随访

翻修术后 7 个月，切口愈合好，无红肿、破溃。检验指标正常。左侧髋、膝关节活动正常。左股骨正侧位片示：左股骨骨折处明显骨痂生长。（图 3-13-5、图 3-13-6）

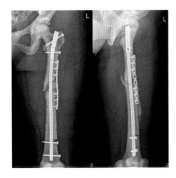

图 3-13-5 左股骨正侧位片（翻修术后即刻）

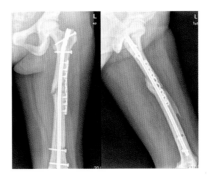

图 3-13-6 左股骨正侧位片（翻修术后 6 个月）

五、病例特点与讨论

1. 石骨症的概述

石骨症又称大理石骨病、先天性骨硬化、广泛性脆性骨质硬化等，于 1904 年德国放射学家 Albers-Schonberg 首先描述，故又名 Albers-Schonberg 病，1926 年 Karshner 依据病变特征将其命名为石骨症。石骨症是破骨细胞减少和（或）功能异常所致的因骨吸收障碍而引起的罕见病，文献报道北美发病率为 1/50 万。1942 年，Clairmont 和 Sching 初次确认了石骨症具有家族遗传性。根据遗传形式不同，将其分为常染色体隐性遗传石骨症（ARO）和常染色体显性遗传石骨症（ADO）。常染色体隐性遗传石骨症发病率为 1/30 万~1/20 万，有地区特异性。常染色体显性遗传石骨症多发生于成年人，起病晚，病情稳定，为良性石骨症。此类患者可无明显症状，由于骨质脆易断，常发生多次骨折，尤其是下肢。另外，也可有颅神经受压的表现，常伴有关节、长骨畸形等。患者鲜见全身性疾病，寿命一般不受影响。常染色体显性遗传石骨症亦分为 3 个亚型：①常染色体显性遗传石骨症Ⅰ型，轻度泛发性全身骨硬化，仅有全身骨密度增高的临床特点。②常染色体显性遗传石骨症Ⅱ型，椎骨上下终板严重钙化，椎体呈"夹心蛋糕样"改变，长骨干骺端硬化，可出现条纹状横带，常发生长骨骨折，颅底硬化，酸性磷酸酶、脑型肌酸激酶同工酶（CK-BB）水平升高，少见有颅神经压迫症状，约 5% 的患者会出现视觉、听觉减退的症状。本例患者即为常染色体显性遗传石骨症Ⅱ型。③常染色体显性遗传石骨症Ⅲ型，"离心性"石骨症，骨硬化大多发生于远离躯干处，常见四肢、头颅硬化明显。

2. 石骨症患者股骨干骨折的治疗

对于石骨症患者股骨干骨折的治疗，目前文献多以个案形式报道。常用的手术方式包括：钉板系统（动力髋、动力髁、锁定钢板和空心钉等）和髓内钉系统。实际操作过程中存在很多困难：石骨症患者骨质非常硬而脆，髓内钉扩髓相当困难，而且骨折位于中段，如果采用髓内钉则需扩髓范围很大，会非常困难，而且容易术中再骨折。如选用锁定钢板固定，由于骨质坚硬，需准备较多的钻头，钻孔处易过热导致骨质坏死和再骨折。此外，术后骨折延迟愈合、不愈合甚至再骨折的发生概率仍然很高。

3. 石骨症患者股骨干骨折术后再骨折的治疗

目前对于石骨症患者股骨干骨折术后再骨折治疗的报道非常少，故本例患者制订治疗方案时缺乏既往文献参照。基于第一次手术钢板断裂的教训，我们首选的固定方式髓内钉系统。如果采用成人型髓内钉，直径太大，而儿童弹性髓内钉的直径又太小无法实现牢固固定。幸运的是本例患者的髓腔直径尚可，应用某种较细直径的髓内钉可实现较为良好的固定。Depuy Synthes 专家型青少年髓内钉正好符合我们的要求，它是一种解剖型的髓内钉，直径有 8.2mm、9.0mm 和 10.0mm 3 种型号，长度范围 240~400mm。因此我们选取 8.2mm 的髓内钉作为中心固定，此外附加重建钢板抗旋转。考虑到石骨症易发生骨不连，术中予异体植骨，术后予自行研发的应力刺激仪促进骨折愈合。

中国人民解放军联勤保障部队第九〇九医院

吴进　刘晖　丁真奇

复杂骨盆骨折脱位伴右侧骶丛神经损伤诊疗分析

一、病例介绍

1. 病史

患者，男，55岁，因"外伤致全身多处疼痛伴右下肢麻木无力3天"于2021年3月前来就诊。主要表现为全身多处疼痛，以右髋部及右骶尾部为著，疼痛可放射至右下肢，伴右髋部活动受限，伴右下肢麻木，右踝背伸、跖屈无力。

2. 查体

脊柱生理弯曲稍变直，骶椎压痛、叩痛明显，余椎体无明显压痛、叩痛。右腹股沟区及髋部稍肿胀，双下肢无明显畸形、短缩，右骶尾部局部皮肤青紫，未见骨折端外露，右髂部、右骶尾部压痛明显，右髋关节活动痛性受限，骨盆挤压分离试验（＋），具体活动度无法配合检查。右小腿外侧及右足背外侧感觉稍减退，右下肢近端肌力不能配合，右踝关节背伸肌力Ⅱ级、跖屈肌力Ⅲ级，双侧足背、胫后动脉搏动正常，双下肢末梢血运正常。余肢体肌力、肌张力、感觉、血运未见明显异常。

3. 实验室检查

血常规见白细胞计数 11.59×10^9/L，红细胞计数 2.65×10^{12}/L，血红蛋白量87g/L，血小板计数 306×10^9/L。尿常规＋沉渣（流式）见红细胞9.23个/HP，细菌9288.20个/μl，尿胆原34μmol/L。（新）常规生化全套检查见总胆红素30.6μmol/L，直接（结合）胆红素10.4μmol/L，天冬氨酸氨基转移酶60U/L。白介素－6 21.83pg/ml。红细胞沉降率（仪器法）见红细胞沉降率56.00mm/h。D-二聚体定量15.27mg/L。乙肝两对半定量见乙型肝炎病毒表面抗原O-IU/ml，抗乙型肝炎病毒表面抗体27.87+mIU/ml，乙型肝炎病毒e抗原0.37-S/CO，抗乙型肝炎病毒e抗体1.65-S/CO，抗乙型肝炎病毒核心抗体7.99+S/CO。丙肝（－）、梅毒（－）、艾滋病（－）。凝血、电解质、肾功能、C反应蛋白、降钙素原、白介素-6，未见明显异常。

4. 影像学检查

骨盆平片、骨盆出入口位片、右髂骨斜位片、右闭孔斜位片示：①右侧耻骨上下支粉碎性骨折；②右侧骶髂关节脱位。（图3-14-1）

骨盆CT三维重建示：①右侧髂骨翼、骶骨、耻骨及坐骨多发骨折，周围软组织肿胀；②盆腔渗出性改变。（图3-14-2）

下肢静脉血管彩色多普勒超声（双侧）：双下肢深静脉未见明显血栓形成。

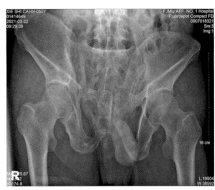

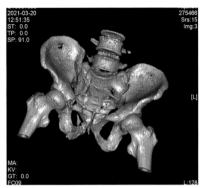

<table>
<tr><td>图 3-14-1　骨盆平片</td><td>图 3-14-2　骨盆 CT 三维重建</td></tr>
</table>

二、诊疗思路

1. 临床诊断与诊断依据

患者此次就诊主要症状表现为全身多处疼痛，以右髋部及右骶尾部为著，疼痛可放射至右下肢，伴右髋部活动受限，伴右下肢麻木，右踝背伸、跖屈无力。查体主要阳性体征为右腹股沟区及髋部稍肿胀，右骶尾部局部皮肤青紫，右髂部、右骶尾部压痛明显，右髋关节活动痛性受限，骨盆挤压及分离试验阳性，右小腿外侧及右足背外侧感觉稍减退，右下肢近端肌力不能配合，右踝关节背伸肌力Ⅱ级、跖屈肌力Ⅲ级。故诊断为右侧骶尾神经损伤。

相关检查提示右侧髂骨翼、骶骨、耻骨及坐骨多发骨折，右侧骶前孔骨折受压。诊断为多发骨盆骨折脱位，右侧骶骨骨折，右侧骶髂关节脱位右耻骨骨折，右侧髂骨骨折。

2. 鉴别诊断

（1）股骨颈骨折：可表现为髋部疼痛、畸形、活动受限，下肢外旋畸形，X 线有助于鉴别诊断，故不考虑本诊断。

（2）股骨粗隆间骨折：本病亦有外伤后局部肿痛、畸形、功能障碍，X 线片检查可资鉴别，故不考虑本诊断。

3. 治疗计划

（1）围手术期予止痛、营养神经、补液、营养支持、抗凝预防下肢深静脉血栓等处理。

（2）术前相关检查完善排除手术禁忌证后限期手术治疗。

（3）术后早期无负重床边康复训练。

三、治疗过程

（1）术前准备：考虑术区血管丛丰富、术中出血多，予请血管外科会诊术前 1 天行

"数字减影血管造影下右髂内动脉造影＋临时性栓塞术"以减少术中出血。

（2）手术过程：入院 5 天后在下肢神经电生理监测下行"右侧骶髂关节脱位切开复位腰髂螺钉内固定术（L_4、L_5、髂骨）＋右侧骶骨骨折切开复位术＋右侧骶丛神经损伤探查术＋右侧骶丛神经管减压松解术＋神经电生理监测＋神经电刺激治疗术＋右侧耻骨骨折切开复位内固定术"，术中探查间右侧骶丛神经管处骨折碎块压迫，予撬拨复位、神经管松解，术中神经电生理监测显示手术全程未造成骶尾神经功能损伤。

（3）术后予止痛、营养神经、补液、营养支持及抗凝预防下肢深静脉血栓形成。请康复科会诊协助床边下肢功能康复锻炼。

四、随访

术后 1 天，患者诉右下肢疼痛及麻木感较术前缓解。查体见右踝背伸肌力Ⅲ级、跖屈肌力Ⅲ级。

术后 1 周，患者诉右下肢疼痛及麻木感较术前明显缓解。查体见右踝背伸肌力Ⅳ级、跖屈肌力Ⅳ $^+$ 级。

术后 2 周，患者诉右下肢轻度疼痛及麻木感。查体见右踝背伸肌力Ⅳ＋级、跖屈肌力Ⅳ $^+$ 级。

五、病例特点与讨论

骶前孔的解剖及骶丛神经走行：骶骨盆面在正中线的两侧有两排骶前孔，每侧各为 4 个，由骶管出来的骶神经前支由此穿出。骶骨的后面粗糙不平，正中隆起为骶中嵴，由 S_{1-4} 的棘突连成，在骶正中嵴的两侧，各有一条断续的骶中间嵴，由各骶椎的关节突连成，在每侧骶中间嵴的外侧各有 4 个骶后孔，骶神经的后支由此经过。

骶丛神经的特点及主要分支：骶丛由腰骶干（L_4、L_5）以及全部骶神经和尾神经的前支组成。骶丛位于盆腔内，在骶骨及梨状肌前面，髂内动脉的后方。骶丛分支分布于盆壁、臀部、会阴、股后部、小腿以及足肌和皮肤。其主要分支为臀上神经、臀下神经、股后皮神经、阴部神经、坐骨神经。其中坐骨神经又主要分为胫神经和腓总神经。胫神经损伤的主要运动障碍是足不能跖屈，内翻力弱，不能以足尖站立。腓总神经损伤造成足背伸无力，故而造成足下垂、内翻，并造成小腿前外侧及足背区域感觉丧失。

本患者主要表现为右下肢麻木，右踝背伸、跖屈无力，右小腿外侧及右足背外侧感觉稍减退。影像学检查可见右侧骶前孔骨折压迫。以上均符合骶丛神经受压迫、损伤表现，其治疗的关键是及时行骨折复位，恢复骶前孔原有解剖结构，松解受压迫骶丛神经。

福建医科大学附属第一医院

谢昀

"天玑"机器人辅助下治疗 Pauwels Ⅲ 型股骨颈骨折

一、病例介绍

1. 病史

患者，男，46岁，以"高处坠落致全身多处疼痛12小时余"为主诉入院。缘于入院前12小时余不慎从高处坠落（大约3m高），右侧身体着地，伤后当即感头部、胸部、腹部及臀部等全身多处疼痛不适，伴头部及右手指流血，无意识不清，无恶心、呕吐、无气促、呼吸困难，无便血、尿血等表现，急诊当地医院，完善相关检查后予"止血、抗感染"等保守治疗，为进一步诊疗，转诊莆田学院附属医院创伤骨科，急诊拟"高处坠落伤"收治入院。

2. 查体

神志清楚，精神疲乏，面色苍白，胸廓挤压征（＋），双肺呼吸音粗，可闻及少许湿性啰音，腹平软，无压痛、反跳痛，左髋部肿胀，左下肢外展畸形，左髋关节活动受限，左腹股沟处压痛明显，纵向叩击痛（＋）。四肢肌力、肌张力正常，双侧病理征未引出。

3. 影像学检查

CT 提示右股骨颈骨折、右侧血气胸、右侧多发肋骨骨折、右肺挫裂伤、右肾挫伤。

二、诊疗思路

患者入院前12小时从高处坠落，伤后当即感头部、胸部、腹部及臀部等全身多处疼痛不适。结合查体及影像学检查。诊断为：①胸部损伤、右侧血气胸、右侧多根肋骨骨折、右侧肩胛骨骨折、双肺肺挫伤、左侧胸腔积液、右侧胸背部创伤性皮下气肿；②左股骨颈骨折；③左髋臼骨折；④右髂骨骨折；⑤右肾挫伤；⑥腰骶横突骨折（L_{1-4}右侧及 L_5 左侧）；⑦右第5掌骨骨折等。骨折分型：Garden 分型Ⅳ型；Pauwels 分型Ⅲ型。（图3-15-1）

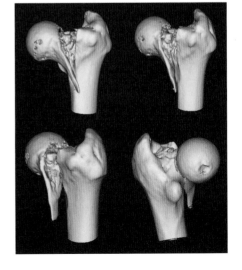

图3-15-1　骨折分型图

三、治疗过程

患者经完善检查后入住 ICU 行抗休克、胸腔闭式引流等处理。4 天后病情稳定转创伤骨科治疗，6 天后行手术治疗在"天玑"机器人辅助下置入 3 枚空心螺钉和 1 枚抗剪切全螺纹加压螺钉（图 3-15-2、图 3-15-3），术后 5 天恢复良好出院。

治疗方案：在"天玑"机器人辅助下置入 3 枚空心螺钉和 1 枚抗剪切全螺纹加压螺钉。

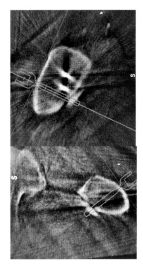

图 3-15-2
术中机器人预设置钉方向

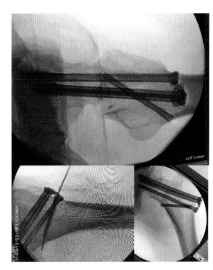

图 3-15-3
置钉后影像

四、随访

术后复查、术后 1 个月复查髋关节正侧位片，未见异常。（图 3-15-4、图 3-15-5）

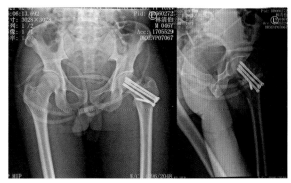

图 3-15-4　髋关节正侧位片（术后 1 天）

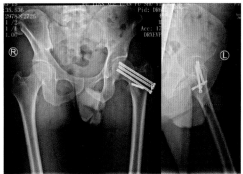

图 3-15-5　髋关节正侧位片（术后 1 个月）

五、病例特点与讨论

1. 骨折分型，与骨折预后关系的评估

按 Pauwels 分型，本例股骨颈骨折为Ⅲ型骨折，此类骨折多存在垂直剪切暴力，且损伤能量高的特性，进而提示该创伤性股骨头坏死发生的概率增加的情况。而按 Garden 分型，本例股骨颈骨折为Ⅳ型骨折，由于骨折的移位和分离，提示了本病例患者远期骨不连发生的可能性较高。

如何减少患者股骨头坏死的概率、提高骨折的愈合率是本例骨折治疗的重点。

2. 内固定的选择及生物力学依据

患者病情较重，在闭合复位空心钉内固定和切开复位空心钉内固定联合内侧钢板支撑治疗两者之间，考虑到保护局部的血运以及减小创伤，我们选择了闭合复位空心钉内固定。在比较了传统的 3 枚螺钉与 4 枚螺钉固定 Pauwels Ⅲ型骨折的不同，目前有多方研究提示横行螺钉在抗剪切力中起到了至关重要的作用，能够显著降低骨不愈合、股骨头坏死等并发症。因此结合病人的病情及手术室的条件，优先选择闭合复位机器人辅助下螺钉内固定。

3. 天玑手术机器人在股骨颈骨折病例中的优势

手术的微创化、数字化和智能化是外科手术前进的方向。计算机辅助下的术中导航技术可以提供术中实时的测量评估；减少骨科医生、手术室人员和患者的射线暴露时间；减少了手术的出血量和手术时间。在本例股骨颈骨折中，我们结合使用了天玑手术机器人和三维 C 臂机。通过术中导航和机械臂进行了完美的螺钉位置规划，准确的螺钉长度测量和精准的螺钉植入，尤其是从后外侧向股骨颈骨折在小粗隆位置的螺钉植入。

4. 本病例患者随访退钉的思考

术后 1 个月随访发现空心螺钉已开始退钉，我们重新思考在股骨矩这个位置置入这枚抗剪切力螺钉稳定性是否仍然不足，或者是我们置钉的位置欠佳。

莆田学院附属医院

姚凌　蔡冠雄　李荣议

从切开复位内固定到全膝关节置换术治疗股骨远端粉碎性骨折

一、病例介绍

1. 病史

患者，男，52岁，因"车祸致右大腿下段出血、畸形伴活动受限2小时"于2008年2月1日急诊中国人民解放军联勤保障部队第九一〇医院。患者入院前2小时不慎发生车祸后出现右大腿下段皮肤破裂出血，出血非活动性，右大腿下段畸形，右侧下肢无法站立，无肢体麻木苍白，伤后紧急呼叫"120"，院前予伤口加压包扎、夹板托外固定转入我院，急诊科行止痛补液治疗，完善X线检查提示右股骨远端粉碎性骨折，予收入骨科住院。入院诊断为：①失血性休克；②右股骨远端开放性粉碎性骨折（AO分型C3型）。入院后心电监护、补液、完善备血等对症支持处理，急诊在局部麻醉下行"右大腿伤口清创缝合、右侧胫骨结节骨牵引术"（图3-16-1）。稳定病情后择期手术治疗。

2. 查体

体温36.7℃，呼吸25次/分，心率100次/分，血压95/70mmHg，VAS疼痛评分8分，神志清楚，对答切题，精神紧张，贫血貌，心肺腹（−），右大腿下段畸形，内侧长约10cm开放伤口，伤口尚清洁，深达骨质，内收肌部分挫烂，伤口渗血不止，局部压痛，反常活动及骨擦感，右侧腘动脉搏动可触及，右膝关节活动受限，右下肢肢端血运及感觉正常，右踝关节及右足活动正常。

3. 实验室检查

入院急查血红蛋白62g/L，输红细胞悬液3单位，入院后第3天复查血红蛋白94g/L。入院白蛋白26g/L，对症补充，术前34g/L。

4. 影像学检查

股骨前后位、侧位片示：右股骨远端粉碎性骨折。（图3-16-2）

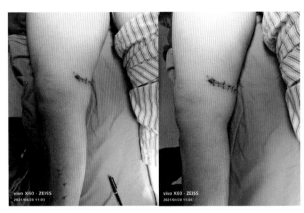

图 3-16-1　伤口清创缝合术后

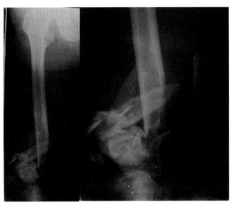

图 3-16-2　股骨前后位、侧位片

二、诊治思路

1. 临床诊断与诊断依据

　　患者有明确外伤史：车祸伤、大腿开放骨折、失血多。查体见心率快，血压低，休克指数＞1，贫血貌。血常规检查提示失血性贫血。X 线检查提示股骨髁上、髁粉碎性骨折，符合 AO 分型 C3 型。故临床诊断为：①失血性休克；②右股骨远端开放性粉碎性骨折（AO-C3）。

2. 鉴别诊断

　　（1）血管、神经损伤：股骨远端粉碎性骨折，骨折块移位可造成后侧血管、神经损伤，表现为局部血肿形成，远端血管搏动减弱或消失，肢体苍白，感觉减退甚至消失，可行血管彩超、造影、肌电图检查辅助诊断。

　　（2）骨筋膜室综合征：肢体骨折后出血合并软组织挫伤出现肿胀，造成骨筋膜室压力增高，严重者出现骨筋膜室综合征，表现为肢体剧烈疼痛，高度肿胀，皮肤光亮，患者抗拒触碰。后期出现 5P 征：无痛（Painlessness）、苍白或大理石花纹（Pallor）、感觉异常（Paresthesia）、麻痹（Paralysis）、无脉（Pulselessness）。

　　（3）病理性骨折：轻微外力出现骨折，影像学检查提示骨折部位骨质异常改变，不符合本患者影像学特点，可排除。

3. 治疗计划

　　（1）根据骨科损伤控制原则，先行稳定病情，恢复患者血流动力学稳定，输血补液对症支持治疗。

　　（2）伤口局部麻醉下清创缝合、右胫骨结节骨牵引稳定骨折断端。

（3）伤口预防感染，为后期骨折固定治疗做准备。

（4）手术时机成熟后（病情平稳，贫血、低蛋白纠正，开放伤口排除感染）行骨折最终确切治疗。

4. 治疗难点

（1）失血性休克、贫血、低蛋白是否会增加感染概率。开放骨折行骨折内固定治疗是否会增加感染概率。

（2）骨折粉碎，术中复位固定难度增加，是否行一期植骨术。

（3）选择何种内固定方式。

（4）膝关节周围骨折术后常出现膝关节僵硬、活动受限，术后如何加强康复功能锻炼。

三、治疗过程

（1）设计入路：髌前外侧切口向远、近端延伸，股外侧后缘间隙分离，内翻髌骨。
（图 3-16-3、图 3-16-4）

（2）行"股骨远端外侧钢板 + 辅助螺钉 + 自体髂骨植骨术"。术中充分显露股骨髁，予解剖复位后克氏针临时固定，空心钉加压固定骨折块。牵引维持力线后置入钢板及螺钉。骨折断端骨缺损区自体髂骨植入。切口内放置引流。

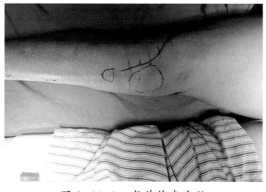

图 3-16-3 术前体表定位

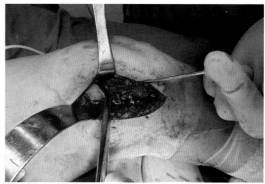

图 3-16-4 术中切口

四、术后随访

术后手术切口顺利一期愈合。术后第 2 天即指导患肢股四头肌功能锻炼。

术后 2 周开始膝关节屈伸功能锻炼。

术后第 1、2、3、6、9、12 个月复查膝关节正侧位片及膝关节功能。（图 3-16-5~图 3-16-12）

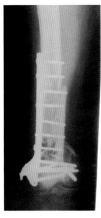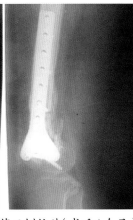

图3-16-5　膝关节正侧位片(术后1个月)　　图3-16-6　膝关节正侧位片（术后2个月）

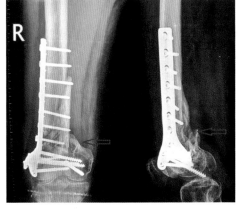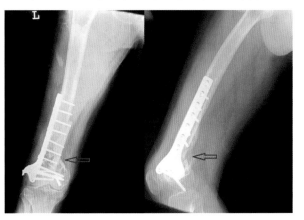

图 3-16-7　膝关节正侧位片　　　　　　图 3-16-8　膝关节正侧位片
（术后 19 个月）　　　　　　　　　　（术后 27 个月，骨不连）

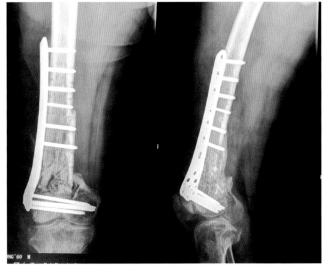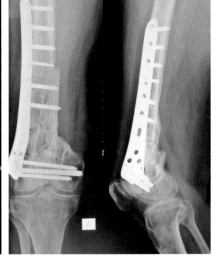

图 3-16-9　膝关节正侧位片（术后 28 个月，转诊上海　图 3-16-10　膝关节正侧位片（第
某医院，行自体髂骨植骨、内固定翻修术）　　　　　　二次术后 25 个月）

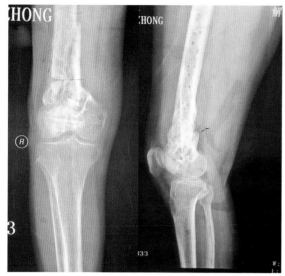
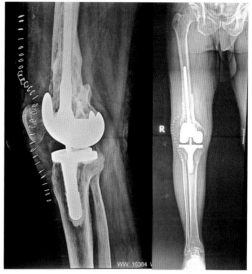

图 3-16-11　膝关节正侧位片（第二次术后 27 个月，膝关节僵硬 0~10°）

图 3-16-12　膝关节正侧位片（钢板取出术后 2 年，于广州某医院行膝关节限制性假体置换）

五、病例特点与讨论

本病例特点包括：①股骨远端开放性粉碎性骨折合并失血性休克、失血性贫血。②骨折粉碎，第一次手术内侧柱无支撑重建，造成内翻。③术后膝关节功能康复重视程度不够，造成膝关节僵硬，患者不满意。

股骨远端骨折最常使用的分型系统是 AO/OTA 组织的骨折分型。将骨折根据关节外、部分关节内、关节内分为 A 型、B 型、C 型。然后根据骨折形态和粉碎程度再进一步细分为 1~3 型。B1 型的骨折是包括股骨外髁矢状劈裂的骨折，B2 型骨折则是股骨内髁矢状劈裂的骨折，B3 型骨折是股骨髁冠状面的劈裂骨折，俗称 Hoffa 骨折。C 型骨折可以分为 C1（简单关节内、简单干骺端骨折）、C2（简单关节内、干骺端多个骨折块）、C3（关节内多骨折块）。对影像学的仔细观察和进行其他的检查有助于准确了解骨折的形态。C3 型骨折通常为高能量损伤造成，多数合并开放性损伤，骨折复杂且处理棘手，存在难复位、难固定、创伤大、易感染、功能恢复差，术后存在感染、关节僵硬、骨折畸形愈合、骨折不愈合等并发症。股骨远端骨折内固定选择一直存在争议，锁定钢板的出现为这类骨折带来很好的治疗效果，尤其是 MIPPO 技术的运用。股骨远端骨折术后并发症高可能与固定的稳定性存在一定的相关性，特别是内侧皮质缺损的骨折稳定性更差。有学者提出双钢板内外侧柱双柱固定并且获得良好的临床疗效。生物力学试验比较发现双钢板固定生物力学性能最佳，术后可早期功能锻炼，膝关节屈伸功能获得良好恢复。

股骨远端骨折的治疗策略应为最大限度地保护骨片血运及骨折部位的生物活性，力求准确骨折复位，修复内外两柱，合理而可靠的固定，确保两柱的稳定，为尽早开展膝关节康复奠定基础。稳定的固定是功能锻炼的基础，早期功能锻炼是避免膝关节僵直的关键。

中国人民解放军联勤保障部队第九一〇医院

尤瑞金　王清铿　肖奕增　黄东海　黄春福

老年人股骨转子间骨折术后并发股骨颈骨折诊疗分析

一、病例介绍

1. 病史

患者，女，75 岁，1 年前因"左股骨转子间骨折"于我院行"左股骨转子间骨折闭合复位股骨近端抗旋髓内钉内固定术"。术后 7 个月返院就诊，可自行下地行走，但诉左髋局部疼痛，拍片见左股骨转子间骨折已愈合，予对症治疗。此后 3 个月左髋疼痛症状逐渐加重，无法完全负重行走，曾在外院住院治疗无效，否认期间有外伤史。门诊查血常规见白细胞计数 5.0×10^9/L，C 反应蛋白 34.40mg/L，拟"左股骨转子间骨折内固定术后左髋疼痛"收住入院。

2. 查体

生命体征平稳，拄拐入院，跛行步态，左下肢无明显短缩外旋畸形，局部无明显红肿，皮温不高，见陈旧手术瘢痕，已愈合，左股骨大转子局部压痛叩痛明显，局部未及骨擦感，左下肢纵向叩击痛（+），左髋关节主动活动稍受限，远端肢体血运感觉未见明显异常。髋关节 Harris 评分 24 分。

3. 实验室检查

C 反应蛋白 8.29mg/L，白细胞计数 4.4×10^9/L，降钙素原正常。

4. 影像学检查

髋关节正位片示：左股骨转子间骨折内固定术后，内固定在位，骨折线模糊，见骨痂形成，部分骨质硬化。（图 3-17-1）

髋关节 CT 三维重建示：左股骨转子间骨折术后，断端对位良好，股骨转子间骨折线模糊，内固定在位，左侧股骨颈断裂，见透亮影。（图 3-17-2）

患者术后髋关节正位片示：无异常。（图 3-17-3）

患者术后 7 个月复查髋关节正位片示：股骨转子间骨折已愈合，内固定在位无松动。（图 3-17-4）

患者术后 10 个月复查髋关节正位片、CT 三维重建示：股骨转子间骨折已愈合，股骨头颈部嵌插。（图 3-17-5、图 3-17-6）

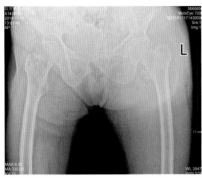

图 3-17-1　髋关节正位片

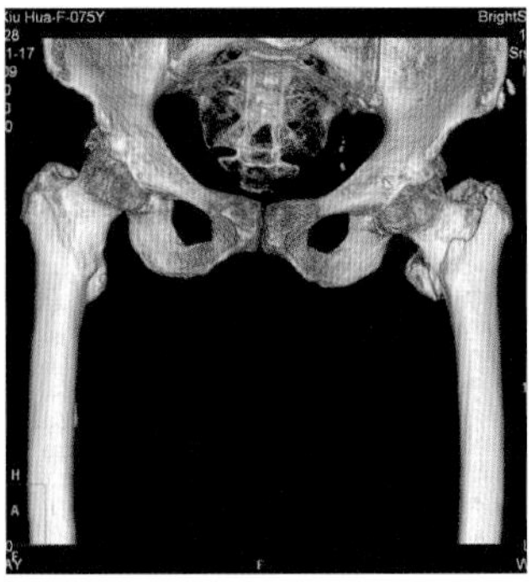

图 3-17-2　髋关节 CT 三维重建

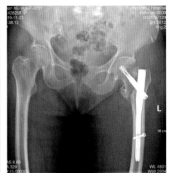

图 3-17-3　髋关节正位片（术后）

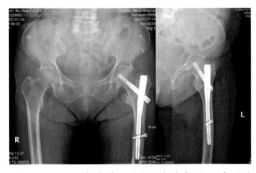

图 3-17-4　髋关节正侧位片（术后 7 个月）

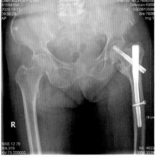

图 3-17-5　髋关节正位片（术后 10 个月）

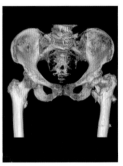

图 3-17-6　髋关节 CT 三维重建

■ 二、诊疗思路

1. 临床诊断与诊断依据

　　患者左股骨转子间骨折闭合复位股骨近端抗旋髓内钉（PFNA）内固定，术后 7 个月复诊，诉左髋局部有疼痛，拍片提示左股骨转子间骨折已基本愈合，髋部无明显异常改变，复诊医生认为疼痛可能并非原有骨折损伤所致，仅予对症治疗。但患者症状未见改善，3 个月后再次门诊复诊，左髋疼痛加剧，无法自行负重行走。拍片提示：左侧股骨头颈部形状改变，内固定在股骨头位置改变。复诊医生认为患者可能术后有左髋跌倒或扭伤等外伤病史，导致股骨颈骨折，但患者及家属否认有局部外伤史。局部骨折不愈合，内固定松动，股骨头内螺旋刀片的切出都有可能导致局部的疼痛。患者近期门诊复查时，C 反应蛋白有升高，局部感染，特别是低毒性感染不能排除。此次入院后予完善各项相关检查。C 反应蛋白 8.29mg/L，白细胞计数 4.4×10^9/L，降钙素原正常。双髋正位片示：左股骨转子间骨折内固定术后，内固定在位，骨折线模糊，见骨痂形成，部分骨质硬化。

髋关节 CT 三维重建示：左股骨转子间骨折术后，断端对位良好，股骨转子间骨折线模糊，内固定在位，左侧股骨颈断裂，见透亮影。髋关节 MRI 提示：左股骨转子间骨折内固定术后，左股骨颈可疑骨折，左股骨头至股骨转子间骨髓水肿，左股骨头缺血性坏死待排。全身骨显像示：左侧股骨上端放射性异常浓聚，考虑术后改变。综合入院后检查结果，考虑患者为左侧转子间骨折术后并发股骨颈骨折，导致局部髋关节疼痛。

2. 鉴别诊断

（1）股骨转子间骨折术后内固定松动：股骨转子间骨折患者，常因内固定松动导致髋关节的疼痛以及活动受限，影像学上表现股骨头颈部内固定的退出或切割股骨头颈部骨质进入关节，多与骨折不愈合有关。该患者影像学上显示股骨头颈部内固定位置前后不一致，但仔细分析，内固定整体结构相对稳定，未出现退钉，局部转子间骨折也已经愈合，螺旋刀片在头颈部位置的改变系股骨头与股骨转子相对位置改变有关。

（2）股骨转子间骨折术后股骨头缺血坏死：股骨转子间骨折对股骨颈血运影响较小，术后股骨头缺血坏死较为罕见，可能与骨折类型，如股骨颈基底部同时骨折，术中操作破坏股骨颈血运有关。本例患者入院后检查提示股骨颈头下型骨折，局部骨折不愈合影响股骨头血供可能同时伴有部分的股骨头缺血性坏死，但股骨颈的头下型骨折是主因。

（3）股骨转子间骨折术后局部感染：此类患者术后可能出现发热，伴关节肿痛，实验室检查炎症指标升高了，本例患者门诊检查时有 C 反应蛋白升高，可能与患者曾在外院行局部小针刀等有创治疗有关，入院后查验证指标基本正常，但全身骨显像也未提示局部感染性浓聚，但目前仍不能完全排除局部低毒性感染可能，需要术中病理检查进一步明确。

3. 治疗计划

从入院后的相关检查结果分析，该患者为左股骨转子间骨折内固定术后，局部骨折愈合，但患者为老年女性，局部骨质疏松严重，虽未有明确外伤史，局部仍有可能出现股骨头颈部的相关骨折，追溯文献也有相关报道。治疗上，计划取出内固定装置，行人工股骨头置换术。患者术前的炎症指标基本正常，MRI 及全身骨显像也未提示局部感染，但因为是关节置换手术，仍需排除局部低毒性感染可能。拟根据术中所见，判断局部是否有感染征象，并取局部组织送病理科做术中白细胞镜检，以排除感染可能。患者入院后复查髋关节正位片、三维 CT 及 MRI 提示：股骨颈头下型骨折，股骨头向前下移位，内固定在股骨头内位置改变。（图 3-17-7~ 图 3-17-9）

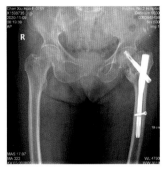
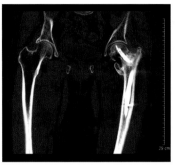
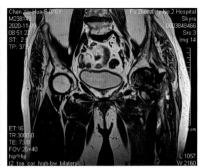

图 3-17-7　髋关节正位片　　图 3-17-8　髋关节三维 CT　　图 3-17-9　髋关节 MRI

三、治疗过程

术中患者取侧卧位，取左侧髋关节后外侧入路，显露左股骨近端，术中检查见：左髋股骨近端抗旋髓内钉内固定未见明显松动，螺旋刀片未切出股骨头，左股骨转子间骨折已愈合，股骨颈骨折，骨折线为股骨头下型，股骨头向前下方移位，活动髋关节时股骨头出现明显不稳定，局部未见脓液或增生的感染性肉芽组织，取局部组织送病理科镜检白细胞正常，遂按计划取出内固定钉，常规行左髋人工股骨头置换。（图3-17-10）

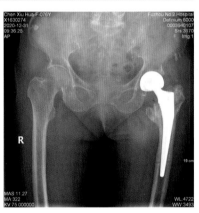

图 3-17-10　髋关节正位片

四、随访

患者术后予止痛抗凝及康复等治疗，切口顺利愈合出院。

术后 1 个、3 个月门诊复诊，可下地完全负重行走，左髋局部疼痛消失，髋关节功能评分（Harris 评分）88 分。

五、病例特点与讨论

老年股骨转子间骨折内固定术后并发髋部疼痛的常见原因，主要有局部骨折不愈合导致内固定松动、头髓钉切割股骨头、局部感染等，但本例老年股骨转子间骨折内固定术后，在复查拍摄 X 线片证实局部骨折愈合后，无明显外伤诱因，出现渐进性的髋部疼痛，加重至无法负重行走。进一步影像学检查提示股骨颈出现头下型骨折，根据术后多次随访的 X 线资料显示，患者术后 7 个月第 1 次复查时股骨头颈部仍为正常位置，术后 10 个月股骨头颈部逐渐出现变形，向前下方移位，CT 及 MRI 证实股骨颈头下型骨折。这种并发症在老年转子间骨折内固定术后比较少见。但追溯文献至 20 世纪 70 年代起就有个案报道发表。Antonio Barquet 于 2018 年在 Injury 杂志上发表了一篇关于此并发症的综述文章，将此并发症描述为 FNFAIFTFWIIS（Femoral Neck Fractures After Internal Fixation of Trochanteric Fractures With the Implant In Situ），即股骨转子间骨折内固定术后并发股骨颈骨折而内固定没有移位。此类并发症的发病率约为 0.43%，患者平均年龄为 80 岁，其中 85.5% 为女性，大多合并骨质疏松；原有股骨转子间骨折的 AO 分型，A1 型为 39.93%，A2 型为 58.62%，A3 型为 2.29%；使用不同类型的股骨近端头髓钉内固定均有可能发生此并发症，内置物在股骨头颈部的位置，短于软骨下骨 34%（33 例，其中 19 例居中，7 例偏高），63 例位于软骨下骨（其中 55 例居中，6 例偏低，4 例偏高），59.37% 位于正确位置。此类患者股骨转子间骨折愈合率为 100%；发生股骨骨折与创伤事件的关系为：低能量损伤 29.67%，无外伤史 69.23%；发现股骨颈骨折事件为 1~13 个月，平均 9 个月；股骨颈骨折的位置绝大部分为头下型；股骨颈骨折与内置物的关系，41.93% 的患者骨折线位于内置物尖部，80% 的股骨颈骨折有移位。从发病机制上推测为此类患者大多数为骨质疏松基础上股骨头颈部内固定尖部发生反复持续性的病理性微动导致的疲劳性或应力性骨折，股骨头颈内固定尖部弹性模量与头颈部骨小梁弹性模量不同导致应力集中也是重要因素，并且股骨头颈部内固定太短是发病的独立因素。从患者症状体征上看，髋部疼痛 80.55%，疼痛伴跛行 16.66%；诊断上通过平片诊断的占 86.53%，结合 CT 及 MRI 可以更好地明确诊断。治疗上行半髋置换的为 43.02%，全髋置换的为 23.25%。治疗结果比较理想。通过此例患者，我们对于股骨转子间骨折术后数月或数年内主诉髋部疼痛伴又跛行或无法行走的患者，特别是否认再次外伤史的患者需提高警惕，注意合并股骨颈骨折可能，及时处理。在手术中应正确操作，尽量将股骨头颈部落定置入软骨下骨，避免偏前上方，术后注意老年转子间骨折患者骨质疏松的治疗。

厦门大学附属福州第二医院

庄研　许阳凯　林焱斌

CHAPTER
4

第四章

代谢性骨病及
骨与关节感染疑难病例

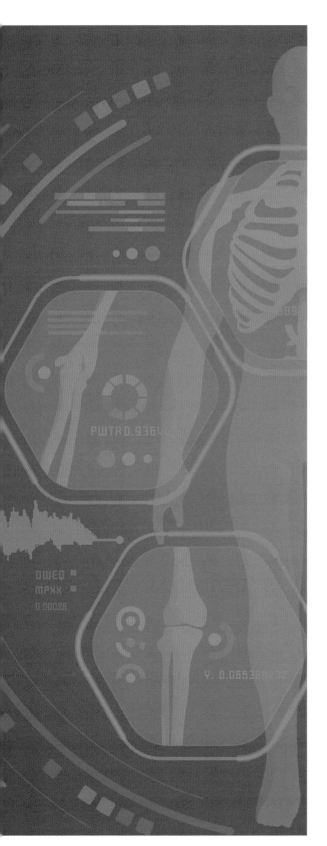

链球菌致腰椎间隙感染诊疗分析

一、病例介绍

1. 病史

患者，女，41岁，因"腰痛伴双侧臀部酸痛不适40余天"于2019年5月11日入院。患者于40余天前无明显诱因出现腰部疼痛伴活动受限，伴双侧臀部酸痛，不能久站及久坐，无小腿疼痛麻木不适，自觉无发热等不适，曾就诊当地医院，给予行CT检查提示L_5/S_1椎间盘膨出及狭窄等，给予止痛及牵引等治疗，未见缓解，疼痛持续加重。为求治疗前来就诊，给予检查后CT提示L_5/S_1椎间隙破坏原因待查收入院，患者起病以来精神状态可，饮食及睡眠不佳，大小便正常，有低热，无畏寒等症状，体重无明显变化。

2. 查体

体温37.7℃，脉搏92次/分，血压132/83mmHg，腰部皮肤完整，无明显红肿，腰椎生理曲度稍变直，L_5/S_1棘突及椎旁压扣痛明显，伴双侧臀部放射，腰部活动明显受限，屈曲30°，过伸10°，左右侧屈15°，双下肢直腿抬高试验双侧60°（＋），加强试验（＋），双下肢肌力肌张力基本正常，双侧足背伸肌力正常，双小腿前外侧及足背浅感觉稍减退，双侧膝反射及踝反射正常，双下肢病理征未引出，双侧股神经牵拉试验（－），马鞍区感觉正常，肛门括约肌肌力正常，双侧髋关节膝关节活动正常，双下肢末梢血运正常。

3. 实验室检查

C反应蛋白56mg/L，红细胞沉降率62mm/h。中性粒细胞计数及中性粒细胞比值轻度升高，结核菌素斑点试验（T-SPORT）（－），肿瘤指标（－），生化及电解质基本正常。

4. 影像学检查

腰椎正侧位片示：椎间隙、终板骨质破坏改变，部分骨质吸收，椎间隙高度部分丢失。（图4-1-1）

腰椎CT示：椎间隙、终板骨质破坏改变，部分骨质吸收，椎间隙高度部分丢失，部分死骨形成，椎间盘前缘及椎管后侧可见部分软组织影，椎管部分占位，硬膜囊神经部分受压。（图4-1-2）

腰椎MRI示：T1及T2可及椎间隙、终板骨质破坏信号改变，信号不均匀，椎间盘前缘及椎管后侧可见部分软组织影，椎管部分占位，硬膜囊神经部分受压。（图4-1-3）

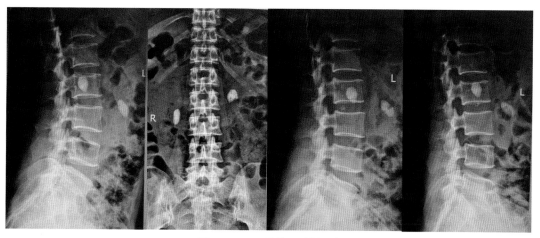

图 4-1-1 腰椎正侧位片

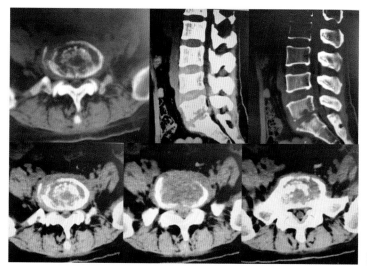

图 4-1-2 腰椎 CT

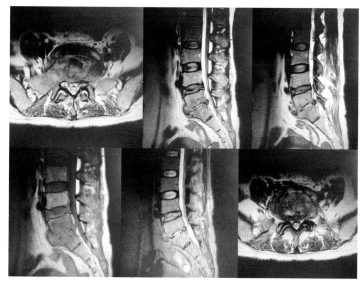

图 4-1-3 腰椎 MRI

二、诊疗思路

1. 临床诊断与诊断依据

患者有明确发热、腰痛及神经压迫损害症状、体征，发热为低热，不伴寒战，下腰疼痛伴活动受限，双侧臀部放射痛明显。感染相关炎症指标如红细胞沉降率、C反应蛋白、中性粒细胞及比值均升高，结核菌素试验（T-SPORT）阴性，肿瘤指标未见阳性。影像学检查（X片、CT、MRI等）显示：L_5/L_1椎间隙、终板骨质破坏改变，部分骨质吸收，椎间隙高度部分丢失，部分死骨形成，椎间盘前缘及椎管后侧可见部分软组织影，椎管部分占位，硬膜囊神经部分受压。故诊断为：①L_5/L_1椎间隙感染（待查）；②L_5/S_1椎管狭窄症；③肾结石。

2. 鉴别诊断

（1）脊柱结核感染：患者可有或无肺结核、结核密切接触病史，可出现全身乏力、不适、体重减轻、午后低热、夜间盗汗等症状，多数患者可不伴乏力、不适、体重减轻、午后低热、夜间盗汗等症状，多数患者可不伴有发热，白细胞可升高或不升高，炎症指标如红细胞沉降率、C反应蛋白升高，影像表现为相邻两个或两个以上椎体骨质破坏并累及相应椎间隙，椎旁脓肿多见，呈环形强化，边界清晰，穿刺病原学及活检可明确，结合该患者尚不能完全排除混合结核感染可能，可行术中病灶活检以进一步排除。

（2）脊柱肿瘤：发病之前可能有其他脏器肿瘤病史，患者一般情况可能比较差，甚至有恶液质，影像学检查脊柱肿瘤侵及椎体而不侵及椎间隙（脊索瘤除外），椎间盘高度正常，肿瘤病灶多为"跳跃式"，病灶不相连。实验室检查也常为参考指标（肿瘤标志物检查），根据此患者症状、体征及辅助检查，可排除此诊断。

3. 治疗计划

（1）完善术前相关检验及影像学检查。

（2）给予椎间隙病灶彻底清除、椎间自体植骨融合内固定术。

（3）术中术后给予使用经验抗生素，待细菌学结果后根据结果调整抗生素使用。

（4）术后抗感染8~12周。

三、治疗过程

1. 治疗过程

（1）按术前计划行"L_5/L_1椎弓根钉内固定植入+椎间隙病灶清除+髂骨植骨融合

术"，椎间隙内混合自体骨放入万古霉素 1g。

（2）术中病灶组织送细菌、结核杆菌、厌氧菌等培养及药敏。

（3）术中病灶组织送病理检查。

（4）术后给予头孢哌酮 3g，每 12 小时 1 次。3 天后药敏结果回报后左氧氟沙星注射用 0.3g，每 12 小时 1 次，静脉 4 周，口服 4 周。

（5）术后支具保护适当下地活动，指导腰背部及下肢功能锻炼。

（6）定期复查血常规、红细胞沉降率、肝功能、肾功能等指标及复查 X 线及 CT 观察内固定及融合情况。

2. 病原诊断

术中取椎间隙感染灶细菌培养结果提示：无乳链球菌（B 群）

3. 病理结果

腰椎间隙刮除标本：镜下示送检为锉碎的骨组织、骨髓组织、软骨组织及纤维组织伴局部退变及出血，纤维间质可见多量中性粒细胞、淋巴细胞、浆细胞和组织吞噬细胞浸润，伴局灶化脓及脓肿形成，并夹杂少许死骨片，散在不规则的反应性骨小梁形成。结合临床及影像学提示，符合感染的病理性表现，注意手术及治疗后复查。（图 4-1-4）

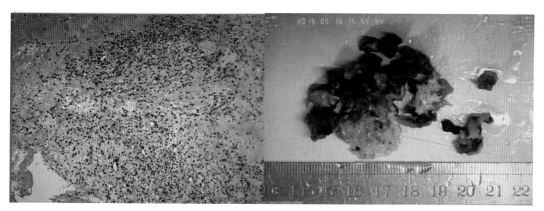

图 4-1-4 腰椎间隙刮除标本

▌ 四、随访

术后 3 日，术后 1、3、6、12 个月，切口愈合好，局部无红肿，腰痛及下肢放射痛彻底缓解，腰部活动轻度受限。C 反应蛋白、红细胞沉降率等正常。术后 X 线及 CT 提示内固定位置良好无松动，椎间植骨融合良好，局部感染无复发。

术后腰椎正侧位片示：内固定位置良好，椎间隙感染灶清楚彻底、椎间植骨确实。（图 4-1-5）

术后腰椎 CT 示：内固定位置良好，椎间隙感染灶清楚彻底、椎间植骨确实。（图 4-1-6）

术后 1 个月腰椎正侧位片示：内固定位置良好、感染无复发、椎间隙植骨未吸收。（图 4-1-7）

术后 3 个月腰椎正侧位片示：内固定位置良好、感染无复发、椎间隙植骨未吸收。（图 4-1-8）

术后 3 个月腰椎 CT 示：内固定位置良好，感染无复发、椎间隙植骨部分融合。（图 4-1-9）

术后 6 个月腰椎正侧位片示：内固定位置良好，椎间隙植骨融合可。（图 4-1-10）

术后 6 个月腰椎 CT 示：内固定位置良好，椎间隙植骨融合可。（图 4-1-11）

术后 12 个月腰椎 CT 示：内固定位置良好，椎间隙植骨融合良好。（图 4-1-12）

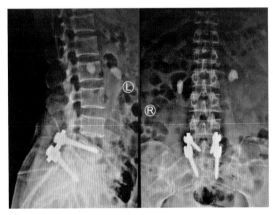

图 4-1-5　腰椎正侧位片（术后即刻）

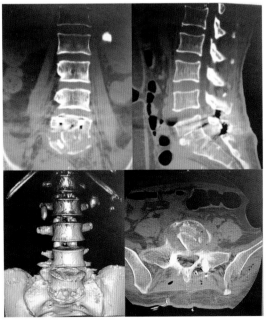

图 4-1-6　腰椎 CT（术后即刻）

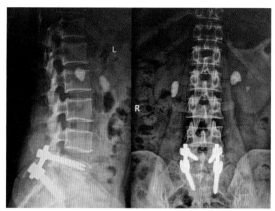

图 4-1-7　腰椎正侧位片（术后 1 个月）

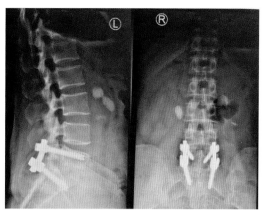

图 4-1-8　腰椎正侧位片（术后 3 个月）

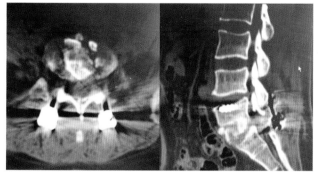

图 4-1-9　腰椎 CT（术后 3 个月）

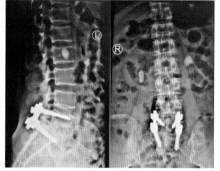

图 4-1-10　腰椎正侧位片（术后 6 个月）

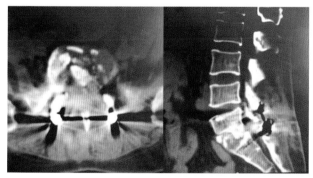

图 4-1-11　腰椎 CT（术后 6 个月）

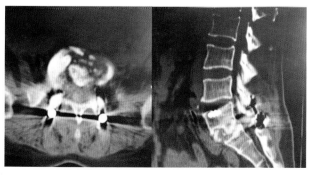

图 4-1-12　腰椎 CT（术后 12 个月）

五、病例特点与讨论

1. 特殊病原菌需要针对性抗感染治疗

本病例经椎间隙病灶细菌培养及病理诊断明确病原菌为无乳链球菌（B群），无乳链球菌是一种革兰阳性链球菌，因最先从患乳腺炎的牛中分离而得名。随后在各国孕产妇和新生儿中分离到，可引起新生儿早发和晚发型感染，无乳链球菌也被发现于各种畜牧及水产鱼类的流行病中，因此受到广泛关注。该菌能导致动物体产生败血症和脑膜炎，且具有较高的致死率，无乳链球菌是造成孕妇产褥期脓毒血症和新生儿脑膜炎的一个重要原因。它寄生在产妇生殖道，可致婴儿感染的发生，也可引起产后感染、菌血症、心内膜炎、皮肤和软组织感染及骨髓炎。目前国内外关于无乳链球菌（B群）脊柱感染的报道较少。本病例经椎间隙彻底清创、敏感抗生素全身性抗感染治疗后，感染得以控制，腰椎及神经功能恢复良好。

2. 脊柱感染的概念及诊断

脊柱感染是由不同病原微生物引起的脊柱不同部位（椎体、椎间盘、小关节、硬膜外间隙等）感染的一系列疾病，按致病菌不同可分为化脓性（细菌）、肉芽肿性（结核/真菌）、寄生虫（包虫等）三类，占全身肌骨系统感染的2%~7%，而化脓性脊柱感染年发病率为（0.2~2.4）/10万，最常见的致病菌为金黄色葡萄球菌，约占50%以上，还有包括大肠埃希菌、铜绿假单胞菌、肺炎链球菌、沙门氏菌等，一般通过血行播散，细菌来源及起病隐匿，表现常不典型，有时起病较急，若不及时明确诊断及治疗，严重者会导致脊柱畸形、神经功能受损、瘫痪，甚至死亡。本病例从发病至出现严重脓毒血症不到3天时间，病情发展迅速，相关检查尚未完善，尿培养及血培养获得不同细菌，但哪种细菌才是真正致病菌及原发感染病灶在哪里，早期影像学表现亦不典型，穿刺活检无法有效进行，因此给临床诊断及治疗策略带来很大困扰。而如何早期明确诊断，应综合详细病史采集、体检、实验室检查及影像学检查（X线片、CT、MRI）、核素扫描、PET，对于难以诊断脊柱感染病例，诊断性穿刺或切开活检是确诊及鉴别致病菌最佳检查方法。

3. 脊柱感染治疗策略

多数脊柱感染患者年龄偏大，常伴有糖尿病、冠心病、高血压病等内科基础疾病，全身一般情况较差，因此对手术风险过大，无法耐受手术或病情较轻通过保守治疗感染能控制的可考虑非手术治疗。如果保守治疗效果不佳、病情继续进展，则需要考虑进行手术治疗。

手术指征: ①椎体及椎间隙结构破坏明显, 伴有病理性骨折, 存在脊柱不稳及畸形。②明显神经损害及功能影响。③椎旁或及硬膜外脓肿形成。④抗感染治疗后持续存在败血症。⑤顽固性疼痛。⑥诊断不明疑似恶性病变等。

手术目的: 清除感染病灶、明确病原菌, 恢复神经功能, 重建脊柱稳定性和缓解疼痛。

本例患者经积极手术病灶清除、稳定脊柱、植骨融合及全身抗感染治疗, 术后患者感染控制良好, 腰痛及下肢症状恢复良好。

4. 脊柱感染手术是一期固定融合还是分期

脊柱感染手术包括清创、减压、植骨融合及内固定, 固定融合是一期或分期, 存在争议, 有学者认为在彻底清创后, 鉴于内固定材料发展、技术进步及敏感有效抗生素使用等综合治疗, 可一期内固定植骨融合。有学者认为应先行病灶清除, 自体骨移植支撑, 配合辅助外固定, 待感染控制后根据情况二期内固定融合较为妥当等。结合本病例, 考虑患者年轻, 身体条件尚可, 一期给予局部彻底清创植骨融合内固定术后, 从目前治疗效果及随访结果看获得了满意疗效。

5. 若腰椎需手术, 手术要怎么做

由于腰椎感染位置较深, 开放性手术创伤大、出血多、风险高、对脊柱稳定性破坏大、术后恢复时间长、需附加内固定增加术后感染风险和患者经济负担, 鉴于患者病情及全身情况, 以及近年来内镜显微微创技术飞速发展, 可发挥内镜直视下清除病灶安全、精准的优点, 避免对脊柱稳定性破坏, 并可通过置管灌注药物而提高脊柱感染部位浓度, 并将脓液、坏死组织及时引流排出, 从而促进脊柱感染的控制和治愈。为脊柱感染的治疗提供一种微创的治疗方法, 但由于病例数及报道较少, 目前尚无长期随访结果, 尚需进一步研究。

中国人民解放军陆军第七十三集团军医院

陈瑞松　王光泽　苏郁辉　王博文

黄哲元　陈小林　谢德胜　刘好源

肱骨大块骨溶解症诊疗分析

一、病例介绍

1. 病史

患者，女，24岁。因"右肩酸痛十余天，加重伴肿胀、活动受限4天"于2011年11月29日就诊于厦门大学附属成功医院。患者于10余天前无明显诱因出现右肩部酸痛，为慢性持续钝痛，不影响右上肢活动，未行特殊诊治。约4天前患者无明显诱因出现右肩部及右上臂疼痛加重，伴局部明显肿胀，广泛皮下淤斑及右肩关节活动受限。今为进一步诊治就诊厦门大学附属成功医院。病程中无低热、盗汗、胸闷、气短，无手指麻木等。精神、饮食、睡眠尚好，大小便正常，体重无减轻等。

2. 查体

体温36.2℃。右上臂及肩部明显肿胀，皮下广泛淤斑，未见张力性水疱、静脉曲张或皮肤破溃等，皮温稍高，未触及明显肿块，右上臂近端深压痛（+），右肱骨纵向叩击痛（+），右肩关节活动受限，右肘、腕关节活动正常，右上肢感觉及末梢血运正常。

3. 实验室检查

血常规、尿常规、粪便常规、凝血全套、生化全套、肿瘤标志物等检验未见明显异常。

4. 影像学检查

右肱骨正位片示：右肱骨上段骨质破坏中断，见多个大小不一的骨块分离，肱骨头塌陷，肱骨颈消失，肩关节正常结构消失，右肩胛颈骨密度减低，见透亮骨折线影通过，周围软组织明显肿胀，肩关节在位。考虑右肱骨头颈部、右肩胛颈恶性骨病变伴病理性骨折，肩关节半脱位。（图4-2-1）

胸平片示：心肺膈未见明显异常。

CT示：右肱骨头骨质明显破坏、吸收，肿瘤组织突破骨皮质，仅残留部分骨皮质，边界不清，右肱骨中段前内侧、肱二头肌内可见高密度影，边

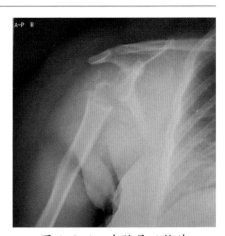

图4-2-1　右肱骨正位片

界清楚。

全身骨扫描示：右肱骨上段、右肩胛骨、左侧额骨骨代谢活跃，建议进一步检查，动态观察。

右肩关节 MRI 示：右肩关节间隙结构不清，内见不规则软组织块影充填，肱骨头及肩胛骨受侵犯，以右肱骨头明显，正常解剖结构消失，呈弥漫性异常信号影，T1WI 低信号，T2WI 压脂不均匀，边界模糊，累及肱骨中、上段髓腔，右侧肩胛下肌、冈上肌、冈下肌肿胀，肌间隙结构模糊。检查印象：右肩关节腔异常软组织块影，考虑滑膜肉瘤可能，右侧肱骨中上段、肩胛骨及肩胛下肌、冈上肌、冈下肌受侵犯。（图 4-2-2）

B 超：肝、胆、脾、肾、子宫附件未见明显异常。

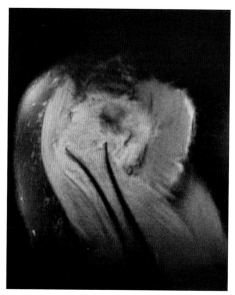

图 4-2-2　右肩关节 MRI

二、诊疗思路

1. 临床诊断与诊断依据

患者急性发病，病程短。多家医院 X 线、CT、MRI 均考虑恶性骨肿瘤。入院初步诊断：①右肱骨头骨肿瘤（性质待定）；②右肱骨头病理性骨折。

2. 鉴别诊断

（1）骨囊肿：是一种囊肿样的局限性骨的瘤样病损，并非真的囊肿。常见于儿童和青少年。好发于长管状骨干骺端，依次为肱骨上段、股骨上段、胫骨上段和桡骨下端。临床多无症状，有时有局部肿胀或隐痛。绝大多数发生病理性骨折而来就诊。X 线表现为干骺端有圆形或椭圆形界限清楚透亮影，骨皮质不同程度变薄，以中心皮质最薄。

（2）骨巨细胞瘤：是一种潜在恶性或介于良恶之间的溶骨性肿瘤。主要症状为疼痛和肿胀，与病情发展相关，包块压之有乒乓球样感觉，病变关节活动受限。X 线表现为骨端偏心位溶骨破坏而无骨膜反应，病灶骨皮质膨胀变薄，呈肥皂泡样改变。

（3）骨肉瘤：是一种常见的恶性肿瘤。好发于青少年，好发部位为股骨远端、胫骨近端和肱骨近端干骺端。主要表现为局部疼痛，多为持续性，逐渐加剧，夜间尤重，并伴有全身恶病质。X 线表现为成骨性骨硬化或溶骨性的破坏，骨膜反应可见 Codman 三角或呈"日光射线"现象。

3. 治疗计划

术前讨论一致建议首先行 CT 引导下肿瘤穿刺活检，病理诊断明确后确定手术及治疗方案。

三、诊疗过程

（1）入院完善检查，于 2011 年 12 月 7 日在 CT 引导局麻下行"右肱骨骨肿瘤穿刺活检术"，因穿刺活检组织少，未见明显肿瘤细胞，病理科建议再次送病理检查。

（2）于 2011 年 12 月 12 日、2011 年 12 月 24 日两次手术切开取病变骨组织及周围疑似病变组织送病理检查，均未见明显肿瘤细胞，考虑良性病变。

（3）2011 年 12 月 31 日行"右肱骨病灶切除 + 右人工肱骨头置换术"。（图 4-2-3）术中标本病理检查结果提示：滑膜绒毛表面纤维素样坏死；间质梭形细胞增生伴不同程度纤维胶原生成；有区炎性肉芽组织较明显；部分区域（关节囊骨端）慢性炎细胞浸润较明显；有区见钙化，少量死骨和软骨、骨化及新生的编织骨。结合第一、二次活检，考虑为原因不明骨病（大块骨质溶解症）。（图 4-2-4）

（4）2012 年 1 月 13 日，术后 13 日切口甲级愈合拆线，功能恢复良好出院。

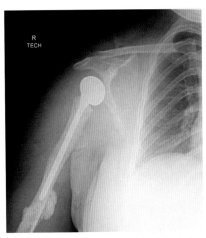

图 4-2-3　右肱骨正位片（术后）

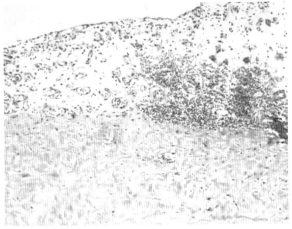

图 4-2-4　病理结果

四、随访

术后 10 年未复发，右肩人工肱骨头置换术后功能良好，疗效满意。

五、病例特点与讨论

1. 大块骨溶解症为极罕见病例

大块骨溶解症，又名 Gorham-Stout 综合征（GSS），是一种极为罕见且病因不明的溶骨性疾病，本病首先被 Gorham 和 Stout 于 1955 年命名为"Gorham-Stout 综合征"，迄今为止全世界共报道约 300 例。

2. 疾病诊断对大块骨溶解症的重要性

大块骨溶解症是以特发性、进行性骨质吸收为主要表现的一种疾病。通常发生在儿童及青年人。无性别差异，是一种非遗传病。病因及发病机制尚不清楚，可能是全身性淋巴管瘤病的一种表现形式，或是骨内与充血肉芽组织的血管畸变等，绝大多数学者同意破骨细胞在疾病中起到重要作用。此病单中心性或多骨同时发病，好发部位为肩带骨、上肢骨、颅面骨、脊柱及骨盆等。实验室检查一般正常。临床表现为局部疼痛、肿胀、活动障碍、挛缩等，病理骨折多发。X 线是诊断本病可靠且必需的依据，早期仅表现为受累骨皮质变薄，髓腔内斑点状透亮影，病情进展后则出现骨质破坏、吸收，一端变细，呈"吮糖样"，无骨痂及骨膜反应，周围无软组织包块等，最后大片骨质破坏、溶解、消失。同时应结合 CT、MRI 等影像学检查及病理检查排除骨肿瘤等。此病鉴别诊断要素即为其特发性，故必须与其他疾病引起的继发性骨质破坏相鉴别，如原发或者继发骨肿瘤、痛风、肉芽肿类疾病、类风湿等。因此，此病必须结合临床、影像学及病理检查后，才能做出综合诊断。本病尚无有效治疗手段。可手术切除，但残留骨甚至移植骨可继续发生骨质破坏，部分患者接受放疗、免疫治疗等，疗效有待评价。预后轻重不同，可致死。如合并乳糜胸及骨骼肌积气预后差。

大块骨溶解症的病理过程是正常的骨组织被非肿瘤性的、进行性扩展的毛细血管或毛细淋巴管组织所取代，从而造成大块骨缺失。新生组织类似于血管瘤或淋巴管瘤。在损伤的早期阶段，骨组织被吸收，并被富含血管结构的纤维结缔组织及血管瘤组织所替代。组织学上，病变表现为一种薄壁毛细血管（或毛细淋巴管）组织的非恶性形式的增殖，增殖的毛细血管（或毛细淋巴管）系统可以是毛细管样、窦状或海绵状。在疾病的晚期阶段，骨组织呈进行性溶解，导致骨的大块丧失，同时骨组织被纤维组织所取代。根据上述病理特点，本病病理主要存在骨溶解（或被替代）及毛细血管和（或）毛细淋巴管增殖两方面，两者可能存在目前尚不明了的内在因果关系。

本例术前多家医院影像学检查均考虑恶性肿瘤的可能，由于此病极为罕见，本院为首例，术前三次病理检查均未见肿瘤细胞，术后病理才得以确诊。我们认为病理检查对诊断十分关键。治疗上，本病缺乏特效、明确、统一的治疗方案，目前试用的抗吸收治疗（双膦酸盐、降钙素）、放射治疗、干扰素 α 及手术治疗等，在部分患者可取得一定的疗效。本例因右肱骨头完全溶解，肱骨头缺失，手术采用"病灶清除 + 人工肱骨头置换术"，术后功能恢复良好，随访 10 年未见复发。

厦门大学附属成功医院

陈小林　徐天睿　陈峰嵘　陈瑞松

简国坚　黄哲元　黄建明　刘好源

踝部肿瘤诱发低磷性骨软化症误诊脊髓型颈椎病

一、病例介绍

1. 病史

患者，男，59 岁，因"全身多处骨关节疼痛伴下肢无力、行走困难 1 年半"于 2016 年 8 月就诊于福建医科大学附属第一医院。疼痛主要位于颈部、胸部、腰背部、骨盆、髋膝关节等部位，伴有双上肢远端麻木、双肩外展无力、双下肢近端肌肉无力，进行性行走困难，无远端肌肉萎缩、无力，无关节红肿，无发热、盗汗等。自出现症状后曾就诊多家医院，诊断不明，对症服药无效。就诊某三甲医院，颈椎 MRI 见颈椎间盘突出并脊髓受压，行"颈椎前路椎管减压术 + 颈椎融合术"（图 4-3-1、4-3-2）。术后患者双上肢麻木有好转，但仍诉双侧胸部、肋骨、腰背部、髋膝关节疼痛，半年来症状进行性加重，行走愈发困难，遂拟诊骨软化症收入院。

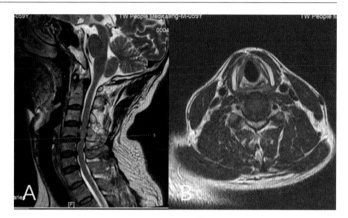

图 4-3-1　颈椎 MRI

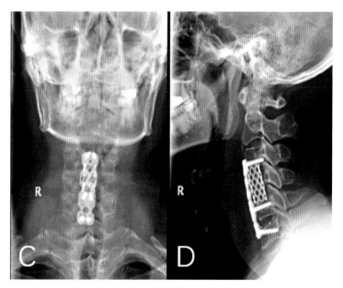

图 4-3-2　颈椎正椎侧位片

既往有高血压病，规律服药控制血压，血压控制良好。无肝炎、结核等病史，无糖尿病、无服用抗乙肝药物等。

2. 查体

拄拐行走，胸骨、肋骨压痛明显，腰背部叩击痛明显，骨盆压痛，髋关节活动轻度受限，膝关节活动正常，双上肢外展肌肉力量减弱（肌力Ⅲ～Ⅳ级），双侧下肢近端屈髋肌力下降（肌力Ⅲ～Ⅳ级），无感觉障碍、无腱反射增强、无病理征、肌张力正常。

3. 实验室检查

第一次住院：血磷 0.52mmol/L，血碱性磷酸酶 294U/L。未引起重视。

第二次住院：血磷 0.46mmol/L，血钙 2.20mmol/L，血碱性磷酸酶高 325U/L。肝、肾功能正常，生化其他指标正常；血、尿常规正常。骨代谢指标见 25-羟维生素 D_3 35.09ng/ml，甲状旁腺激素 4.36pmol/L。

4. 影像学检查

骨盆平片、双膝正位片示：骨盆、膝关节诸骨骨密度减低，骨小梁和骨皮质边缘模糊。（图 4-3-3、图 4-3-4）

双髋 MRI 示：右股骨头骨髓水肿，软骨下骨可见骨折线。（图 4-3-5）

全身骨显像：双侧多根肋骨点状放射性摄取增高灶。

胸部、腹部 CT 检查：正常。

甲状腺 B 超：正常。

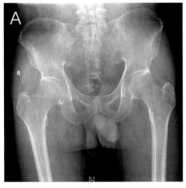 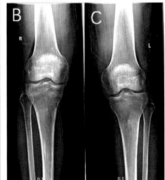 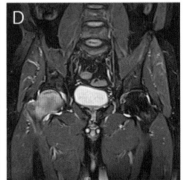

图 4-3-3　骨盆平片　　　图 4-3-4　双膝正位片　　　图 4-3-5　双髋 MRI

二、诊疗思路

1. 临床诊断与诊断依据

因双上肢麻痛并双上肢无力，结合 MRI 考虑颈椎间盘突出压迫脊髓所致症状，行颈椎椎管减压手术后，虽上肢症状有缓解，但仍有明显的全身多发骨关节疼痛。实验室检查见血磷明显下降，碱性磷酸酶明显升高。影像学检查见骨盆、膝关节 X 线片均提示骨密度降低明显。低磷性骨软化症诊断可成立，但仍需排查低磷性软骨症的病因。PET-CT 和 MRI 检查提示右侧腓距关节后部肿瘤（图 4-3-6、图 4-3-7），结合患者生化指标，推测为肿瘤所致的低磷性骨软化症。

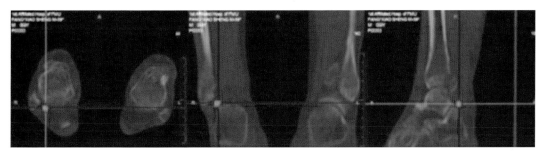

图 4-3-6　PET-CT

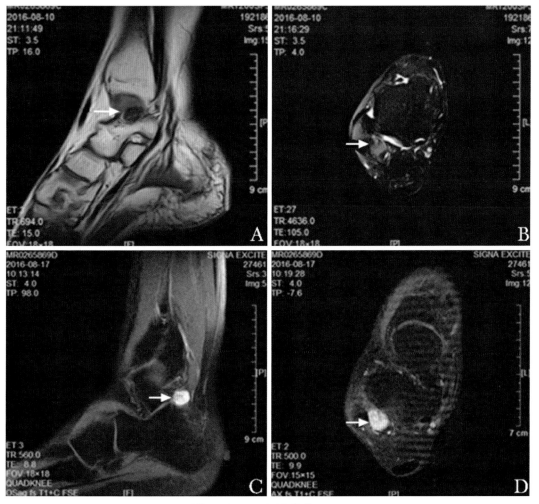

图 4-3-7　右踝关节 MRI

综上可诊断为：①踝部肿瘤源性低磷性骨软化症（TIO）；②右侧股骨头软骨下骨不全性骨折。

2. 鉴别诊断

（1）药物导致的低磷性骨软化症：包括应用抗逆转录病毒药物（如阿德福韦、替诺福韦、HIV 药物等）和重金属中毒（铬、铅）等原因，根据患者病史及既往检查，暂排除此类疾病。

（2）散发性或其他原因导致的低磷性骨软化症：原发性干燥综合征、药物过敏、多发性骨髓瘤、淀粉样变性等可能诱发低磷性骨软化症，但均与该病不符。

（3）遗传性低磷性骨软化症：多数幼年起病，如磷酸盐调节基因突变导致的 X- 连锁低磷佝偻病、成纤维细胞生长因子 23 突变导致的常染色体显性低磷佝偻病及分子遗传学较为复杂的遗传性范可尼综合征等，在这些疾病中，成纤维细胞生长因子 23 的浓度都有异常的变化或增高或降低。

（4）血液淋巴系统肿瘤或恶性肿瘤骨转移：该情况可表现为全身多发的骨性疼痛，但全身骨显像和 PET-CT 均未发现明显的骨转移病灶。

（5）原发性和继发性骨质疏松症：该病确可引起全身多发骨性疼痛，但原发性骨质疏松常见于绝经期女性及高龄患者，继发性骨质疏松常继发于甲状旁腺功能亢进症等内分泌疾病、结缔组织病、慢性肾病、胃肠及营养性疾病等，均与该患者不符。

三、治疗过程

手术切除右踝部肿物，肿物送病理检查，补充中性磷、骨化三醇、活化碳酸钙 D3。术后病理及免疫组化提示：磷酸盐尿性间叶肿瘤混合结缔组织亚型（PMTMCT）。（图 4-3-8）

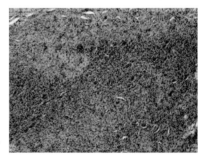

图 4-3-8 病理图片

四、随访

术后 1 周复查血磷 0.98mmol/L。

术后 2 周复查血磷 1.22mmol/L，双膝关节疼痛消失，胸部肋骨、腰背、髋部疼痛明显好转。

术后 2 个月复查血磷 1.25mmol/L，全身多发骨关节疼痛症状完全消失。

术后 3 年复查血磷 0.99mmol/L，全身疼痛症状完全消失，恢复正常工作生活。

五、病例特点与讨论

1. 低磷性骨软化症的病理生理

低磷性骨软化症是由致病肿瘤分泌成纤维细胞生长因子 23，抑制肾小管重吸收磷，增加尿磷排泄，而导致以低血磷、高血碱性磷酸酶、骨骼矿化障碍、骨质软化为特点的副瘤综合征。成纤维细胞生长因子 23 是机体磷稳态的必需调节因子，它通过与肾小管上皮细胞成纤维细胞因子 1c 受体（FGFR1c）及其共受体结合，形成活化的受体复合物，减少近端小管钠磷转运子（NaPi-11a 和 NaPi-11c）的表达，从而抑制了肾脏对磷的吸收引起低血磷。此外成纤维细胞生长因子 23 还抑制肾近端小管 1,25- 二羟基 - 维生素 D3 的合成。

2. 低磷性骨软化症的临床表现及诊断要点

低磷性骨软化症临床表现为进展性骨关节疼痛，常开始于负重部位，如髋膝关节。典型 X 线表现为骨密度降低、骨小梁和骨皮质边缘模糊。实验室检查表现为血磷显著降低、碱性磷酸酶增高。上述特点均与本病例的临床特点相符。

此类肿瘤大多数体积较小，位置隐蔽，生长缓慢，一般查体很难发现。文献报道此类肿瘤的定位方法有全身 CT 或 MRI，奥曲肽显像，全身静脉分段取血测成纤维细胞生长因子 23 水平，PET-CT 检查。PET-CT 检查是通过全身及脑低剂量 CT 扫描和 PET 显像检测葡萄糖代谢活跃的病灶，该法对骨骼肿瘤和软组织肿瘤的定位诊断有较高的敏感性。结合本例患者，当临床遇到高度怀疑肿瘤诱发肿瘤源性骨软化症病例，详细体格检查未发现明显肿瘤，可应用 PET-CT 进行功能成像检测异常代谢部位，然后利用解剖成像方法（CT、MRI）明确其性质。

3. 肿瘤源性骨软化症的治疗

肿瘤源性骨软化症治疗以手术为主，有效率达 90% 以上，放、化疗对本病无效。如不行肿瘤切除，仅以药物治疗补充中性磷和骨化三醇、活化碳酸钙 D3，只能维持血钙、磷在一定的水平，不能治愈。本病致病肿瘤常见病理类型为磷酸盐尿性间叶肿瘤，虽是良性，但有复发的可能，术后应定期复查血磷，当再次出现血磷降低或者出现骨痛等相关症状时应考虑肿瘤复发的可能，复发患者再次切除肿瘤仍可获得完全治愈。

4. 诊疗经验

低磷性骨软化症属于代谢性骨病的一种，是由多种原因导致的血磷低下、骨代谢异常、基质不能正常矿化所导致骨质软化。常见原因有遗传性、肿瘤性、肾性、药物性（抗乙肝药物如阿德福韦酯等）。主要表现是进行性全身骨骼疼痛，脊柱、骨盆、髋关节等负重部位疼痛明显，后期可伴有四肢近端肌肉无力。大部分骨科医师对本病认识不足，容易误诊。

该病例第一次手术，疗效不好原因有：①患者虽有颈椎病影像学表现，但临床表现与颈椎病不完全符合，术前未引起重视。②术前生化检查提示血磷低、碱性磷酸酶升高，未引起重视或进一步检查。③该病例影像学上确实有颈椎间盘突出，有脊髓压迫，可能是并存疾病，也可能只是影像学上椎间盘突出。

引起低磷血症的原因有很多，间质肿瘤引起的低磷是常见原因之一，此类肿瘤多为隐匿生长的软组织肿瘤，体表难以发现包块。本例患者的肿瘤也生长在踝关节深部，通过全身 PET-CT 的筛查才最终发现。该病例最终得以确诊，有赖于主诊医师在诊疗过程中有较好的临床经验，通过患者的症状、体征与影像学特点，首先诊断是低磷性骨软化症，通过鉴别诊断和各种影像手段，发现"罪魁"是踝部小肿瘤，手术切除后，血磷恢复正常，临床表现消失。该过程体现了临床诊疗思维的精华：对患者病史、体检、辅助检查的结果刨根问底，重视"不起眼"的异常检查结果，并从中建立合理的逻辑链条。

福建医科大学附属第一医院

方心俞　黄昌瑜　张文明

乳腺癌术后双膦酸盐相关性股骨非典型骨折诊疗分析

一、病例介绍

1. 病史

患者，女，59岁，因"右股骨骨折术后不愈合，右侧股骨非典型骨折，左侧股骨皮质增厚"于2016年2月就诊于我院。

该患者于1999年，因"右乳腺癌"行手术治疗。术后规律化疗及内分泌治疗。2009年，全身骨显像检查结果提示右侧第5肋骨放射性异常浓聚，CT提示右肋骨病变，不排除陈旧性骨折或转移瘤。于外院静脉使用"唑来膦酸（每月4mg）"规律治疗。2013年，开始出现右侧大腿疼痛，活动时加重，多次CT及MRI检查结果均提示右股骨中上段局限性骨皮质增厚，左侧股骨形态、大小及信号未见明显异常，周围未见占位，予镇痛等对症处理，病情无明显好转。2014年9月，全身骨显像检查结果提示右股骨中上段放射性异常浓聚，外院考虑不排除"乳腺癌股骨转移"可能，予DT 30Gy局部放射治疗10次后疼痛未见明显好转，遂加用"来曲唑"内分泌治疗。PET-CT检查结果示右股骨中段外侧皮质骨质密度增高，轻微代谢状态。血液检查肿瘤相关蛋白指标AFP、CEA、CA153、CA125均无异常。肝、肾功能均正常、25-羟维生素D 19.81mg/L。骨代谢指标提示低骨转化状态，血清Ⅰ型原胶原氨基端肽11.94 mg/L、血清N端骨钙素降解产物9.89mg/L。

2014年11月，患者坐车时轻微扭伤，致右股骨小转子短螺旋形骨折（图4-4-1），于外院诊断为"右股骨病理性骨折"，伤后3天行"右股骨骨折切开复位+髓内钉、钢板内固定术"（图4-4-2），术中送检右股骨髓腔、骨折端碎块状病灶组织病理结果均未见肿瘤或异常增生。术后仍使用双膦酸盐，术后2个月起部分负重行走，多次X线检查均提示骨折端未见明显骨痂生长。

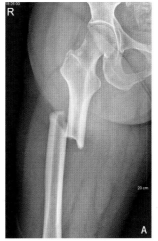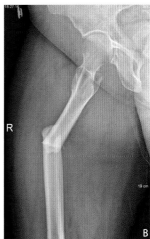

图4-4-1　右股骨正侧位片

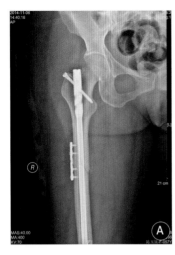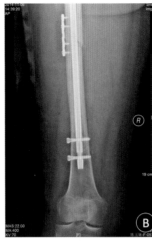

图 4-4-2　右股骨正侧位片
（手术后）

2. 查体

体温正常，患者拄拐行走，右大腿可见散在陈旧性手术瘢痕，右髋关节周围无压痛，右髋活动尚可，右大腿中断稍压痛，右膝关节活动尚可，肌力、肌张力尚正常。

3. 实验室检查

血常规、生化及凝血功能等相关术前检查无明显异常。

4. 影像学检查

术前左股骨正侧位片示：内固定在位，左股骨对位、对线尚可，但骨折线仍清晰，股骨中断内侧可见骨折片。（图 4-4-3）

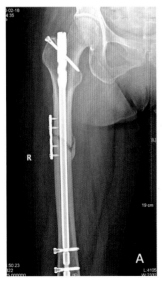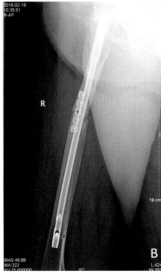

图 4-4-3　右股骨正侧位片
（翻修术前）

二、诊疗思路

1. 临床诊断与诊断依据

患者1年前轻微暴力出现右股骨中断骨折，结合骨折前长期双膦酸盐使用史，可诊断为右股骨非典型骨折。患者右股骨骨折内固定术后1年余，复查X线片见骨折线清晰，无明显骨痂形成，可诊断为右股骨骨折内固定术后不愈合。

2. 鉴别诊断

乳腺癌骨转移：患者为乳腺癌术后，骨折前右股骨可见骨皮质隆起，全身骨显像检查结果提示右股骨中上段放射性异常浓聚，且肋骨可疑转移病灶。但患者外院行放射治疗后无临床疗效，结合患者长期双膦酸盐治疗史，初次内固定术中病理未见癌细胞，考虑乳腺癌骨转移的可能性不大。

3. 治疗计划

（1）停用双膦酸盐。
（2）按骨不连治疗：手术更换髓内固定装置，局部植骨。
（3）术中冰冻及术后病理明确诊断。
（4）既往有骨不连史，术后患侧减少负重，定期复查。

三、治疗过程

入院后停用双膦酸盐，完善术前检查，排除手术禁忌。手术中取出所有内固定物，清理骨折端纤维组织及硬化骨。逐级扩髓后植入11mm、比原钉长2cm的髓内钉，近端改为头颈锁定螺钉，远端避开原钉孔平行植入2枚锁定螺钉，取自体髂嵴松质骨植于断端处。术中冰冻病理检查提示未见肿瘤组织；送检髓腔组织可见大量纤维骨质，余组织可见紊乱骨小梁，未见肿瘤组织。术后口服骨化三醇胶丸 $0.25\,\mu g/d$ 及钙剂 600mg/d，术后第2天开始在康复医生指导下扶助行器下肢部分负重功能锻炼，术后5天出院，继续康复治疗。

四、随访

术后门诊规律随访，评估症状、功能和X线片检查，骨痂局部逐步生长。（图4-4-4）

翻修术后18个月，2017年8月复诊见双侧大腿无疼痛，右股骨骨折线消失，已达骨性愈合，步态正常，Barthel 评分 100 分。2018 年 2 月再次复诊，未感疼痛等不适，步态如常。

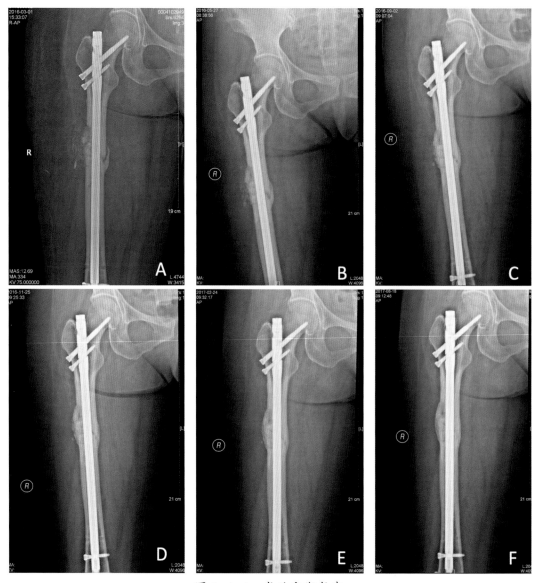

图 4-4-4　术后定期复查

A. 术后 2 天；B. 术后 3 个月；C. 术后半年；D. 术后 9 个月；E. 术后 1 年；F. 术后 1 年半

五、病例特点与讨论

1. 内固定方式及骨折术后不愈合原因分析

大多数文献均认为髓内固定装置是治疗股骨非典型骨折（AFF）首选固定方法。髓外固定的失败率相对高。Teo 等报道称，AFF 术后内植入物失败率为 23%，髓外固定组假体失败率和翻修率均比髓内固定组高（假体失败率：髓外 29%、髓内 11%；翻修率：髓外 38%、髓内 22%）。有文献报道采用髓内钉固定成功率可达 98%~99%。但本例患者在骨折后行切开复位、顺行髓股骨内钉，外加锁定钢板内固定术，出现骨不愈合，考虑与以下原因有关：①采用的内固定方式可能不合适，初次手术时采用髓内钉联合锁定钢板髓外固定，骨折部位绝对固定，而 AFF 骨折髓内钉弹性固定术后，本身延迟愈合甚至骨不连的发病率较高。②术后没考虑非典型股骨骨折，仍继续使用双膦酸盐，研究认为双膦酸盐可通过抑制骨吸收影响早期软骨痂重建，造成骨折延迟愈合，而且双膦酸盐还会通过抑制骨转化干扰板层骨的正常改建和塑形。③尽管良好的复位对于 AFF 的骨折愈合至关重要，但切开复位意味着对骨折部分骨膜血运的干扰，同时外侧钢板还可能造成局部应力遮挡，这进一步增加了 AFF 骨不愈合的概率。④手术前放射治疗，通过抑制成骨细胞活性和血管新生形成，也会极大影响骨折愈合。

对于 AFF 术后骨不愈合的治疗方法报道不一，包括了皮下注射甲状旁腺素类似物特立帕肽、局部使用超声刺激骨生长、使用髓内钉或钢板翻修等。由于本病例在术后 2 年仍未有骨愈合迹象，所以决定采用翻修手术。在去除钢板、更换髓内钉并于骨折端植入自体骨后，术后 3 个月即显示骨痂生长良好，但术后骨折完全愈合时间长达 1 年。多数报道显示，AFF 的骨愈合时间较典型股骨骨折更长，平均愈合时间为 5~10 个月。

2. 误诊、误治原因分析

本例为乳腺癌患者，长期使用双膦酸盐和内分泌治疗，骨折前出现长时间右大腿外侧疼痛，反复多次就诊多家医院，影像学检查结果均提示右股骨中上段局限性骨皮质增厚及不全骨折，因均未考虑是双膦酸盐导致的股骨皮质增厚及裂纹骨折，未详细追问双膦酸盐使用史，仅根据影像报告结果，而错误给予大腿局部放射治疗。

股骨骨折后的影像学改变和临床表现完全符合 ASBMR 的 AFF 诊断标准，初次术中病理未发现肿瘤病变，因此 AFF 的诊断是明确的。患者第一次术后外院仍考虑肿瘤病理性骨折，由于没考虑是非典型股骨骨折，患者继续使用双膦酸盐治疗。股骨骨折术后辗转多家医院，诊断为骨折不愈合，仍未考虑股骨非典型骨折，继续使用双膦酸盐治疗。后患者出现对侧大腿疼痛，影像学检查提示左侧股骨外侧皮质增厚。仍未正确诊断股骨非典型骨折。

患者 2016 年确诊为非典型骨折后，停用双膦酸盐治疗，再次手术，更换髓内钉和自体植骨后，随访 18 个月，骨折愈合，对侧大腿疼痛消失，整个病程也排除了肿瘤骨转移。

因 AFF 骨折部位及受伤时外力与低暴力转子下骨折相似，临床上部分 AFF 患者被误诊，Goh 等曾对 13 例低暴力转子下骨折的女性患者进行病例对照研究，除有无双膦酸盐服用史差别明显外，其余症状两组大致相仿。但随着双膦酸盐的广泛应用，对双膦酸盐相关的 AFF 的研究增多，AFF 误诊的报道已逐渐减少，AFF 被误诊为肿瘤病变更为罕见。van de Laarschot 报道 1 例乳腺癌患者在辅助化疗过程中使用口服双膦酸盐和芳香酶抑制剂时出现双侧大腿痛，该患者同样被诊断为骨转移，并接受放射治疗，但最终诊断为 AFF，且未发生骨折。

　　本病例的误诊可能与以下因素有关：①患者有乳腺癌病史，又长期就诊于肿瘤科，医生容易过分关注于肿瘤相关的病因。②双膦酸盐在中国的广泛应用时间相对较短，肿瘤科医师对双膦酸盐的长期应用经验少，骨科医师对双膦酸盐可能的副作用了解不足。③影像科医生对本病也认识不足，在未能获取足够的病史资料情况下，放射科医师极易漏诊 AFF。

福建医科大学附属第一医院

黄子达　王相选　张文明

假鼻疽伯克霍尔德菌致双髋慢性化脓性关节炎诊疗分析

一、病例介绍

1. 病史

患者，男，58 岁，因"反复双髋疼痛 20 天"首次入院。缘于 20 天前无明显诱因出现双髋疼痛，左髋较重，无双下肢无力、无发热、寒战等不适，就诊于当地市医院，予抗感染、止痛等对症处理，无效后多次行"双髋切开引流术"，术后双髋疼痛明显缓解，左髋术口下段开裂约 2 cm，伴脓性分泌物渗出，对症换药处理后未见明显好转来求诊。既往当地医院多次行"双髋切开引流术"，具体手术方式不详，否认高血压、糖尿病等病史，否认肝炎、结核等病史。

2. 查体

双侧髋关节压痛，活动受限，无短缩畸形。右髋可见一长约 10cm 陈旧性手术瘢痕，愈合良好。左髋可见一长约 15cm 陈旧性手术瘢痕，下段长约 2cm 切口裂开，可见苍白水肿肉芽，大量脓性分泌物渗出。

3. 实验室检查

C 反应蛋白 67.47 mg/L，红细胞沉降率 84 mm/h。白细胞计数 8.66×10^9/L，中性粒细胞比率 0.597。创面深部分泌物培养见假鼻疽伯克霍尔德菌群（药敏结果示：阿米卡星 R MIC ≥ 64，氨苄西林 / 舒巴坦 S MIC=8，氨曲南 R MIC=32，复方新诺明 S MIC ≤ 20，哌拉西林 / 他唑巴坦 S MIC ≤ 4，庆大霉素 R MIC ≥ 16，头孢吡肟 R MIC=32，头孢他啶 S MIC=4，妥布霉素 R MIC ≥ 16，亚胺培南 S MIC ≤ 1，左氧氟沙星 S MIC=2）。

4. 影像学检查

初次入院骨盆及双髋关节正侧位片示：未见骨质及关节间隙有明显异常。（图 4-5-1）

全身骨显像示：左侧股骨头放射性摄取减低，左侧股骨上段异常放射性分布增高区。（图 4-5-2）

髋关节 MRI 示：双侧股骨头、股骨颈、髋臼及左侧股骨上段广泛骨质信号异常并周围软组织肿胀，右髋关节积液，考虑炎症性病变可能，未除外股骨头缺血性坏死。（图 4-5-3）

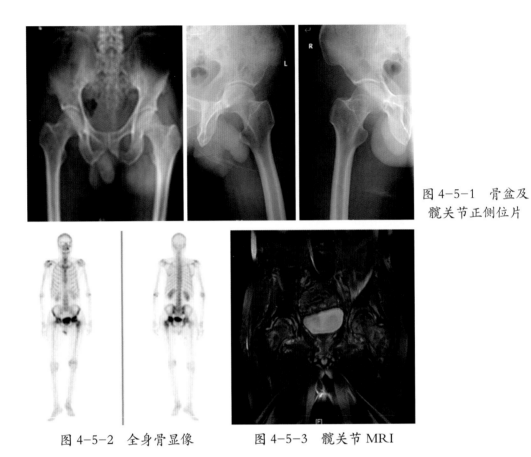

图 4-5-1　骨盆及髋关节正侧位片

图 4-5-2　全身骨显像　　　　图 4-5-3　髋关节 MRI

二、诊疗思路

1. 临床诊断与诊断依据

患者无明显诱因出现双侧髋关节疼痛，于外院行抗感染、止痛及多次手术后症状无好转。查体见患者双侧髋关节压痛，左侧髋关节切口可见脓性分泌物。查 C 反应蛋白和红细胞沉降率均升高。影像学上发现股骨头骨质破坏，髋关节周围软组织肿胀。根据患者局部症状、体征、实验室检查及影像学资料，目前考虑为慢性化脓性髋关节炎。

2. 鉴别诊断

（1）髋关节结核：该情况可表现为髋关节肿痛等关节感染症状及低热、盗汗等全身表现。细菌学培养可培养出结核分枝杆菌。该患者结核菌素试验（PDD 试验）阳性，不排除结核可能，应完善相关检查后排除此病。

（2）类风湿关节炎：可表现为关节肿痛，但关节肿痛是多发性、对称性，实验室检查类风湿因子、环化瓜氨酸多肽、抗角蛋白抗体等检查可为阳性；但受累关节少出现破溃流脓，故暂不考虑此类疾病。

（3）合并全身其他部位感染：患者无明显诱因关节疼痛，不排除全身其他部位存在感染灶，甚至有通过血行播散致髋关节可能。需要进一步检查排除肺部、尿路、口腔等其他部位感染病灶。发热时还需要做血培养检查，排除脓毒血症可能。

3. 治疗计划

根据病原培养及药敏结果，给予足疗程和足剂量的抗感染治疗是治疗成功的关键。但需考虑该病原为特殊致病菌，需请感染科和临床医学室会诊，共同制订抗感染方案。此外，多次手术还需排除混合感染可能。

髋关节持续感染，关节腔内、外存在大量的感染性病灶，需要彻底地清创才可达到创面新鲜化和消灭死腔的目的。当关节软骨彻底破坏时，感染病灶可能进入骨质深部，单纯清理关节腔可能无法清除骨内病灶；且股骨头血运破坏严重时，也可能造成股骨头坏死，必要时需要切除股骨头、颈。

感染彻底控制后，再考量二期重建毁损的关节功能，原则上基本与慢性人工关节感染的二期重建相似。

三、治疗过程

根据药敏结果，先予以敏感抗菌药物哌拉西拉钠他唑巴坦钠 2.25g（静脉滴注，每 6 小时 1 次）、莫西沙星 0.4g（静脉滴注，每天 1 次），并予以创面换药、止痛、加强营养补充等对症治疗。2 周后复查：血常规见白细胞计数 8.65×10^9/L，中性分类比率 0.726，红细胞沉降率 103mm/h，C 反应蛋白 33.6mg/L，炎症指标虽未降至正常、伤口未完全愈合，但肉芽组织新鲜，无明显渗出。患者要求出院，出院后继续口服头孢地尼（0.1g，口服，每天 3 次）1 个月治疗。

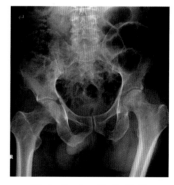

图 4-5-4　骨盆平片

患者 3 周后再次因"左髋流脓 2 周"入院，自上次出院后原创口再次破溃，双髋关节仍有持续性疼痛。查血常规白细胞计数 10.07×10^9/L，中性分类比率 0.734，C 反应蛋白 88.20 mg/L，炎症指标较上次出院时明显增高。骨盆平片示：双髋关节间隙变窄，左侧明显。关节面下骨质破坏。骨盆 CT 示：双侧股骨颈内见骨质破坏。（图 4-5-4、图 4-5-5）

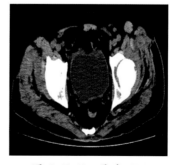

图 4-5-5　骨盆 CT

入院后予深部创面及关节腔穿刺细菌培养仍为假鼻疽伯克霍尔德菌。予抗生素升级为美罗培南（1g，静脉滴注，每8小时1次）、头孢他啶（2g，静脉滴注，每天2次）、莫西沙星（0.4g，静脉滴注，每天1次），但创面仍持续渗出，关节疼痛，考虑保守治疗效果不佳。遂再次行"左髋化脓性关节炎病灶清除＋置管冲洗引流术"。术中关节液培养结果为假鼻疽伯克霍尔德菌及耐苯唑西林沃葡萄球菌，术后根据新增的病原结果，予以加用万古霉素1g（静脉滴注，每12小时1次）。

住院期间病情反复，考虑已保守且单独清创引流效果不佳，炎症进展引起双侧关节破坏严重，遂先后行"左、右侧髋病灶清除＋股骨头、股骨颈切除术"（图4-5-6、图4-5-7），继续万古霉素（剂量、用法同前）抗感染治疗，但考虑患者体重较大，美罗培南予加量为1g，静脉滴注，每6小时1次，并辅以优质营养支持及保持内环境稳定等对症治疗。出院前复查：白细胞计数6.25×10^9/L，中性粒细胞比率0.634，C反应蛋白13.25mg/L，红细胞沉降率55mm/h。出院后口服左氧氟沙星（0.5g，口服，每天1次）6周治疗。

半年后复查，炎症指标均正常，一般状况良好，于全麻下行"右侧人工全髋关节置换术"，2周后再于全麻下行"左侧人工全髋置换术"。术后复查X线片未见异常。（图4-5-8）

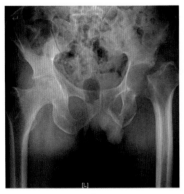 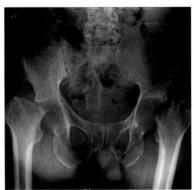 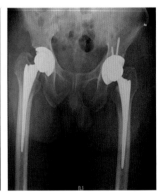

图4-5-6　髋关节正位片　　　图4-5-7　髋关节正位片　　　图4-5-8　髋关节正位片
（左股骨头、颈切除术后）　（双侧股骨头、颈切除术后）　（双髋关节置换术后）

四、随访

术后半年随访，后每隔一年随访一次，最近一次复查炎症指标白细胞计数6.92×10^9/L，中性粒细胞比率0.693，C反应蛋白＜5mg/L，红细胞沉降率11mm/h，复查双髋正位片未见假体松动、再次感染等（图4-8-9）。患者髋关节功能好，Harris评分93分。

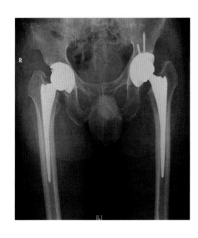

图 4-5-9　髋关节正位片（双髋关节置换术后 1 年）

五、病例特点与讨论

1. 假鼻疽伯克霍尔德菌引起的骨与关节感染不常见

假鼻疽伯克霍尔德菌化脓性关节炎是由假鼻疽霍尔德菌引起的骨关节慢性感染。假鼻疽伯克霍尔德菌是一种土壤腐生菌，为需氧革兰氏阴性杆菌，常存在于疫区死水、土壤、粪便以及腐烂尸体中。传播主要通过以下途径：① 破损的皮肤直接接触含有致病菌的水或土壤，这是本病传播的主要途径。② 吸入含有致病菌的尘土或气溶胶。③ 食用被污染的食物。④ 被吸血昆虫（蚤、蚊）叮咬（动物实验证明类鼻疽杆菌能在印度客蚤和埃及伊蚊的消化道内繁殖，并保持传染性达 50 天之久）。⑤ 有报道认为可通过家庭密切接触、性接触传播。经皮肤接触后的血源性感染被认为是骨和关节感染中的重要传播方式。

假鼻疽伯克霍尔德菌感染常见的表现为菌血症、脓肿和肺炎，亦可累及皮肤、肝、脾、肌肉等，多数感染患者起病急，脓毒性败血症是最严重的类型，局部器官脓肿是最常见的类型。来自泰国的 Teparrakkul 等报道了 679 例假鼻疽伯克霍尔德菌感染患者中有 98 例出现肌肉骨骼感染症状。在关节中，膝关节（41/98）是最易受累关节，其次是踝关节（20/98）、髋关节（15/98）和肩关节（10/98）。在我国感染病例主要来自海南、广西、广东等热带、亚热带地区，偶有北方地区零星报道。

2. 关节感染性疾病需要规范化的诊断与治疗

该患者因假鼻疽伯克霍尔德菌感染致慢性化脓性髋关节炎，经过内科保守治疗、外科治疗后等方式治愈，最终随访未见复发。在临床中治疗细菌感染引起的慢性化脓性关节炎，一方面需要进行多次关节液或创面细菌（包括厌氧菌、需氧菌、真菌、结核杆菌等）的培养及鉴定，直至确定致病细菌，随后选用细菌敏感的抗菌药物，严格规律、足量疗程的治疗，并随时检测炎症指标，随时调整抗生素用法；另一方面需要严格把握手术适应证，针对深部骨与关节感染，应当及时彻底清创灌洗引流，关节严重破坏或功能丧失的可行一、二期关节置换。通过合理选择手术方案、多学科协作、根据培养结果规范使用抗菌药物可以保证慢性化脓性关节感染的治疗成功率。

福建医科大学附属第一医院

黄子达　吴百健　张文明

胸椎椎体布鲁氏菌感染诊疗分析

一、病例介绍

1. 病史

患者，男，55岁，因"胸背痛1月余"于2020年12月前来就诊。缘于1月余前无明显诱因出现胸背部疼痛，呈酸痛性质，程度尚可忍受，行走及用力时疼痛加重，久站久坐久行疼痛加剧，卧床休息后可缓解，无肢体麻木，无腰部及下肢发红、肿胀，无发热，无肢体肌力、感觉减退，就诊于三明市中西医结合医院，查胸椎MRI示：$T_{9/10}$椎体、椎间盘、周围软组织异常，考虑结核并周围软组织脓肿形成。未予特殊治疗，遂转诊至福建医科大学附属第一医院。

2. 查体

体温36.6℃，脊柱无侧弯，无后凸畸形，皮肤无破溃。胸椎活动稍受限。T_9、T_{10}胸椎棘突间压痛、叩击痛，无放射至双下肢。双侧直腿抬高试验（−），加强试验（−），屈颈试验（−），挺腹试验（−），跟臀试验（−）。双上肢肌力Ⅳ级，双下肢肌力Ⅳ级。四肢感觉正常，鞍区感觉未见明显异常。双侧肱二头肌、肱三头肌反射可引出，双下肢膝反射、踝反射可引出。病理征（−）。

3. 实验室检查

白细胞计数为$5.08×10^9$/L，中性粒细胞比率为0.475，淋巴细胞比率为0.405，单核细胞比率0.076。C反应蛋白7.87mg/L，红细胞沉降率102mm/h，降钙素原小于0.04ng/ml，抗结核分枝杆菌抗体（−），结核感染T细胞免疫反应（−）。

4. 影像学检查

胸腰椎正侧位片示：T_9、T_{10}椎体稍变扁，$T_{9/10}$椎间隙稍变窄。（图4-6-1）

胸椎CT及三维重建示：T_9椎体前下缘、T_{10}椎体前上缘见骨质吸收破坏，相应椎间隙变窄，椎旁见团块状软组织影，考虑感染性病变，结核伴周边冷脓肿形成？（图4-6-2）

胸椎MRI示：T_9、T_{10}椎体信号异常，呈长T1稍长T2信号，相应椎间隙变窄，椎旁见团块状软组织影，边界不清，考虑感染性病变，结核。（图4-6-3）

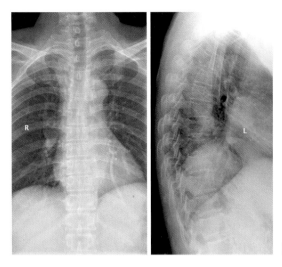

图 4-6-1　胸腰椎正侧位片

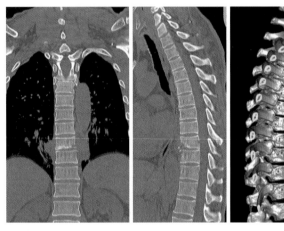

图 4-6-2　胸椎 CT
及三维重建

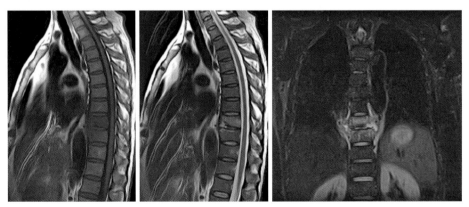

图 4-6-3　胸椎 MRI

二、诊疗思路

1. 临床诊断与诊疗思路

患者胸背痛 1 月余病史，查体 $T_{9/10}$ 胸椎棘突间压痛、叩击痛，结合红细胞沉降率高和影像学表现，目前诊断 T_9、T_{10} 椎体感染（待查），考虑脊柱结核可能性大。诊断依据为本病常有肺外结核症状，结核菌素试验阳性，影像学检查可见骨质及椎间盘破坏，抗结核治疗有效，患者外院胸椎 MRI 上有骨质及椎间盘破坏，目前考虑本病可能性大，具体有待痰液结核涂片检查、血液抗结核抗体测定，以及病理检查进一步明确。

2. 鉴别诊断

（1）化脓性脊柱炎：好发于青壮年，以腰椎多发，患者多伴有畏寒、发热、发病部位疼痛，结合本病患者症状，仍需与此病鉴别，细菌培养、CT、MRI 等影像学表现及病理检查可帮助鉴别。

（2）脊柱布鲁菌感染：该病患者多有牛羊接触史，或从事乳制品生产，可伴有发病部位疼痛，常有发热（典型者为波状热），可有多汗、乏力、关节痛、睾丸痛等全身或局部症状，结合患者临床表现及相关影像学检查，需考虑此病可能，送检血清凝集试验，病灶标本送检宏基因组二代测序（mNGS）可明确诊断。

3. 治疗计划

术前采用"利福平胶囊 + 吡嗪酰胺片 + 盐酸乙胺丁醇片 + 异烟肼注射液"四联经验性抗结核治疗，并监测肝肾功能。拟行"经后路 $T_{9/10}$ 椎管病损切除术 + 椎管减压术 + 神经根管松解术 +cage 椎骨植骨 +T_8–L_1 椎弓根钉内固定术"，术中予异烟肼注射液 0.1g 浸泡术腔。术后继续"利福平胶囊 + 吡嗪酰胺片 + 盐酸乙胺丁醇片 + 异烟肼注射液"抗结核治疗，并静脉使用盐酸莫西沙星注射液（0.4g，静脉滴注，每天 1 次）联合抗感染，定期监测肝肾功能术后将胸椎病变标本送病理检查和 mNGS，明确病原诊断。

三、治疗过程

1. 药物治疗过程

（1）按术前计划采用"利福平胶囊（0.45g，餐后口服，每天 1 次）+ 吡嗪酰胺片（0.5g，餐后口服，每天 3 次）+ 盐酸乙胺丁醇片（0.75g，餐后口服，每天 1 次）+ 异烟肼注射液（0.3g，静脉滴注，每天1次）"规律抗结核治疗。

（2）术后继续"利福平胶囊（0.45g，餐后口服，每天1次）+吡嗪酰胺片（0.5g，餐后口服，每天3次）+盐酸乙胺丁醇片（0.75g，餐后口服，每天1次）+异烟肼注射液（0.3g，静脉滴注，每天1次）"规律抗结核治疗，并静脉使用盐酸莫西沙星注射液（0.4g，静脉滴注，每天1次）联合抗感染3天。

（3）术后3天，mNGS结果回报为布鲁菌属，检出序列数为240。予"盐酸多西环素片0.1g，每12小时1次+利福平胶囊0.45g，每天1次"服药6周、停药1周（交替进行，直至达到停药标准）。

2. 手术治疗过程

（1）切皮前30分钟使用注射用头孢唑林钠2.0g静脉滴注，术中探查见$T_{9/10}$椎间隙破坏，寒性脓肿、肉芽组织形成。予清除脓肿，刮除椎体病变组织，于$T_{9/10}$椎间隙植入充填有自体骨的椎间融合器。透视复查见内固定物位置良好，安放左侧内固定棒，螺母锁紧固定，生理盐水冲洗术腔，异烟肼注射液0.1g浸泡术腔，切口内放置18#硅胶引流管2条。

（2）术后病理：（胸椎病变）镜下见碎骨组织、造血组织及髓核组织，灶区肉芽组织形成伴淋巴浆细胞浸润，灶区见脂肪组织伴黏液变性，灶区见神经节，未见明确恶性病变。

▌ 四、随访

患者胸背部疼痛明显缓解，C反应蛋白、红细胞沉降率正常。

术后1周，胸椎正侧位片示：$T_8 \sim L_1$椎体内可见致密内固定影，$T_{9/10}$椎间隙可见短条状致密影，在位，未见明显滑脱、断裂，余椎体未见明显骨质吸收破坏。（图4-6-4）

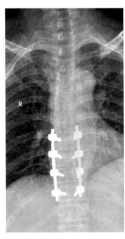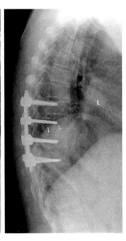

图4-6-4　胸腰椎正侧位片

五、病例特点与讨论

1. 布鲁菌病和脊柱结核临床上易出现误诊

脊柱结核是临床上常见的脊柱感染性病变，以椎间隙破坏、椎旁脓肿形成为特点，临床表现以腰背痛为主，全身感染症状轻。面对脊柱感染性病变时，许多临床医生武断地将脊柱感染性病变诊断为脊柱结核，导致治疗效果不佳，甚至有些患者因为长期服用抗结核药物导致肝肾功能损伤。布鲁菌病是一种常见的人畜共患传染性变态反应性疾病；脊柱布鲁菌感染和脊柱结核的影像学特征较为相似，临床上难以区分，易发生误诊，给临床治疗带来困难。病原生物学检查是明确脊柱感染性病变性质的金标准，然而因为临床取材、检测等原因，检测结构常为假阴性或不能指导临床治疗。这也导致了一部分脊柱感染性病变患者只能无奈地按照脊柱结核治疗。mNGS 是不依赖培养的非靶向病原分子诊断技术之一，可提高多种感染性疾病的病原微生物检出率和检出速度。本病例在送检病变胸椎 3 天后即由 mNGS 准确检出致病菌，大大快于传统的微生物培养方法，让临床医生可以尽快实施针对性治疗，体现了 mNGS 检测的准确性与时效性。

2. 特殊病原菌需要针对性抗感染治疗

本病例经 mNGS 检测出布鲁菌感染后，即改为盐酸多西环素片联合利福平胶囊规律治疗，现患者胸背部疼痛明显缓解，达到满意的治疗效果。

福建医科大学附属第一医院

李哲辰

脊柱多发感染诊疗分析

一、病例介绍

1. 病史

患者，女，66 岁，因"反复腰部酸痛 2 年，加剧伴右下肢麻痛 3 天"于 2019 年 9 月前来就诊。缘于入院前 2 年，患者无明显诱因出现腰部酸痛不适，腰部 VAS 疼痛评分 3~4 分，反复发作，未行诊治，3 天前出现腰痛加剧，活动明显受限，并向右下肢放射，麻痛自腰部向右臀部、右髋部、右大腿至小腿放射，影响行走，腰部 VAS 疼痛评分 6 分，腿部 VAS 疼痛评分 7 分，无畏冷、发热、盗汗，无腹痛、腹胀、血便，无大小便失禁，来莆田学院附属医院门诊以"腰腿痛待查"收入院。

既往有"2 型糖尿病"病史，未服降糖药，血糖控制不详。颈椎病病史，反复颈肩部僵硬伴双上肢麻木、乏力不适，无疼痛，未诊治。

2. 查体

颈椎生理曲度后凸畸形，无明显压痛、叩痛，活动受限，椎间孔挤压试验、臂丛神经牵拉试验（-），左上肢肌力Ⅳ~Ⅴ级，右上肢肌力Ⅲ~Ⅳ级，双手皮肤感觉减退，双侧肱二头肌、肱三头肌、桡骨膜反射减弱，双侧 Hoffmann 征（+）。腰椎生理曲度稍变直，稍向右侧弯畸形，椎旁肌较紧张，下腰部深压痛、叩击痛，并出现右下肢放射痛，疼痛自下腰部向右臀部、右髋部、右大腿、小腿至足部放射，右小腿外侧及足内侧皮肤感觉稍减退，双下肢肌力正常，双膝、踝反射减弱，双侧巴氏征（-），右下肢直腿抬高试验 30°（+），加强试验（+），左下肢直腿抬高试验（-），腰椎及右髋部活动受限，肛门会阴区皮肤感觉正常，肛门括约肌稍松弛。

3. 实验室检查

血常规见白细胞计数 19.71×10⁹/L，血红蛋白 112g/L，中性粒细胞比率 0.915；C 反应蛋白 >200 mg/L；红细胞沉降率 130 mm/h。生化全套检查见白蛋白 28.3 g/L，直接胆红素 21.2 μmol/L，总胆红素 31.9 μmol/L，谷丙转氨酶 64.6 IU/L，谷草转氨酶 55.5 IU/L，血糖 13.68 mmol/L，尿素氮 18.7 mmol/L，肌酐 144.20μmol/L。尿常规见白细胞（+），细菌 28753.90。肌红蛋白 663.9 ng/ml，肌钙蛋白 0.69 ng/ml，脑钠肽 2802pg/ml。

4. 影像学检查

颈椎正侧位片示：颈椎生理曲度后凸畸形，多个椎间隙极度狭窄、骨赘形成，活动受限，寰枢椎及下颈椎不稳定。（图4-7-1）

颈椎CT示：颈椎生理曲度后凸畸形，多个椎间隙极度狭窄，椎体前、后缘骨赘形成，继发椎管狭窄，寰齿间隙增宽。（图4-7-2）

颈椎MRI示：颈椎生理曲度后凸畸形，多个椎间隙极度狭窄，椎体前缘及椎间隙、椎体内高信号，椎管狭窄，C_{4-7}间隙水平神经受压。（图4-7-3）

胸椎MRI示：$T_{4/5}$水平椎管内脊髓背侧偏左及椎板背侧相连囊状高信号。（图4-7-4）

腰椎正侧位片示：腰椎生理曲度稍侧弯后凸畸形，多个椎间隙狭窄、骨赘形成，活动受限。（图4-7-5）

腰椎及骨盆CT示：腰椎生理曲度稍侧弯后凸畸形，多个椎间隙狭窄、前后缘骨赘形成，韧带骨化，继发椎管狭窄，活动受限，右侧髂腰肌旁及双侧髂窝低密度团块影。（图4-7-6）

腰椎MRI示：腰椎椎间隙及右侧椎旁肌内高信号，椎管狭窄。（图4-7-7）

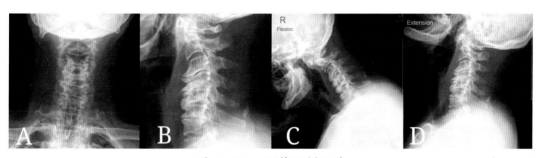

图4-7-1 颈椎正侧位片

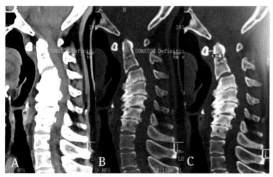

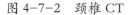
图4-7-2 颈椎CT

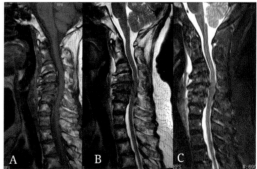
图4-7-3 颈椎MRI

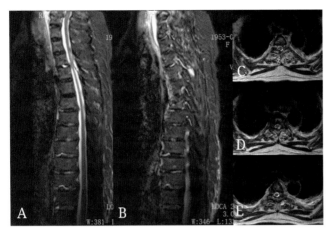

图 4-7-4 胸椎 MRI

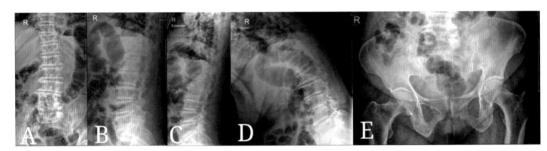

图 4-7-5 腰椎正侧位片

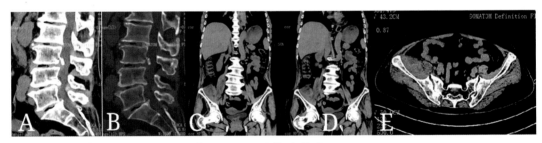

图 4-7-6 腰椎及骨盆 MRI

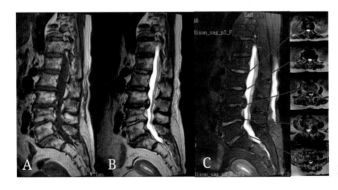

图 4-7-7 腰椎 MRI

二、病情发展

入院后第 3 天患者诉胸闷、心慌、气促、全身无力、麻木，颈、胸、腰骶尾部、下腹部及右髋部疼痛加剧，伴有右肩部疼痛，无法自己翻身，寒战、发热。体温高达 39℃，右上肢及右下肢肌力下降，Ⅰ~Ⅲ级，左上肢及左下肢肌力Ⅳ~Ⅴ级，无法自行小便，心电监护提示心率波动于 120~150 次 / 分，经皮血氧饱和度 85%~92%，血压（80~70）/（40~50）mmHg，考虑脓毒血症，予转 ICU。急查血培养 + 药敏（需氧 + 厌氧），血常规提示白细胞计数 25.15×10^9/L，血红蛋白 107g/L，中性粒细胞比率 0.91，血小板计数 33×10^9/L；C 反应蛋白 >200mg/L；红细胞沉降率 110mm/h，降钙素原 12.11ng/ml。生化全套检查见白蛋白 18.7g/L，直接胆红素 48.7μmol/L，总胆红素 59.9μmol/L，谷氨酰转肽酶 73.3U/L，碱性磷酸酶 266.2U/L，谷丙转氨酶 37.9U/L，谷草转氨酶 37.0U/L，血糖 11.50mmol/L，尿素氮 28.78mmol/L，肌酐 154.00μmol/L，尿酸 531.6μmol/L。结核杆菌 γ - 干扰素释放试验 1.2 pg/ml。

尿培养结果为大肠埃希菌，遂予哌拉西林他唑巴坦 + 莫西沙星（5 天）抗感染治疗，保肝、营养支持、输入血白蛋白、控制血糖及对症处理。血培养结果回报提示为甲氧西林敏感的金黄色葡萄球菌。结合培养结果及感染科意见调整抗生素：予替考拉宁 0.4 g，每日 1 次 + 头孢哌酮 / 舒巴坦钠 3.0 g，每 8 小时 1 次抗感染（10 天）。

经积极抗感染、控制血糖、营养支持、保肝及相关处理，抽血复查相关指标：血常规提示白细胞计数 12.12×10^9/L，血红蛋白 100g/L，中性粒细胞比率 0.705，血小板 355.0×10^9/L；C 反应蛋白 56.22mg/L；红细胞沉降率 115mm/h，降钙素原 0.49ng/ml。生化全套检查见白蛋白 32.2g/L，直接胆红素 10.1μmol/L，总胆红素 13.9μmol/L，谷氨酰转肽酶 151.7U/L，碱性磷酸酶 153.6U/L，谷丙转氨酶 56.2 U/L，谷草转氨酶 41.0U/L，血糖 9.15mmol/L，尿素氮 6.76mmol/L，肌酐 37.8μmol/L，尿酸 169μmol/L。尿常规见白细胞（-），细菌 18.60；肌红蛋白 24.00ng/ml，肌钙蛋白 0.06ng/ml，脑钠肽 158pg/ml。

2019 年 9 月 20 日再次复查，颈椎 MRI 示：颈椎生理曲度后凸畸形，多个椎间隙极度狭窄，椎体前缘及椎间隙、椎体内椎管内明显高信号、脓肿形成，椎管狭窄，脊髓受压。腰椎 MRI 示：腰椎多个椎间隙高信号，椎体前缘、L_4、L_5 椎体及 L_5 水平椎管内和骶管内明显高信号、脓肿形成，椎管狭窄，神经受压。腰椎及骨盆 MRI 示：右侧髂腰肌旁、双侧髂窝高信号、右髋周高信号、流注脓肿。B 超定位下右髂窝处穿刺培养结果为甲氧西林敏感的金黄色葡萄球菌，至此已明确脊柱感染致病菌。（图 4-7-8 ~ 图 4-7-10）

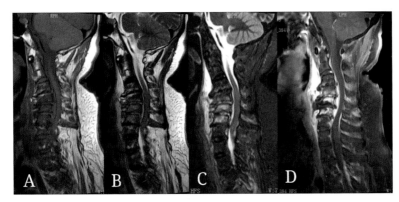

图 4-7-8 颈椎 MRI

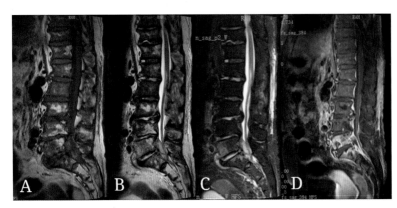

图 4-7-9 腰椎 MRI

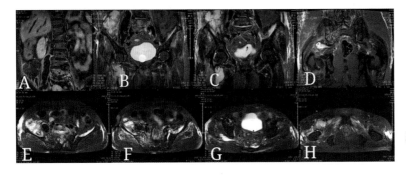

图 4-7-10 腰椎、骨盆 MRI

二、诊疗思路

1. 临床诊断与诊断依据

患者有明确感染及神经压迫损害症状、体征见胸闷、心慌、气促、全身无力、麻木，颈、胸、腰骶尾部、下腹部及右髋部疼痛加剧，伴有右肩部疼痛，无法自己翻身，寒战、发热，体温高达 39℃，右上肢及右下肢肌力下降，Ⅰ ~ Ⅲ级，左上肢及左下肢肌力Ⅳ ~ Ⅴ级，无法自行小便。感染相关炎症指标明显升高及取得明确细菌学培养结果，生化等检查提示多系统脏器功能损害。影像学检查（X 线片、CT、MRI 等）显示：颈椎、胸椎、腰骶部椎管内、椎旁及右髋部等多发感染性病灶及脓肿形成。故诊断为：①全身血源性多发感染性脓肿（颈椎、胸椎、腰骶部、骨盆、右髋部等），神经损伤分级为 ASIA-C 级；②脓毒血症；③全身多器官功能损害；④颈椎病（脊髓型），$C_{3\sim7}$ 椎间盘突出，颈椎管狭窄（退变性）、退变性后凸、节段性不稳；⑤寰枢关节不稳；⑥腰椎管狭窄症；⑦2 型糖尿病。

2. 鉴别诊断

（1）脊柱结核感染：患者可有或无肺结核、结核密切接触病史，可出现全身乏力、不适、体重减轻、午后低热、夜间盗汗等症状，多数患者可不伴有发热，白细胞可升高或不升高，炎症指标如血沉、C 反应蛋白升高，影像表现为相邻两个或两个以上椎体骨质破坏并累及相应椎间隙，椎旁脓肿多见，呈环形强化，边界清晰，穿刺病原学及活检可明确，结合该患者尚不能完全排除混合结核感染可能，可行术中病灶活检以进一步排除。

（2）脊柱肿瘤：发病之前可能有其他脏器肿瘤病史，病人一般情况可能比较差，甚至有恶液质，影像学检查脊柱肿瘤侵及椎体而不侵及椎间隙（脊索瘤除外），椎间盘高度正常，肿瘤病灶多为"跳跃式"，病灶不相连。实验室检查也常为参考指标（肿瘤标志物检查），根据此患者症状、体征及辅助检查，可排除此诊断。

三、治疗过程

（1）显微镜辅助下行"颈前路 $C_{3/4}$、$C_{4/5}$、$C_{5/6}$、$C_{6/7}$ 椎间隙病灶清除 + 椎管内脓肿清除神经减压 + 清创 + 椎间隙抗生素骨水泥（2g 万古霉素 + 40g 骨水泥）填充支撑 + 双侧髂窝及右髋部脓肿切开清除 + VSD 持续吸引术"。术后 3 天复查颈椎 X 线片示颈椎生理曲度后凸矫正、变直，$C_{3\sim7}$ 颈椎椎前椎间隙骨水泥填塞支撑，寰枢椎关节关系对位。复

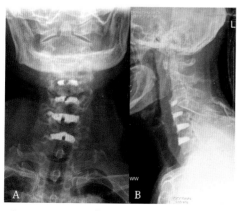

图 4-7-11　颈椎正侧位片（术后 3 天）

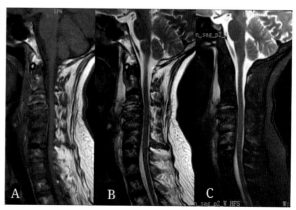

图 4-7-12　颈椎 MRI（术后 3 天）

查颈椎 MRI 示：椎间及椎管内脓肿消失，脊髓神经无受压，脊髓脑脊液循环流畅。）复查胸椎 MRI、腰椎 MRI 示：T$_{4/5}$ 水平椎管内脓肿消失，L$_4$、L$_5$ 椎体及相应椎间隙、椎管内脓肿明显缩小。复查骨盆 MRI 示：双侧髂窝脓肿消失。（图 4-7-11~ 图 4-7-15）

（2）术后复查胸椎及腰部脓肿明显缩小，认为抗感染有效，胸椎及腰椎可不必手术，继续敏感抗生素抗感染保守治疗。由于右侧腰椎旁仍有一巨大流注脓肿，为了尽量降低细菌负荷毒量，故考虑再次予行"双侧髂窝部 + 右髋部清创 + 腰椎旁脓肿清除（根据术前影像规划右侧髂部入路达椎旁脓肿位置）+ 更换 VSD 术"。术后第 2 天复查 MRI 示：可见腰椎旁脓肿病灶已经被大部分清除，相关炎症指标继续好转。（图 4-7-16）

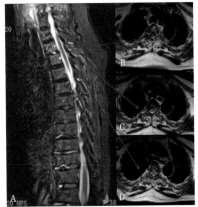

图 4-7-13　胸椎 MRI（术后 3 天）

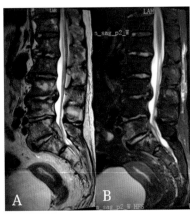

图 4-7-14　腰椎 MRI（术后 3 天）

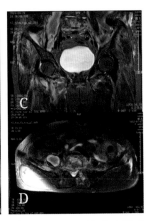

图 4-7-15　骨盆 MRI（术后 3 天）

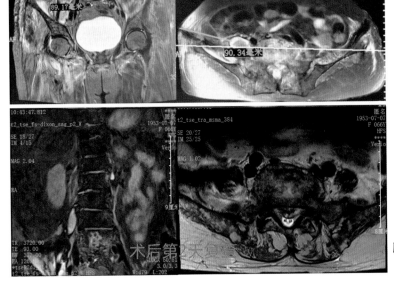

图 4-7-16　腰椎 MRI（术后第 2 天）

（3）继续静脉二联敏感抗生素（替考拉宁 0.4 g，每日 1 次 + 头孢哌酮 / 舒巴坦钠 3g，每 8 小时 1 次）抗感染治疗（共约 6 周），后改口服利福平、环丙沙星约 6 个月。

四、随访

术后 3 个月复查炎症指标基本恢复正常。术后 3 个月复查 MRI 影像对比如下：可见脓肿及炎症病灶已经基本消失。（图 4-7-17~ 图 4-7-19）

术后 3 个月复查颈椎正侧位片示：C$_{3~7}$ 椎间隙骨水泥团块无明显松动、脱出，稳定性良好。（图 4-7-20）

术后 11 个月患者诉吞咽不适，复查颈椎正侧位片示：部分椎间抗生素骨水泥团块已松动脱出、不稳定。（图 4-7-21）

复查颈椎 MRI 示：颈椎椎前、椎间及椎管内未见明显高信号，炎症消失，脊髓神经无受压，脊髓脑脊液循环流畅。（图 4-7-22）

二期显微镜辅助下行"颈前路 C$_{3~7}$ 椎间隙抗生素骨水泥取出 + C$_{4~7}$ 椎间 Cage 植骨融合内固定术"。C$_{3/4}$ 间隙 CT 检查示椎间已骨性融合，稳定性良好，故未予处理。

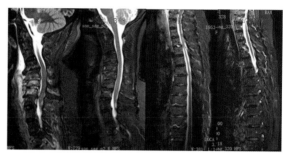

图 4-7-17 MRI 对比（1）

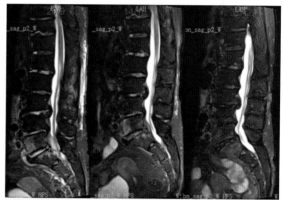

图 4-7-18 MRI 对比（2）

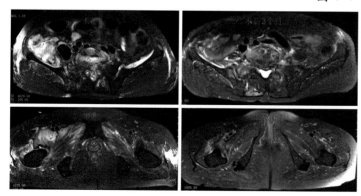

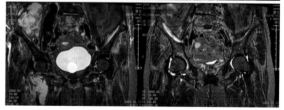

图 4-7-19 MRI 对比（3）

术后半年复查颈椎正侧位片示：内固定位置良好，无松动、断裂、脱出，稳定性良好。术后患者吞咽不适明显缓解，目前已基本恢复至正常日常生活。（图 4-7-23）

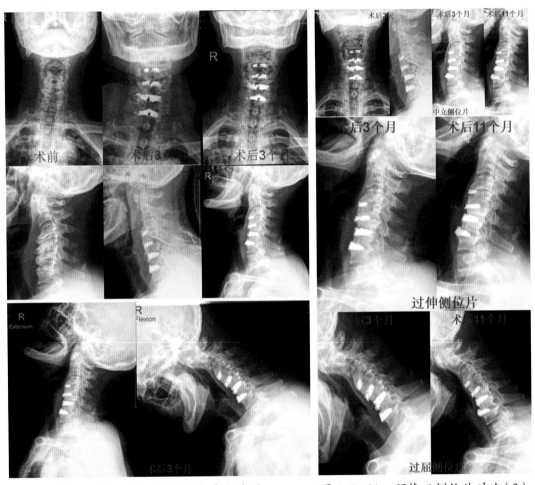

图 4-7-20　颈椎正侧位片对比（1）　　　图 4-7-21　颈椎正侧位片对比（2）

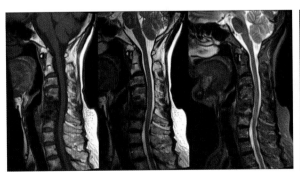
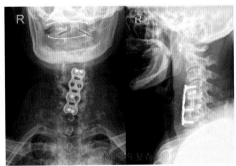

图 4-7-22　颈椎 MRI（术后 11 个月）　　　图 4-7-23　颈椎正侧位片（术后半年）

五、病例特点与讨论

1. 脊柱感染的概念及诊断

脊柱感染是由不同病原微生物引起的脊柱不同部位（椎体、椎间盘、小关节、硬膜外间隙等）感染的一系列疾病，按致病菌不同可分为化脓性（细菌）、肉芽肿性（结核或真菌）、寄生虫（包虫等）三类，占全身肌骨系统感染的 2%~7%，而化脓性脊柱感染年发病率为（0.2~2.4）/10 万，最常见的致病菌为金黄色葡萄球菌，约占 50% 以上，还有包括大肠埃希菌、铜绿假单胞菌、肺炎链球菌、沙门菌等，一般通过血行播散，细菌来源及起病隐匿，表现常不典型，有时起病较急，若不及时明确诊断及治疗，严重者会导致脊柱畸形、神经功能受损、瘫痪，甚至死亡。本病例从发病至出现严重脓毒血症不到 3 天时间，病情发展迅速，相关检查尚未完善，尿培养及血培养获得不同细菌，但哪一种细菌才是真正致病菌及原发感染病灶在哪里，早期影像学表现亦不典型，穿刺活检无法有效进行，因此给临床诊断及治疗策略带来很大困扰。而如何早期明确诊断，应综合详细病史采集、体检、实验室检查及影像学检查（X 线片、CT、MRI）、核素扫描、PET-CT，对于难以诊断脊柱感染病例，诊断性穿刺或切开活检是确诊及鉴别致病菌最佳检查方法。

2. 脊柱感染治疗策略

多数脊柱感染患者年龄偏大，常伴有糖尿病、冠心病、高血压病等内科基础疾病，全身一般情况较差，因此对手术风险过大，无法耐受手术或病情较轻通过保守治疗感染能控制的可考虑非手术治疗。如果保守治疗效果不佳、病情继续进展，则需要考虑进行手术治疗。手术指征：①椎体及椎间隙结构破坏明显，伴有病理性骨折，存在脊柱不稳及畸形。②明显神经损害及功能影响。③椎旁及硬膜外脓肿形成。④抗感染治疗后持续存在败血症。⑤顽固性疼痛。⑥诊断不明疑似恶性病变等。手术目的：清除感染病灶、明确病原菌，恢复神经功能，重建脊柱稳定性和缓解疼痛。本例患者经积极抗感染治疗，脓毒血症得到初步控制，但复查 MRI 检查提示椎旁及椎管内硬膜外脓肿形成，存在明显神经损害，脊柱不稳及畸形，疼痛明显，严重影响功能，故有明确手术适应证。考虑患者全身多发脓肿，且年龄偏大，全身一般情况差，无法耐受多部位、长时间手术，故决定分期手术，行颈椎、骨盆及髋部脓肿病灶清除减压手术，尽量降低细菌负荷毒量，并取得明确致病菌及药敏结果，调整敏感抗生素抗感染，二期再根据术后病情恢复情况和影像学及炎症指标再决定是否行胸、腰部病灶清除手术。从术后影像学表现看，胸、腰部脓肿吸收变小，实验室检查炎症指标明显好转，多系统脏器指标逐渐恢复接近正常，说明抗感染治疗非常有效，胸椎及腰椎可不必手术，继续敏感抗生素抗感染保守治疗。

3. 脊柱感染手术分期

脊柱感染手术包括清创、减压、植骨融合及内固定，固定融合是一期或分期，存在争议，有学者认为在彻底清创后，鉴于内固定材料发展、技术进步及敏感有效抗生素使用等综合治疗，可一期内固定植骨融合。有学者认为应先行病灶清除，自体骨移植支撑，配合辅助外固定，待感染控制后根据情况二期内固定融合较为妥当等。结合本病例，考虑患者全身多发脓肿，病情复杂且较重，不可控因素较多，取骨处受限（因双侧髂部亦有脓肿），为稳妥起见，决定先行感染病灶清除减压后椎间隙予带有敏感抗生素骨水泥填充以获得初始稳定，带有敏感抗生素骨水泥可在病灶局部持续释放高浓度敏感抗生素从而长期持续有效杀菌，术后只需颈托辅助外固定即可，二期待感染控制后再行植骨融合内固定术，从目前治疗效果及随访结果看，获得了满意疗效。

4. 腰椎手术方式

由于腰椎感染位置较深，开放性手术创伤大、出血多、风险高、对脊柱稳定性破坏大、术后恢复时间长、需附加内固定增加术后感染风险和患者经济负担，鉴于患者病情及全身情况，以及近年来内镜显微微创技术飞速发展，可发挥内镜直视下清除病灶安全、精准的优点，避免对脊柱稳定性破坏，并可通过置管灌注药物而提高脊柱感染部位浓度，并将脓液、坏死组织及时引流排出，从而促进脊柱感染的控制和治愈。

莆田学院附属医院

林海滨　吴育俊　戴建辉

左尺骨隐球菌性骨髓炎诊疗分析

一、病例介绍

1. 病史

患者，女，63岁，因"左前臂反复肿痛3个月"于2018年10月17日就诊于福建医科大学附属三明第一医院。疼痛位于左前臂，呈阵发性，时感跳痛、灼烧感，无左前臂破溃、流液，无左上肢乏力、麻木，无畏冷、发热、盗汗，无咳嗽、咳痰、咯血，经口服"双氯芬酸钠缓释片"等止痛药物及"双氯芬酸二乙胺"软膏外用等处理，症状未能缓解。

2. 查体

左前臂无明显肿胀，中上段尺侧压痛，皮肤无破溃，皮温不高，未触及肿物，肤温正常，无波动感或搏动感；左肘关节、腕关节及各指屈伸正常，皮肤感觉正常，桡动脉搏动正常，末梢血运良好。

3. 实验室检查

血常规检查见白细胞计数 6.7×10^9/L，中性粒细胞比率 0.549，血红蛋白 129g/L，血小板计数 300×10^9/L。血生化检查见血磷 1.33mmol/L，血钙 2.19mmol/L，血碱性磷酸酶 61U/L，谷丙转氨酶 26U/L，谷草转氨酶 15U/L，γ-谷氨酰转移酶 54U/L，总胆红素 6.3μmol/L，尿素 6.1mmol/L，肌酐 60μmol/L。炎症指标见降钙素原 0.05ng/mL，红细胞沉降率 12mm/h，C反应蛋白 1.55mg/L。艾滋病抗体（-）。尿常规、凝血功能未见异常。

4. 影像学检查

尺桡骨正侧位片示：左尺骨中段囊性骨破坏伴软组织肿胀。（图4-8-1）

左尺桡骨CT示：考虑左尺骨中段囊肿伴感染并窦道形成可能性大。（图4-8-2）

左尺桡骨MRI示：左侧尺骨中段占位，考虑恶性肿瘤可能性大。（图4-8-3）

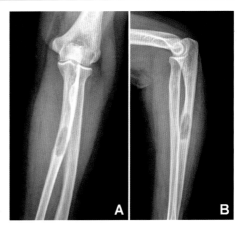

图4-8-1 尺桡骨正侧位片

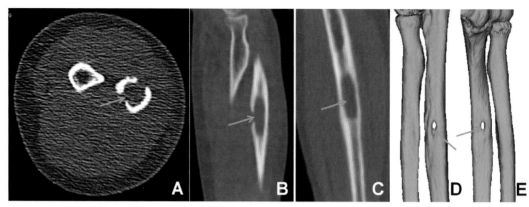

图 4-8-2 左尺桡骨 CT

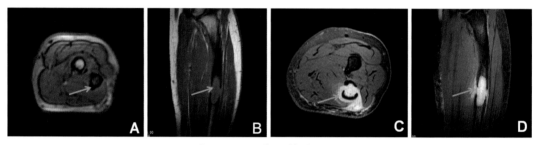

图 4-8-3 左尺桡骨 MRI

二、诊疗思路

1. 临床诊断与诊断依据

患者以左前臂反复肿痛 3 个月为主要症状就诊，局部皮肤无破溃、流液，无左上肢乏力、麻木，无畏冷、发热、盗汗，无咳嗽、咳痰、咯血，经口服止痛药物及局部药物外用等处理，症状未能缓解。患者左前臂 X 线检查发现左尺骨中段囊性骨破坏伴软组织肿胀，与肿痛部位体征一致，进一步做尺桡骨 CT、MRI 检查证实左尺骨中段囊性骨破坏，骨皮质变薄，突破包膜，周围软组织肿胀。患者血常规等炎症指标未见异常，血碱性磷酸酶正常。根据上述，提示左尺骨中段占位性病变或慢性感染可能。

2. 鉴别诊断

（1）骨囊肿：多见于 11~20 岁青少年，临床可无症状，或轻度不适，X 线表现为骨的中心性、溶骨性破坏，外有一薄的骨硬化边缘，多伴有病理骨折。病理学检查可见囊内壁有薄的纤维组织，其中充满质清液体。纤维组织膜内散在着多核巨细胞。骨折后腔内含血性液体并出现骨痂。根据患者病史及影像学检查，骨囊肿尚不能排除。

（2）化脓性骨髓炎：急性化脓性骨髓炎发病急骤，全身及局部症状明显，稍晚至慢性骨髓炎。X线检查可见骨质广泛破坏，大块死骨及大量骨膜新骨形成，细菌学和病理性检查可确诊，根据患者影像学检查，慢性骨髓炎不能完全排除。

（3）动脉瘤样骨囊肿：是一种瘤样病损，是一种孤立性、膨胀性、出血性、多房性囊肿，病因不清，最多发生于10~20岁年龄段的人群，男女发生比率为1∶2，系瘤样病可以独立发病，也可以是在骨肿瘤的基础上并发的病变，主要位于干骺端或骨干部，呈现偏心性溶骨性破坏，具有扩张性、侵袭性，X线检查表现为发生于骨而向骨外膨胀生长，肿瘤内密度不均，有大小不一的囊状低密度区，有时还见液-液平面征，病理检查囊腔壁可见中小静脉明显扩张充血，血管壁呈不同程度的增厚，纤维性间隔中有不成熟的骨或骨样组织。结合患者影像学表现，动脉瘤样骨囊肿可能性较小，需病理学检查确诊。

（4）软骨母细胞瘤：好发年龄为10~20岁，症状出现较晚，较轻，主要症状为间断性疼痛和邻近关节的肿胀，肌肉乏力。X线表现为二次骨化中心内小圆形、2~4 cm的低密度阴影，边界清楚，周围有反应骨形成硬化缘，病灶内可见点状钙化。结合患者影像学表现，出现软骨母细胞瘤的可能性较小，需病理学检查确诊。

3. 治疗计划

（1）因临床诊断尚未明确，予在超声引导下行"左侧尺骨中段病灶穿刺活检术"。

（2）待穿刺活检结果回报后，予行左尺骨中段病灶清除术。

三、治疗过程

（1）病灶穿刺活检结果示送检横纹肌组织及增生的纤维组织，间质肉芽组织增生，见多核巨细胞形成，中量急、慢性炎症细胞浸润。（图4-8-4）

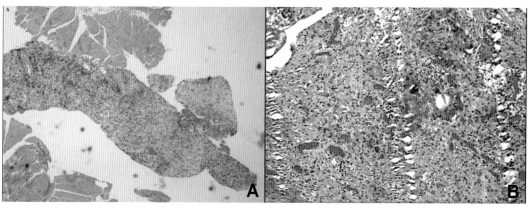

图 4-8-4　病理检查结果

A. 术前穿刺病理结果；B. 术中病灶病理结果

（2）尺骨病灶穿刺活检结果考虑为慢性感染，予在臂丛神经阻滞麻醉下行"左尺骨中段病灶清除+引流术"。手术过程：取左前臂尺侧纵行切口，逐层切开皮肤、皮下组织、肾筋膜，见尺骨中段稍膨胀，掌侧及背侧均可见一豆点大破溃，少量脓血性液流出，无明显窦道形成，周围软组织炎性反应增生，遂以尺骨背侧破溃口为中心，开窗 1.5cm×0.5cm，病灶内少量脓血性液，留取脓血性液行涂片、找抗酸杆菌、培养+药敏检查，刮除病灶内及病灶周围炎性组织，并送检病理学检查，3% 过氧化氢溶液与生理盐水反复冲洗，稀碘伏浸泡创面 20 分钟，切口内留置引流。

（3）脓血性液涂片检查检出少量酵母样真菌，未检出抗酸杆菌、革兰氏阳性球菌、革兰氏阴性球菌、革兰氏阳性杆菌、革兰氏阴性杆菌，培养+药敏检查未检出细菌。

（4）术后病理结果示左尺骨病灶及病灶周围组织内纤维组织增生伴炎症细胞及组织细胞浸润，并见坏死及炎性肉芽组织形成，部分区域呈空泡样。进一步免疫组化染色提示肉芽肿性病变，过碘酸雪夫染色、六胺银套马松三色混合染色找到隐球菌，金胺 O 染色未找到抗酸分枝杆菌，结核 – 非结核分枝杆菌检测阴性，符合隐球菌感染。

（5）进一步完善头颅、胸部 CT 扫描未见明显异常，腰椎穿刺脑脊液未检出隐球菌，排除脑部、肺部病变。术后最终诊断为左尺骨中段隐球菌性骨髓炎，临床罕见。

（6）术后予静脉使用氟康唑（400mg，每天 1 次）治疗 6 周，后改为氟康唑（200mg，每天 1 次）口服 3 个月。

四、随访

病灶清除术后，左前臂肿痛缓解，切口愈合良好。追踪复查 C 反应蛋白、血沉正常。左肘关节功能良好。复查左尺桡骨正侧位片示：左尺骨病灶无进展。（图 4-8-5）

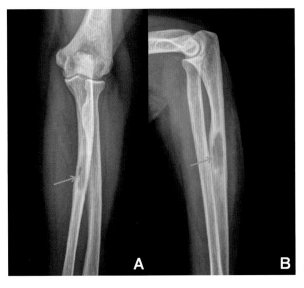

图 4-8-5　左尺桡骨正侧位片

五、病例特点与讨论

1. 隐球菌病原学及流行病学特点

　　隐球菌广泛分布于自然界中，在土壤、鸟粪，尤其是鸽粪中大量存在，也可存在于人体的体表、口腔及粪便中，是一种球形酵母型真菌，直径 4~20μm，其特征是具有黏液性荚膜并以出芽方式繁殖，常出现胶冻样组织细胞反应伴有轻微炎性改变，发生在皮肤者多伴明显的坏死及脓肿形成，孢子大小通常介于成熟小 T 淋巴细胞和红细胞之间，成群分布于组织间隙或被组织细胞吞噬，HE 染色无色素沉积，可伴有出芽现象，但仅为无分支的细小单芽。隐球菌的荚膜多糖是重要的致病物质，有抑制吞噬、诱使动物免疫无反应性、降低机体抵抗力的作用。隐球菌可侵犯人和动物引起的隐球菌病。多数引起外源性感染，也可引起内源性感染。对人类而言，它是机会致病菌，隐球菌感染多发生于艾滋病、接受器官移植患者、血液肿瘤、肉瘤样病、特发性 CD4 + T 淋巴细胞减少症以及高 IgM 综合征等免疫抑制宿主。人由呼吸道吸入后引起感染，初感染灶多为肺部。肺部感染一般预后良好。但从肺部可播散至全身其他部位。播散病灶可发生在各个脏器，皮肤、黏膜、淋巴结、骨、内脏等均可受累，最易侵犯的是中枢神经系统，引起慢性脑膜炎。脑及脑膜的隐球菌病预后不良，如不治疗，常导致患者死亡。根据美国感染病学会（IDSA）2010 年指南，世界范围内隐球菌病的患病率和病死率呈上升趋势。在播散性隐球菌病中，骨骼受累少见，仅占 10% 左右。在文献报道中，随着诊疗水平的提高，近年来免疫正常宿主隐球菌病增多。

　　该患者无外伤史，有飞禽饲养史，但无人免疫缺陷病毒（HIV）感染、血液肿瘤等免疫抑制疾病史，颅脑及胸部 CT 未见异常，脑脊液未检出隐球菌，无呼吸系统及中枢系统症状，未发现肺及中枢系统隐球菌感染征象，该患者尚不明确何种形式播散导致骨隐球菌感染，可能与隐性感染有关。

2. 隐球菌性骨髓炎的临床表现及诊断要点

　　在免疫抑制宿主中，隐球菌感染所致的骨髓炎是由于隐球菌经血流播散所致。但本例患者为老年女性，无此类免疫抑制因素存在，为免疫正常宿主隐球菌感染。非 HIV 感染的隐球菌病有 10%~40% 患者无基础疾病及其他免疫抑制因素存在。隐球菌病最常累及的骨骼是脊椎骨，股骨、胫骨、肋骨、肱骨、肩胛骨受累也有文献报道，其中 75% 为单一部位骨骼受累，单独尺骨隐球菌性骨髓炎更是罕见。隐球菌性骨髓炎主要临床特点有：①病程较长，多表现为局部肿胀及触痛。②影像学上常表现为溶骨性骨质破坏并周围软组织肿块形成，常被误诊为骨肿瘤，影像改变常滞后于临床症状。③血钙及血碱性磷酸酶在正常范围。④涂片检查可见出芽现象，类似于酵母样真菌。⑤过碘酸雪夫染色、六胺银套马松三色混合染色找到隐球菌可确诊。

3. 隐球菌性骨髓炎的治疗

隐球菌性骨髓炎多为慢性发展，一旦出现进行性骨质破坏、骨脓肿及窦道形成，建议早期手术彻底清创，刮除病灶，充分引流及足疗程抗感染治疗。

氟胞嘧啶（5–FC）是第一个发现具有抗隐球菌活性的药物，但隐球菌易对其产生耐药性。多烯类抗真菌药物两性霉素 B 对大多数真菌有效，且较少出现耐药，但具有严重的不良反应，主要是急性肾衰竭。两性霉素 B 脂质体制剂的肾毒性作用明显减轻。两性霉素 B 另一个不良反应就是低钾血症和低镁血症。三唑类抗真菌药同样具有明显的抗隐球菌活性，最常用的为氟康唑，亦可以选用伊曲康唑治疗。该患者左尺骨隐球菌性骨髓炎选用单一药物"氟康唑"抗感染治疗，静脉用药 6 周，后改为口服用药 3 个月。隐球菌性骨髓炎抗感染疗程要足，并警惕潜在隐性肺部感染、中枢系统感染可能，期间密切监测肝肾功能及炎症指标，动态复查。

福建医科大学附属三明第一医院

孙金琼　林义文　陈阳

手海洋创伤弧菌感染诊疗分析

一、病例介绍

1. 病史

患者，男，60岁，因"外伤致右手第3指痛、肿胀1天"于2020年8月22日前来就诊。入院前1天因"螃蟹夹伤"出现右手第3指痛，局部发红，手中指疼痛、红进行性加重，至右背部、右腕部，伴发热，最高体温38℃，无破溃，无出血，无咳嗽，无气促，无尿频、尿急，无腹胀、腹痛。

既往"高血压病"病史，长期口服"比索洛尔2.5 mg，每天1次，口服；缬沙坦氢氯噻嗪片1片，每天1次，口服；阿托伐他河汀钙片20 mg，每晚1次，口服"，自诉血压情况可。

2. 查体

体温36.2℃，心率75次/分，呼吸20次/分，血压112/65 mmg。右手第3指明显肿胀，局部皮温明显升高，压痛明量，右手第3指远节指间关节可见针眼大伤口，未见渗出。右手背局部稍肿胀，右手第3指感觉减退，余手指感觉无减退。（图4-9-1）

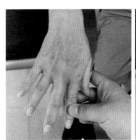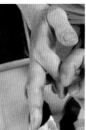

图4-9-1 右手外观照

3. 实验室检查

白细胞计数19.24×10^9/L，中性粒细胞比率0.904，红细胞3.29×10^9/L，血红蛋白115/L，血小板计数217×10^9/L，C反应蛋白4.73 mg/L；脑钠肽测定106 pg/ml，肌钙蛋白0.003 ng/ml；降钙素原16.77 ng/ml；急诊全套见钠133 mmol/L。

二、诊疗思路

1. 临床诊断与诊断依据

依据现有的创伤弧菌诊疗方案流程（图4-9-2），采用RiCH评分进行初步的分诊（表4-9-1）。该病人发热门诊就诊时RiCH评分为0分，但考虑患者合并发热，且病史仅为

24小时，降钙素原明显升高，有脓毒血症表现，且有明确的"海鲜"外伤病史，考虑海洋创伤弧菌感染仍有可能。

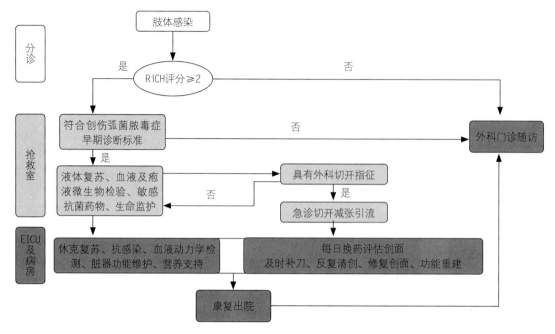

图 4-9-2 创伤弧菌诊疗流程

表4-9-1 RiCH评分表

项目	描述	得分
Ri（Rapid-progressed infection）	数小时内肢体病变加剧扩展	1
C（Chronic liver disease）	慢性慢病、长期嗜酒、免疫抑制病史	1
H（Hypotension）	收缩压 < 90mmHg	1

注：RiCH评分≥2，进入抢救室，启动创伤弧菌抢救MDT小组。

2. 鉴别诊断

本病例有较明显的"海鲜"外伤史，故先不考虑其他病原菌感染。

三、治疗过程

（1）患者入院后，右手肿胀加重，局部皮肤变黑，予急诊行床边切开减压。（图4-9-3）

（2）入院后患者症状明显进展，白细胞、降钙素原进一步升高，考虑感染加重及蔓延，请感染科专科会诊后予"左氧氟沙星＋头孢曲松"，床边行再次扩创（图 4-9-4），送病原学培养＋mNGS 检测。根据现有治疗规范，创伤弧菌脓毒症的早期诊断一旦成立，推荐早期、足量、联合使用三代头孢菌素联合喹诺酮类药物（左旋氧氟沙星等）治疗 7~10 天。

（3）8 月 23 日 9 时查房。见患者体温 38.8℃，心率 115 次 / 分，血压 95/48mmHg，手指、手背肿胀较前显著加重（图 4-9-5）。脑钠肽 980pg/ml，白细胞 20.98 × 10⁹/L，中性粒细胞计数 18.89 × 10⁹/L，C 反应蛋白 141.45mg/L，RiCH 评分 2 分，符合脓毒症诊断标准，局部切开引流后仍有显著进展，予行急诊截指。

（4）切开离断手术，可见手指筋膜等软组织已广泛坏死，已累及手背部筋膜（图 4-9-6）。术后予敞开换药。

（5）8 月 27 日感染病灶 mNGS 结果回报：创伤弧菌感染。伤口分泌物培养结果回报：海洋创伤弧菌，左氧氟沙星、头孢他啶敏感。再次请感染科会诊后改头孢他啶＋左氧氟沙星＋多西环素三联抗感染。

（6）9 月 1 日，创面平稳（图 4-9-7），炎症指标明显下降后再次扩创，予放置 VSD。1 周后拆除 VSD 后创面肉芽生长情况良好（图 4-9-8）。

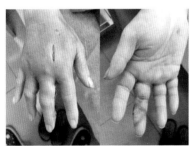 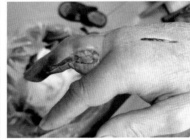 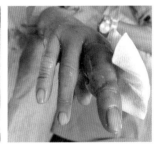

图 4-9-3　右手外观照　　　　图 4-9-4　右手外观照　　　图 4-9-5　右手外观照
（切开减压后）　　　　　　　（再次扩创后）

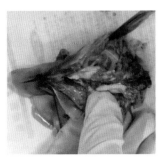 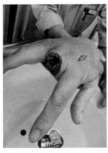 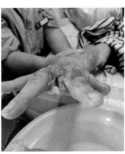 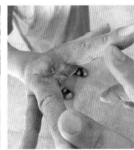

图 4-9-6　右手中指外　　图 4-9-7　右手　　图 4-9-8　右手中指　　图 4-9-9 右手切口外
　　观照（离断后）　　中指切口照（离　　切口照（VSD 拆除后）　　观照（愈合后）
　　　　　　　　　　　　断后）

（7）9月4日，复查降钙素原0.15ng/ml，停用头孢他啶，左氧氟沙星改口服。创面情况良好（图4-9-9），9月8日出院。左氧氟沙星及多西环素片出院后继续口服治疗，总疗程4周。

四、病例特点与讨论

本病例患者就诊时间为伤后24小时，创面局部症状仍未见明显变化，海洋创伤弧菌感染常在24~48小时之间发生明显进展，切开减压及截肢治疗应及时，需密切观察患者病情变化，病原学检查未能明确前需经验性抗感染治疗需参照相关诊疗建议，选用合适抗生素。

感染mNGS检测在一定程度上可加快病原学检出，提高诊治的效率，配合病原学培养和药敏培养，可有效地为临床诊治提供可靠的指导。但对于存在严重感染、预后不佳的患者，不可因病原学检查结果未报延误诊治。

及早地发现及诊治是创伤弧菌感染的重要举措，对于可疑创伤弧菌感染的患者应留观超过48小时。休克早期的复苏等治疗可有效改善预后，ICU等相关科室联合诊治具有重要的意义。

依据2018年诊疗方案，创面每24小时更换创面敷料并重新评估，必要时及时再次清创。创伤弧菌脓毒症的早期诊断一旦成立，推荐早期、足量、联合使用三代头孢菌素联合喹诺酮类药物（左旋氧氟沙星等）治疗7~10天。

泉州市第一医院

谢俊杰　柳明忠　施建辉　闻博

髂窝骨化性肌炎诊疗分析

一、病例介绍

1. 病史

患者，男，35 岁，因"左侧腹股沟区疼痛 3 个月"入院。否认明显外伤史。

2. 查体

左下腹股沟皮肤无红肿，无静脉曲张。左下腹部及腹股沟区轻压痛，未触及肿块。左髋屈曲时疼痛减轻，髋关节后伸疼痛加剧。左髋"4"字试验（−）。

3. 实验室检查

血常规见白细胞计数 8.94×10^9/L，中性粒细胞比率 0.571，红细胞沉降率 20 mm/h，C 反应蛋白 11 mg/L，血碱性磷酸酶 121 U/L。

4. 影像学检查

CT 横断面示：髂肌内髂骨内侧面高密度占位。（图 4-10-1）

CT 冠状面示：髂肌内髂骨内侧面高密度占位。（图 4-10-2）

MRI T2 压脂系列示：左侧髂骨内侧不均匀占位，周围水肿，髂骨水肿信号。（图 4-10-3）

入院后第 1 次行穿刺病理活检结果：骨样组织系间质纤维组织增生伴散在炎细胞浸润。（图 4-10-4）

入院后第 2 次行穿刺病理活检结果：考虑为骨化性肌炎。（图 4-10-5）

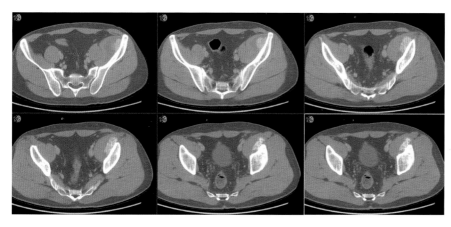

图 4-10-1
CT 横断面

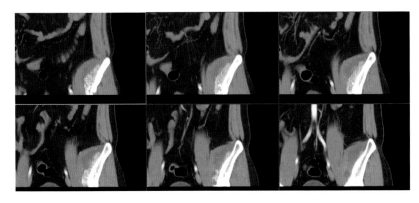

图 4-10-2　CT
冠状面

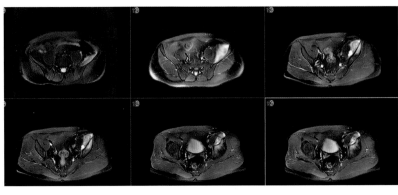

图 4-10-3　MRI T2
压脂系列

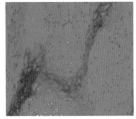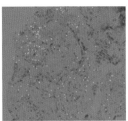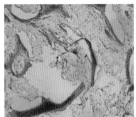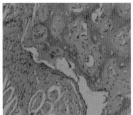

图 4-10-4　病理活检结果（入院后第 1 次　　图 4-10-5　病理活检结果（入院后第 2 次
　　　　　 穿刺）　　　　　　　　　　　　　　　　　穿刺）

二、诊疗思路

1. 临床诊断与诊断依据

患者左腹股沟区疼痛 3 个月，否认明显外伤史。查体见左下腹部及左侧腹股沟区轻压痛，左髋后伸受限。CT 见左侧髂窝不均匀高密度占位，髂骨无明显骨膜反应及骨质破坏；MRI 见左侧髂窝不均匀占位，周围软组织水肿，髂骨可见水肿信号影。病理活检提示骨化性肌炎。故诊断为：髂窝骨化性肌炎。

2. 鉴别诊断

（1）皮质旁骨肉瘤：好发于长骨。皮质旁骨肉瘤典型 X 线表现为宽基底附着于骨表面的肿块，内部常有钙化、骨化；CT 能更清晰显示肿块，可为外科切除确定界线；MRI 常表现为长 T1 长 T2 信号的未骨化肿块，内含低信号骨样成分，伴或不伴 T2W1 髓内异常信号。病灶可局部复发和远处转移，转移往往导致治疗失败和患者死亡。

（2）骨软骨瘤：骨软骨瘤又称外生骨疣，是一种儿童时期常见的良性骨肿瘤，常位于长骨干骺端的一侧骨皮质，向骨表面生长。X 线检查可见长管状骨表面有一骨性突起，与干骺端相连，由骨皮质和骨松质组成。

3. 诊疗计划

（1）行穿刺病理活检，病理结果明确诊断。

（2）手术切除。

（3）康复、预防骨化性肌炎复发。

三、治疗过程

（1）手术切除：沿左侧髂嵴取切口，于肿物边缘完整切除病灶。

（2）术后口服吲哚美辛 6 周。

（3）术后随访复查 CT 情况。（图 4-10-6、图 4-10-7）

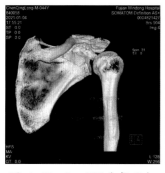
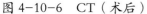
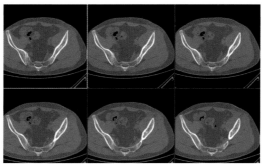

图 4-10-6　CT（术后）　　　　图 4-10-7　CT（术后随访）

四、病例特点与讨论

1. 骨化性肌炎定义

骨化性肌炎是一种良性的、自限性的软组织内的异位骨化性病变，可以影响任何类型的软组织，包括肌肉、皮下脂肪、肌腱和神经组织，由 1868 年 VonDusch 首先提出。根据世界卫生组织定义，是一种非肿瘤性病变。

2. 骨化性肌炎分型

骨化性肌炎可分为：①创伤性骨化性肌炎，继发于局部创伤。②非创新性骨化性肌炎，没有明显的创伤史。③神经源性，继发于颅脑或脊髓神经损伤。④进行性骨化性肌炎，又叫进行性骨化性纤维发育不良，遗传学疾病，以先天性拇指畸形和全身进行性横纹肌骨化为特征，预后差。

3. 骨化性肌炎分期及影像学特点

（1）早期：也叫急性水肿炎症期，一般在发病 4 周内。早期 X 线表现可为阴性，或片状钙化影。CT 表现局部肌肉水肿，无明确骨化成分。MRI 早期具有特征性表现，可以提高诊断准确率。MRI 早期特征性表现：在 T2W1 压脂上肿块内见线样低信号，与肌纤维走行方向平行，在冠状位或矢状位上呈羽毛状，即"羽毛征"，在垂直于肌纤维的横轴位上呈"棋盘征"。（图 4-13-8~ 图 4-13-10）

（2）中期：也叫增殖肿块期，一般在发病 4~8 周。中期肿块趋于局限，出现边缘钙化。X 线和 CT 表现为分层状蛋壳样骨化，病灶中心呈软组织密度。MRI 中期表现为类肿瘤样大范围软组织水肿，T1W1 呈等低信号，T2W1 呈不均匀高信号，肿块边缘可见环形低信号带，增强扫描明显不均匀强化。（图 4-10-11~ 图 4-10-13）

（3）成熟期：也叫骨化修复期。一般在发病 8 周以后。成熟期由成熟板层骨构成。X 线和 CT 表现为大块状的高密度致密影。MRI 成熟期 T1W1、T2W1 均呈低信号，周围软组织水肿（图 4-10-14~ 图 4-10-16），容易与皮质旁骨肉瘤等恶性肿瘤混淆。

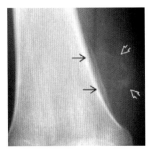 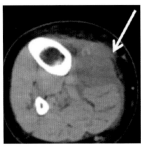 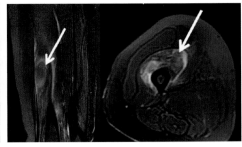

图 4-10-8　X线表现　　图 4-10-9　CT 表现　　图 4-10-10　MRI 表现（早期）
　　（早期）　　　　　　　（早期）　　　　　　A. 羽毛征；B. 棋盘征

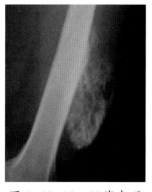 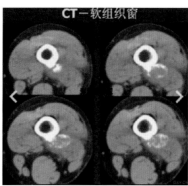 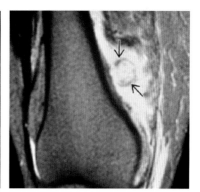

图 4-10-11 X 线表现 　　图 4-10-12 CT 表现（中期）　　图 4-10-13 MRI 表现（中期）
　　　　（中期）

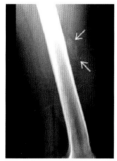 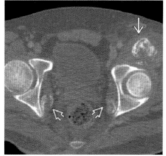 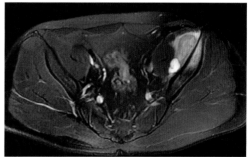

图 4-10-14 X 　　图 4-10-15 CT 表现　　图 4-10-16 MRI 表现（成熟期）
线表现（成熟期）　　　　（成熟期）

4. 实验室检查表现

碱性磷酸酶前 3 周一般正常，3 周后随着骨化开始急速升高，10 周左右达高峰，18 周左右回至正常。C 反应蛋白、红细胞沉降率在早期升高，在碱性磷酸酶升高前回至正常。

5. 治疗

早期以制动为主，应尽量减少主、被动活动，因为活动有可能加重局部的充血水肿，使骨化加重。但应预防深静脉血栓、褥疮及关节僵硬。成熟期主动的关节活动度锻炼和肌力训练尤其重要。

（1）药物治疗：目前认为吲哚美辛是预防异位骨化的金标准。建议预防骨化性肌炎应使用 2~6 周。有文献报道长时间（大于 6 周）使用吲哚美辛可能增加髋臼骨折患者骨折不愈合的风险。二磷酸盐与羟磷灰石有很强的亲和力，阻止磷酸盐晶体的生长和溶解。此外，二磷酸盐还可以调节免疫和抗炎症反应，其机制可能是干扰促炎症因子。二磷酸盐的主要副作用是长期使用可导致骨质软化，且它只是抑制骨基质矿化，而非抑制骨基质形成，一旦停药，已形成的骨基质可继续矿化，形成"反跳性骨化"，对二磷酸盐的使用仍存在争议。

（2）手术治疗：手术适应证包括，骨化性肌炎造成局部压迫，引起疼痛；骨化性肌炎造成的关节活动受限，手术切除以提高关节活动度。手术时机一般建议在骨化性肌炎成熟期手术。如果是创伤性骨化性肌炎，一般伤后 6 个月，如果要早于这个时间手术，局部应没有红肿热痛的炎症表现，碱性磷酸酶在正常范围，影像学显示处于成熟期。

泉州市第一医院

曾荣东　林金丁

肋骨隐球菌感染诊疗分析

一、病例介绍

（一）病例1

1. 病史

患者，女，51岁，因"无明显诱因左上背痛1个月余"就诊当地医院，行胸部CT平扫提示左侧第10肋骨骨质破坏伴软组织肿块形成，考虑恶性肿瘤，遂转诊至福建医科大学附属第一医院。既往高血压病史、糖尿病史，余无特殊。近期无家禽接触史，未到访疫区，无乙型肝炎、艾滋病等传染病史。

2. 查体

体温36.7℃，生命体征平稳。左上背部皮肤完整，局部皮温正常，相当于T_{10}椎体水平左侧压痛，未触及明显肿物，未及骨擦感。

3. 实验室检查

血常规见白细胞计数10.48×10^9/L，多核细胞比率64.6%；C反应蛋白109 mg/L，红细胞沉降率101.0 mm/h，降钙素原正常，结核抗体（−）。多肿瘤标记物正常，梅毒螺旋体抗体、梅毒螺旋体颗粒凝集试验（＋），甲苯胺红不加热血清试验滴度1∶1，人类免疫缺陷病毒（HIV）抗体（−）。

4. 影像学检查

胸部CT示：左侧第10肋骨占位性病变，伴病理性骨折。（图4-11-1）

PET-CT示：左第10肋骨质破坏伴软组织肿块，代谢不均匀异常增高，考虑浆细胞瘤可能。（图4-11-2）

5. 病原学检查

CT引导下病灶穿刺活检，送检微生物培养、病理。微生物培养提示隐球菌（第6天）。穿刺病理示：慢性肉芽肿性炎症，结合特殊染色结果［PAS染色、Grocott甲胺银染色（＋）］，考虑真菌感染可能性大。（图4-11-3）

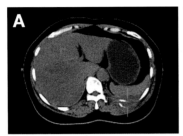

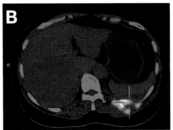

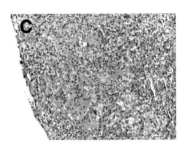

图 4-11-1　胸部 CT　　　图 4-11-2　PET-CT　　　图 4-11-3　病理结果

（二）病例 2

1. 病史

男性，47 岁，"无明显诱因左背部进展性疼痛 5 个月"前来就诊。3 个月前，就诊当地医院，行胸部 CT 提示肺结核，予抗结核治疗 3 个月，未有明显好转，遂转诊至福建医科大学附属第一医院。既往糖尿病病史、乙型肝炎（规律抗病毒治疗），余无特殊。

2. 查体

体温 36.5℃，生命体征平稳，左胸背部皮肤完整，局部皮温尚可。约 T_5 椎体水平左侧胸背压痛，未触及明显肿物，未及骨擦感。HIV 抗体（–）。

3. 实验室检查

血常规见白细胞计数 10.27×10^9/L，多核细胞比率 66.6%；C 反应蛋白升高 10.3mg/L，红细胞沉降率升高 41.0mm/h，白介素 –6 升高 8.77pg/ml，降钙素原（PCT）正常，G 试验、GM 试验（–），结核感染 T 细胞斑点试验（T SPOT 试验）（–）。多肿瘤标记物正常。

4. 影像学检查

PET-CT 示：左侧第 5 肋骨异常放射性浓聚。临床首先考虑肿瘤可能，行 CT 引导下病灶穿刺活检，可见少量脓液。（图 4-11-4）

5. 病原学检查

将病灶组织及脓液送微生物培养。培养至 7 天，需氧、厌氧、真菌培养均（–）；另送一份组织做 mNGS 检测。48 小时之后，mNGS 提示隐球菌感染。脓液再行隐球菌荧光、特异性抗原检测均为（+）。组织病理提示：肉芽肿炎症（图 4-11-5）。特殊试验包括 PAS 染色、六胺银、黏蛋白染色均（+），提示真菌感染。治疗 1 年后随访，局部骨密度明显增高，软组织肿胀消退。（图 4-11-6）

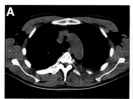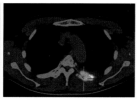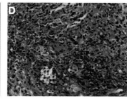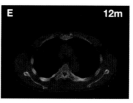

图 4-11-4 PET-CT　　　　　图 4-11-5 病理结果 图 4-11-6 PET-CT
（治疗 1 年后）

二、诊疗思路

1. 临床诊断与诊断依据

2 个病例的患者均为无明显诱因胸背部疼痛，抗结核治疗无效。查体见局部压痛，未触及明显肿物，未及骨擦感。辅助检查见炎症指标正常；行 CT 引导下病灶穿刺活检，病理检查未发现肿瘤细胞。病原学检查可见病例 1 通过微生物培养提示隐球菌感染；病例 2 微生物培养阴性，但通过 mNGS 提示隐球菌感染。抗真菌治疗有效。故诊断为肋骨隐球菌感染。

2. 鉴别诊断

（1）肿瘤：PET-CT 提示异常放射性浓聚，CT 引导下病灶穿刺可见肿瘤细胞。

（2）结核：具有相应部位结核的临床症状。肺部 CT 常有特征性表现，常伴有结核感染 T 细胞斑点试验阳性，炎症指标如红细胞沉降率指标升高，观察抗结核治疗效果。

（3）其他感染：其他细菌、真菌、病毒感染，确诊依赖病原诊断。

三、治疗过程

（一）病例 1

患者未行手术治疗，参照美国感染病协会（IDSA）2010 年隐球菌感染诊疗指南，给予氟康唑（600mg，D1；300mg，D2，持续 6 个月）抗真菌治疗。治疗 2 周后，患者症状明显缓解。

（二）病例 2

患者未行手术治疗，参照 IDSA 2010 年隐球菌感染诊疗指南，给予氟康唑抗真菌治疗（800mg/d，D1；400mg/d，D2，持续 6 个月）。治疗 2 周后，患者疼痛明显缓解。

四、随诊

（一） 病例 1

治疗 6 个月后，患者症状消失，复查 C 反应蛋白、红细胞沉降率正常，胸部 CT 三维重建示：病灶骨质密度较前增加。（图 4-11-7）

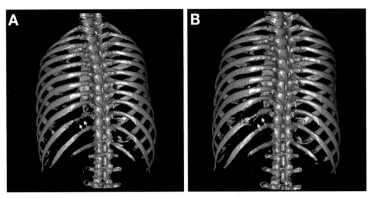

图 4-11-7　胸部 CT 三维重建

（二） 病例 2

患者治疗 1 年随访，症状消失，血清炎症指标正常。复查胸部 CT 提示局部骨质密度较前增加，未见明显软组织肿胀。

五、病例特点与讨论

1. 肋骨隐球菌感染临床罕见，容易漏诊、误诊

隐球菌感染是由新生隐球菌所致的真菌感染，主要累及中枢神经系统和呼吸系统。骨与关节隐球菌感染极为少见，国内外文献至今报道 10 余例，常累及部位为颅骨、椎骨、肱骨等，且通常认为是继发于肺部来源的血源性感染。患者通常无发热等临床感染征象，炎症指标正常，影像学检查提示局部骨破坏，极易被误诊为肿瘤或结核而进行错误治疗。

2. 确诊依赖病原学检查，新型分子检测手段显示诊断潜力

目前，隐球菌感染的诊断仍有赖于微生物涂片、培养和病理学检查，必要时可结合隐球菌荧光染色和隐球菌特异性抗原检测等进行辅助诊断。然而在临床实践中，微生物培养耗时长且培养阳性率低；对于少见病原感染，还需要特殊的培养基与培养技术。近

年来，mNGS 等新型分子检测技术在骨关节感染的诊断中显示了很好的潜力。在本病例 1 中，微生物培养直接提示隐球菌感染，组织病理的特殊试验染色阳性，获得了隐球菌感染的证据；病例 2 中，微生物培养阴性，通过 mNGS 检测，在 48 小时内即获得隐球菌感染的证据。患者经抗真菌治疗有效，也进一步验证了 mNGS 的结果。

3. 肋骨隐球菌感染采取非手术治疗可获得成功

对于隐球菌感染的治疗，2010 年 IDSA 指南推荐单用氟康唑治疗非中枢神经系统、非肺部的隐球菌感染。对隐球菌导致的骨感染，也有学者报道了外科手术结合抗真菌治疗获得成功的经验。本病例的 2 例患者未经手术治疗，经 6 个月规范抗真菌治疗，末次随访症状缓解、辅助检查提示骨质修复，提示采取非手术治疗也可获得成功。

综上，本病例提示，对于肋骨溶骨性病变，除了肿瘤外，还应考虑隐球菌感染的可能。应在 CT 引导下进行病灶穿刺活检，并将样本送检组织病理学、微生物培养（细菌、结核和真菌）及特殊染色试验明确诊断，必要时可结合 mNGS 等新型分子检测手段来辅助识别病原体。一旦确诊为肋骨隐球菌感染，可考虑单用氟康唑 6 个月的非手术治疗。

福建医科大学附属第一医院

张超凡　王超鑫　张文明

膝关节置换术后耐万古霉素的鹑鸡肠球菌感染诊疗分析

一、病例介绍

1. 病史

患者，女，66 岁，4 个月前因 "左膝骨关节炎" 于外院行 "左侧全膝关节置换术"。术后 1 个月左膝关节突发肿痛，伴畏冷、发热，外院考虑 "左侧人工膝关节假体周围急性感染"，予行 "左膝关节假体保留清创术"，术后经验性予万古霉素抗感染治疗。术后 1 周关节液培养出鹑鸡肠球菌，更改抗生素为哌拉西林钠他唑巴坦钠，经治疗 2 周后无再发热。1 个月后再次出现间断发热，仍有关节肿胀与疼痛症状，遂转诊至福建医科大学附属第一医院。

2. 入院查体

体温 38.5℃，左膝关节红肿、皮温增高，切口皮肤局部菲薄。左膝活动度 10°~70°，KSS 评分 50 分。患者入院后 5 天，左膝关节皮肤出现破溃。（图 4-12-1）

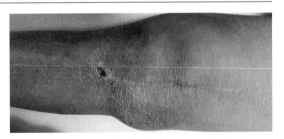

图 4-12-1　左膝关节切口下端破溃

3. 实验室检查

C 反应蛋白 96.6 mg/L，红细胞沉降率 61 mm/h。膝关节穿刺获得大量淡红色浑浊关节液，关节液白细胞计数 3470×10^9/L，多核细胞比率 0.603。术前穿刺关节液注入血培养瓶行细菌培养 5 天后提示阳性，鉴定结果为鹑鸡肠球菌，药敏结果与外院一致（表 4-12-1）。mNGS：在送检关节液标本 48 小时后，mNGS 结果回报病原菌为鹑鸡肠球菌，种水平 reads 数量 45。

表4-12-1　关节液微生物培养鹑鸡肠球菌药敏结果

抗生素	MIC[1]	敏感度	抗生素	MIC	敏感度
青霉素 G	8	S[2]	万古霉素	4	R
替加环素	≤ 0.12	S	氨苄西林	≤ 2	S
高水平庆大霉素协同	SYN-S[4]	S	利奈唑胺	1	S
莫西沙星	4	R[3]	红霉素	≥ 8	R

续表

抗生素	MIC[1]	敏感度	抗生素	MIC	敏感度
克林霉素	≥8	R	奎奴普丁/达福普汀	1	R
高水平链霉素协同	SYN-R[5]	R			

[1] MIC：最低抑菌浓度。[2] S：敏感。[3] R：耐药。[4] SYN-S：高水平协同试验敏感。[5] SYN-R：高水平协同试验耐药。

4. 影像学检查

左膝关节正侧位片示：人工膝关节表面置换术后，胫骨假体下可见骨质破坏。（图 4-12-2）

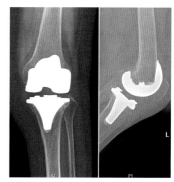

图 4-12-2　左膝关节正侧位片

二、诊疗思路

1. 临床诊断与诊断依据

患者行全膝关节置换术后 1 个月余即出现关节急性感染，保留假体清创手术联合抗感染治疗，术后 4 个月症状无好转。患者体温高、膝关节局部肿胀、与深部相通的窦道形成。查 C 反应蛋白和红细胞沉降率均升高，关节液白细胞计数 > 3000 × 10⁹/L。影像学上发现胫骨假体周围骨破坏。根据美国骨骼肌肉感染协会（MSIS）2013 版的人工关节感染诊断标准及国际共识会议（ICM）2018 版的人工关节感染诊断标准，均可明确诊断为慢性人工膝关节感染。

2. 鉴别诊断

（1）膝关节置换术后无菌性松动：该情况可表现为膝关节肿痛，若合并聚乙烯磨损可导致假体周围骨溶解破坏。但若仅为无菌性松动，一般不会合并炎症指标升高及切口窦道形成等表现，且关节液白细胞计数常不会明显升高。因此考虑该情况可能性小。

（2）合并全身其他部位感染：患者术后早期即出现发热，伴关节肿痛，术后 4 个月仍间断有发热，不排除全身其他部位存在感染灶，甚至有通过血行播散致膝关节炎可能。

需要进一步检查排除肺部、尿路、口腔等其他部位感染病灶。发热时还需要做血培养检查，排除脓毒血症可能。

3. 病原诊断

（1）术前穿刺的关节液细菌培养及 mNGS 检测均为鹑鸡肠球菌，且与既往外院培养结果一致，可明确病原菌为鹑鸡肠球菌。

（2）肠球菌属对多数头孢菌素类耐药，而且鹑鸡肠球菌与其他临床常见肠球菌（如粪肠球菌、屎肠球菌等）不同，由于携带有 vanC 基因，鹑鸡肠球菌对万古霉素也呈天然耐药。

4. 治疗计划

（1）为避免从窦道向关节腔内引入多重感染的可能，遂在 mNGS 检出病原菌后立即行清创手术治疗。

（2）慢性全膝关节置换术感染，既往保留假体清创失败，需考虑完全取出人工关节假体，才能彻底清创及控制感染。

（3）切口有窦道形成，特殊病原体感染，常用抗生素治疗效果不佳，采用二期翻修治疗方案。

（4）一期清创后植入含抗生素骨水泥间隔器，骨水泥中加入替考拉宁。术后抗感染8~10 周。

（5）慢性膝关节感染患者的膝关节活动度往往较差，采用金属股骨髁 - 后稳定型聚乙烯垫片界面作为间隔器，有效改善患者一期及二期术后的关节活动度，还能提高患者翻修间隔期间的生活质量。

（3）感染控制后二期再植入新的关节假体，再继续抗感染 6~8 周。

▌三、治疗过程

（1）按术前计划行"假体取出、病灶清除及骨水泥间隔器（金属股骨髁 + 聚乙烯垫片）植入术"，术中股骨外侧髁撕脱骨折，克氏针固定（图 4-12-3），骨水泥中按 2.4 ：40 比例（6%）添加替考拉宁粉剂。

（2）采用关节型间隔器，股骨侧采用初次表面膝金属假体，胫骨侧使用骨水泥固定聚乙烯垫片。

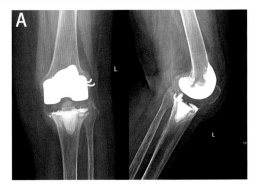

图 4-12-3　左膝关节正侧位片

（3）术前和术中关节液、假体周围组织以及取出假体超声裂解液的微生物培养结果亦均为鹑鸡肠球菌，药敏结果同术前。术后予静脉使用利奈唑胺（0.6 g，每 12 小时 1 次）治疗 2 周，后改为利奈唑胺（0.6 g，每 12 小时 1 次）口服治疗 2 个月。

（4）间隔器植入术后 8 个月，患者再次返院治疗。入院查体见体温为 36.9℃，左膝关节局部皮温正常，左膝活动范围为 0°~70°，KSS 评分 65 分。C 反应蛋白 6.15 mg/L，红细胞沉降率 38 mm/h。

（5）考虑感染控制，遂取出骨水泥间隔器，彻底清创后再次植入假体。术中关节液、假体周围组织及间隔器经超声裂解后所得液体培养结果均为阴性。

（6）术后予静脉使用利奈唑胺（0.6g，每 12 小时 1 次）治疗 2 周，后改为口服治疗 6 周。

四、随访

翻修术后 12 个月，切口愈合好，关节无红肿。C 反应蛋白、红细胞沉降率正常。左膝活动范围为 0°~120°，KSS 评分 82 分，X 线片提示假体在位无松动。（图 4-12-4）

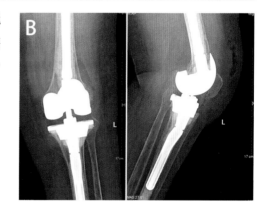

图 4-12-4　左膝关节正侧位片
（二期翻修术后 12 个月）

五、病例特点与讨论

1. 人工关节感染治疗中明确病原诊断的重要性

若在未能明确人工关节感染病原菌的情况下，多数医疗机构可能仅凭经验在全身及局部（骨水泥间隔器）使用万古霉素或头孢菌素。由于本例的病原菌为鹑鸡肠球菌，对头孢菌素及万古霉素均呈天然耐药，上述经验性用药方案必将导致治疗失败。因此，术前明确病原菌对于指导人工关节感染的精确治疗具有重大意义。

2. mNGS 分子诊断方法可提高关节周围假体感染病原检出阳性率

微生物培养目前仍被视为诊断人工关节感染的"金标准"，但由于标本处理方法不当、抗生素使用史等多种因素，因此培养阳性率并不高；且部分细菌生长缓慢（如苛养菌），培养时间需延长 7~14 天，因此传统微生物培养无法满足一些急、危重症病例的病原诊断需要。如本病例若等待微生物培养结果，则不得不延迟手术时机，增加多重感染的风险。

mNGS 是不依赖培养的非靶向病原分子诊断技术之一，可提高多种感染性疾病的病原微生物检出率和检出速度。几项研究也发现 mNGS 可有效检出关节周围假体感染的致病菌。本病例在术前获取关节液 2 天后即由 mNGS 准确检出致病菌，大大快于传统的微生物培养方法，让临床医师可以尽快实施针对性治疗，体现了 mNGS 的准确性与时效性。

3. 特殊病原菌需要针对性抗感染治疗

本病例经多次培养及分子诊断方法明确病原菌为鹑鸡肠球菌，该菌是革兰氏阳性球菌，为肠球菌属。可致泌尿系感染、腹腔感染、颅内感染及败血症等，目前国内尚无人工关节置换术后鹑鸡肠球菌感染的报道。除了肠球菌属对多数头孢菌素呈耐药外，鹑鸡肠球菌与其他临床常见肠球菌（如粪肠球菌、屎肠球菌等）不同，由于携带有 vanC 耐药基因，鹑鸡肠球菌还对万古霉素呈天然耐药，但对替考拉宁及利奈唑胺等药物敏感。因此术后全身使用利奈唑胺抗感染，术中选择替考拉宁粉剂加入骨水泥间隔器。本病例经彻底清创、二期翻修联合局部和全身性抗感染治疗后，感染得以控制，关节功能恢复良好。

福建医科大学附属第一医院

张文明　蔡渊卿　黄子达

范科尼综合征导致的股骨干骨折诊疗分析

一、病例介绍

1. 病史

患者，女，36岁，因"双下肢疼痛4年，加重1年余"前来就诊。入院前4年无明显诱因出现右膝关节疼痛，未规范诊治，曾自行口服中药治疗，膝关节疼痛无明显缓解，渐进出现双下肢乏力、肌肉疼痛、僵硬感（以右侧近端为重），行走不畅；入院前1年半双下肢肌肉疼痛、无力加重（拄拐），渐进出现双大腿肌肉萎缩，以外侧为主。就诊当地医院，予"碳酸钙D3、阿法骨化醇"补钙等治疗，症状无改善。出院后服用钙片1个月余。入院前半年出现双下肢疼痛加重，无外力作用下出现右侧大腿成角畸形，未制动，未行进一步检查。入院前2个月无法行走。

2. 查体

身高150cm，体重40kg，BMI 17.7。神清，体型偏瘦，全身体表淋巴结未触及，头颅五官无畸形，颈软，气管居中，甲状腺不肿大。心肺腹无明显异常体征。脊柱后凸，右下肢成角畸形，双下肢压痛，活动受限（图4-13-1）。双上肢及左下肢肌力正常，右下肢肌力检查不配合，病理征（-）。

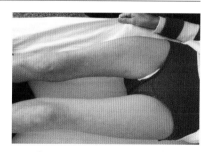

图4-13-1 双侧股骨外观

3. 实验室检查

生化检查见血钾3.24 mmol/L，血钠142.9 mmol/L，血氯113.9 mmol/L，血磷0.63 mmol/L，血碱性磷酸酶337 U/L，白蛋白46.1 mmol/L，尿酸72 μmol/L。血气分析：pH7.325，实际碳酸氢根20.5 mmol/L，标准碳酸氢根20.8 mmol/L，全血剩余碱-5.3 mmol/L，细胞外液剩余碱-5.7 mmol/L。尿常规见酸碱度6.5，尿比重1.018，尿糖（++++），尿蛋白（+）。24小时尿电解质见钾30.1 mmol/24h，钠146.6 mmol/24h，钙11.4 mmol/24h，磷14.8 mmol/24h，氯112 mmol/24h。骨代谢指标见25-羟总维生素D 8.29ng/ml，总Ⅰ型胶原氨基延长肽261.8 ng/ml，β-胶原特殊序列0.649 ng/ml。骨密度见T值L_1~L_4-4.8；左股骨颈-4.8，右股骨颈-5.0；左髋关节-4.3；右髋关节-4.9。

血常规、粪常规、D-二聚体、肿瘤标志物、皮质醇、抗核抗体滴度、抗核抗体谱、双链脱氧核糖核酸、补体 3、补体 4、尿本周蛋白、免疫电泳、铜蓝蛋白、肝炎病毒、糖尿病自身抗体基本正常。

4. 影像学检查

骨盆平片、双侧股骨正位片示：耻骨联合见不规则骨质破坏区，左侧耻骨上支局部骨质密度减低，骨皮质不连，骨小梁中断，见一模糊骨折线影，断端未见明显移位，稍向上方成角，周边见骨痂形成。右侧股骨上段骨皮质不连，骨小梁中断，见一透亮骨折线影，断端未见明显移位，向外侧成角，左侧股骨小转子下方骨皮质不连，骨小梁中断，见一透亮骨折线影，局部见骨痂形成，断端未见明显移位，余双侧股骨皮质完整，骨小梁连续，未见明显骨折线，未见明显骨折吸收破坏。（图 4-13-2、图 4-13-3）

肺部 CT 示：扫及双侧多根肋骨骨皮质欠连续，胸廓稍变形。

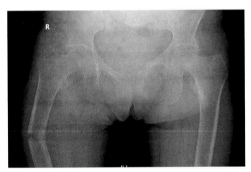 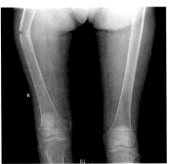

图 4-13-2　骨盆平片　　　图 4-13-3　双侧股骨正位片

二、诊疗思路

1. 临床诊断与诊断依据

患者临床表现为消瘦和下肢广泛疼痛，首先考虑到癌转移。但低钾血症和代谢性酸中毒和癌转移的临床特点不相符。血碱性磷酸酶明显升高、严重低磷血症及明显的骨量减少，这些特点让我们想到代谢性骨病。尿磷丢失过多导致的骨软化。慢性低磷血症引起骨密度下降，骨骼线性发育障碍和骨骼变型。可以出现广泛性骨痛。疼痛导致承重步行和导致步态异常比较常见。酒精摄入过多或者长期饥饿状态导致低磷血症比较少见。低磷血症最常见的原因就是尿磷排出增加，正如此患者一样。磷在肾小球被滤过，在近端小管磷酸钠协同转运蛋白作用下重吸收。磷的稳态主要保持排出和吸收相平衡，甲状旁腺激素和成纤维细胞生长因子 23 均是减少磷重吸收，而 25- 羟总维生素 D 促进肠道磷吸收。因此，低磷血症可以见于甲状旁腺功能亢进症引起的甲状旁腺激素水平升高，也可见于间叶组织肿瘤分泌过多的成纤维细胞生长因子 23 诱发的低磷软骨病。近端小管功能障碍导致磷重吸收障碍出现低磷血症，也可影响肾小管的其他功能。本患者尿中碳酸氢盐丢失，血碳酸氢根下降导致代谢性酸中毒（尤其是近端肾小管酸中毒），尿钾排出增多导致低钾血症。患者血清成纤维细胞生长因子 23 和甲状旁腺素水平均正常，结合葡萄糖尿、低钾血症和代谢性酸中毒，符合范科尼综合征。故诊断为：①范科尼综合征；② 2 型糖尿病；③甲状腺功能亢进碘 131 治疗后继发性甲状腺功能减退；④双下肢多发骨折；⑤右股骨干骨折；⑥电解质代谢紊乱；⑦失代偿性代谢性酸中毒。

2. 鉴别诊断

（1）低血磷维生素 D 抵抗性佝偻病或骨软化症：多见于出生后 2 年发病，血磷明显降低，常有家族史，表现为骨折、骨骼畸形、牙齿发育不良等症状。本患者是中年女性，根据患者病史及既往检查，暂排除此类疾病。

（2）常染色体显性遗传低血磷佝偻病或骨软化症：有低磷、骨软化症表现，血甲状旁腺激素正常，但无蛋白尿、葡萄糖尿等肾小管酸中毒表现。

（3）其他原因导致的骨软化：包括应用抗逆转录病毒药物（如阿德福韦、替诺福韦等）和重金属中毒（铬、铅）等原因，根据患者病史及既往检查，暂排除此类疾病。

（4）恶性肿瘤骨转移：该情况可表现为全身多发的骨性疼痛，但全身骨显像和其他辅助检查（肺部 CT、其他全身彩超）均未发现明显的骨转移病灶。因此考虑该情况可能性小。

（5）甲状旁腺功能亢进：该病常由于过多分泌的甲状旁腺激素（PTH）导致骨质疏松，但该患者甲状旁腺激素指标正常，故排除此诊断。

3. 治疗计划

（1）纠正酸中毒：重碳酸氢盐、枸橼酸盐、乳酸盐等；低钾补钾。

（2）纠正低血容量：补含盐溶液（钾钠钙）。

（3）纠正低磷血症：中性磷酸盐溶液，与维生素 D 合用，监测尿钙。

（4）低尿酸、氨基酸尿、蛋白尿一般无需治疗。

（5）骨科疾患：外科干预右股骨干骨折。

三、治疗过程

（1）手术过程：全麻下行"右股骨干骨折闭合复位 + 髓内钉内固定术"。手术顺利。术后复查右股骨干正侧位片示：骨折复位满意。（图 4-13-4）

（2）术后予补充中性磷（磷酸氢二钾 6.4g+ 磷酸氢二钠 73.1g+ 蒸馏水 1000g，每次 20~40ml，每天 3~4 次），钙剂和维生素 D 治疗。

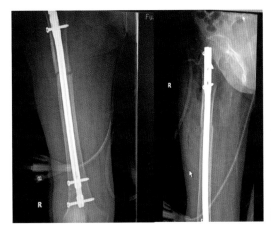

图 4-13-4　右股骨干正侧位片（术后）

四、随访

术后 2 周复查血磷 1.25mmol/L，双膝关节疼痛消失，胸部肋骨、腰背，髋部疼痛明显好转。

术后 3 个月复查血磷 1.27mmol/L，全身多发骨关节疼痛症状完全消失。

五、病例特点与讨论

1. 范科尼综合征

范科尼综合征又称为复合型肾小管转运缺陷性，是近端肾小管多种功能障碍引起的一组临床综合征，主要表现为尿中丢失过多的葡萄糖、氨基酸、磷酸盐、碳酸氢盐和尿酸等。临床上以氨基酸尿、葡萄糖尿和磷酸盐尿为特征，常伴有高氯性酸中毒、电解质平衡紊乱（低磷、低钾），导致佝偻病或骨质软化症；低血磷及可能存在的肾功能不全可发生继发性甲状旁腺亢进症。

2. 病因

目前尚未明确，可分为原发性和继发性两类。原发性范科尼综合征：病因尚不清楚，多有其他遗传性疾病存在，按临床表现又可分为 3 类：①婴儿型范科尼综合征。急性多于 6~12 月发病，病情重，表现为肾性氨基酸尿，预后差；慢性一般病情较轻，表现为矮小及抗维生素 D 佝偻病。②成人型范科尼综合征。多于 20 岁后发病，有多种肾小管功能障碍，如全氨基酸尿、糖尿、磷酸盐尿、高血氯性酸中毒及低钾血症，骨软化症状明显。③特发性刷状缘缺失型范科尼综合征。近端肾小管刷状缘缺失引起葡萄糖及各种氨基酸转运体完全缺失，其清除率接近于肾小球滤过率，病情重。

3. 继发性范科尼综合征

①遗传相关性：胱氨酸蓄积症、遗传性果糖不耐受、半乳糖血症、威尔逊病、遗传性成骨不全、维生素 D 依赖性佝偻病、眼脑肾综合征、细胞色素 C 氧化酶缺乏、酪氨酸血症。②后天获得性：抗病毒药（替诺福韦酯、阿德福韦）、氨基糖苷类抗生素、抗肿瘤药（顺铂、卡铂）、干燥综合征、重金属中毒（铅镉汞铋铁）、化学毒物中药、肾脏病（肾病综合征、间质性肾炎、肾移植、肾静脉血栓）、肿瘤、甲状腺功能亢进、多发性骨髓瘤。

福建医科大学附属第一医院

郑力峰　谢昀

骨搬运技术治疗股骨骨折术后感染

一、病例介绍

1. 病史

患者，男，45岁，因"右股骨骨折术后切口反复流脓5个月"于2019年11月22日前来就诊。5个月前在缅甸行"股骨骨折钢板内固定术"，术后4天出现切口红肿流脓，对流冲洗15天，并抗感染换药治疗，仍流脓不愈。2个月前大腿窦道愈合。50天前大腿内侧及腘窝肿胀疼痛。40天前右腘窝处切开引流。为求进一步治疗，求诊宁德市闽东医院。

2. 查体

体温36.4℃，右大腿无畸形，大腿外侧见陈旧手术瘢痕，已愈合，周围未见明显红肿，未及明显波动感，右膝后方切开引流切口约3cm，无明显红肿，见中等量黄白色脓性渗液；局部压痛，未及骨擦感，无异常活动；右膝痛性活动受限；肢端肌力、感觉、血运正常。

3. 实验室检查

C反应蛋白15.20 mg/L。血常规见白细胞计数8.0×10^9/L，中性粒细胞比率0.71，血红蛋白117.0 g/L，血小板计数423×10^9/L，红细胞沉降率61 mm/h。降钙素原0.03 ng/ml。脓液细菌培养及鉴定为肺炎克雷伯菌。

4. 影像学检查

术后2个月、4个月、5个月右股骨正侧位片，术后5个月右大腿MRI示：骨折端骨髓逐步吸收。（图4-14-1～图4-14-4）患者右大腿瘢痕情况，右腘窝切口渗出及引流切口情况。（图4-14-5）

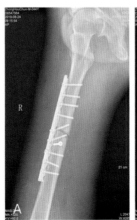
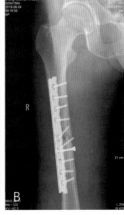

图4-14-1　右股骨正侧位片（术后2个月）

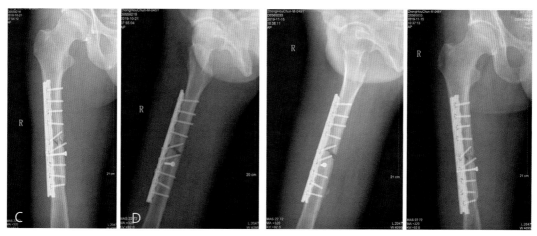

图 4-14-2 右股骨正侧位片（术后 4 个月） 图 4-14-3 右股骨正侧位片（术后 5 个月）

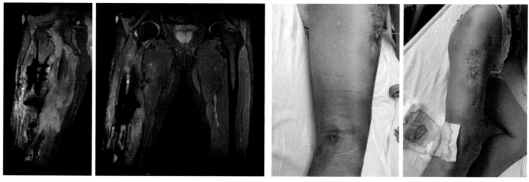

图 4-7-4 右大腿 MRI（术后 5 个月） 图 4-7-5 切口渗出及引流情况

▌二、诊疗思路

1. 临床诊断与诊断依据

患者股骨骨折行"切开复位钢板内固定术后"即出现急性感染，切口红肿流脓，后出现腘窝窦道伴脓性分泌物，细菌培养及鉴定为肺炎克雷伯菌。予换药、清创等处理，联合抗感染治疗，术后 5 个月症状无好转。体温无升高、右下肢无明显红肿，无与深部相通的窦道形成。查血常规白细胞正常，C 反应蛋白和血沉稍高，影像学上发现股骨钢板等内固定周围以及股骨髓腔内异常信号影，考虑右股骨骨折术后感染、骨髓炎可能。2017 年国际内固定研究协会（AO/ASIF）制定了判定骨折内固定术后是否存在感染的专家共识，可明确诊断为右股骨骨折内固定术后感染。

2. 鉴别诊断

蜂窝织炎和深部脓肿：早期骨髓炎与蜂窝织炎和深部脓肿不易鉴别。全身症状不同，蜂窝织炎和深部脓肿较少伴有全身感染脓毒血症等症状，而骨髓炎患者多有畏寒发热、寒战等症状。部位不一致，骨髓炎位于深部骨组织，蜂窝织炎及深部脓肿好发于软组织较为丰富的部位，尤其是蜂窝织炎，多数浅表可触及。体征不一样，骨髓炎压痛部位较深，表面红肿不明显，可出现症状与体征分离现象，而软组织感染局部炎症表现明显，MRI检查可鉴别。

3. 治疗计划

（1）完善术前检查，积极扩创行病灶清理术，术中若病灶周围边界较清楚，可暂保留内固定，若病灶广泛累计内固定周围则需去除内固定；若形成急或慢性骨髓炎，可予以行"骨髓炎病灶清除"或行"含万古霉素硫酸钙骨水泥颗粒植入 + 外固定架固定术"。

（2）根据术中送检标本的药敏结果，继续抗感染治疗，术后抗感染治疗 10~12 周。

（3）定期复查血常规、红细胞沉降率、C 反应蛋白、降钙素原等指标。

（4）待感染控制后可择期行"植骨内固定术"或"骨搬运治疗"。

三、治疗过程

（1）按术前计划行"内固定取出、病灶清除及抗生素硫酸钙骨水泥颗粒植入、外固定架（骨搬运）固定术"。（图 4-14-6）

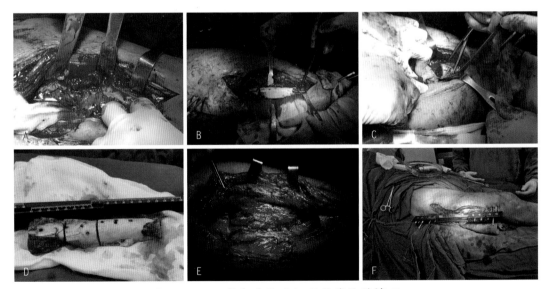

图 4-14-6　术中病灶及坏死骨截骨的情况

A.病灶清理；B.白色箭头所示坏死骨，无血运，坏死骨段范围如箭头所示；F.病灶清除后及外固定架固定后外观

（2）术中送检组织行病理检查及细菌培养。病理提示：骨组织及送检软组织内见炎性细胞浸润，符合慢性骨髓炎表现（图4-14-7）。细菌培养提示：未见致病菌生长。考虑为抗生素长期应用所致，继续抗感染治疗12周，定期复查血常规、红细胞沉降率、C反应蛋白、降钙素原等指标，定期复查右股骨全长正侧位片。

（3）术后3个月，患者再次返院治疗。体温36.2℃，右大腿外固定架固定，无畸形，双下肢等长，大腿外侧切口及腘窝处窦道口愈合；右膝屈曲活动受限；肢端肌力、感觉、血运正常。右膝关节活动度0°~45°，C反应蛋白15.20 mg/L。红细胞沉降率23 mm/h。降钙素原＜0.02 ng/ml。

（4）考虑感染控制，2020年3月2日予行"右股骨远近端截骨，骨搬运术"，术后指导患者行功能锻炼。

（5）2020年10月19日再次住院行"右股骨断端新鲜化＋取髂骨植骨＋抗生素人工骨植入术"，出院后定期复查右股骨全长正侧位片，骨折愈合后择期拆除外固定架。

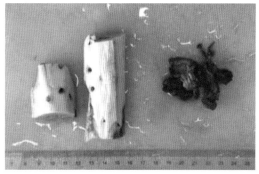
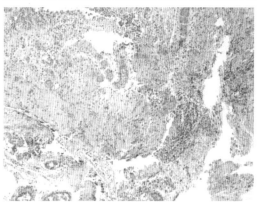
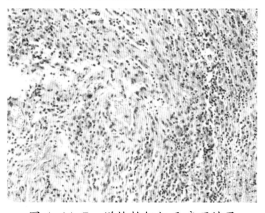

图4-14-7　送检软组织及病理结果

四、随访

"骨搬运会师断端新鲜化＋植骨术"术后6个月，切口愈合好，关节无红肿。（图4-14-8）C反应蛋白、红细胞沉降率正常，渐行性负重行走，右膝关节活动度0°~100°。X线片提示：搬运骨成骨良好，股骨骨搬运会师端骨痂生长，愈合良好。

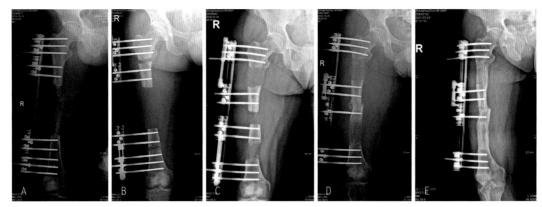

图 4-14-8　骨搬运术过程

A.一期清创硫酸钙骨水泥颗粒植入、外固定架固定术；B.术后 3 个月行右股骨远近端截骨，骨搬运术；
C.骨搬运术后 3 个月复查；D.骨搬运术后 9 个月会师端新鲜化处理后复查；E.骨搬运术后 1 年
复查。

五、病例特点与讨论

骨折内固定术后感染是指骨折内固定置入术后由于致病微生物污染或患者自身免疫力低下所致的、与内置物接触的、伴或不伴周围软组织感染的骨组织感染。骨折内固定术后感染的特点：①骨感染与缺损并存导致病情复杂。②存在一定的技术缺陷。③病情漫长、失败率高、致残率高。

根据骨折内固定术后感染发病时间的不同分为三期：①早期感染（<2 周），多因高毒力致病菌（如金黄色葡萄球菌等）感染所致，此期致病菌可能已初步形成生物膜，但其尚处于未成熟阶段，骨组织及周围软组织炎症变化并不明显。②延迟期感染（2~10周），多由毒力稍弱的致病菌（如表皮葡萄球菌等）感染所致，此期致病菌形成生物膜逐步成熟，对抗生素及宿主免疫有更强的抵抗力，骨组织出现溶解进而不愈合，软组织出现进一步坏死。③慢性期感染（>10 周），多由低毒力致病菌感染所致，此期骨与软组织感染进一步加重，出现以骨质炎症性破坏伴新骨形成为特点的慢性骨髓炎。感染持续时间的不同，骨组织及其周围软组织病理学变化的不同，决定了其在治疗策略方面存在显著差异。

2017 年，AO/ASIF 制定了判定骨折内固定术后是否存在感染的专家共识，共识中指出，符合以下条件之一者，即可确诊骨感染：①与骨组织或内置物直接相通的窦道、瘘管或者伤口裂开（骨外露或内置物外露）。②术中发现内置物周围存在脓液。③术中疑似感染组织细菌培养阳性。④组织病理学特殊染色证实术中疑似感染组织中存在致病微生物。常规诊断方法主要包括外周血白细胞分类计数、红细胞沉降率和 C 反应蛋白等检查。骨科内置物置入后从发热当日起，若 C 反应蛋白持续增高并且其浓度保持在 30 mg/L 以上时，可提示该术后发热为感染性发热。白细胞增高出现幼稚中性粒细胞，且红细胞沉降率＞ 30 mm/h 时，亦可提示骨科术后感染，需要进一步诊断。白细胞＞ 10000/μl，且多核中性粒细胞比率＞ 0.8，则提示可能存在骨科术后感染。红细胞沉降率和 C 反应蛋白相结合可提高感染病灶检出的敏感性和特异性，有报道指出红细胞沉降率和 C 反应蛋白的阈值分别为 22.5 mm/h 和 13.5 mg/L，检出感染的敏感性为 93%，特异性为 86%。多项研究对运用血清降钙素原和 C 反应蛋白诊断骨科术后内置物感染的敏感性以及特异性进行比较，发现血清降钙素原临界值为 0.5 ng/L 时，对骨科手术内置物感染诊断的敏感性和特异性均达到了 100%，从而能够有效排除手术创伤后炎症反应，更准确地识别术后感染。

在 20 世纪骨缺损的治疗中存在的两大里程碑式的主要技术：Ilizarov 技术、Masquelet 技术。两种技术的缺陷及对策：①对骨感染控制缺乏针对性，需要凝练骨感染控制的新理念、制定新策略、采取可行技术与技术组合。② Masquelet 技术骨源问题，需要骨替代材料与骨再生技术。③ Ilizarov 技术带架时间长等问题，需要采用新的治疗模式、缩短牵拉成骨的时间、采用内固定保护新生骨矿化。

我们认为积极恰当地治疗是提高治愈率、降低复发率与致残率、重建肢体功能、改善生活质量的关键。基本原则包括彻底清创、内固定的处理、全身与局部抗生素的应用、骨与软组织缺损的修复以及肢体功能康复。彻底清创是骨感染治疗的前提，也是降低复发率的关键；清创时，要将感染病灶当作低度恶性肿瘤处理，将难以控制的骨感染转化为可以修复的骨缺损。推荐采用扩大范围式激进的清创方式，即达正常组织 5 mm，以出现骨组织和软组织的"辣椒"征为标准。

针对急性期（<2 周）的感染，目前尚无循证医学证据建议是保留还是去除内固定，建议在骨折复位良好、内固定稳定且感染得到有效控制的前提下尽可能予以保留。对于延迟期（2~10 周）感染，建议保留内固定仅限于骨折复位良好、内固定稳定、感染得到有效控制且有良好的软组织覆盖的情形。对于慢性期（>10 周）感染，如骨折已愈合，则需去除内固定物，如骨折未愈合，保留内固定物的条件同延迟期感染。无论感染处于哪种时期，做出保留内固定物的决策必须慎重，建议针对保留内固定的患者，应加强临床抗感染与对症支持治疗，动态复查血清学炎症指标，尤其是 C 反应蛋白，一旦出现 C 反应蛋白的持续增高、局部炎症或全身感染等临床表现加重的情况，就要及时去除内固定物，以防感染进一步加重。

对于较小（＜4~6 cm）骨缺损的修复，可选择自体骨游离植骨、肌肉皮瓣或者筋膜皮瓣等修复策略。对于大段（＞4~6 cm）骨缺损，可选择 Ilizarov 牵张成骨技术、Masquelet 技术、带血管游离腓骨移植技术等。Ilizarov 牵张成骨技术（骨搬运术、骨运输术）中多节段骨搬移取得较好治疗效果，可有效减短带架时间。对伴有下肢畸形的患者行骨搬移技术必须严格监测下肢力线。邻近关节骨缺损患者更适合应用 Masquelet 技术。

宁德市闽东医院

周之平　王朝强

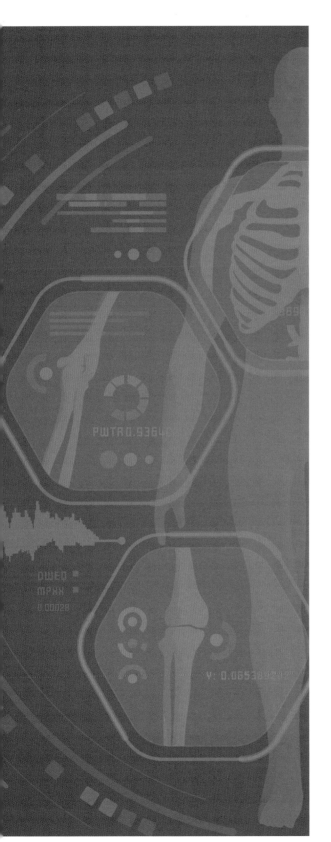

CHAPTER
5

第五章

骨肿瘤疑难病例

骶尾部脊索瘤的切除与重建

一、病例介绍

1. 病史

患者，男，55岁，以"骶尾部疼痛伴左下肢麻木8个月余"为主诉入院。疼痛主要位于骶尾部，呈持续性胀痛，向左下肢放射，左下肢麻木，左臀明显。8个月来上述症状进行性加重，2个月余前就诊外院，查CT示骶骨骨质破坏，肿瘤性病变可能性大，遂来就诊，查骶尾部MRI平扫+增强，考虑脊索瘤，遂拟"骶骨肿瘤"收入院。

2. 入院查体

神清，发育正常，一般情况良好。腰骶部L_5~S_1水平压痛、叩痛明显。腰骶部活动痛性受限，左侧直腿抬高试验（+），加强试验（+）。左下肢肌力Ⅳ级，皮肤感觉减退，马鞍区感觉未见明显异常。余四肢肌力、肌张力、感觉、血运未见明显异常，生理反射存在，病理征未引出。

3. 影像学检查

骨盆CT三维重建示：可见骶骨占位性病变，伴骨质破坏及软组织肿块。（图5-1-1）

骨盆MRI示：可见骶骨占位性病变，伴骨质破坏及软组织肿块。（图5-1-2）

拟行CT引导下骶骨病灶穿刺活检，术后病理：符合脊索瘤。

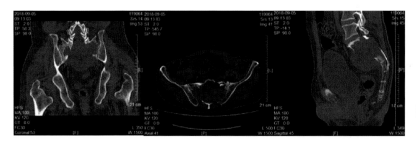

图 5-1-1 骨盆 CT 三维重建

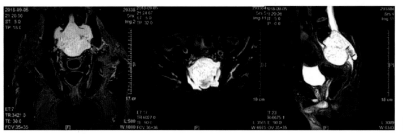

图 5-1-2 骨盆 MRI

二、诊疗思路

1. 临床诊断与诊断依据

患者骶尾部疼痛伴左下肢麻木 8 个月余。查体见腰骶部 L_5~S_1 水平压痛、叩痛明显。腰骶部活动痛性受限，左侧直腿抬高试验（+），加强试验（+）。左下肢肌力Ⅳ级，皮肤感觉减退，马鞍区感觉未见明显异常。余四肢肌力、肌张力、感觉、血运未见明显异常，生理反射存在，病理征未引出。CT、MRI 见骶尾部占位性病变，伴骨质破坏及软组织肿块。穿刺病理提示脊索瘤。均可明确诊断为骶尾部脊索瘤。

2. 鉴别诊断

（1）脊柱继发恶性肿瘤：成人以乳腺、前列腺、肺、甲状腺及肾癌最多见，儿童以神经母细胞瘤骨转移最多见。可表现为高透亮区溶骨性表现，也可表现为高密度成骨性或混合性，一般有恶性肿瘤病史，有待完善相关检验检查及活检病理进一步明确诊断。其疼痛为持续性、进行性加重，夜间明显，影像学可见骨质破坏及软组织肿物。治疗采用综合治疗，多为姑息性治疗。

（2）多发性骨髓瘤：来源于浆细胞的原发恶性肿瘤。75% 首发疼痛，白天明显，活动后加重。尿中可出现本周蛋白，血清蛋白电泳见球蛋白明显增高。X 线可见穿凿样骨破坏、缺损。病灶周围没有反应性硬化。

（3）骨巨细胞瘤：来源不清，具有侵蚀性，血管丰富，部分可恶变或肺转移。骶骨的骨巨细胞瘤多好发于 S_{1-2} 水平。发病年龄好发于 21~40 岁。主要表现为疼痛、局部肿胀、运动受限。X 线偏心性溶骨性破坏，无反应性新生骨生成。手术为主，一般不行放疗，放疗可诱发肉瘤变。

3. 治疗计划

（1）术前介入下行"肿瘤供血动脉栓塞术 + 下腹主动脉球囊植入术"。

（2）手术治疗：行"前后路联合全骶骨切除 + 腓骨取骨 + 后路腰髂植骨融合内固定术"。

三、治疗过程

（1）术前充分进行肠道准备。

（2）介入下行"肿瘤供血动脉栓塞术 + 下腹主动脉球囊植入术"。栓塞前肿瘤供血动脉（图 5-1-3），栓塞后肿瘤供血动脉（图 5-1-4），腹主动脉球囊植入（图

5-1-5）。

（3）按计划行"前后路联合全骶骨切除＋腓骨取骨＋后路腰髂植骨融合内固定术"。手术大体标本（图5-1-6），术后病理提示脊索瘤，大小9 cm×8 cm×7 cm，肿瘤呈多结节生长模式，侵犯周围软组织、神经节及骶骨，病变距离最近软组织切缘＜1mm（图5-1-7）。

（4）术后予禁食、补液营养支持，以减少排便。并予使用覆盖阴性菌、厌氧菌的抗生素预防感染。

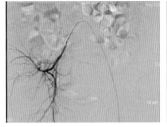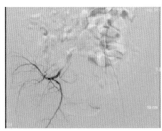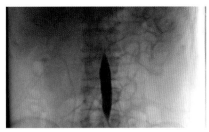

图 5-1-3　栓塞前肿瘤供　　图 5-1-4　栓塞后肿瘤供　　图 5-1-5　腹主动脉球囊植入
　　　　　　血动脉　　　　　　　　　　血动脉

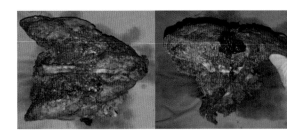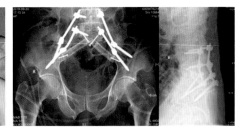

图 5-1-6　手术大体标本　　　　图 5-1-7　腰骶正侧位片（术后）

四、病例特点与讨论

1. 疾病特点

脊索瘤是一种十分罕见的恶性肿瘤，其发病率占所有骨恶性肿瘤的1%~4%。脊索瘤通常发生于脊柱轴，约有32%位于颅底，32.8%位于颈胸腰椎，29.2%位于骶骨。外科手术切除是脊索瘤的首选治疗方法；同时，手术切缘亦是影响肿瘤复发率和患者生存率的最主要因素。但是，由于肿瘤大小、周围神经血管组织解剖关系复杂等多种原因，手术很难达到阴性的切缘。只有50%的骶尾部脊索瘤患者，手术切缘是阴性。对于R1/R2的手术切缘，肿瘤局部的复发率可高达50%~100%；相较于能够完整切除肿瘤且切缘阴性，肿瘤局部复发率为0~53%。因此，对于脊柱和骶尾部脊索瘤的治疗，常与辅助或新辅助放疗相结合，以降低局部复发率。

2. 外科手术的风险

由于肿瘤周围的复杂结构，仅有35%~65%的骶尾部脊索瘤和21%位于颈胸腰椎的脊索瘤，能够做到完整的外科手术切除，并保证有足够的安全手术范围。但在大部分时候，为了达到广泛切除，会导致肿瘤周围血管神经的损伤，并需要进行大量组织结构的重建。骶骨的血供丰富，来自于双侧髂内动脉和骶中动脉，其间有广泛吻合支并与臀上动脉吻合，其伴行静脉形成骶前静脉丛。同时，肿瘤供血血管增生、增粗，内部及周围血池形成，吻合支及静脉血管广泛，也导致了骶骨肿瘤手术出血风险较高，失血量可达2000~20000ml。骶尾部肿瘤切除常伴随神经损伤，尤其是位于S_{1-3}水平的肿瘤，术后有很高的风险发生大小便失禁。有学者统计：接近97%的行S_2水平骶骨切除术的患者，需要永久留置导尿管；约有89%的行S_3水平骶骨切除术的患者，需要行结肠造瘘术，并进行肠道功能训练。然而，若是为了保留更多神经结构功能，而对肿瘤进行分块切除，即便术后辅助放射治疗，肿瘤的局部复发率仍远远超过完整的外科手术切除。

3. 诊疗经验

骶尾部脊索瘤好发部位常位于S_3水平以下，若肿瘤部位高于S_3水平，需先行病灶穿刺活检术，明确诊断。骶尾部脊索瘤的治疗以手术切除为主，但其局部复发率和远处转移率仍较高。初次手术的手术切缘是提高生存率、降低局部复发率的最主要因素。囊内切除术后的局部复发远远高于完整外科手术切除。如果病灶可以切除，则建议广泛切除，如果手术切缘阳性，或者软组织包块较大，则可考虑术后放疗。但是，高位的骶骨的切除常造成大小便失禁的发生，因此在术前需要和患者进行充分的沟通。此外，高位骶骨切除术后的重建，通常需要生物固定联合机械固定，以达到短期和长期功能恢复的目的。仍需注意的是，由于手术部位靠近会阴部，术后感染风险高，我们建议在术前需对患者进行充分的肠道准备，术后亦需较长时间使用能够覆盖阴性菌、厌氧菌的抗生素，以降低感染风险。

福建医科大学附属第一医院

陈勚　陈飞　沈荣凯　朱夏

左股骨骨肉瘤继发双侧肺转移及右侧股骨转移诊疗分析

一、病例介绍

1. 病史

患者，女，12岁，因"外伤致左大腿疼痛伴活动受限1日余"为主诉入院。1日前，患者因外伤至左大腿疼痛，不能行走，遂就诊当地医院，予行X线检查，提示肿瘤性病理性骨折。遂予石膏托外固定，转诊至福建医科大学附属第一医院。左大腿皮肤无红肿、破溃，未见骨折端外露，无低热盗汗、高热寒战等。拟"左股骨肿瘤性病理性骨折"收入院。

2. 入院查体

神清，发育正常，一般情况良好。左下肢石膏托固定，左膝关节稍肿胀，隐约可及一肿块，质韧，边界不清，压痛明显，隐约可及骨擦音、骨擦感，左膝关节活动痛性受限。

3. 影像学检查

左股骨正侧位片示：骨质破坏、骨膜反应及骨折线。（图5-2-1）

左股骨MRI示：骨内病变伴软组织肿块。（图5-2-2）

拟行CT引导下左股骨病灶穿刺活检，术后病理：（左侧股骨穿刺）镜下见到小到中等大卵圆形或棱形细胞成片分布，细胞中度异型及可见核分裂象，散在个别多核巨细胞，并可见骨样组织，结合临床，倾向骨肉瘤。

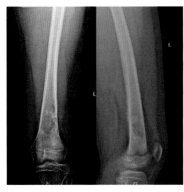

图5-2-1 左股骨正侧位片

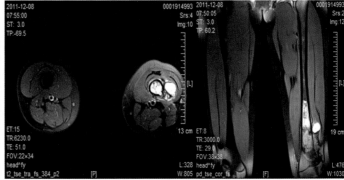

图5-2-2 左股骨MRI

二、诊疗思路

1. 临床诊断与诊断依据

患者外伤致左大腿疼痛伴活动受限1日余。左下肢石膏托固定，左膝关节稍肿胀，隐约可及一肿块，质韧，边界不清，压痛明显，隐约可及骨擦音、骨擦感，左膝关节活动痛性受限。X线检查可见骨质破坏、骨膜反应及骨折线。MRI可见骨内病变伴软组织肿块。穿刺病理提示骨肉瘤。均可明确诊断为：左股骨下段骨肉瘤伴肿瘤性病理性骨折。

2. 鉴别诊断

（1）骨样骨瘤：多在11~20岁，胫骨和股骨好发，其次为脊柱附件和肱骨。表现局限于病区的剧痛，夜间剧烈，口服非甾体后迅速缓解。X线提示发生于骨皮质内，表现为瘤巢周围有大量的致密反应性增生骨。松质骨内表现部分或完全钙化的圆形病变；骨膜下可见"扇贝"样改变。

（2）嗜酸性肉芽肿：属组织细胞增生症，以30岁以下多发，高峰在5~10岁。常累及颅骨、颌骨、脊柱、肱骨及股骨等。可有疼痛。可有白细胞、嗜酸性粒细胞增高。X线可见溶骨性病灶。放疗较敏感。

（3）骨巨细胞瘤：来源不清，具有侵蚀性，血管丰富，部分可恶变或肺转移。多侵犯长骨，以股骨下端、胫骨上段最多见，其次桡骨远端、腓骨小头、股骨近端和肱骨近端。指骨、脊柱等非长骨占20%。发病年龄多在21~40岁。主要表现为疼痛、局部肿胀、运动受限。X线可见偏心溶骨性破坏，无反应性新生骨。

（4）骨髓炎：本病可出现剧烈疼痛，甚至跳痛，影像学亦表现为溶骨性破坏，边界不清，往往伴有局部红肿热痛，以及发热等全身症状，但在骨破坏的同时很快出现骨质增生，多有死骨出现。

（5）尤文肉瘤：好发于儿童及青少年，可表现局部肿物，肿物可进行性增大，并出现疼痛症状，影像学检测可提示软组织肿块，边界可不清晰。需通过穿刺病理活检进行鉴别。

3. 治疗计划

（1）术前行2个周期的"多柔比星+顺铂+异环磷酰胺"方案化疗。

（2）手术治疗：行"左股骨瘤段切除+肿瘤型人工膝关节重建术"。

（3）术后行3个周期的"多柔比星+顺铂+异环磷酰胺"方案化疗。

三、治疗过程

（1）按计划术前行2个周期的"多柔比星+顺铂+异环磷酰胺"方案化疗。

（2）手术治疗：行"左股骨瘤段切除+肿瘤型人工膝关节重建术"。术后X线片示：左股骨骨肉瘤术后（图5-2-3）。术后病理（左股骨下段）查见骨样组织及退变的高度异型细胞，符合骨肉瘤化疗后改变。肿瘤侵及周围软组织。

（3）按计划术后行3个周期的"多柔比星+顺铂+异环磷酰胺"方案化疗。

（4）术后2年10个月随访，见右肺上叶及左肺下叶结节转移灶（图5-2-4）。行"胸腔镜下右上肺、左下肺楔形切除术"，术后病理提示骨肉瘤转移。

（5）术后3年5个月随访，见左肺下叶背段转移灶（图5-2-5）。行"胸腔镜下左下肺楔形切除术"，术后病理提示骨肉瘤转移。

（6）术后3年7个月因右大腿疼痛再次就诊，右股骨正侧位片可见骨质破坏、骨膜反应（图5-2-6）。右股骨MRI可见骨内病变伴软组织肿块（图5-2-7）。

（7）行CT引导下右股骨病灶穿刺活检术，术后病理提示骨肉瘤。

（8）按计划术前行2个周期的"异环磷酰胺+依托泊苷+甲氨蝶呤+长春新碱"方案化疗。

（9）手术治疗：行"右股骨瘤段切除+肿瘤型人工膝关节重建术"，术后右股骨正侧位片示：右股骨骨肉瘤术后（图5-2-8）。术后病理：（右膝肿物）穿刺组织镜下大部分为坏死组织，仅见极少量重度异型间叶源性细胞，核分裂多见，结合病史，考虑骨肉瘤。

（10）按计划术后行3个周期的"异环磷酰胺+依托泊苷+紫杉醇+顺铂"方案化疗。

（11）术后5年3个月随访，见左肺下叶转移灶（图5-2-9）。行"胸腔镜下左下肺楔形切除术"，术后病理提示骨肉瘤转移。

（12）至今仍密切随访，未见明显复发及转移。

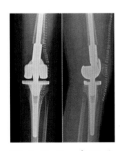
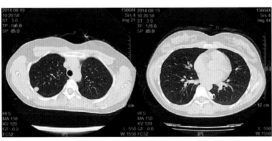
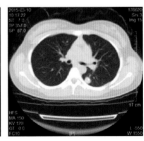

图5-2-3　左股骨正侧位片（术后）　　图5-2-4　肺部CT（术后2年10个月）　　图5-2-5　肺部CT（术后3年5个月）

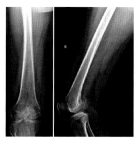 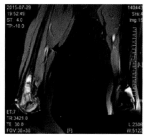 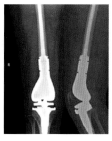 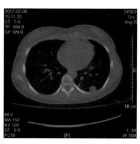

图 5-2-6 右股骨正侧 图 5-2-7 右股骨 MRI 图 5-2-8 右股骨 图 5-2-9 肺部 CT
位片（术后 3 年 7 个月） 正侧位片（术后） （术后 5 年 3 个月）

四、病例特点与讨论

1. 流行病学

骨肉瘤是儿童及年轻患者最常见的原发恶性肿瘤。中位发病年龄为 20 岁。骨肉瘤主要有髓内、表面、骨外三种亚型。髓内高级别骨肉瘤是经典病理类型，占全部骨肉瘤的 80%。骨肉瘤是一种梭形细胞肿瘤，肿瘤细胞可产生骨样基质或不成熟骨。疼痛和肿胀是骨肉瘤早期最常见的症状。疼痛最初多为间断性，常与生长痛混淆，而导致确诊较晚。骨肉瘤可通过血行播散，最常见的转移部位为肺。

2. 诊断

骨肉瘤患者除病史和体格检查外，应完善病变部位的 MRI、CT 及胸片、胸部 CT 检查，同时还应进行 PET-CT 和（或）骨扫描检查；如发现转移灶，则对转移灶行 MRI 或 CT 检查；另外，乳酸脱氢酶和碱性磷酸酶水平也是常规检查。切开活检和穿刺活检（粗针或针吸）是骨与软组织肿瘤诊断中的两种方法。切开活检是最准确的方法，因为它可以提供较多的标本来进行免疫组化或细胞遗传学检查。但是，切开活检需要在手术室进行全身麻醉或区域麻醉。当获得标本充分时，穿刺活检可作为切开活检的另一种选择，诊断准确率为 88%~96%。随着影像学技术的发展，影像学定位下的穿刺活检越来越多地在诊断原发和继发骨肿瘤中得到应用。在活检时，应妥善固定病变骨，采取适当的措施防止病理骨折的发生。活检的实施对于保肢手术非常重要，如果活检不当将会影响患者的预后。如果活检瘢痕在肿瘤切除时没有整块切除，切开活检和穿刺活检有导致肿瘤局部复发的可能，这与活检道的肿瘤播散有关。穿刺活检的肿瘤播散风险低。然而，穿刺活检和切开活检的原则是一样的。在计划活检路径时，应保证活检带在计划切除的范围内，使得手术时其切除范围可与原发肿瘤达到同样的广泛边缘。

3. 治疗

对于高级别骨肉瘤（包括髓内型和表面型），均建议先行术前化疗，化疗后通过胸片、局部 X 线片、PET 或骨扫描等进行重新评估及再分期。对于可切除的肿瘤，在保证肿瘤广泛切除的基础上，若肿瘤化疗反应良好、保肢功能不差于截肢手术，均建议行保肢手术。当切缘阴性、化疗反应良好时，则继续化疗；而化疗反应差时，可考虑更改化疗方案。当切缘阳性、化疗反应良好时，则继续化疗，同时考虑其他局部治疗（手术、放疗等）；而化疗反应差时，可考虑更改化疗方案，同时考虑其他局部治疗（手术、放疗等）。当肿瘤无法切除，则仅考虑放、化疗。治疗后对患者持续监测。对于就诊时已有转移的患者，若肺部或其他内脏的转移灶可以切除，则建议切除转移灶，并辅以化疗，同时按前述原则治疗原发病灶。当转移灶无法切除时，可行放、化疗，同时重新评估原发病灶，选择合适的局部控制手段。治疗后对患者持续监测。

4. 诊疗经验

骨肉瘤是最为常见的原发恶性骨肿瘤（每年发病率：（2~3）/1000000）。青少年的发病率更高（每年发病率：8~11/1000000，15~19 岁），占所有实体性肿瘤的比例超过 10%。目前对于高恶性骨肉瘤的治疗主要包括手术治疗和化疗。与单纯手术治疗相比，采用手术与化疗相结合方案治疗的患者无病生存率已由 10%~20% 提高到大于 60%。手术治疗目的是完全切除肿瘤并且尽可能地保留功能。多数患者都应考虑行保肢手术，手术边界至少应达到 Enneking 定义的广泛切除，包括肿瘤组织的全部切除（应包括穿刺活检道）及其周围一定范围内未被侵及的正常组织，因为切除边界不足会导致局部复发率增高。目前，阿霉素、顺铂、大剂量甲氨蝶呤（甲酰四氢叶酸解救）和异环磷酰胺被认为是治疗骨肉瘤最为有效的化疗药物，但是具体的联合化疗方式还没有定论。有效的化疗方案通常由上述几种药物组成，一般疗程在 6~12 个月。大剂量甲氨蝶呤有潜在的毒副作用，要求在拟定化疗方案的时候一定要谨慎制订个体化的方案。在化疗结束后，建议进行密切随访：化疗后的 2 年内，建议每 3 个月进行一次随访；化疗后 2~5 年，建议每半年进行一次随访；超过 5 年，亦建议每年进行一次随访。在随访过程中，若发现局部复发或者远处转移，当病灶可进行外科手术切除时，则建议切除病灶；若病灶无法进行手术切除，则意味着预后较差。

福建医科大学附属第一医院

陈勐　陈飞　沈荣凯　朱夏

半骨盆切除＋旷置术治疗骨盆骨肉瘤

一、病例介绍

1. 病史

患者，女，15岁，因"左髋部疼痛1个月"于2015年2月10日就诊于厦门大学附属福州市第二医院。1个月前因剧烈活动后出现左髋部及左骨盆处疼痛，剧烈活动时加重，夜间痛，1个月来疼痛逐渐加重。遂至外院检查，X线片示左骨盆骨肉瘤改变。建议转诊至专科医院继续诊疗，遂就诊于厦门大学附属福州市第二医院，诊断为"左骨盆恶性肿瘤"。

2. 查体

步行入院。双下肢等长。左骨盆较对侧稍肿大，皮肤颜色、温度未见明显异常改变，无窦道、红肿、伤口等。左髂骨前上棘和髂脊前方压痛。左髋关节屈曲、伸直、旋转时诱发疼痛，"4"字试验（＋）。骨盆分离、挤压试验可疑（＋）。双下肢感觉、肢端循环对侧存在。

3. 影像学检查

骨盆平片示：左侧髂骨骨质破坏，成骨性为主，伴骨膜反应和软组织影，考虑恶性肿瘤可能，建议进一步检查。（图5-3-1）

SPE CT示：左侧骨盆、右侧坐骨上支、右侧股骨颈放射性异常浓聚，考虑恶性病变。

骨盆CT三维重建示：左侧骨盆成骨骨破坏，外周呈溶骨性骨破坏，边界不清，放射样骨膜反应，巨大软组织包块形成，骨肉瘤可能。（图5-3-2）

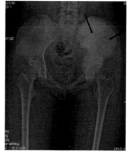

图5-3-1 骨盆平片

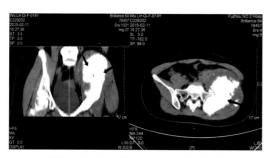

图5-3-2 骨盆CT三维重建

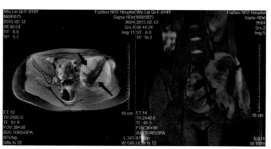

图5-3-3 骨盆MRI

骨盆 MRI 示：左侧髂骨异常信号以及周围软组织肿块，T1 和 T2 稍低信号，周围软组织肿块高信号，考虑骨肉瘤。（图 5-3-3）

二、诊疗思路

1. 临床诊断与诊断依据

患者，女，15 岁，1 个月前以左髋部疼痛、夜间痛明显为主要症状就诊我院。查体见左骨盆较对侧稍肿大，皮肤颜色、温度未见明显异常改变，无窦道、红肿、伤口等。左髂骨前上棘和髂脊前方压痛。左髋关节屈曲、伸直、旋转时诱发疼痛，"4"字试验阳性。影像学见左侧髂骨骨质破坏，密度欠均匀，内见弥漫性高密度影，成骨样改变为主，局部见放射状骨膜反应，周边软组织明显肿胀，软组织病灶内可见骨化。结合患者年龄、病史及辅助检查，首先考虑骨肉瘤。

2. 鉴别诊断

（1）软骨肉瘤：骨盆最常见的原发性骨恶性肿瘤。好发于 30 岁以上的成年人，好发部位为长骨，其次为髂骨，肿块发展缓慢，可产生压迫症状，X 线表现为低密度影，散在钙化斑点或絮状钙化影。

（2）尤文肉瘤：多位于骨干，骨盆亦常见。有葱皮样骨膜反应，有时亦有放射样骨膜反应，以溶骨性改变较为常见，一般无骨化或者钙化，软组织肿胀较轻。可伴有发热等全身症状。

3. 治疗计划

入院后完善相关检查，择期行"穿刺活检术"明确肿瘤性质，根据病理检查结果决定下一步诊治。入院后完善相关检查，行穿刺活检术，穿刺活检病理回报：左骨盆活检组织考虑成软骨型骨肉瘤。免疫组化结果：CK（-）、CD99（-）、SMA（+）、P53（-）、KI67（+>5%）、S-100（-）。（图 5-3-4）

"三结合"诊断：左骨盆 I~IV 区成软骨型骨肉瘤（Enneking 分期 IIB）。

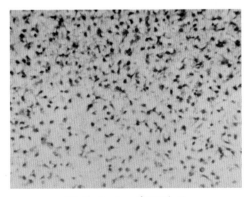

图 5-3-4　病理结果

三、治疗过程

根据 NCCN 指南及国内指南，拟定治疗方案为"术前新辅助化疗→手术→术后辅助化疗"。

1. 术前新辅助化疗

术前予新辅助化疗"吡柔比星 + 顺铂 + 异环磷酰胺"方案化疗 2 个疗程。化疗过程中出现重度骨髓抑制，予输血、输血小板、重组人粒细胞刺激因子注射液、重组人血小板生成素注射液纠正低白、低血小板血症，抗生素预防感染。

2. 术前准备

新辅助化疗结束后术前影像学检查如下：可见病灶硬化明显，周围软组织内硬化增多，边界更加清晰。（图 5-3-5 ~ 图 5-3-7 ）

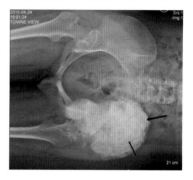

图 5-3-5 骨盆正位片
（术前新辅助化疗后）

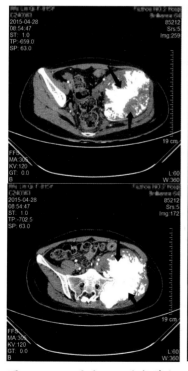

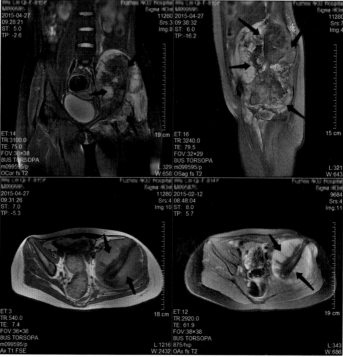

图 5-3-6 骨盆 CT（术前新
辅助化疗后）

图 5-3-7 骨盆 MRI（术前新辅助化疗后）

3. 手术方案及手术过程

择期行"腹主动脉球囊阻断下左骨盆骨肉瘤内骨盆切除＋旷置术"。

（1）患者术前请介入科会诊置入腹主动脉球囊备用。麻醉满意后，患者取右侧漂浮位。

（2）取左髂骨脊向后弧向骶髂关节下方；向内侧弧向耻骨联合处，并向下弧向大腿内侧坐骨方向逐层进入。术中见肿瘤巨大，位于左骨盆，同周围肌肉、韧带、盆腹腔脏器、神经血管稍有粘连，侵犯左髂骨及部分骶骨、髋臼和部分耻骨和坐骨支，侵犯部分髂腰肌、极少部分臀中肌、臀小肌。肿瘤边界未见明显水肿带，肿瘤包壳硬化，瘤体大部分钙化，少量坏死样组织。坐骨神经、股神经压迫牵拉严重，骶丛神经、髂内动静脉、外动静脉及髂总动静脉受挤压严重。

（3）内侧分离子宫圆韧带、髂外血管及股动静脉、股神经并保护。后侧分离并保护坐骨神经。沿肿瘤假包壳及部分侵犯组织连同部分正常组织于外科边界分离肿瘤，于内侧耻骨联合、骶髂关节离断左半骨盆，股骨颈截断从而离断髋关节，无瘤操作外科边界切除肿瘤。术中结扎受侵犯骶神经。

（4）大量无菌蒸馏水浸泡冲洗创腔。冲洗创面，仔细止血，清点纱布、器械后，留置引流管，逐层关闭创面。

4. 术后病理回报

（1）左骨盆、股骨头广泛性坏死，纤维母细胞增生，可见个别核异型细胞，符合成软骨型骨肉瘤化疗后改变。

（2）耻骨联合、骶骨切端、髋臼水平未见瘤浸润。

5. 术后引流管拔除情况

术后每天测量引流量、定期复查炎症指标，当引流量小于 10 ml 左右且炎症指标持续下降、伤口愈合良好时予拔除。

6. 术后辅助化疗

术后 2 周左右，再次根据美国 NCCN 指南，予术后化疗（吡柔比星＋顺铂＋甲氨蝶呤＋异环磷酰胺）4 个疗程。化疗过程中出现重度骨髓抑制，予输血、输血小板、重组人粒细胞刺激因子注射液、重组人血小板生成素注射液纠正低白、低血小板血症，抗生素预防感染。

四、随访

治疗结束定期复查骨盆平片及肺部 CT。现患者随访 6 年，双肺 CT 复查未见转移，

骨盆 X 片可见患侧股骨逐步上移。（图 5-3-8）

术后功能情况：扶拐行走，健侧站立时患侧可屈髋屈膝 70°。健侧卧位时患肢可伸膝外展 20°。（图 5-3-9）

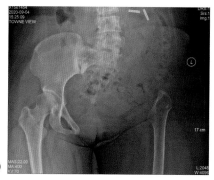

图 5-3-8　骨盆正位片（复查）

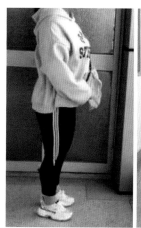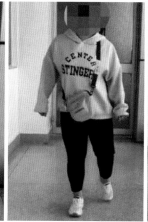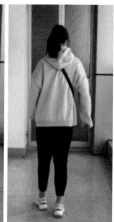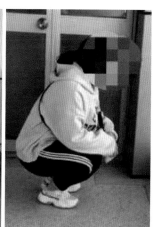

图 5-3-9　功能情况（术后 5 年）

五、病例特点及讨论

1. 骨肉瘤的临床表现及诊断要点

（1）流行病学：骨肉瘤好发于青少年，男性发病率高于女性。15~20 岁发病率最高。有 80%~90% 的经典型骨肉瘤发生在长管状骨，最常见发病部位是股骨远端和胫骨近端，其次是肱骨近端，这三个部位大约占所有肢体骨肉瘤的 85%。

（2）局部表现：病变部位疼痛及肿块形成，疼痛呈间断性或持续性夜间痛为主要表现。肿块随着病情发展逐渐增大，局部皮肤可见静脉怒张、皮温升高伴有明显的压痛。

（3）全身表现：部分患者表现为发热、体重下降、贫血，严重者器官功能衰竭。个别患者肿瘤增长迅速，早期发生肺转移，致全身状况恶化。与肿瘤相关的病理骨折可使症状更加明显。

（4）影像学表现：①X 线片。包括病灶部位的正侧位平片，特点是骨破坏兼有新骨形成、肿瘤多居长管状骨的干骺端中心部，表现为正常骨小梁缺失而出现境界不清的破坏区，很少会破坏骨骺板和骨骺，进入关节腔。在皮质骨穿透区，可见反应骨的 Codman

三角，而病损边缘一般无反应骨。病变的其他部位不完全矿化，有不定形的非应力定向瘤性骨。当新生骨与长骨纵轴呈直角时，呈"日光放射线"状，但"日光放射线"并不是骨肉瘤的特有表现。② CT。可显示骨皮质破坏状况、骨髓内浸润、骨内外出现不规则高密度瘤骨。强化后可显示肿瘤的血运状况、肿瘤与血管的关系、在骨与软组织中的范围。增强 CT 可以显示皮质破坏的界限以及三维的解剖情况。肺是骨肉瘤最常见的转移部位，也是影响患儿预后的重要因素，因此肺部 CT 是必需的影像学检查。③ MRI。MRI 在显示肿瘤的软组织侵犯方面更具优势，能提示肿瘤的反应区范围，与邻近肌肉、皮下脂肪、关节以及主要神经血管束的关系。另外，MRI 可较好地显示病变远近端的髓腔情况，以及发现有无跳跃转移灶。

（5）病理诊断：病理诊断是诊断骨肉瘤的黄金标准。当患者临床和影像学表现均提示为骨肉瘤时，常用穿刺组织活检确诊。活检位置应考虑后期的保肢和重建，穿刺点必须位于最终手术的切口线部位，以便于最终手术时连同肿瘤组织一并切除。

2. 骨肉瘤的病理分型及分期

（1）骨肉瘤的病理分型（世界卫生组织 2013 年版）：低级别中心型骨肉瘤、经典型骨肉瘤、成软骨型骨肉瘤、成纤维型骨肉瘤、成骨型骨肉瘤、毛细血管扩张型骨肉瘤、小细胞骨肉瘤、继发型骨肉瘤、骨旁骨肉瘤、骨膜骨肉瘤、高级别表面骨肉瘤。

（2）骨肉瘤分期。

外科分期：目前临床上使用最为广泛的分期系统是 Enneking 提出的外科分期系统，此分期系统与肿瘤的预后有很好的相关性，后被美国骨骼肌肉系统肿瘤协会及国际保肢协会采纳，又称 MSTS 外科分期。此系统根据肿瘤的组织学级别（G，低度恶性：Ⅰ期；高度恶性：Ⅱ期）和局部累及范围（T，A：间室内；B：间室外）对局限性恶性骨肿瘤进行分期，肿瘤的间室状态取决于肿瘤是否突破骨皮质，出现远隔转移（M）的患者为Ⅲ期。

AJCC 分期系统：美国癌症联合委员会（AJCC）分期系统是目前国际上最为常用的肿瘤分期系统，因此临床上更为肿瘤内科医生所熟悉。该系统按照肿瘤大（T）、累及区域（N）和（或）远处转移（M）进行分期（表 5-3-1）。

表5-3-1　AJCC分期系统

分期	肿瘤大小	淋巴结	转移	肿瘤分级
ⅠA 期	T1	N0	M0	G1, GX
ⅠB 期	T2/T3	N0	M0	G1, GX
ⅡA 期	T1	N0	M0	G2, G3
ⅡB 期	T2	N0	M0	G2, G3

续表

分期	肿瘤大小	淋巴结	转移	肿瘤分级
III 期	T3	N0	M0	G2, G3
IVA 期	任何 T	N0	M1a	Any G
IVB 期	任何 T	N1	任何 M	Any G
	任何 T	任何 N	M1b	Any G

3. 骨盆骨肉瘤的治疗

对于低级别骨肉瘤（包括髓内型和表面型），可直接广泛切除；对于骨膜骨肉瘤，可先考虑化疗，再行广泛切除。对于高级别骨肉瘤（包括髓内型和表面型），建议先行术前化疗，化疗后通过胸片、局部 X 线片、PET 或骨扫描等进行重新评估及再分期。对于可切除的肿瘤，应予广泛切除。当切缘阴性、化疗反应良好时，则继续化疗；而化疗反应差时，可考虑更改化疗方案。当切缘阳性、化疗反应良好时，则继续化疗，同时考虑其他局部治疗（手术、放疗等）；而化疗反应差时，可考虑更改化疗方案，同时考虑其他局部治疗（手术、放疗等）。当肿瘤无法切除，则仅考虑放、化疗。治疗后对患者持续监测。对于就诊时已有转移的患者，若肺部或其他内脏的转移灶可以切除，则建议切除转移灶，并辅以化疗，同时按前述原则治疗原发病灶。当转移灶无法切除时，可行放、化疗，同时重新评估原发病灶，选择合适的局部控制手段。治疗后对患者持续监测。

4. 骨盆骨肉瘤的手术治疗

（1）保肢治疗的适应证：①保肢手术能够达到满意的切除边界，且半骨盆截肢术并不能提供更好的切除边界。②预计保肢治疗后的结果优于截肢治疗。

（2）保肢治疗的禁忌证：①无法达到满意的切除边界。②肿瘤侵及坐骨神经及髂血管致使无法保留有功能的肢体。③术中无法切除的广泛转移瘤。

（3）手术边界：MRI 无论在横向还是在纵向上均可准确地确定肿瘤的浸润范围，并可较好地发现肿瘤对骨髓及关节的侵犯。截骨平面而不必拘泥于 3cm 的常规，术中于MRI 确定的最大范围外 1.5cm 处作为截骨平面，术后病理发现截骨平面均为阴性，所保留的肢体得到良好的恢复。

（4）手术方案的优缺点：①半骨盆截肢术。半骨盆切除一度被认为是骨盆原发恶性肿瘤手术治疗的唯一选择。虽然可以提供满意的肿瘤学结果，但患者却面临着重大的功能损害且心理及生理程度受到了不同程度的伤害。②保肢术。随着诊断技术及新辅助化疗的发展及肿瘤外科切除原则的确立，对于原发性骨盆恶性肿瘤保肢手术方案越来越多，常见的有人工假体重建、同种异体骨盆移植、瘤骨壳灭活再植、股骨近端截骨植骨重建等或者单纯旷置术。人工假体重建虽然能重建骨盆的解剖结构，可最大限度恢复患肢的功能，最大限度地减少术区死腔及血肿形成。但是技术要求高，手术时间长，失血量多，创伤大，选择不当未必能获得理想的效果，反而会给患者带来不必要的经济负担，且后期可出现骨盆松动、关节脱位等并发症。同种异体骨盆移植愈合后能达到生物固定的效果，但缺点是排异反应引起伤口不愈合、感染、骨质吸收等。瘤骨壳灭活再植有大小与外形合适、无排异反应、愈合后能达到生物固定的效果，缺点是局部复发率高、伤口感染、骨端不愈合发生率高，最主要在于骨破坏严重或广泛的患者并不适合。

本例患者所采用的是半骨盆切除＋旷置术。其本身是保肢术的一种，又称为内半骨盆切除术，也是其他保肢的先行手术。该手术方式操作相对简单，术中损伤较小，术后恢复较快，术后患者内收、外展、屈曲、伸直，甚至下蹲髋部均有较满意的活动度。甚至部分学者根据 MTST 评估骨盆肿瘤切除后重建与旷置的疗效，发现半骨盆切除术＋旷置的功能评分与重建无明显统计学差异。但髋关节稳定性差，下肢短缩畸形明显。当然，本术式也可以作为重建手术的一期手术。

无论何种保肢手术，其本质均是在内半骨盆切除术的基础上进行某种重建或者不重建，重建可能会增加手术时间、增加感染概率和机械性相关并发症等，但是功能更好；旷置术即不重建，可以短缩时间，简化手术，降低一定的并发症，但是牺牲了术后功能。随着技术进步和手术技巧的提高，更多的骨肿瘤医生挑战和选择骨盆重建术，但是对于合适病例或者较为基层的医院和医生，旷置术不失为一种选择。当然，无论选择何种手术，术者及其团队的自我评估非常重要。

厦门大学附属福州第二医院

陈嵘　林佳生　郭志远

前后联合入路全脊椎切除治疗腰椎骨母细胞瘤

一、病例介绍

1. 病史

患者，女，12 岁，因"腰痛 1 年余，明确腰椎病变 1 个月余"于 2019 年 1 月就诊厦门大学附属福州第二医院。车送入院，L_5 棘突周围有明显压痛、叩击痛，伴双下肢麻木、放射痛。因患者脊髓压迫症状加重，遂行手术治疗。

2. 查体

车送入院。脊柱生理曲度变直，腰部皮肤无红肿、破溃、渗液。L_5 棘突及其周围压痛、叩击痛明显，疼痛可向双下肢放射。腰部活动受限。双下肢肌力 II 级，双膝以下感觉稍减退。会阴部感觉正常，肛门括约肌肌力正常。双下肢肢端血运可。

3. 实验室检查

血生化检查见碱性磷酸酶 327 U/L（正常 45~125 U/L）。

4. 影像学检查

腰椎正侧位片示：L_5 椎体及双侧附件形态、骨质密度异常。椎体呈"钱币样"改变，双侧椎弓根模糊，横突影肥大。（图 5-4-1）

腰椎 CT 示：L_5 椎体及双侧附件形态、骨质密度异常，伴椎旁及椎管内软组织肿块形成。椎体压缩性改变，椎体内溶骨性改变，密度降低。

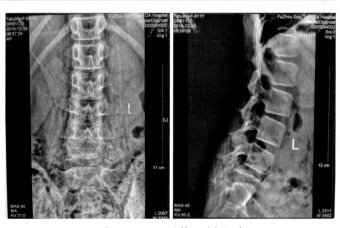

图 5-4-1　腰椎正侧位片

散在的点状高密度影。横突膨胀样改变。（图 5-4-2）

腰椎 MRI 示：L_5 椎体溶骨性破坏，呈压缩性变扁，椎间盘及周围软组织未受累。（图 5-4-3）

肺部 CT 平扫：双肺未见明显异常。

活检病理初步报告示：镜下为成骨性病变，倾向于骨母细胞瘤。

免疫组化示：倾向于上皮样骨母细胞瘤（侵袭性骨母细胞瘤）。

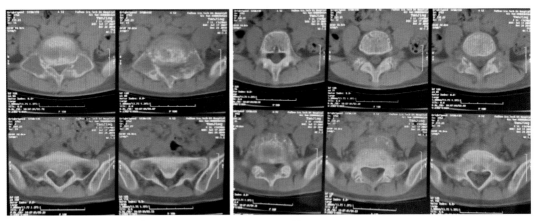

图 5-4-2　腰椎 CT

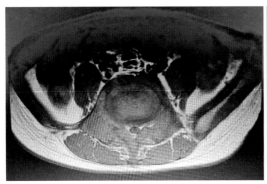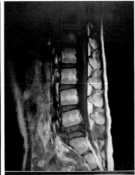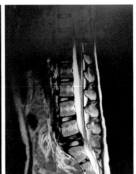

图 5-4-3　腰椎 MRI

二、诊疗思路

1. 临床诊断与诊断依据

（1）患者 1 年余前曾出现腰痛症状，病程较长。2 个月余前出现腰痛症状加重，伴有左下肢放射痛，腰椎活动轻度受限，已出现早期的脊髓压迫症状，脊髓压迫症状逐渐加重，逐渐出现双下肢肌力下降。

（2）碱性磷酸酶指标不断升高，提示出现骨质破坏，或有骨代谢异常，但目前血钙、血磷等其他指标未见异常，暂可排除代谢性骨病可能。

（3）影像学可见 L_5 椎体明显变扁呈"钱币样"状。15 岁以下儿童，扁平椎均应考虑椎体嗜酸性肉芽肿。但本例患者可见椎弓根、横突等附件的骨破坏，脊柱嗜酸性肉芽一般不破坏附件，同时病灶内亦少有成骨或者钙化，故而本例患者亦要考虑骨原发肿瘤。

此例患者影像学见溶骨性破坏，侵犯较广，也要考虑尤文肉瘤等原发骨恶性肿瘤；未见明显的软组织包块，同时椎体骨皮质破坏非侵袭样改变，有所鉴别于骨恶性肿瘤，但不能完全排除。需活检病理鉴别。

（4）临床骨活检常采用切开活检和穿刺活检（常用粗针或者套针）。切开活检是骨活检的金标准，标本获取充足，检出率高；但其手术创伤较大，并发症相对较多，错误的活检影响后续治疗。穿刺活检检出率可达90%以上，四肢部位肿瘤常常采用。对于脊柱，穿刺活检操作较难，同时考虑目前患者不全瘫，脊柱压迫表现，为提高检出率，避免再次甚至多次活检可能，采用切开活检。

（5）经活检后，厦门大学附属福州第二医院病理：镜下见成骨性病变，倾向于骨母细胞瘤（图5-4-4）。外院病理会诊：镜下为成骨性病变，部分区域骨母细胞密集生长，增生活跃，个别细胞异型（图5-4-5）。结合临床病史及影像学资料，倾向于上皮样骨母细胞瘤（侵袭性骨母细胞瘤）。免疫组化结果：Ki67（8%+），SATB2（+），MDM2（−），EMA（−），SMA（+），CD99（−），S100（−），Langlin（−），CD1α（−），β-catenin（−）。

（6）多学科讨论：本来患儿，影像学表现为典型的"钱币椎"，扁平椎首先考虑椎体嗜酸性肉芽肿。复习影像学，CT见L$_5$椎体虽然压缩性骨折并呈"钱币样"改变，但是病灶内可见部分成骨（散在高密度影），双侧横突膨胀样改变，附件受累，脊柱嗜酸性肉芽肿较少见，符合骨母细胞瘤；复习病理切片见部分区域骨母细胞密集生长，增生活跃，考虑为侵袭性骨母细胞瘤。

（7）"三结合"诊断：L$_5$骨母细胞瘤，Enneking分期S3，WBB分期1~12区，A~D层。

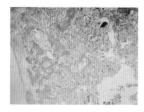
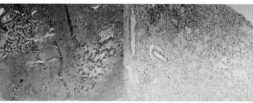
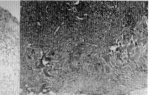
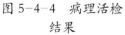

图5-4-4　病理活检　　　　　　　图5-4-5　免疫组化
　　　　　结果

2. 鉴别诊断

（1）嗜酸性肉芽肿：脊柱嗜酸性肉芽肿临床病灶以单发为主，表现为单个囊状膨胀，边缘可轻度硬化，椎间盘不受累但椎体扁平为其典型表现（扁平椎、钱币椎、铜钱征）。附件较少受累。

（2）骨肉瘤：脊柱骨肉瘤较少见。倾向于发生于椎体。骨破坏常为虫蚀样或不规则溶骨性破坏。常有软组织包块，尤其在骨皮质破坏处。病灶内可有骨化或者钙化。

（3）尤文肉瘤：脊柱尤文肉瘤较骨肉瘤多见。骨破坏亦呈溶骨性虫蚀样改变，破坏广泛，软组织包块形成，但无钙化或者骨化。

（4）骨巨细胞瘤：好发年龄为 20~40 岁。多见于椎体，溶骨性骨破坏，皮质变薄膨胀，边界清晰，中间常有囊状分隔，无新生骨与骨膜反应，肿瘤穿破皮质后常有软组织影，MRI 常表现为 T2 混杂高信号。

3. 治疗计划

（1）拟行一期经后路 L_5 全椎体分块切除。肿瘤送病理检查。

（2）定期复查，避免复发。

三、治疗过程

（1）一期手术：取以 L_5 椎间隙为中心腰背部正中手术切口，L_3、L_4 及 S_1、S_2 双侧椎弓根定位，X 线透视下螺入 8 枚椎弓根钉。分块切除 L_5 椎板、棘突、双侧椎弓根及横突。打开椎管，分离硬膜囊。切断后纵韧带，切除 $L_{4/5}$、L_5/S_1 后侧椎间盘。术中见肿瘤血供丰富，出血较多，患者为儿童，相对出血量更多，故而采取分期手术。10 天后行二期手术。

（2）二期手术：取下腹旁正中偏左切口，切开皮肤皮下、筋膜，白线旁分离腹直肌暴露腹直肌后鞘，由弓状线向上分离腹膜及腹直肌后鞘，纵行切开腹直肌后鞘，在腹膜外进入腹膜后，钝性分离椎体的前方及侧方，将腰大肌向两侧分开。结扎节段血管，将腹主动脉及髂动脉分离，推向右侧。显露椎体前缘及侧缘，暴露 $L_{4/5}$、L_5/S_1 椎间盘，以髓核钳咬除前侧及两侧间盘组织，整块切除 L_5 椎体，探查见硬脑膜充盈饱满，无破损。钛网内人工骨植骨重建 L_5 高度。前方钢板螺钉固定。

（3）术后复查腰椎正侧位片：见一期、二期手术术后（图 5-4-6）。术后病理：符合骨母细胞瘤改变。

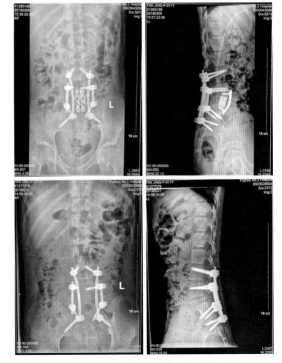

图 5-4-6　腰椎正侧位片（术后）

四、随访

一期术后双下肢肌力恢复至Ⅲ级，二期术后肌力Ⅳ⁻级。症状逐渐好转。6个月后肌力基本恢复正常。先随访2年多，患者可步态正常，行动不受限。随访复查腰椎正侧位片。（图5-9-7~图5-9-9）

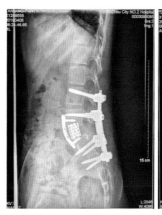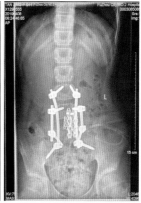

图5-4-7 腰椎正侧位片（术后1个月）

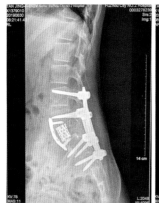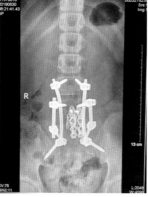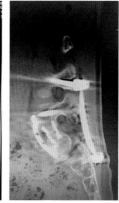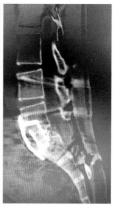

图5-4-8 腰椎正侧位片（术后6个月）　　图5-4-9 腰椎正侧位片（术后2年）

五、病例特点与讨论

1. 骨母细胞瘤简介

骨母细胞瘤又称成骨细胞瘤，较少见，起源于富含血管的结缔组织，以产生类骨质和编织骨为特征，周边可见大量的成骨细胞。其形态学上同骨样骨瘤相似，但是病灶直径一般大于2 cm，具有局部侵袭性和潜在生长。好发于10~30岁。临床上以疼痛为主，疼痛为持续性，并不能像骨样骨瘤一样为非甾体类止痛药所缓解。可有发热、体重下降和肌张力高等全身表现。骨母细胞瘤是好发于脊柱的少数几种疾病之一，常侵犯后柱和骶骨。发生于脊柱的肿瘤，可有神经根症状、脊髓压迫及脊柱不稳的症状。

2013年版世界卫生组织骨肿瘤分类中将骨母细胞瘤归类为中间型（局部侵袭性），2020年版世界卫生组织骨肿瘤分类中将骨母细胞瘤归类为良性成骨性骨肿瘤。有些骨母细胞瘤中可以有大而肥硕的骨母细胞，有一明显的细胞核和核仁，有时还可见核分裂象，它们被称为"上皮样骨母细胞瘤"或者"侵袭性骨母细胞瘤"。文献最开始报告上皮样骨母细胞瘤具有局部侵袭特点，同时复发率较高。故而将良性骨母细胞瘤与上皮样骨母细胞瘤分开，将上皮样骨母细胞瘤作为骨母细胞瘤的一个亚型，认为介于良性骨母细胞瘤和骨肉瘤之间的一种中间恶性的肿瘤，它可由骨样骨瘤和良性骨母细胞瘤发展而来，也可以初始即表现为局部侵袭性生长，亦可是良性骨肿瘤多次手术复发而来。但是而后的研究和文献显示"上皮样骨母细胞瘤"并非意味着临床侵袭性。

2. 脊柱骨母细胞瘤的影像学特点

骨母细胞瘤常位于脊柱后部结构。亦有较少见的整个病灶呈"象牙状"硬化影。发生于椎体的骨母细胞瘤多表现为局限性囊状膨胀性低密度区，边缘清晰，骨皮质变薄甚至断裂，类似于 ABC 样（动脉瘤样骨囊肿样）表现。部分病例（约 30%）病灶内斑点状或者大片钙化或者骨化。病灶周围出现清晰的薄壳状钙化为特征。在 CT 上表现为边界清晰的骨质破坏区，内部多发砂砾样或斑片样钙化，部分肿瘤内可见明确的软组织密度成分，增强扫描肿瘤呈明显强化；在 MRI 上肿瘤于 T1W1 可表现为稍高信号或等信号，于 T2W1 信号混杂，但肿瘤主体多呈稍高信号或等信号，其内钙化及周围硬化缘呈极低信号。

3. 脊柱骨母细胞瘤的治疗

完整的病灶切除是减少复发率的关键。脊柱骨母细胞瘤，宜采用整块切除，甚至全脊椎切除，不建议囊内或者边缘切除。单纯累及附件时，采用后路手术。椎体为主时，采用前入路。累及椎体和附件时，根据技术条件可采用前后联合入路或者单纯后入路。

切除后重建，常规是采用椎弓根钉棒系统重建后柱稳定，前柱人工椎体或者钛网重建，如果前路还可以复合钢板螺钉。本例患者，椎弓根钉棒系统我们采用了双棒技术，在力学和应力分布上更有优势。前中柱采用钛网联合钢板螺钉固定，在稳定性和牢靠性上较单纯钛网或者人工椎体更优。

厦门大学附属福州第二医院

陈嵘　林佳生　林培培

罕见颈椎管骨软骨瘤伴继发性颈椎管狭窄症诊疗分析

一、病例介绍

1. 病史

患者，男，65 岁，因"颈部疼痛 4 个月，伴行走不稳 3 个月"于 2020 年 4 月前来就诊。4 个月前出现颈部疼痛，程度适中，尚可忍受，无肌体无力、抽搐，无大小便失禁，未诊治。3 个月前出现行走不稳，脚踩棉花感，就诊于当地医院，颈椎 MRI 提示 $C_{3/4}$ 水平脊髓受压，于当地医院保守治疗无明显好转，遂转诊至福建医科大学附属协和医院。

2. 查体

脊柱无畸形、压痛，四肢感觉及肌力正常，双下肢肌张力增高，双侧膝反射、跟腱反射活跃，Hoffmann 征（＋），巴氏征（－），日本骨科协会脊髓功能评分 10 分，颈椎功能障碍指数评分 8 分，视觉模拟评分 6 分。

3. 实验室检查

入院常规检查未见异常。

4. 影像学检查

颈椎正侧位片示：$C_{3\sim4}$ 棘间隙可见一不规则骨性结节突出物。（图 5-5-1）

颈椎过伸、过屈侧位片示：$C_{4\sim5}$ 椎间不稳。（图 5-5-2）

颈椎三维 CT 示：$C_{3\sim4}$ 水平椎管内可见一边界清晰的骨性突出物，大小约 1.5 cm × 1.0 cm，相应节段椎管内径受压变窄。（图 5-5-3）

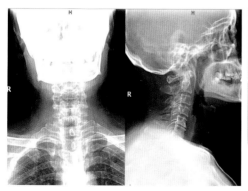

图 5-5-1　颈椎正侧位片

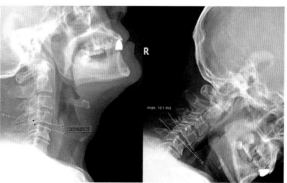

图 5-5-2　颈椎过伸、过屈侧位片

颈椎 MRI 示：C$_{3\sim4}$ 椎间盘层面椎管后侧硬膜外一结节状异常信号，大小约 1 cm × 0.9 cm，T2 像呈混杂信号，内见低信号钙化或骨化影成分为主，周边少量高信号成分，与后方椎弓关系密切，局部脊髓受压变窄。（图 5-5-4）

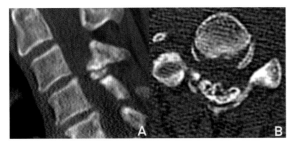

图 5-5-3　颈椎三维 CT

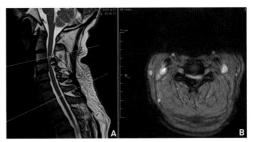

图 5-5-4　颈椎 MRI

二、诊疗思路

1. 临床诊断与诊断依据

患者病程较长，缓慢加重，以颈部疼痛为首发症状，逐渐出现肢体无力、脚踩棉花感，查体可见腱反射活跃，病理征阳性等脊髓受压体征。影像学上发现椎管内、硬膜外的骨性突出物，信号与起源骨相似，边界清晰，颈髓受压变窄，与症状及体征相符。根据病史和肿物的影像学特点，考虑颈椎管骨软骨瘤可能性大，可诊断为颈椎管内占位伴继发性颈椎管狭窄症。此外，患者颈椎过伸过屈侧位 X 线片显示 C$_{4\sim5}$ 椎体间的角位移之和大于 11°，可诊断为 C$_{4\sim5}$ 椎间不稳。

2. 鉴别诊断

（1）黄韧带骨化：多发于中老年人，以胸椎下段较常见，主要表现为椎管狭窄引起的脊髓压迫症状，如肢体疼痛、麻木、乏力、肌力减退、行走不稳等，CT 显示椎板腹侧的骨化灶，多呈 "V" 形或 "双椎板征"，MRI 扫描 T1W1 及 T2W1 骨化的黄韧带均呈低信号影凸向椎管，使硬膜外脂肪移位，连续性中断，使脊髓呈 "V" 形或锯齿状受压。本例肿物呈不规则结节状，T2W1 呈混杂信号，此诊断可能性较小，但不能完全排除。

（2）脊膜瘤：多起源于蛛网膜或硬脊膜间质，绝大多数位于硬膜内，首发症状多为神经根性麻木、疼痛，后期出现脊髓受压症状。MRI 的典型表现为在 T1W1 及 T2W1 均呈与脊髓信号相似的等信号。本例肿物位于硬膜外，CT 和 MRI 呈骨性信号，故排除此诊断。

（3）骨样骨瘤：多发于青少年，常见于长管状骨，典型临床表现为疼痛性脊柱侧凸，夜间或休息时疼痛加剧，服用水杨酸类药物可缓解，CT 可见孤立性骨质透亮区，边界清楚，瘤巢内通常有钙化或骨化，伴有不同程度的瘤周骨质硬化。MRI 典型表现为 T1W1 中等信号，T2W1 低信号，伴有瘤周骨髓水肿。结合本例病史和影像学表现，此诊断可能性小。

3. 治疗计划

患者经保守治疗效果不佳，并出现颈髓受压症状进行性加重，有手术切除椎管内肿物的指征。手术方案包括：完整切除肿瘤，有效解除脊髓、神经压迫，同时重建颈椎稳定性。

三、治疗过程

（1）手术过程：在神经电生理监测、显微镜辅助下，行"后入路 $C_{3\sim4}$ 椎管内肿瘤切除 + 椎管减压 +$C_{3\sim5}$ 侧块螺钉内固定术"。

（2）术后病理：符合骨软骨瘤，免疫组化显示软骨细胞 S-100（+），骨母细胞 SATB2（+），血管平滑肌 SMA（+），Ki67 < 1（+）。（图 5-5-5）

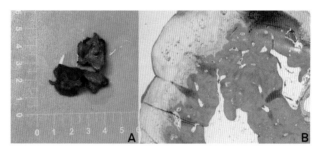

图 5-5-5　病理结果
A. 大体观；B. 病理切片

四、随访

术后第 1 天，颈部疼痛及行走不稳明显好转，在颈托保护下下床活动，行走自如。

术后第 3 天，日本骨科协会脊髓功能评分 16 分，颈椎功能障碍指数评分 4 分，视觉模拟评分 1 分，均较术前明显改善。

术后颈椎正侧位片示：肿物完整切除。（图 5-5-6）

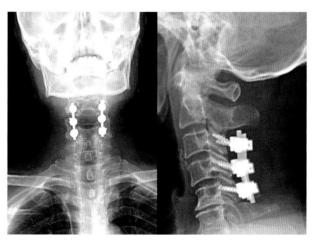

图 5-5-6　颈椎正侧位片（术后）

五、病例特点与讨论

1. 病因与好发部位

骨软骨瘤不是真正意义上的肿瘤，而是一种骨质的错构，好发于长骨干骺端，仅1.3%~4.1%的孤立骨软骨瘤起自脊柱，病变可累及脊柱的任何节段，最好发于颈椎。主要病因是由于颈椎活动度大，局部应力集中，长期活动对骨骺软骨产生微小应力性损伤，反复损伤的累积可致骺软骨错构，进而产生骨软骨瘤。

2. 诊断与治疗

颈椎骨软骨瘤起病隐匿，缓慢加重，早期多无自觉症状，当肿瘤压迫脊髓和神经根后才表现出相应临床症状。普通 X 线片由于影像结构重叠干扰，多数无明显阳性表现。CT 的主要特征是突出椎管内的骨样突起，皮质和松质与正常骨相连。MRI 的影像特点是骨性部分的信号与起源骨相似，软骨帽在 T1W1 上呈低信号，T2W1 上呈高信号，病灶边界清晰，周围无异常软组织信号。

无症状的骨软骨瘤可密切随访；对于顽固性疼痛保守治疗效果不佳，出现脊髓或神经根受压症状的患者，手术切除是唯一有效的方法。术中应尽量避免可能加重脊髓损伤的操作，并且应完整切除肿瘤，尤其是表面的软骨帽及纤维膜，以防复发。必要时可行植骨融合及内固定，以维持脊柱的力学稳定。

3. 复发与恶变

大多数患者术后均取得良好效果，极少数患者出现复发或恶变。多数学者认为，术后复发与瘤体或软骨帽残留有关，故术中务必彻底切除病灶。对于复发的病例，需要鉴别骨软骨瘤恶变可能和低度软骨肉瘤可能。

福建医科大学附属协和医院

陈志　王振宇　刘文革

股骨肿瘤性大段骨缺损诊疗分析

一、病例介绍

1. 病史

患者，男，36 岁，因"右股骨上段病理骨折术后 6 年，再发酸痛肿胀 1 周"于 2014 年 2 月 24 日就诊于中国人民解放军联勤保障部队第九〇九医院。约 6 年前（2008 年）患者不慎滑倒，就诊当地医院，入院诊断为右股骨上段粉碎性骨折。行"右股骨上段切开复位内固定术"。6 年前受伤后当地入院的 X 线片示：右股骨上段粉碎性骨折（图 5-6-1）。术后即刻 X 线片示：右股骨上段粉碎性骨折复位良好，内固定物在位，骨折区似存在病理性骨破坏区（图 5-6-2）。术后 4 个月时 X 线片示：右股骨上段粉碎性，骨折线模糊（图 5-6-3）。其后患者未再复查。

2. 查体

生命体征正常，右大腿上段可见肿胀，局部肤色无明显异常，压痛，右下肢皮肤感觉及血运正常。

3. 影像学检查

股骨 X 线片示：右股骨上段存在膨胀性、溶骨性骨破坏区。（图 5-6-4）

股骨 MRI 示：右股骨上段存在膨胀性、溶骨性骨破坏区，界限尚清楚。（图 5-6-5）

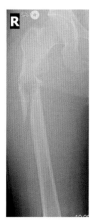
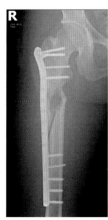
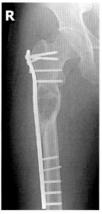
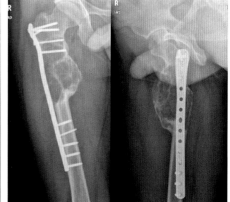

图 5-6-1　股骨
X 线片（术前）

图 5-6-2　股骨
X 线片（术后即刻）

图 5-6-3　股骨
X 线片（术后 4
个月）

图 5-6-4　股骨 X 线片

三维 CT 示：右股骨上段存在膨胀性、溶骨性骨破坏区，骨皮质结构消失，呈泡沫样分隔状。（图 5-6-6）

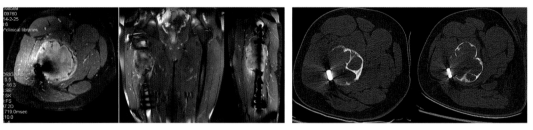

图 5-6-5　股骨 MRI　　　　　　　　　　图 5-6-6　三维 CT

二、诊疗思路

1. 临床诊断及诊断依据

　　患者左大腿上段存在低暴力性骨折、手术史，目前右大腿上段可见肿胀，局部压痛；从既往 X 线片及本次入院 X 线片均可见在股骨上段存在溶骨性破坏区；本次入院后 MRI 及三维 CT 检查更明确，病灶位于小转子水平及下区，长约 12cm，原骨皮质结构基本消失，呈膨胀性、肥皂泡样、溶骨性破坏改变，并存在分隔。初步诊断为：①左股骨近段骨破坏（性质待查）；②左股骨上段病理性骨折术后。

2. 鉴别诊断

　　（1）动脉瘤样骨囊肿：常为多房状无回声区，内部呈网格状，囊肿易向骨干一侧膨出，使病变骨皮质变得菲薄，即所谓的"骨气鼓"，穿刺为新鲜血液。

　　（2）骨巨细胞瘤：发病年龄偏大，肿瘤区基本为低回声区，含有散在点状强回声，肿瘤边缘常不光滑。肿瘤呈偏心性、膨胀性生长，横径大于长径。

　　（3）孤立性骨囊肿：多见于四肢长骨，常为中心型，呈对称性轻度膨胀的骨坏死，周围为致密硬化带，囊壁外缘光滑整齐，内缘则不光整，随骨骼生长逐渐移向骨干，常因病理骨折而发现。

　　（4）促纤维增生性纤维瘤：好发于 30 岁以下的青年，其中以男性多见。发生部位可侵犯任何骨骼，多见于四肢长骨及下颌骨引，发生长骨者多位于干骺端。临床表现上轻者以局部疼痛、肿胀为主要症状，部分患者可有病理性骨折。X 线主要表现为骨质的溶骨性破坏，其内无钙化和骨化影，病灶呈囊性膨胀性扩张，边界清晰，无明显的骨膜反应，边缘见网状分隔影；CT 表现为髓腔内骨质破坏影，正常骨小梁被软组织密度肿块所取代，软组织肿块基本均匀，密度低于周围肌肉的密度，其内未见骨化、钙化，边界清晰。部分骨皮质中断，未见明显软组织肿块影；MRI 表现为 T1WI、T2WI 为均匀低信号，与周围肌肉信号一致，病灶与周围组织间见线性长 T1、稍长 T2 信号影环绕，增强扫描病灶明显不均匀性强化。

3. 病理诊断

入院后完善检查，于 CT 引导下穿刺病检，穿刺结果见少量变性的纤维组织、骨组织及多核巨细胞。于 2014 年 3 月 1 日在硬膜外麻醉下行"右股骨上段病灶切开活检术"。术后病理检查结果提示变性的纤维组织及骨组织伴局灶纤维化骨。患者两次病理检查均未明确诊断，但同时也未发现恶性骨肿瘤表现，结合上述检查，考虑"促纤维增生性纤维瘤"可能性大。

4. 治疗计划

促纤维增生性纤维瘤为少见的具有局部侵袭性的良性骨肿瘤，其发病率占全部肿瘤及瘤样病变的 0.1%~0.3%，此肿瘤为侵袭性肿瘤，切除不净易复发，所以仍考虑瘤段切除，估计形成约 14cm 的骨缺损，重建及固定方法包括：①自体腓骨 + 髂骨 + 内固定。②异体骨管 + 自骨髂骨 + 内固定。③骨搬运外固定。经与患者及家属沟通三种方式的优点及缺点，患者决定选择治疗方案为异体骨管 + 自骨髂骨 + 钢板内固定。

三、治疗过程

（1）基于以上诊断及治疗计划，于 2014 年 3 月 18 日在麻醉下行"右股骨上段瘤段切除 + 异体骨管重建内固定术 + 取髂骨植骨术"。术后即刻 X 线片示：右股骨上段骨破坏区已完整切除，内固定位置良好（图 5-6-7）。术中切取病变骨段行病理检查，术后结果提示符合促纤维增生性纤维瘤。术后伤口正常愈合；定期复查密切随访骨愈合情况。

（2）术后 3 年 1 个月时（即 2017 年 5 月 17 日）患者再次入院。入院主诉"右股骨上段骨折术后 3 年，再发疼痛畸形 3 天"。入院后行右股骨中上段 X 线片检查提示右股骨粗隆下（约原异体骨管近端区）再骨折，髓内翻畸形，粗隆部多枚原固定螺钉断裂失效，原植入异体骨远端骨愈合良好（图 5-6-8），以及三维 CT 检查提示右股骨粗隆部骨不连，内固定失效（图 5-6-9）。

诊断为右股骨粗隆下骨不连伴内固定断裂。行"原内固定物取出 + 右股骨近段矫形、取自体髂骨（左侧）植骨内固定术"。术后复查 X 线片示：右股骨粗隆部力线矫正良好，新植入内固定物在位（图 5-6-10）。术后切口 I/ 甲愈合。

（3）术后又过 2 年时（即 2019 年 2 月 15 日）患者再次入院。入院主诉"右股骨上段骨折术后 2 年，再发疼痛 13 小时"。入院血化验提示各炎症指标阴性；入院后 X 线片提示右股骨上段内固定钢板断裂，骨折区愈合不良并向外侧轻度成角（图 5-6-11）及

SCT 检查提示右股骨上段内固定钢板再断裂，骨不连接，局部有死骨形成（图 5-6-12）。为排除感染，再行骨三相检查，排除感染。结果排除感染。

　　治疗计划考虑：排除感染，原异体骨仍存在死骨未被爬行替代，是造成骨不连的主要原因，钢板的偏心固定是断裂的原因。故进一步治疗方案确定为"原内固定物取出 + 右股骨近段坏死骨清理、骨水泥占位（Masquelet 技术）+ 髓内、髓外内固定术"。完善术前准备于 2019 年 5 月 28 日进行手术治疗，术中去除死骨块（图 5-6-13）。术后复查 X 线片提示右股骨上段骨水泥占位，髓内外固定在位（图 5-6-14）。术后伤口愈合良好，复查炎症指标正常。

　　按照治疗计划，术后 2 个月再入院行"右股骨上段骨水泥取出 + 取（双侧髂后）髂骨植骨术"。术后复查 X 线片示原骨水泥已去除，植入自体髂骨充足，髓内、外内固定在位、可靠（图 5-6-15）。

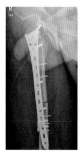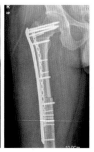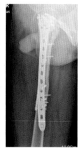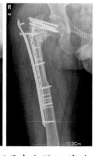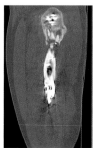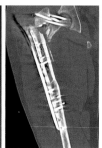

图 5-6-7　术后即刻 X 线片　　图 5-1-8　右股骨中上段 X 线片　　图 5-6-9　股骨三维 CT

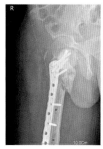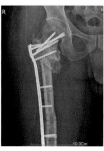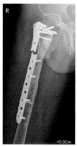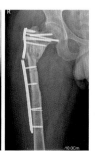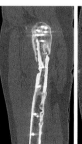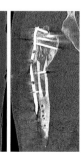

图 5-6-10　术后复查 X 线片　　图 5-6-11　入院后 X 线片　　图 5-6-12　SCT 检查

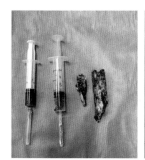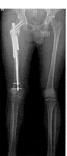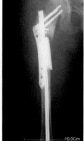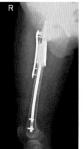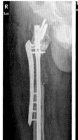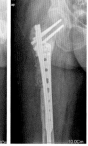

图 5-6-13　术中死骨块　　图 5-6-14　X 线片（术后）　　图 5-6-15　X 线片（术后）

四、随访

植骨术后 1 年半再复查 X 线片示：右股骨上段原骨缺损区骨愈合良好，内固定物在位，提示骨愈合良好。（图 5-6-16）患者行走功能基本正常。

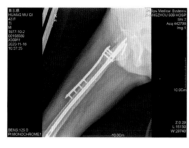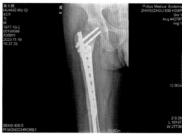

图 5-6-16　X 线片
（术后 1 年半）

五、病例特点与讨论

创伤骨科医生要有"病理性骨折"这根弦。接诊骨折患者，要仔细询问患者的外伤史，当患者主诉为低能损伤，但影像上出现"高能量"样骨折，需高度怀疑病理性骨折的可能，进一步仔细阅片，明确骨折断端是否存在骨质破坏痕迹，追问患者病史在骨折部位既往是否存在其他不适症状。如有怀疑，再进一步行 MRI 及 SCT 检查以明确。一旦失治、延治甚至误治均可能给患者带来更多的身心损害。

骨水泥占位形成骨诱导膜，它能够分泌 VEGF、TGF-ß1、骨形态发生蛋白（BMP）-2 和血小板内皮细胞黏附分子等多种成骨生长因子、血管生成相关因子，因此诱导膜在植骨血管化和成骨修复中具有重要作用。同时骨诱导膜的存在形成了一个相对独立的空间，将缺损内部的植骨与外界环境隔离，避免植骨后的吸收，同时将纤维组织和脂肪组织阻挡在骨缺损外，避免周围组织填充于骨缺损处。因此，诱导膜的出现为骨缺损提供了一个稳定的生物学环境。

股骨非感染性大段骨缺损重建，特别是远近两端近关节区，内固定选择上可优先考虑髓内 + 髓外固定。本例股骨节段性骨缺损，由于偏心固定，单纯钢板两次失败；髓内钉本身为相对稳定固定，特别是靠近远近端的骨缺损，无法形成有效固定，钢板或髓内钉单独固定均可能导致固定失效，不利于患者进行有效的功能锻炼。而髓内 + 髓外固定，互相取长补短，固定可靠，可以为植骨术后提供可靠的力学环境。

中国人民解放军联勤保障部队第九〇九医院

丁真奇　陈卫　沙漠　康两期　刘晖

原发性胸椎硬膜外非霍奇金淋巴瘤诊疗分析

一、病例介绍

1. 病史

患者，男，69 岁，因"胸背部疼痛 1 个月余"于 2019 年 9 月前来就诊。就诊前 1 个月胸背痛，逐渐加重，并向季肋部放射，偶有纳差、低热、盗汗。就诊前 1 周出现双下肢麻木、无力并进行性加重，行走不便，小便淋漓、频多，大便秘结。

2. 查体

搀扶步入病房，意识清楚，颈软，浅表淋巴结未触及肿大，心肺腹部检查未发现异常。胸背部轻度均匀后凸，$T_{7\sim8}$ 水平棘突旁压痛明显，叩击痛（－），双上肢肌力、肌张力正常，双下肢肌力Ⅳ级、肌张力稍高，四肢活动无明显受限。双侧肱二头肌、肱三头肌腱反射（＋＋），双侧膝腱、跟腱反射（＋＋＋），双侧 Hoffmann 征、巴氏征均未引出，脑膜刺激征（－）。

3. 实验室检查

血常规见白细胞数 11.58×10^9/L，中性粒细胞数 9.08×10^9/L，红细胞计数 5.02×10^{12}/L，血红蛋白 142g/L，血小板 592×10^9/L。尿常规见尿隐血（1+），余结果正常。血培养（－）。生化全套见谷丙转氨酶 102.3U/L，谷草转氨酶 65.5 U/L，余结果正常。C 反应蛋白 213.60 mg/L，红细胞沉降率 99 mm/h，降钙素原 0.128 ng/ml。凝血酶原时间、血浆 D－二聚体正常，纤维蛋白原（FIB）6.42g/L。

CA125、CA153、CA199、甲胎蛋白、癌胚抗原结果均正常，尿本周蛋白阴性，补体 C3 1.94 g/L，补体 C4 0.21g/L，免疫球蛋白 IgG 18.93 g/L，免疫球蛋白 IgM 1.94 g/L，免疫球蛋白 IgA 4.17 g/L。抗 EB 病毒衣壳抗原抗体 IgA（－），抗 EB 病毒早期抗原 IgA（－）。

骨髓穿刺（髂后上棘）提示增生活跃骨髓象，血小板增多。

4. 影像学检查

胸部 CT 示：慢性支气管炎、肺气肿；两肺下叶间质性病变；双侧胸膜增厚。

腹部彩超示：肝左内叶囊性占位；胆囊结石；胰尾显示不清；脾、双肾、双输尿管、膀胱未见异常。

胸椎 MRI 示：$T_{4\sim9}$ 椎体后缘条形软组织信号。（图 5–7–1）

上腹部、胸椎 MRI 增强示：肝Ⅱ段及Ⅲ段囊肿，胆囊结石，双肾周渗出性改变，左肾积水，胸椎退行性变，T_{12} 椎体压缩性改变，$T_{4\sim9}$ 椎体段椎管内硬膜外病变，考虑：①炎性病变；②淋巴瘤。

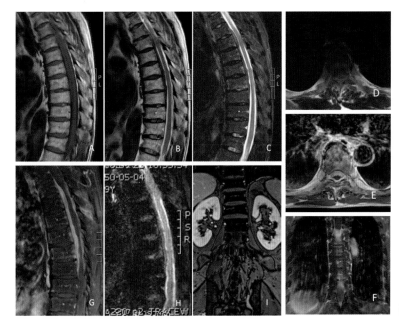

图 5-7-1　胸椎 MRI

二、诊疗思路

1. 临床诊断与诊断依据

患者以胸背痛伴纳差、发热、盗汗为主要表现，无畏寒，不伴有皮肤瘙痒；早期仅表现胸背痛，就诊后 1 周内出现进行性神经损害加重。查体胸背部叩击痛阳性，未触及体表肿大淋巴结。胸椎 MRI 提示椎体未见明显骨质破坏及信号改变，椎管内椎体后方长节段流注样信号，胸椎椎体及椎间盘无破坏征象，胸部 CT 及腹部彩超未发现占位病变，脊柱转移瘤及脊柱特异性感染可能性小。胸脊髓损害加重考虑"胸椎管内占位性病变"进展，胸段脊柱序列及形态无明显变化，椎管内病变进展快，胸椎及腹部增强 MRI 未发现肿大淋巴结。影像学表现以胸椎管内硬膜外软组织肿块为主，考虑胸椎管内原发肿瘤瘤体生长致神经功能损害，脊柱原发性淋巴瘤可能性大。

2. 鉴别诊断

（1）骨髓瘤：分为多发性骨髓瘤和孤立性浆细胞瘤，临床以骨痛和神经受压为主要表现，患者临床表现与之相似，但 MRI 无椎体信号改变，未见骨质破坏，骨髓穿刺、尿本周蛋白及免疫球蛋白检验未见异常。考虑瘤可能性小。

（2）脊柱特异性感染：包括结核、布鲁菌、梅毒、真菌等感染，临床表现低热、盗汗、纳差，病灶部位疼痛、畸形等，亦可引起神经损害；病灶在破坏椎体及椎间盘时可合并椎管内脓肿，引起 MRI 椎体信号改变。此患者抽血检验炎症指标增高明显，椎管内可见流注样信号改变，但椎体及椎间盘未发现骨质破坏及信号改变，此诊断可能性小。

（3）其他硬膜外肿瘤：神经纤维瘤、脊膜瘤、血管瘤、脂肪瘤等良性肿瘤生长较慢，致短期内神经损害加重可能性小。恶性肿瘤如原发骨巨细胞瘤，病灶部位出现疼痛、畸形和椎管内占位致神经损害外，常有明显椎体及附件骨质破坏，结合患者 MRI 检查可初步排除。

3. 治疗计划

（1）急诊行胸椎板切除椎管减压术，获取病理标本。

（2）营养神经及高压氧治疗，依据病理诊断完善治疗方案。

三、治疗过程

（1）手术过程：患者胸脊髓损害症状急剧加重后 48 小时内行 "$T_{4\sim9}$ 椎板切除减椎管压术 + 椎管内占位病变活组织检查术"，术中椎管内未见坏死组织及脓液，硬膜囊表面见片状灰白肉芽样增生组织，硬膜腹侧光滑，质地柔韧，剥离硬膜表面增生组织送病理检查。（图 5-7-2）

（2）术后持续发热（37.0~38.5℃）。查体见切口愈合，皮缘稍红肿，无明显压痛、叩击痛；颈软，双下肢肌力 II ~ III 级，肌张力增高，踝阵挛（+），脑膜刺激征（－）。复查胸椎 MRI 示：椎管减压范围充分。（图 5-7-3）

（3）病理诊断：（$T_{4\sim9}$ 椎管）骨髓增生活跃，淋巴细胞呈散在及 1 个淋巴细胞结节状增生灶，浆细胞散在分布，请结合临床建议做免疫组化。（图 5-7-4）

（4）病理诊断：免疫组化提示浆细胞增多，考虑为多克隆性，淋巴细胞增多（B淋巴细胞明显多于 T 淋巴细胞），考虑为 B 细胞淋巴瘤累及 CD38 簇状及大簇（+）、CD138 簇状及大簇（+）、Kappa 簇状（+）、Lambda 簇状（+）、CD56（－）、CD3 小结节状（+）、CD5 小结节状（+）、CD10 粒细胞（+）、CD20 大结节状（+）、Cyclin-D1（－）、CD43 多（+）、Ki-67（5%+）。（图 5-7-5、图 5-7-6）

（5）术后 5 周，患者仍有低热、胸背痛缓解；背部切口愈合，双下肢肌力 III 级，肌张力高。流式细胞免疫荧光分析结果：流式结果表明送检标本中未检测到明显的免疫表型异常的淋巴细胞。基因检测：未检测到 IGH 基因重排。予 CHOP（环磷酰胺、阿霉素、长春新碱、激素）方案化疗。化疗后患者胸背痛缓解，体温正常，双下肢肌力进一步恢复。胸椎 MRI 示：胸椎椎体后方病灶明显缩小。（图 5-7-7）

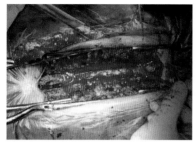

图 5-7-2　术中椎板切除大体图

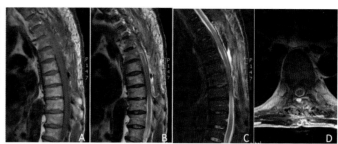

图 5-7-3　胸椎 MRI（术后）

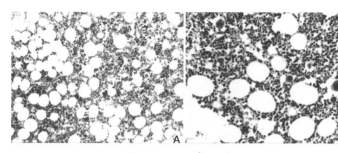

图 5-7-4　病理结果

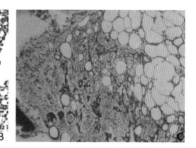

图 5-7-5　免疫组化

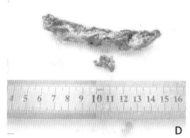

图 5-7-6　切除椎板外观

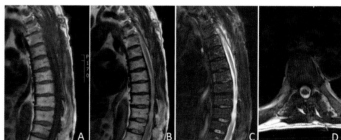

图 5-7-7　胸椎 MRI（术后 5 周）

四、随访

　　术后 5 周、2 个月、5 个月共经 3 次 CHOP 方案化疗，患者胸背痛消失，搀扶行走。查看背部切口愈合良好，双下肢肌力Ⅲ～Ⅳ级，肌张力增高。

五、病例特点及讨论

1. 淋巴瘤的分类

　　淋巴瘤根据病理类型分为两大类：霍奇金病（Hodgkin's disease，HD）（结节硬化型、淋巴细胞为主型、淋巴细胞消减型等）和非霍奇金淋巴瘤（non-Hodgkin's lymphoma，NHL）。非霍奇金淋巴瘤分为 T 细胞和 B 细胞来源两大类，B 细胞来源：弥漫大细胞、黏膜相关；T 细胞来源：外周 T、T/NK 细胞型 /T 细胞淋巴母细胞型。病因可能与 EB 病毒的感染和机体免疫缺陷等因素相关。仅累及骨骼的原发性骨淋巴瘤（PBL）少见，由恶性淋巴瘤细胞构成的位于骨骼的单发或多发肿瘤，不伴远处淋巴结及其他结外器官受累，以非霍奇金淋巴瘤多见。

2. 原发性骨淋巴瘤

原发性骨淋巴瘤临床表现为骨痛和局部肿块；脊柱骨骼损害以胸椎、腰椎最常见，硬膜外肿块可导致脊髓压迫症。脊柱淋巴瘤前驱期以患处疼痛为主，进展期主要表现脊髓压迫的神经功能损害症状。原发硬膜外淋巴瘤少见，占淋巴瘤的 0.1%~3.3%；占脊柱硬膜外肿瘤的 9%~10%。影像学表现：骨质破坏程度轻，分为虫蚀型和浸润型，周围软组织受侵明显，骨髓信号改变，与多发性骨髓瘤表现类似；T1 低信号，T2 高信号；绝大多数可见硬膜外软组织肿块，可呈结核脓肿流注样改变。目前应用最为广泛的原发性骨淋巴瘤分期是 Ann-Arbor 分期，累及多个椎体的定义为Ⅳ E 期。

3. 脊柱硬膜外非霍奇金淋巴瘤

脊柱硬膜外非霍奇金淋巴瘤来源于硬膜外淋巴组织，好发于老年患者，由于胸椎在脊柱全长占比最大，淋巴引流最长，易侵犯胸椎。也有学者认为来源于椎旁或椎体的淋巴瘤。本例患者为原发胸椎椎管内硬膜外淋巴瘤，与文献描述一致，椎体未见破坏，椎旁未发现肿大淋巴结，考虑为硬膜外淋巴组织原发。PET 是用于分期和评估脊柱硬膜外非霍奇金淋巴瘤的有效影像学方法，全身 PET-CT 检查对判断是否为原发性脊柱硬膜外淋巴瘤有意义。病理检查免疫组化显示硬膜外淋巴瘤大多来源于 B 细胞亚型。

病理组织活检是原发性骨淋巴瘤诊断金标准。早期 CT 引导下穿刺活检病理诊断有利于患者的及时有效治疗，但穿刺阳性率偏低，本例患者因条件限制未能检查。文献建议可在两次活检阴性或神经症状加重情况下开放手术获得病理诊断，推荐以获取组织诊断和脊髓马尾神经减压为目的的手术治疗。淋巴瘤对放、化疗均敏感，本例患者若能在神经损害加重前获得病理诊断或可避免手术。

中国人民解放军联勤保障部队第九〇七医院

牛晓健　高强　陈晓君　吴小宝

逆行腹直肌皮瓣重建高位骶骨肿瘤缺损诊疗分析

一、病例介绍

1. 病史

患者，女，51岁，因"右臀部酸痛半年"入院。既往先后在外院行"右卵巢囊肿切除＋阑尾切除术"，11年前因"子宫颈癌"行"次广泛全子宫切除术"，术后病理示宫颈鳞状细胞癌原位癌累及腺体。

2. 查体

腹部正中下部可见切口瘢痕，骶骨后方轻压痛、叩击痛，叩击时向右臀部及大腿后侧放射，腰椎活动正常，双下肢皮肤感觉及肌力正常，双侧跟膝腱反射正常，病理征未引出。

3. 实验室检查

无明显异常。

4. 影像学检查

术前骶骨MRI：S_{2-5}水平骶管内见不规则均匀强化，周围骨质受压，右侧骶孔扩大，肿块沿右侧骶孔向前后生长，与前方髂血管关系密切，后方椎旁肌肉受累及。（图5-8-1）

术前CT：S_{2-5}水平骶管内见不规则软组织肿块，骶骨骨质破坏伴有右侧骶孔扩大，肿块沿右侧骶孔向前后生长，邻近骨质弧形受压吸收。

ECT提示：其他部位未见转移。

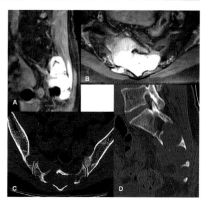

图5-8-1　骶骨MRI

5. 病理检查

活检组织由弥漫分布的梭形细胞构成，束状或席纹状排列，细胞排列密集，部分浸润骨组织，细胞核杆状或短梭形，核分裂象少见，胞浆粉染，并见变性的骨组织，间质血管增生扩张伴炎细胞浸润。免疫组化：肿瘤细胞CD99（＋），CD34（＋），Bcl-2（＋），Des（－），SMA（－），S-100（－），Ki-67约10%。（左侧骶骨）结合免疫组化及会诊结果，符合低度恶性孤立性纤维性肿瘤。

二、诊疗思路

1. 临床诊断与诊断依据

根据患者骶骨肿瘤病理结果明确诊断为恶性孤立性纤维性肿瘤。

2. 治疗计划

因肿瘤恶性诊断明确，需要整块切除降低肿瘤复发概率，我们采用目前国际金标准，行"骶骨肿瘤整块切除 + 腹直肌皮瓣重建"降低肿瘤复发及感染风险。

三、治疗过程

（1）普外科：取腹部前正中切口，起自脐上 5 cm 至耻骨联合上 2 cm，依次切开皮肤、皮下组织、腹白线、腹横筋膜及壁层腹膜进入腹腔，探查腹腔未见明显脏器粘连，湿纱垫保护肠管，置入腹腔牵开器，暴露盆腔，探查盆腔见子宫缺如，膀胱与直肠粘连，分离膀胱及直肠四周，游离直肠至盆腔底部，显露骶骨前侧及左右侧壁，骶骨右前侧可触及肿瘤膨出，游离肿瘤与右侧髂血管间隙，彻底止血，顺铂纱布置入腹腔脏器与肿瘤之间。（图 5-8-2、图 5-8-3）

（2）整形科部分：沿腹部前正中切口向上偏右延长切口至剑突右侧肋缘下切取面积约 4 cm×15 cm 的右侧腹直肌皮瓣，依次切开皮肤、皮下及腹直肌外缘，保留腹直肌后鞘，注意勿损伤腹壁下动静脉，将筋膜及皮肤缝合后避免脱层影响皮瓣血运，向远端游离腹直肌肌皮瓣至近腹股沟处，检查右侧腹直肌肌皮瓣血运情况良好，将肌皮瓣置于盆腔底部，近端固定于盆腔右侧后壁，用浸有顺铂注射液的纱布隔挡于骶骨前及肌皮瓣和直肠之间，以避免骶后路切除肿瘤时污染盆腔。（图 5-8-4）

（3）普外科：再次探查盆腔未见明显出血点后，于腹腔内放置 2 条负压引流管，清点纱布、器械无误后依次缝合腹膜、腹横筋膜、皮下及皮肤。

（4）骨科：患者改取俯卧位，胸部垫枕，于肛门打美蓝并置入导尿管，防止直肠损伤，塞入碘伏棉球后贴保护膜隔离。取下腰部正中切口由 L_4 至尾骨尖、骶部偏右侧，包绕前先活检切口，做长约 15 cm 梭形皮肤切口，切开皮肤、皮下组织及筋膜，使其向远端牵引充分显露至骶尾骨，向两侧剥离骶棘肌显露 L_5 小关节突。于健康肌肉组织处分层进行分离，注意避免损伤肿瘤组织，往深层切至骶骨后方两侧表面，显露骶尾骨后侧及肿瘤组织；定位置入 L_5、S_1 及骶髂关节椎弓根钉，透视见椎弓根钉位置良好。定位透视后明确截骨平面后于 S_{2-3} 间隙进行截骨，完整切除骶骨后方软组织（皮肤、皮下组织、部分肌肉、部分肿瘤组织）后，先进行骶管开窗后见肿瘤占据 S₂ 以下骶骨骨质内，充分显露骶尾部神经后予止血钳进行钳夹固定 S₃ 以下神经根及硬膜囊后于远端切断马尾神经并用 4 号线进行结扎，分块切除肿瘤组织及包绕于双侧 S₂ 神经根上的肿瘤组织，用薄凿凿断 S₁ 以下前侧皮质后于骶髂关节处进行截断，连同骶前筋膜切除肿瘤组织可见前方隔挡的纱布，充分止血后，在椎弓根钉上安装双侧连接棒。自后腹膜缺损处取出浸有顺铂注射液的纱布及右侧腹直肌肌皮瓣，检查肌皮瓣见血运良好，调整肌皮瓣避免扭转，将腹膜补片置于直肠后隔挡盆腔脏器及骶骨肿瘤切除后的创腔，普外科医师进行后腹膜缺损补片的修补，防止盆腔脏器疝出，创腔内置入 2 条引流管，将腹直肌肌皮瓣覆盖缺损处内植物上，将腹直肌与臀大肌筋膜缝合，依次缝合皮下及皮肤，无菌纱布覆盖伤口。手术历时 7 小时 35 分，出血约 4500 ml，术中输血 4320 ml。（图 5-8-5）

（5）术后护理及并发症的预防：术后予抗感染、止痛、纠正水电解质酸碱平衡、营养支持治疗，骶部伤口引流管接中心负压吸引保持通畅。直至引流量少于 20 ml 方能依

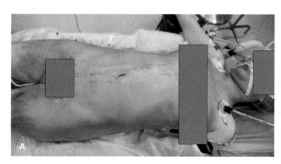

图 5-8-2　前路术前体位

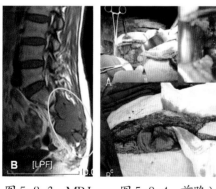

图 5-8-3　MRI　　图 5-8-4　前路入路
标识术前手术切　A、B. 普外科进行骶骨前方暴露；
除计划　　　　C. 整形科进行逆行腹直肌肌皮瓣
　　　　　　　　　　的切除

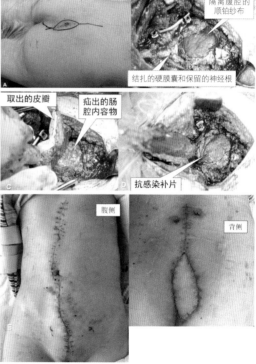

图 5-8-5　后路手术
A.. 后方切口；B. 完全切除肿瘤后内固定；C. 自后
腹膜缺损取出肌皮瓣；D. 抗感染补片修补后腹膜
缺损；E. 切口顺利愈合

次拔出，拔出最后一根引流管时（留置约2周）复查MRI，避免引流管堵塞引起的深部积液，伤口敷料加用保护膜避免粪便污染。平卧位为主，腹围保护防止腹部压力增高引起的伤口裂开，腹直肌肌皮瓣处海绵垫镂空避免受压影响血运（图5-8-6）。

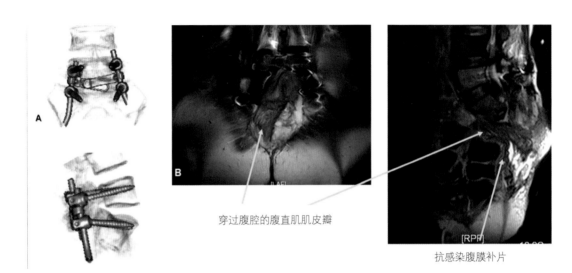

穿过腹腔的腹直肌肌皮瓣

抗感染腹膜补片

图 5-8-6　术后影像资料

A.提示肿瘤切除彻底，内固定位置满意；B.MRI提示穿过腹腔的腹直肌肌皮瓣及抗感染补片

四、随访

术后切口愈合好，双下肢感觉运动正常。C反应蛋白、红细胞沉降率正常。随访5年肿瘤无复发。

五、病例特点与讨论

1. 逆行腹直肌肌皮瓣重建骶骨肿瘤的历史及优缺点

关于高位骶骨肿瘤的软组织重建方式目前并没有统一，国内学者由于手术经验丰富，手术时间短，多不进行软组织重建，而国外大的医疗中心多建议重建。关于其软组织重建方式，国外报道常见的有臀大肌、大网膜、逆行腹直肌及游离背阔肌等，并不统一。逆行腹直肌肌皮瓣最早是由1995年梅奥整形科、普外科、泌尿科报道用于修复会阴部联合骶骨切除术后缺损的患者，取得不错的效果。后来骨肿瘤科医生发现它是修复高位骶骨肿瘤的一个有效方法。于是，凯泽林肿瘤中心、安德森肿瘤中心、约翰霍普金斯、牛津大学医学院陆续报道其在高位骶骨肿瘤重建中的使用，伤口并发症在0~40%不等（但各个中心的纳入标准并不一致），约翰霍普金斯、凯泽林肿瘤中心和梅奥均认为这是修复高位骶骨肿瘤的最有效方法，但是安德森中心认为它和臀大肌肌皮瓣转移疗效相当。关于这项技术的优点包括：①降低单纯切除的伤口并发症。②避免臀大肌肌皮瓣供血不足可能（臀上下动脉来自髂内，栓塞或切除肿瘤时可能造成干扰）。③小的腹膜后缺损不用修补，肌肉可以作为屏障防止直肠会阴疝。缺点则是需要前后入路，创伤偏大，增加了经腹的并发症。

2. 手术的适应证

约翰霍普金斯认为 S_1 以上的高位骶骨肿瘤，需行前后联合入路，没有经过经腹手术和放疗的患者，或者单纯后路手术，但臀大肌血运受影响的患者，均可考虑行腹直肌肌皮瓣转移，并视其为高位骶骨重建的金标准。但是，凯泽林中心的 Glatt 认为先前的经腹手术并不会影响腹直肌肌皮瓣的效果，他报道的 12 例采用腹直肌肌皮瓣的患者中，5 例先前经过经腹手术或者放疗，效果满意，认为其是重建高位骶骨肿瘤最可靠方法。梅奥报道的病例数最多，共 37 例，适应证也最宽，他们主要根据肿瘤的体积决定重建方案，对于超过 400 ml，或者 S_3 以上，均考虑采用腹直肌肌皮瓣。

3. 手术的并发症

逆行腹直肌肌皮瓣这个手术创伤较大，国外多采取整形科、普外科、骨肿瘤科、血管外科等多学科合作手术，手术多分为 2 个手术日完成，手术日间隙患者会在重症室维持生命体征。由于创伤较大，重建复杂，迄今为止，目前国外文献报道的单位不超过 10 家，累计约 100 例，多为欧美大的医学中心。我们总结近年来发表的关于腹直肌肌皮瓣重建骶骨肿瘤的英文文献，排除个案，发现其累计伤口并发症（包括伤口并发症及深部感染等）仅约 21%（表 5-8-1），远低于报道的其他方法（30%~75%）（由于各个中心的纳入标准不完全一致，数据仅限于高位骶骨肿瘤伤口并发症的比较）。由于需要打开腹腔，增加了经腹的并发症的风险，这方面梅奥和约翰斯·霍普金斯医学中心专门做了这方面内容的总结，并提出采用后腹膜补片进行修补可以明显减少经腹并发症。

结合此例患者，我们认为逆行腹直肌肌皮瓣是一个重建高位骶骨缺损的理想方法，这是一个需要多学科协作的手术。

表5-8-1 文献总结已发表逆行腹直肌肌皮瓣伤口并发症数据

单位	数量	伤口并发症
梅奥医学中心 2018	87 例	14 例
梅奥医学中心 1995	6 例	2 例

续表

单位	数量	伤口并发症
安德森癌症中心 2000	12 例	6 例
凯泽林纪念癌症中心 2006	12 例	3 例
牛津大学医院 2016	12 例	3 例
约翰斯·霍普金斯 2015	2 例	0 例
累计	132 例	28 例
并发症发生率	21%	

中国人民解放军联勤保障部队第九〇九医院

沙漠　康两期　丁真奇

股骨下段骨巨细胞瘤术后复发伴恶变诊疗分析

一、病例介绍

1. 病史

患者，女，50岁，因"右股骨下段骨肿瘤术后7个月，局部渐进性肿胀"前来就诊。7个月前被诊断为"右股骨下段骨巨细胞瘤术后复发"，在龙岩市第二医院行"病灶刮除自体髂骨植骨术"。

23年前患者曾被诊断为右股骨下段骨巨细胞瘤，在龙岩市第二医院行"病灶刮除自体髂骨植骨术"。

2. 查体

神志清楚，右大腿前内侧切口瘢痕，愈合良好，右大腿下段肿胀明显，可触及巨大肿物，质硬，界不清，局部皮温稍高，轻压痛，右膝关节活动度0°~80°，右下肢末梢血运良好，双下肢肌力、肌张力感觉正常。

3. 实验室检查

白细胞计数12.22×10^9/L，血红蛋白84 g/L，红细胞沉降率82 mm/h，C反应蛋白125 mg/L。

4. 影像学检查

X线、CT及MRI示：左股骨下段骨质破坏伴巨大软组织肿块。（图5-9-1~图5-9-6）

PET-CT提示：左侧股骨下段骨质破坏伴软组织肿块，呈显著高代谢，考虑恶性肿瘤，请结合活检病理。右侧腹股沟区及右侧髂外多发肿大淋巴结伴代谢增高，考虑转移。左肺上叶尖后段数个微结节，部分伴轻度代谢，考虑转移可能，建议密切随访；鼻咽右侧壁代谢轻度增高，考虑炎性病变可能。子宫体积增大，宫体部可疑软组织肿块，代谢不高，考虑子宫肿瘤，建议妇科彩超检查。

福建医科大学附属第一医院病理会诊：侵袭性骨巨细胞瘤，灶区细胞有异型伴病理性核分裂，且患者术后一年复发，不排除局部有恶性转化潜能。免疫组化：CD68（组织细胞+），CD163（组织细胞+），H3.3pG34W（+），CD31（血管+），KI67（热点区+，<5%），SMA（血管+），SATB2（个别+），S100（散在+），TP53（+），Calponin（-）。

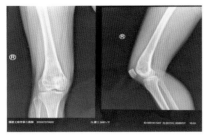

图 5-9-1　股骨下段正侧位片
（术前）

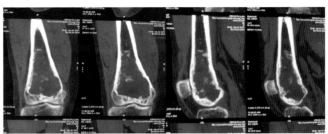

图 5-9-2　股骨下段 CT（术前）

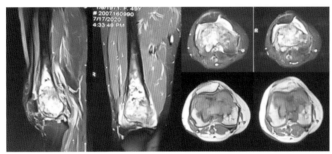

图 5-9-3　股骨下段 MRI（术前）

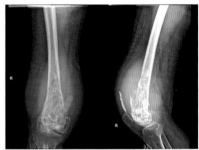

图 5-9-4　股骨下段正侧位片
（入院）

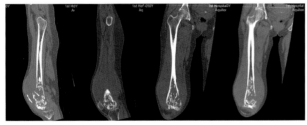

图 5-9-5　股骨下段 CT（入院）

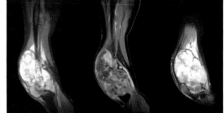

图 5-9-6　股骨下段 MRI（入院）

二、诊疗思路

1. 临床诊断与诊断依据

　　患者行右股骨下段肿瘤病灶清除术后 7 个月，右大腿下段渐进性肿胀，影像学上发现股骨下段骨质破坏伴周围巨大软组织影，病理提示灶区细胞异型伴病理性核分裂。根据临床、影像、病理三结合的原则，目前诊断为右股骨下段骨巨细胞瘤术后复发，不排除恶变可能。

2. 鉴别诊断

　　（1）骨巨细胞瘤复发：骨巨细胞瘤属局部侵袭性的交界性肿瘤，病程进展快，该病例术前肿瘤边界不清，刮除术后复发概率极高，术后渐进性出现肿块，影像提示骨质破坏伴软组织肿块，可符合肿瘤残留并术后进展表现。

（2）骨巨细胞瘤恶变：患者肿瘤术后复发间隔短，局部巨大肿块，影像学提示骨质破坏，髓腔内混杂信号，均提示恶变可能，病理提示灶区细胞异型伴病理性核分裂，高度怀疑局灶性恶变可能。

3. 治疗计划

（1）骨巨细胞瘤复发：本病例已无刮除的外科边界，建议行广泛切除后假体重建。术前可用地诺单抗辅助治疗，使瘤体硬化缩小，血运减少，有利于术中操作。但地诺单抗对恶变的骨巨细胞瘤无效，有肿瘤快速进展和转移风险。

（2）骨巨细胞瘤恶变：该病例影像学提示肺部和腹股沟有转移病灶可能，如果骨巨细胞瘤恶变伴转移，其预后很差，截肢并不能提高远期生存，新辅助化疗效果也不确切，如果外科边界合适，建议保肢手术治疗。

（3）外科边界确定：本病例病变广泛累及大腿前侧肌肉间室，以股外侧肌、中间肌和内侧肌为主，髌骨和胫骨信号正常，后侧肌间室、膝后神经血管未累及，正常情况下股直肌与股中间肌之间有一层厚的肌膜阻挡，髌韧带未累及。所以本病例应该有外科边界，预计术后下肢功能良好。

▌ 三、治疗过程

（1）手术过程：内侧分离缝匠肌和股血管，肿瘤未累及股血管；前侧分离股直肌至髌骨，向外侧翻开髌骨，自胫骨上段膝关节囊附着点离断关节囊，胫骨平台止点离断交叉韧带；股骨近端病灶 3 cm 外截骨，完成瘤段切除，含股内侧肌、中间肌和外侧肌；安装假体，置引流后缝合。（图 5-9-7）

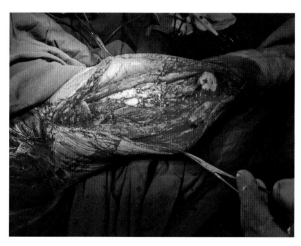

图 5-9-7 术中照片

（2）术后康复：术后渐进性膝关节功能锻炼。

（3）术后辅助：按骨肉瘤辅助化疗。

四、随访

术后 2 周复查右下肢正侧位片示：假体位置良好。（图 5-9-8）

术后病理提示恶性骨巨细胞瘤，切缘阴性。术后 2 周可下地扶拐行走，膝关节活动度 0°~90°，股四头肌肌力Ⅳ⁻级。

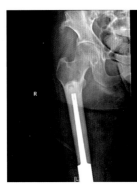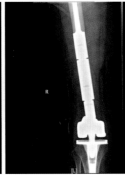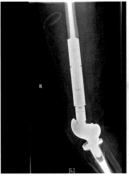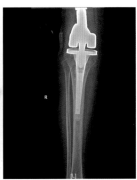

图 5-9-8　右下肢正侧位片（术后 2 周）

五、病例特点与讨论

手术治疗是骨巨细胞瘤的主要治疗手段，手术后易出现局部复发，复发率在 10%~40%，肿瘤去除不彻底是局部复发的主要原因，本病例术前影像学提示已无刮除的外科边界；地诺单抗是针对破骨细胞的靶向药，对骨巨细胞瘤的肿瘤细胞不起作用，对恶变的骨巨细胞瘤无效；骨巨细胞瘤恶变的治疗参考骨肉瘤，但预后比骨肉瘤更差，对中老年人患者，新辅助化疗能否提高总生存尚有争议；肢体恶性肿瘤的保肢术，在安全外科边界的条件下，要考虑保留患肢，患肢的功能必定比假肢好。

福建医科大学附属第一医院

吴朝阳　林建华

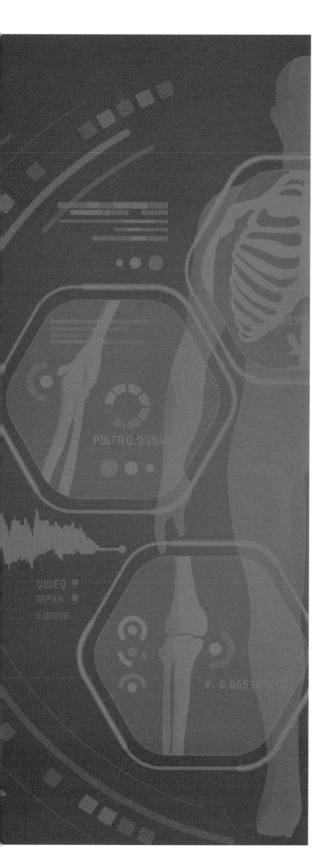

第六章

运动医学、小儿骨科及足踝外科疑难病例

关节镜下一期重建与修复治疗膝关节多发韧带损伤

一、病例介绍

1. 病史

患者，男，46岁，因"摔伤致右膝肿痛伴活动受限1周"于2020年12月前来厦门大学附属福州第二医院就诊。缘于入院前1周因不慎从高处跳下扭伤致右膝肿痛伴活动受限，于行走时疼痛加重，伴打软腿现象。予止痛、冰敷等处理后，症状无改善。

2. 查体

右膝关节肿胀，右膝关节主动活动范围0～90°；前后抽屉试验（+），外翻应力试验（+），内翻试验（－），外旋拨号试验（－）。右足背动脉搏动可，肢端感觉、活动及血运好。

3. 实验室检查

红细胞沉降率62 mm/h，血栓弹力试验MA 71.2，G 12353.6，血浆纤维蛋白原降解产物（FDP）8.36 ug/ml，血浆纤维蛋白原（Fib）4.03 g/L，D-二聚体873 ng/ml；C反应蛋白27.6 mg/L，余指标正常。

4. 影像学检查

患者受伤1周后行右膝关节MRI示：右膝关节前后交叉韧带断裂、内侧副韧带断裂。（图6-1-1）

血管彩超：右下肢深、浅动、静脉彩超未见明显异常。

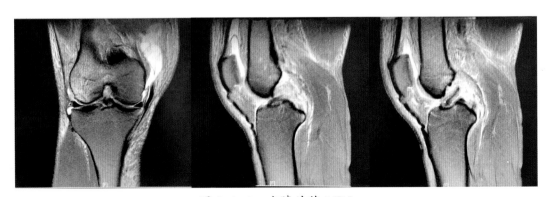

图6-1-1　右膝关节MRI

二、诊疗思路

1. 临床诊断与诊疗思路

（1）患者急性外伤，膝关节肿痛、活动受限，查体前后抽屉试验阳性，外翻应力试验阳性，结合 MRI 检查所示"右膝关节多发韧带损伤：右膝关节前后交叉韧带断裂、右膝关节内侧副韧带断裂"诊断明确。

目前关节镜下韧带重建手术指征明确，暂对手术时期的选择上存在分歧，较为明显的两个观点一期重建与修复或分期重建与修复（先一期修复或重建关节外韧带，再二期重建交叉韧带）。很多研究探讨比较一期或分期进行修复或重建多发韧带的疗效，但是仍未有足够的循证医学证据支持一期还是分期治疗更好。因此，仍需要进行多中心前瞻性的随机对照研究去评估哪种治疗方案更有效。一期同时重建，要求术者手术技术熟练，可以在一个止血带时间内完成。分期重建患者住院时间、经济负担和精神负担重。

（2）手术时机：损伤后 1 周内，关节纤维化发生率高，关节囊未充分愈合。伤后 2~3 周，关节囊已初步愈合，术中灌注液外渗减少，关节内出血减少，视野较好。伤后 3 周后，内侧副韧带和后外侧结构瘢痕粘连，难于清楚找到解剖断端，修复较困难。

（3）韧带重建材料选择及固定顺序：目前有三种材料可以选择，包括自体肌腱、同种异体肌腱、人工韧带。自体肌腱其中半腱肌腱、股薄肌腱、腓骨长肌腱前侧半，取材方便，组织相容性好，并发症低，手术费用低；但是也存在肌腱蠕变导致松动的风险。异体肌腱避免取自体肌腱的损伤，但是存在以下几个问题：费用较高，不易获得较好质量的肌腱，疾病传播风险，同样有蠕变松动的风险。人工韧带同样可以避免取自体肌腱的损伤，并且没有蠕变松动风险，因此有可以早期活动的优势，但是也存在以下缺点：费用高，骨隧道溶解松动的问题。虽然现代人工韧带材料已获得足够改进，但仍然存在再长入和疲劳断裂的问题。我们的经验是前交叉韧带重建选择自体肌腱，后交叉韧带如果残端较完整则选择人工韧带，如果残端基本吸收则选用自体肌腱重建。若内侧副韧带需重建，选用自体肌腱。术中韧带重建固定的顺序：先行关节内韧带重建，再行关节外韧带修补或重建。术后右膝关节正侧片示：术后螺钉位置满意。（图 6-1-2）

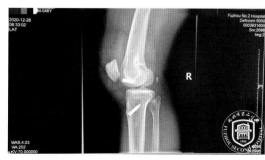 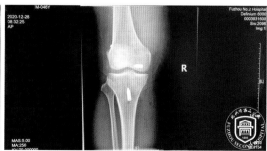

图 6-1-2 右膝关节正侧位片（术后）

2. 鉴别诊断

（1）膝关节骨折：膝关节骨折有明显暴力外伤史，伴膝关节局部肿痛、畸形、活动受限，X线片或CT检查可资鉴别。

（2）合并血管、神经损伤：肢端感觉、活动及血运好，彩超提示未见血栓。

3. 治疗计划

（1）伤后2周左右行关节镜手术，一期重建或修复韧带，前交叉韧带选用自体半腱肌腱和股薄肌腱，后交叉韧带选用人工韧带。内侧副韧带修补。

（2）术后及时抗凝、预防性使用抗生素，术前及术后各1组。

（3）术后第1天开始行主动肌肉等长收缩锻炼，被动膝关节屈伸锻炼。

厦门大学附属福州第二医院

肖展豪　王建坤

原位缝合内支架联合单束重建技术治疗 Sherman-II 型前交叉韧带损伤

一、病例介绍

1. 病史

患者，男，33 岁，因"外伤后膝关节肿胀，活动受限 2 天"入院。

2. 查体

前抽屉试验（＋），轴移试验（＋＋），拉赫曼试验（＋）。

3. 影像学检查

膝关节 MRI 示：前交叉韧带损伤。（图 6-2-1）

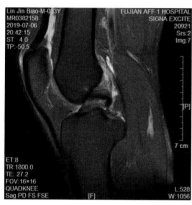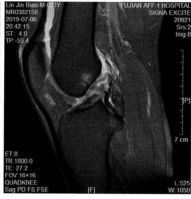

图 6-2-1　膝关节 MRI

二、诊疗思路

患者病史，查体及 MRI 提示前交叉韧带损伤诊断明确。MRI 还可以观察到股骨侧止点出现高信号，而胫骨侧韧带残束保留较好，但由于股骨侧撕裂，造成残束失去应有的张力，因此可判断出该交叉韧带损伤为股骨侧撕脱损伤，该类型是进行原位缝合（Primary Repair）的适应证。

三、治疗经过

（1）关节镜探查证实为损伤分型，Sherman-II 型损伤。关节镜下行原位缝合内支架

联合单束重建。（图 6-2-2）

（2）行常规的单束重建的骨髓道制备后进行原位缝合修复。（图 6-2-3、图 6-2-4）

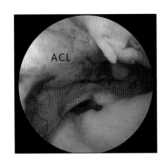

图 6-2-2　前交叉韧带 Sherman-Ⅱ 型损伤
ACL 为前交叉韧带，LFC 为股骨外侧髁

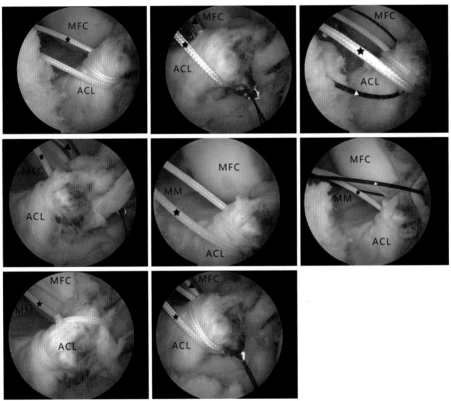

图 6-2-3　股骨及胫骨隧道定位

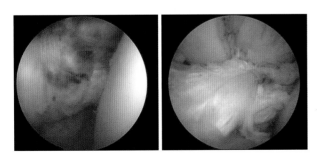

图 6-2-4　修复后的韧带
应用 Suture Lasso 及 Ultrabraid（白色缝合
线）缝合前交叉韧带残束，形成缝合线环
（MFC：股骨内髁）

四、随访

术后 1 周膝关节 MRI 示：可以观察到患者置入的肌腱移植物信号好，并观察到前方的残束已经从术前 MRI 上的断裂后的迂回状态恢复了韧带原有的张力状态。（图 6-2-5）

术后 3 个月膝关节 MRI 示：术后 3 个月，韧带开始血管化，出现混杂的高信号，但韧带形态仍然充满张力，是韧带愈合阶段的正常表现。（图 6-2-6）

术后 12 个月膝关节 MRI 示：术后 1 年，韧带愈合良好，移植物张力良好，同时在移植物前方可观察到残束保留后影像。（图 6-2-7）

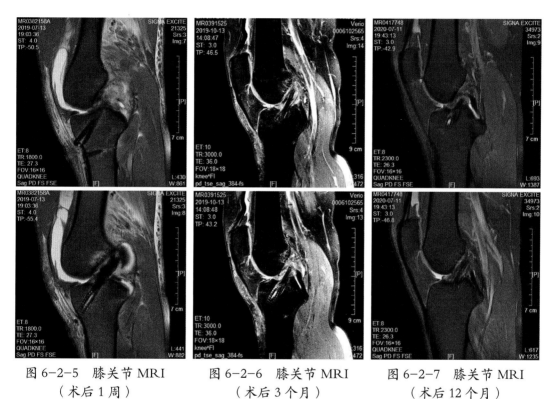

图 6-2-5　膝关节 MRI（术后 1 周）　　　图 6-2-6　膝关节 MRI（术后 3 个月）　　　图 6-2-7　膝关节 MRI（术后 12 个月）

五、病例特点与讨论

前十字韧带损伤占韧带膝关节损伤的 25%～50%，1895 年 Mayo Robson 最早报道了前交叉韧带的原位缝合修复。他描述了通过使用肠线缝合韧带的股骨附着部位而进行修复损伤的前交叉韧带。前交叉韧带原位缝合技术逐步进一步完善，并在 20 世纪 70 年代和 20 世纪 80 年代成为前交叉韧带治疗的金标准。尽管开放的前交叉韧带原位缝合修复的早期临床结果显示了较好的优良率，但在中期随访中开始出现问题，有文献报道了 5 年的再撕裂率超过 50%。

随着关节镜下韧带重建技术的引入，一些随机对照试验显示了韧带重建获得了更好的临床疗效。因此，到了20世纪90年代，开放式前交叉韧带原位缝合修复几乎完全被放弃，关节镜下前交叉韧带重建逐步成为主流治疗方法，但是前交叉韧带重建手术依然存在一些问题，包括腘绳肌力量的降低，膝前疼痛和本体感受丧失，也有重要证据表明前交叉韧带重建不能有效防止远期的骨关节炎的发生。

因此近年来关节镜下原位缝合又开始兴起，主要源于一系列关于前交叉愈合方面的研究，尤其是波士顿儿童医院的 Martha M. Murray 研究团队发现前交叉韧带愈合不佳的原因可能是滑液和关节的反复运动阻止形成稳定的纤维蛋白－血小板支架，没有这种支架，就不能像内侧副韧带一样发生初期愈合。一系列的实验研究发现原位缝合可以达到同等重建手术后的力学强度，同时具有软骨保护的效果。

Van der List JP 报道了前交叉韧带原位缝合修复后主观本体感受结果，膝关节稳定性和翻修率，结果显示本体感觉较重建有明显改善，关节稳定性与重建手术没有明显差异，但翻修率上原位缝合手术要高于韧带重建组。

撕裂位置对前交叉韧带原位缝合修复的结果有重要影响，Sherman 等人在 1991 年发表的论文中首次根据损伤的部位将急性前交叉韧带损伤分为 4 型，Ⅰ型为单纯近端股骨侧损伤，股骨侧几乎没有残束，Ⅱ型与Ⅲ型同样为近端股骨侧的损伤，区别在于股骨侧残束量Ⅲ型大于Ⅱ型，Ⅱ型大于Ⅰ型，Ⅳ型为涉及韧带实体部损伤，但是由于当时前交叉韧带损伤为开放手术，对损伤韧带的观察有一点局限，因此 Sherman 没有对分型进行细节的描述，尤其是对Ⅰ、Ⅱ、Ⅲ型之间残束量进行量化的区分，直到 2016 年，Jelle P 等人提出了改良的 Sherman 分型，对之前的分型进行了量化的区分，同时增加了 V 型胫骨侧损伤，Sherman 分型对前交叉韧带原位缝合具有很重要的指导作用，单纯的近端股骨侧损伤（Ⅰ型损伤）进行原位缝合临床疗效可以接近于韧带重建，而其他的近端股骨侧损伤单纯原位缝合临床效果不佳。因此我们根据 Sherman 分型区分出Ⅰ型损伤进行单纯原位缝合，而Ⅱ、Ⅲ型则联合原位缝合及单束重建。

目前国际上常用的残束原位缝合技术有 4 种：①原位缝合铆钉固定技术；②原位缝合内支架技术；③原位缝合动态稳定增强技术；④原位缝合桥接增强技术。福建医科大学附属第一医院运动医学团队在国际上率先开展了原位缝合内支架联合单束重建技术，简单来说，该技术在传统前交叉韧带单束重建的基础上，为重建的前交叉韧带添加了一道双保险。

保险一是单束解剖重建。

胫骨定位器 (Smith & Nephew) 放置在 ACL 足迹中，角度设定为 50°。首先置入 2.0mm 克氏针，然后钻取胫骨隧道。根据 6 股移植物的直径来判断钻头的大小，操作时尤其要注意保护 ACL 残束。在股骨足印区，放置 1 个 7mm 的股骨偏置导向器 (Smith & Nephew)

抵靠股骨外侧髁的后壁，膝关节极度屈曲，从股骨足迹的中心向外置入 2.0mm 克氏针，首先钻取 4.5 mm 直径隧道，然后创建所需深度和直径的粗隧道，同样要注意保护前交叉韧带残束。

保险二是前交叉韧带原位缝合。

采用一种类似于 Kessler 技术的屈肌腱修复方法，应用 Suture Lasso SD(Artrex) 和 Ultrabraid(Smith & Nephew) 进行操作。Suture Lasso SD 是一种弯曲的镜下缝合钩工具，带有金属线环用于过线。Ultrabraid 是一种高强度缝合线。缝合的关键点是编织尽可能多的 ACL 残束纤维，在 ACL 残束内形成两个或多个缝合线环。

移植物及缝合线固定的技术步骤：第一步，先将爱惜邦缝线连接在带尾孔导针孔眼上，然后通过前内侧通道将带尾孔导针经股骨隧道穿出大腿外侧，抽出带尾孔导针将爱惜邦线尾端留在大腿外侧作为牵引线。第二步，应用抓线器通过胫骨隧道将高强度缝合线尾端及牵引线由关节内拉出胫骨隧道。第三步，将移植物编织后连接在 TightRope 钢板上，在将高强度线 2 个尾线分别穿入 TightRope 钢板最外侧的两个孔眼中。第四步，应用牵引线将移植物及高强度线一起经过经胫骨 – 股骨隧道拉出，并利用 TightRope 钢板上的翻转线将 TightRope 钢板翻转并固定于股骨外侧皮质。第五步，拉紧胫骨侧移植物尾线及高强度缝合线尾线，屈伸膝关节 20° 向下调节移植物跟原位缝合的张力。第六步，膝关节 0~30°，胫骨侧应用挤压螺钉固定移植物，再将移植物尾线与高强度尾线应用外排。

原位缝合联合单束重建详细图解步骤如下：术中见 ShermanII 型前交叉韧带损伤（PCL：后交叉韧带，LFC: 股骨外髁），先定位股骨及胫骨隧道，应用 SutureLasso 及 Ultrabraid（白色缝合线）缝合前交叉韧带残束，形成缝合线环（MFC: 股骨内髁）。（图 6-2-8~ 图 6- 2 -13）

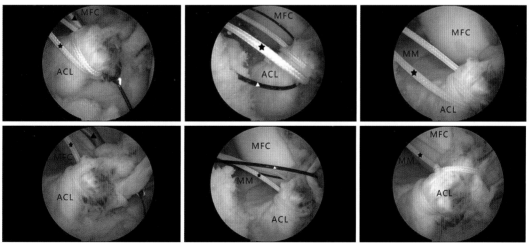

图 6-2-8　多次缝合形成两个或多个线环捆扎前交叉韧带残束

（MFC: 股骨内髁，MM: 内侧半月板）

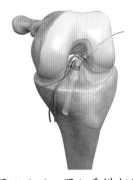
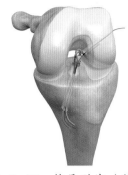
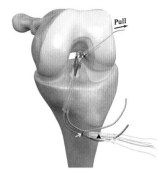

图 6-2-9　置入爱惜邦缝线（蓝色线）作为导引线　　图 6-2-10　将导引线（蓝色线）及 Ultrabraid 缝合尾线经胫骨隧道穿出　　图 6-2-11　将缝合尾线穿过悬吊钢板的孔眼，并保持缝合尾线始终在胫骨隧道外，移植物连接在悬吊钢板的袢环上

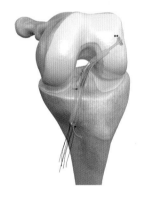

图 6-2-12　牵引线将移植物及高强度线一起经过经胫骨 - 股骨隧道拉出，并利用 TightRope 钢板上的翻转线将 TightRope 钢板翻转并固定于股骨外侧皮质，Ultrabraid 缝合线通过股骨隧道后经过钢板孔眼返折回关节内，因此要将 Ultrabraid 缝合尾线（红色线）末端始终保持在胫骨隧道外，这样 Ultrabraid 缝合在关节内的部分就成为内支架缝线强化

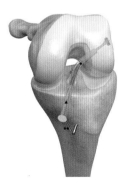

图 6-2-13　膝关节屈曲 30°，胫骨侧应用挤压螺钉固定移植物（黑色三角形），再将移植物尾线与 Ultrabraid 缝合尾线应用外排螺钉固定（白色三角形）

福建医科大学附属第一医院

张楠心　李强

前上肩袖损伤——一种特殊类型的肩袖损伤

一、病例介绍

1. 病史

患者，男性，52岁，以"反复左肩关节疼痛伴活动受限1年余"为主诉入院，无心前区疼痛，以夜间疼痛为主，疼痛难以自行，影响睡眠，无发热，盗汗，无局部红肿，破溃。

2. 查体

Jobe试验（+），落臂试验（Drop arm test）疼痛无法完成，外旋抗阻试验（+），Lift off试验（+），Napoleon试验（+），Hawkins征（+），交臂试验（−），O'Brien征（+）。

3. 实验室检查

血常规、凝血全套、常规生化检查无明显异常。

4. 影像学检查

心脏彩超检查未见明显异常。

冈上肌出口位片提示：II型肩峰。

肩关节正位片提示：肩峰下间隙稍狭窄。

肩关节MRI示：冈上肌撕裂，肩峰下炎性改变。肩胛下肌肌腱损伤信号及喙突增生。（图6-3-1）

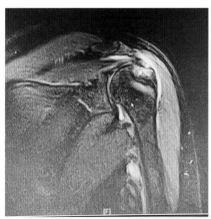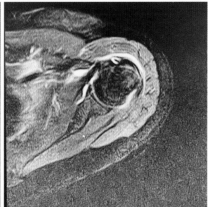

图6-3-1　肩关节MRI

二、诊疗思路

1. 临床诊断与诊断依据

　　患者左肩关节疼痛，以夜间疼痛为主，体检及影像学检查考虑肩袖损伤，但需要排除心脏疾病造成放射左肩疼痛，相关心脏检查阴性，肩袖损伤诊断明确，但查体见患者阳性体征较多，需要针对二头肌长头肌腱等结构损伤进行探查。

2. 治疗方案

　　肩关节镜手术修复冈上肌肌腱，探查肩胛下肌腱情况及其他肩袖组织，二头肌长头肌腱。

三、治疗过程

　　手术关节镜探查：探查关节腔，肩关节腔内软骨未见磨损，关节腔内探查肩胛下肌，肩胛下肌肌腱的近端 1/3 损伤，考虑肩胛下肌腱为 Lafosse I 型损伤（图 6-3-2），同时探查发现冈上肌肌腱前缘损伤，决定先在关节腔内修复 Lafosse I 型损伤，修复前先探查暴露喙突的位置，发现喙突距离肩胛下肌肌腱距离过近，考虑喙突下撞击（图 6-3-3），造成肩胛下肌肌腱损伤，先充分暴露喙突，再应用磨钻进行喙突成型，再应用 Lasso 缝合钩，缝合肩胛下肌肌腱，带入高强度缝合线捆扎缝合后外排固定于肱骨近端止点处（图 6-3-4），修复肩胛下肌损伤后再探查肩峰下间隙，发现肩峰下撞击（图 6-3-5），先进行肩峰下减压，肩峰有限成型，喙肩韧带的清理及松解，再缝合修复冈上肌肌腱撕裂（图 6-3-6），应用内排铆钉 1 枚，使用改良 Mason-allen 缝合技术缝合冈上肌肌腱（图 6-3-7）。

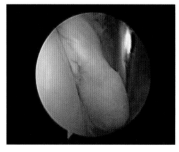 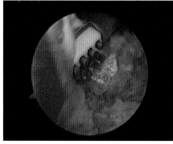 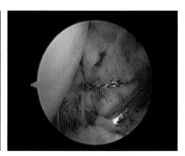

图 6-3-2　肩胛下肌腱为 Lafosse I 型损伤 　图 6-3-3　暴露喙突，提示喙突下撞击 　图 6-3-4　外排铆钉缝合修复肩胛下肌肌腱

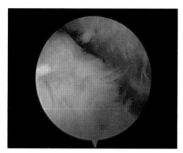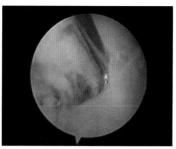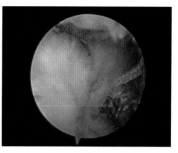

图6-3-5　肩峰下撞击征，右上方为增生的肩峰端，左下方为磨损的肩袖组织　　图6-3-6　冈上肌前部的撕裂　　图6-3-7　铆钉缝合修复冈上肌前部的撕裂

四、随访

患者随访半年，目前肩关节活动良好，疼痛明显缓解。

五、病例特点与讨论

1. 肩胛下肌肌腱损伤

该患者肩胛下肌肌腱损伤为 Lafosse I 型损伤，法国肩关节学家 Lafosse 于 2007 年提出了经典的肩胛下肌损伤分型，至今仍在临床广泛应用。即 I 型为肩胛下肌肌腱上 1/3 的部分损伤；II 型为上 1/3 的完全损伤；III 型为上 2/3 肌腱的完全撕裂；IV 型为肩胛下肌肌腱完全撕裂，肱骨头居中，肩胛下肌肌肉的脂肪浸润 ≤ 3 度；V 型为肩胛下肌肌腱完全撕裂，且肱骨头不居中，脂肪浸润 ≥ 3 度。临床研究显示对 Lafosse II ~ V 型采用手术治疗可获得较为理想的效果。而对于 I 型损伤，即关节侧部分损伤，有学者认为如不经治疗会导致肩袖撕裂面积扩大，肩关节疼痛加重，最终需要手术修复；另一方面，手术修复后能阻止其向全层撕裂进展。但也有学者认为 I 型损伤属于肌腱磨损，术中仅行清理即可，无需修复。因此，I 型肩胛下肌损伤的治疗仍然有较大的争议，尚未达成共识，但是该患者不是单纯的肩胛下肌肌腱损伤，而是前上肩袖损伤。

2. 前上肩袖损伤

前上肩袖损伤指的是冈上肌腱联合肩胛下肌损伤，1997 年 Nove-Josserand 最早提出这个概念 "full-thickness supraspinatus tear that extends anterior to its border involving the rotator interval structures and subscapularis tendon." 冈上肌腱全层撕裂向前延伸到肩袖间隙及肩胛下肌的一种损伤类型，目前认为前上肩袖损伤是一种特殊类型的肩袖损伤，具有不同的临床表现及预后结果。

单独肩胛下肌腱损伤少见，前上肩袖损伤（肩胛下肌＋冈上肌）在肩袖损伤中占比9.3%~44.4%，肩胛下肌与冈上肌互相影响，冈上肌腱愈合不良与肩胛下肌脂肪浸润相关，2015年Nové–Josserand团队进行尸体解剖发现冈上肌腱与肩胛下肌腱在肩袖间隙有着相连的组织结构，就是我们所说的逗号征包含的结构，因此可以将肩胛下肌腱上部与冈上肌前缘作为一个整体结构，生物力学研究指出，冈上肌撕裂合并肩胛下肌撕裂时肩关节的运动力学会发生改变，但单纯修复冈上肌不能恢复其运动力学，所以主张进行肩胛下肌腱修复。基于生物力学研究认为肩胛下肌上部分受力更大，整个肩胛下肌肌力相当于其他肩袖肌力总和，该部位如有损伤应该手术修复，而且由于肩胛下肌腱参与了肩关节悬吊索结构，故有学者认为在前上方肩袖损伤修复冈上肌的同时应该修复肩胛下肌腱，这样能减轻悬吊索的载荷不平衡，从而反过来保护修复的冈上肌。

3. 冈上肌腱前部线缆区的修复

该患者同时存在冈上肌前部的损伤，目前认为冈上肌前部撕裂的临床疗效比其他部位撕裂的疗效差，再撕裂率高，脂肪浸润发生率高，肌腱退变程度高，术后疼痛高于其他类型肩袖撕裂，主要由于我们对冈上肌前部撕裂的重视不够，冈上肌前部张力更大，更难缝合，不同于新月体区的损伤，冈上肌前部属于线缆区损伤，应该将铆钉前置，更加注重前部线缆区前部铆定点的重建，而不是单纯的覆盖缺损面，所以要在冈上肌最前增加铆钉修复线缆前区，这样可以提高冈上肌前部撕裂的临床疗效。

4. 小结

针对这种肩胛下肌腱上部损伤合并冈上肌前部损伤的肩袖损伤，需要特别引起重视，尽管患者损伤不严重，但是修复方式的选择需要特别谨慎，对肩胛下肌腱的损伤要特别仔细探查，如果发现有损伤要尽量修复，对于冈上肌前部的损伤，缝合铆钉的置钉位置需要前置，应用铆钉化边缘汇聚技术修复冈上肌前缘线缆区损伤。

福建医科大学附属第一医院

张楠心 李强

EDS 综合征致青少年双侧髋关节发育不良诊疗分析

一、病例介绍

1. 病史

患者，男，13 岁，因"双髋疼痛活动受限伴跛行 2 个月余"前来就诊。双髋部疼痛，性质为闷痛，无放射痛，伴间歇性跛行，疼痛不会自行缓解，程度难以忍受致夜里无法入睡，就诊于福建医科大学附属第一医院。患儿生长发育史与同龄人相仿。父母非近亲结婚，家族亲系三代无类似疾病史。

2. 查体

跛行步态，正常面容。皮肤柔软似"天鹅绒"感，易捏起 3~4 cm，放开后立即弹回。心肺腹（−）。脊柱生理弯曲存在。左下肢短缩约 2 cm，双侧粗隆叩痛，"4"字试验（+），Allis 征（+）。髋关节活动左侧前屈 90°，后伸 40°，内收 25°，外展 45°，内旋 40°，外旋 40°。双肘、双膝关节过伸 15°。拇指被动背屈与前臂伸侧平行。拇指被动活动可触及前臂屈侧（图 6-4-1）。四肢肌力无明显减退。病理征未引出。

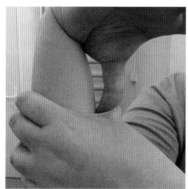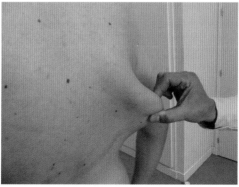

图 6-4-1　皮肤及拇指被动活动情况

3. 实验室检查

血常规、凝血全套、常规生化检查无明显异常。

4. 影像学检查

心脏彩超、全腹彩超及腹腔大血管彩超未及畸形。

双髋正位片、左髋侧位片及外展内旋位片。（图6-4-2）

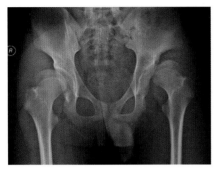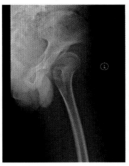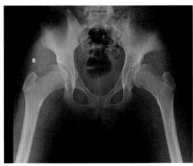

图6-4-2　骨盆平片、蛙式位片、外展内旋位片

二、诊疗思路

1. 临床诊断与诊断依据

　　患儿双髋痛，跛行步态，皮肤松弛，全身多发关节松弛，左侧Allis征阳性，左下肢短缩约2 cm。双髋正位片提示双髋关节发育不良伴左髋半脱位。综合考虑患者存在关节松弛、皮肤弹性下降，诊断上除了考虑髋关节发育不良，还应注意是否有其他疾病的髋关节表现。皮肤弹性过度综合征（EDS）是一种罕见的遗传性疾病，该病发病率低，为1/560000~1/ 5000。丹麦的皮肤科医生Ehlers和法国的Danlos医生分别于1901年和1908年报道了该疾病，主要表现为全身皮肤及结缔组织弹性过度增加。皮肤弹性过度综合征患者会出现运动发育迟缓、运动能力差、步态异常等运动障碍表现，其中皮肤弹性过度、关节活动度异常增高及反复血肿被称为皮肤弹性过度综合征三联征。男性皮肤弹性过度综合征发病率高于女性，常有家族遗传史。本病的发病与胶原蛋白的合成、代谢有关，胶原蛋白对稳定组织细胞结构和发挥功能的意义较大。根据缺失蛋白亚型的不同，Mckusick（1972）分类法认为皮肤弹性过度综合征至少可以分为Ⅱ型，本病呈遗传异质性，其中Ⅰ型、Ⅱ型、Ⅲ型、Ⅳ型、Ⅷ型、Ⅺ型为常染色体显性遗传；Ⅳ型（部分）、Ⅵ型、Ⅶ型、Ⅹ型为常染色体隐性遗传；Ⅴ、Ⅸ型为Ⅹ连锁隐性遗传。根据临床差异可以区分出6种临床亚型及诊断标准包括：①经典型。②关节肌肉活动异常增高型。③血管型。④脊柱后凸型。⑤关节松弛型。⑥皮肤脆弱型。

2. 鉴别诊断

　　（1）麻痹性髋关节脱位：该情况可表现为单侧，由小儿麻痹引起。主要依据病史及臀肌麻痹无力，X线可提示髋关节发育不良或正常。患者肌力尚可，两侧对称，无小儿麻痹病史。因此考虑该情况可能性小。

（2）软骨骨骺发育不良：X 线可表现为双侧髋关节发育不良，但脊柱、四肢其他关节可合并畸形。少有皮肤松弛表现。关节活动无过度活动表现。

（3）脑瘫：可因内收肌紧张，髋关节外展不能，没有肌张力增高，腱反射亢进的特点，也可有智力差的表现。

（4）马凡综合征：又名蜘蛛指（趾）综合征，是由原纤维素 - I（FBN-I）编码基因突变所致，原纤维素 - I 是广泛分散的具有多种功能的细胞外基质成分，由于基因突变改变了这种细胞外基质成分而发生多个器官、系统的异常。主要临床表现：身材高瘦，四肢细长，手指和脚趾细长，呈蜘蛛脚样外观，由于晶状体结缔组织无力，出现晶状体脱垂、异位等，会导致高度近视和白内障；主要出现大动脉中层弹力纤维发育不良，主动脉或腹主动脉扩张，形成主动脉瘤或腹主动脉瘤。

（5）Leoys-Dietz 综合征（LDS）：主要表现以血管病变、骨骼异常、头颅颜面及皮肤的症状为主。一型 Leoys-Dietz 综合征主要临床表现包括：颅缝早闭、小脑扁桃体下疝（Chiari 畸形）、马蹄内翻足畸形、动脉导管未闭、动脉根部的动脉瘤和剥离。二型 Leoys-Dietz 综合征表现与皮肤弹性过度综合征相似，为皮肤易破损、天鹅绒样皮肤、皮肤营养不良性瘢痕、子宫破裂和周围动脉血管瘤或剥离。Leoys-Dietz 综合征的平均病死年龄为 26 岁。发生的 TGFBR1 和 TGFBR2 基因突变为常染色体显性遗传。Leoys-Dietz 综合征第三型与血管和骨关节炎有关，会伴有血管症状及骨关节炎。Leoys-Dietz 综合征第四型与血管、骨骼和皮肤有关，1% Leoys-Dietz 综合征患者属于此型。

3. 基因诊断

征得患儿及父母亲同意后留取患者基因进行基因检测和诊断。

4. 治疗计划

患儿已出现髋关节疼痛等症状，伴有下肢短缩等表现，左侧髋关节处于半脱位症状。X 线提示双侧颈干角较大，约 150°。左髋关节处于半脱位状态，左髋 Tonis 分型 II 型。右侧髋关节 CE 角 -10°。患者大龄，Y 型软骨弹性差，考虑行骨盆内移截骨术。股骨颈干角较大及前倾角增大，予股骨近端内翻去旋转截骨。右髋关节行骨盆截骨增加髋关节包容覆盖，减少关节磨损，延缓关节退行性变发生。

三、治疗过程

（1）第一次左髋关节术后复查 X 线片示：髂骨截骨偏高，术中植骨加螺钉固定）（图 6-1-3）。术后 3 个月复查出现骨质吸收，并向外上方脱位，Shenton 线不连续。（图 6-4-4）

（2）左侧手术后半年，股骨头磨损，取出内固定物。左侧髋关节 Chiari 截骨后出现骨质吸收明显，大龄患者遂右侧改变手术策略，右侧 Ganz 截骨。增加髋关节包容。术前右髋无脱位表现，Shenton 线连续，不予行股骨短缩去旋转截骨。（图 6-4-5）

（3）右髋术后 1 年，随访复查，左侧肢体仍跛行，无力（图 6-4-6）。左髋术后 2 年出现脱位，跛行 6 个月余。左下肢较右侧短缩约 4 cm。X 线提示左髋仍处于半脱位状态，髋臼 Chiari 截骨植骨处吸收，股骨头仍向外上脱位。鉴于右侧 Ganz 手术效果较为良好。遂予左髋术后 2 年再次行骨盆 Ganz 截骨术。增加股骨头覆盖，减缓关节磨损。

（4）左髋第二次 Ganz 截骨术后 2 个月复查（图 6-4-7）、术后 3 年复查（图 6-4-8）。3 年后左髋仍跛行。左下肢较右下肢短缩 1.3 cm。

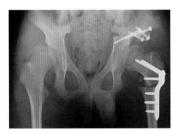
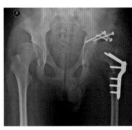
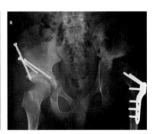

图 6-4-3　髋关节正位片（第一次左髋术后）　　图 6-4-4　髋关节正位片（术后 3 个月）　　图 6-4-5　髋关节正位片（右髋术后）

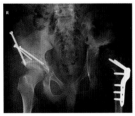
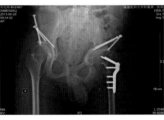
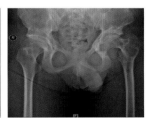

图 6-4-6　髋关节正位片（右髋术后 1 年）　　图 6-4-7　髋关节正位片（左髋第二次术后 2 个月）　　图 6-4-8　髋关节正位片（左髋第二次术后 3 年）

四、随访

左髋术后 5 年随访。Harris 评分右髋关节 85 分，左髋关节 65 分。

五、病例特点与讨论

大龄患儿骨盆截骨方式讨论。该患者皮肤弹性松弛，多发关节活动度增加，无明显家族史。体征上，跛行，四肢关节松弛，过度活动。左下肢短缩约 2 cm，拇指被动背屈与前臂伸侧平行。拇指被动活动可触及前臂屈侧。骨盆平片提示双髋关节发育不良伴左髋半脱位。髋臼指数 40°，股骨前倾角增大，约 35°，颈干角约 150°，诊断上考虑皮肤弹性过度综合征关节型可能性大。目前已出现左髋关节疼痛，有手术指征。年龄较大，拟通过手术减缓关节软骨退变。骨盆截骨有两种方式：重建性手术和姑息性手术。姑息性手术中 Chiari 截骨主要适应于大龄儿童、青少年、成人，髋关节有功能性活动，股骨头位置不宜过高，股骨头覆盖小于 30% 和无法复位的半脱位。该患儿适用 Chiari 截骨骨盆内移截骨术。该骨盆截骨术增加股骨头在髋臼前后及侧方的覆盖，消除髋臼半脱位畸形状态，减少髋关节复合，分散过小的髋臼负重区应力使截骨与股骨头之间的关节囊向纤维软骨转化。以期通过 Chiari 截骨扩大假臼的缺损和容积，增加对股骨头的包容，增加关节稳定性，增大负重面积，防止股骨头向外上方移位。针对患儿股骨前倾角和颈干角增大，髋关节半脱位状态，行姑息性骨盆截骨治疗联合股骨近端内翻去旋转截骨术。

　　左侧 Chiari 截骨术后 2 年随访中出现外上方骨块吸收，股骨头向外上方移位，关节再次出现半脱位。右侧髋关节出现疼痛不适。对于存在关节松弛情况的患者选择 Chiari 截骨是否合适？外上方骨质出现吸收后再次出现半脱位。自从 1988 年，瑞士伯尔尼大学的 Ganz 等报道应用伯尔尼髋臼周围截骨术（PAO）治疗成人发育性髋关节发育不良以来，该术式得到广泛认可与应用。髋臼周围截骨术能够改善 Crowe I 型发育性髋关节发育不良患者髋臼对股骨头的覆盖、降低头臼负重区应力、缓解关软骨磨损，从而能够有效地改善症状、提高生活质量、预防髋关节骨关节炎的发生、推迟或避免髋关节置换。该患儿右侧较左侧表现轻。拟通过髋臼周围截骨术增加髋臼对股骨头的覆盖，内移旋转中心，改善髋关节的生物力学环境，避免或延迟骨关节炎的进展。术后复查 X 线片明显增加了股骨头外侧的覆盖，随访复查仍表现良好的头臼匹配，股骨头得到良好的覆盖和包容。对于左侧出现的再次脱位，患儿表现左髋局部行走疼痛，通过髋臼周围截骨术予改变髋臼朝向，增加股骨头覆盖。左髋髋臼周围截骨术后 2 年随访效果良好，但仍存在下肢短缩，久行后左髋不适表现。

　　多处文献报告，对于大龄、8 岁以上的髋关节发育不良患者，骨盆 Chiari 截骨随访 20 年，其以全膝置换术为终点，30 年的保髋率 85.9%。本例患者特殊性在于关节发育不良仅为皮肤弹性过度综合征的表现。关节周围结缔组织松弛，关节稳定性欠佳，导致 Chiari 截骨失败，通过髋臼周围截骨术改变髋臼朝向，增加股骨头覆盖，随访效果良好。

　　该患者左髋出现 Chiari 截骨术后残余髋臼发育不良（RAD）。经过手术治疗的发育性髋关节发育不良发生残余髋臼发育不良的概率是 17%~33%。髋臼周围截骨术是治疗残余髋臼发育不良最佳手术方式之一。术后髋关节不能达到同心圆复位，应力集中且不稳定，术后负重锻炼后，可出现逐渐脱位和髋臼顶骨质吸收，此原因所致的残余髋臼发育不良发生于术后拆除石膏至功能锻炼的 1 年内。该患儿左侧通过髋臼周围截骨手术后改善了股骨头包容，改善了髋关节功能。

福建医科大学附属第一医院

白国昌　张泽宇　张文明

罕见幼儿进行性骨化性肌炎诊疗分析

一、病例介绍

1. 病史

患儿，女，2岁，因"家属发现患儿步态异常，下肢跛行7个月余"于2014年4月前来就诊。患儿步态异常，下肢跛行，较同年龄儿童易摔倒，下肢无肿胀、发红，无发热、畏寒、咳嗽、盗汗，无食欲下降，就诊厦门大学附属福州第二医院门诊，拍X线片示双髋关节发育不良，双髋外翻畸形，双足拇趾外翻矫形术后改变。门诊诊断为①双侧髋外翻。②手术后状态，其他特指的（双拇趾外翻术后）。于厦门大学附属福州第二医院行"双髋外翻截骨钢板内固定术＋支具外固定术"，术后逐渐出现左髋关节僵硬，活动受限，2天前就诊厦门大学附属福州第二医院门诊，拍X线片示双髋关节发育不良行双侧股骨近端截骨内固定术后改变，左侧股骨上段周围软组织内高密度影，考虑骨化性肌炎可能。门诊拟"左髋关节僵硬"收入住院。患儿自发病以来，精神可，食欲正常，睡眠尚可，大小便正常。

2. 查体

颈后部、左肩部、右髋部皮下可触及条状质硬肿物，不可推动，无明显压痛，双足拇趾背侧均可见一长约1 cm手术瘢痕，左足拇趾较右拇趾短约1 cm。双髋活动受限，左髋屈伸：90°~20°，内收15°，外展0°。右髋屈伸：90°~10°，内收10°，外展15°。脊柱生理弯曲存在，无畸形，棘突无压痛、叩击痛，活动自如。（图6-5-1）

3. 实验室检查

血常规、凝血、生化全套、术前8项均未见明显异常。

4. 影像学检查

2014年8月1日，双足正位X线片示：双足拇趾粗短，双侧第1跖趾关节外翻屈曲。（图6-6-2）

2020年7月7日，双足正位X线片示：左足第一、二跖骨骨性连接；双足拇趾粗短。（图6-6-3）

2020年7月7日，双髋正位、蛙式位片示：双髋关节发育不良伴右髋关节半脱位；双髋关节外侧软组织钙化。（图6-6-4）

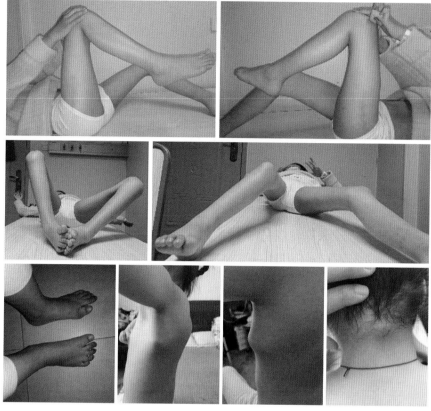

图 6-5-1　查体基本情况

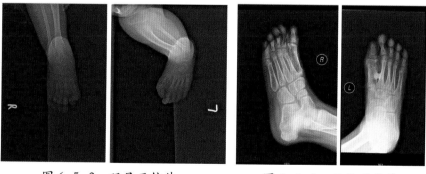

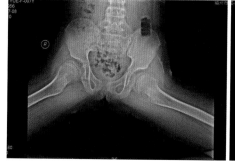

图 6-5-2　双足正位片

图 6-5-3　双足正位片

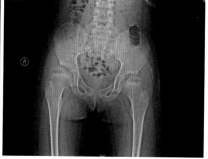

图 6-5-4　双髋
正位、蛙式位片

二、诊疗思路

1. 临床诊断与诊断依据

患者出生时即发现双拇趾畸形，即对称拇趾外翻畸形伴短缩。手术应激刺激会加重病情，轻微创伤也可诱使患者发病。患者家属诉在发病早期仅仅表现为全身散在皮疹，最早出现在腰部，向上扩散到胸背部，持续半个月后逐渐消退。影像学见 X 线片显示软组织当中有分散钙化影。急性期的症状和体征消失后，肿物变小，钙化影也缩小，但密度增高。X 线片上可见柱状或不规则形态的团块状不同密度的骨化阴影，可与骨骼相连，也可完全游离。骨骼呈现失用性萎缩。故可诊断为：进行性骨化性肌炎。

2. 鉴别诊断

由于进行性骨化性肌炎极为罕见，只有少数医师曾实际接触过此症病例，其症状又复杂难解，因此被误诊的概率可能高达八成，也很难在早期诊断。此症经常被误诊为恶性肿瘤、青少年侵袭性纤维瘤。

侵袭性纤维瘤是一类临床罕见的中间性软组织肿瘤，不发生远处转移，具有较高的局部侵袭性。而儿童侵袭性纤维瘤很少出现疼痛，多因肿瘤巨大、体表可触及包块或产生占位效应就诊。

3. 基因诊断

进行性骨化性肌炎是一种极罕见的常染色体显性遗传病，疾病的发展为进行性，不可逆转，可侵犯皮肤、筋膜、骨骼肌、肌腱、韧带、关节囊等，导致关节活动受限及关节畸形。进行性骨化性纤维结构不良男女性别比接近于 1∶1，出生时发病率约为 1/200万。其致病候选基因已成功定位于 2q23-24 的 ACVR1 基因，进行性骨化性纤维结构不良是由一种名为 ACVR1 的基因发生突变引起的。致病基因 ACVR1 定位于 2q23-24，其中高达 86% 的患者 ACVR1 发生了 C.617 G > A 突变，该位点位于高度保守的甘氨酸 - 丝氨酸（glycine-serine，GS）活化区。

该病例受检者 ACVR1 基因发现 1 个杂合变异，NM_001105.4：C.617G>A（p.Arg206His），即编码区第 617 位碱基由 G 突变为 A，突变导致编码蛋白的第 206 位氨基酸由精氨酸突变成组氨酸。ACVR1 基因的常染色体显性变异与进行性骨化性肌炎也称进行性骨化性纤维结构不良的发生相关（OMIM：135100；PubMed：16642017，18203193，18830232）。

4. 治疗计划

进行性骨化性肌炎目前尚无有效的治疗方法，应避免受伤受寒，或可防止恶化。可试用肾上腺皮质激素，但疗效未定。病变比较局限者可考虑切除，但有时手术的创伤可加剧病变，导致更多的骨化形成。

病变活动期的治疗原则是受累部位完全制动休息，不必进行任何物理治疗。急性期过后再逐渐恢复活动。若残留妨碍活动的小病变，超过急性期 1 年，X 线片上肯定为成熟骨组织者，方可手术切除。

三、治疗过程

目前随患者进行水中运动治疗来训练患者的关节活动及心肺功能，并在相对安全的环境下进行阻力运动。

四、随访

双髋活动度较前有所改善，左髋屈伸 95° ～ –20° 、内收 15° 、外展 8° ；右髋屈伸 90° ～ –5° 、内收 10° 、外展 15° 。

2020 年 7 月 12 日，术后 5 天双髋正位，左或右髋侧位片示：左股骨内侧靠近截骨端、右股骨头下条索状钙化影。（图 6-5-5）

2020 年 9 月 8 日，术后 2 个月双髋正位、左右髋侧位片示：左股骨内侧靠近截骨端、右股骨头下条索状钙化影较前增大。（图 6-5-6）

2020 年 11 月 24 日，术后 5 个月双髋正位、左右髋侧位片：左股骨内侧靠近截骨端钙化影连接至坐骨（不完全）、右股骨头下条索状钙化影连接至股骨截骨端。（图 6-5-7）

2021 年 3 月 2 日，术后 8 个月双髋正位、左右髋侧位片：左股骨内侧靠近截骨端钙化影完全连接至坐骨、右股骨头下条索状钙化影连接至股骨截骨端。（图 6-5-8）

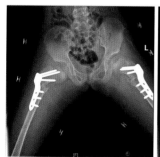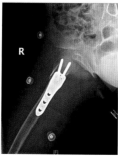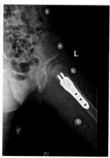

图 6-5-5　双髋正位，左右髋侧位片（术后 5 天）

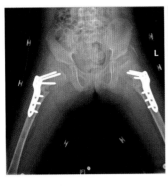
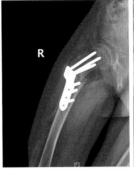
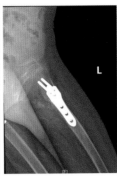

图6-5-6　双髋正位，左右髋侧位片（术后2个月）

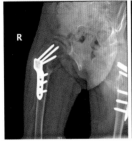
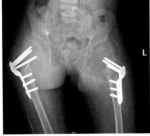
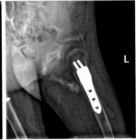

图6-5-7　双髋正位，左右髋侧位片（术后5个月）

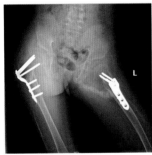
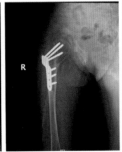
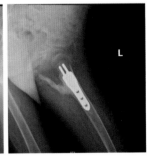

图6-5-8　双髋正位，左右髋侧位片（术后8个月）

2021年3月4日厦门大学附属福州第二医院颈椎正侧位片示：颈后部大片软组织钙化影。（图6-5-9）

2021年3月4日肺部CT：左侧胸壁大片软组织钙化影。（图6-5-10）

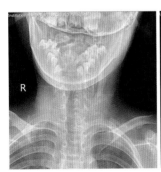
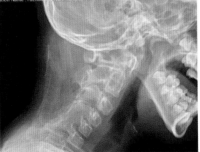
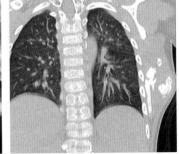

图6-5-9　颈椎正侧位片　　　　　图6-5-10　肺部CT

五、病例特点与讨论

1. 疾病简介

进行性骨化性肌炎又叫进行性骨化性纤维结构不良，是一种罕见的遗传性、进行性结缔组织疾患，以先天性拇指畸形和进行性横纹肌骨化为特征。国外统计其发病率约为1/200万，无性别、种族等差异，而据国内报道男性略多于女性。进行性骨化性肌炎是一种罕见的常染色体显性遗传疾病，会使肌肉与结缔组织逐渐钙化。此症患者的肌肉、筋膜、肌腱、韧带或其他结缔组织会慢慢地骨化、变硬，这些异位增生的骨质将使患者的活动能力受到限制。患者骨质异位增生的过程通常始于童年早期，从肩颈部开始，慢慢影响至全身及四肢，因关节受影响，患者将逐渐丧失活动能力。

2. 疾病发生率

进行性骨化性肌炎是极为罕见的疾病，全球盛行率约为两百万分之一，没有地域、人种或性别上的差异，目前曾被报道过的个案仅数百例。

3. 症状

其临床表现有两个特点：先天性拇指畸形、进行性软组织异位骨化。其中前者为该病最早的特征表现，几乎所有的患者都会发生。

异位骨化多发生于肌腱、韧带、筋膜和骨骼肌等处，其蔓延特点为从头向尾、从背侧向腹侧、从中线向四肢发展，骨化可由外伤、感染和手术等诱发加速。

早期表现为局部包块红肿热痛，继而包块逐渐骨化，局部组织挛缩，关节僵硬，最终肢体运动功能丧失。

一般30岁左右髋关节融合致行走功能丧失，下颌功能障碍致进食不能而全身衰竭。患者大多死于衰竭或感染。

厦门大学附属福州第二医院

陈嵩　陈顺有

小儿股骨粗隆间骨折并髋关节脱位诊疗分析

一、病例介绍

1. 病史

患者，女，10 岁，因"车祸致右髋肿痛、畸形伴活动受限 5 小时余"于 2021 年 1 月 1 日就诊于福建省龙岩市第二医院。

2. 查体

神清，右髋部软组织稍肿胀，右下肢呈外旋短缩畸形，无皮肤破溃，短缩约 2 cm，触及骨擦感，压痛明显，右髋活动明显受限，右下肢肌力检查欠配合，肌张力正常，右下肢感觉正常，右下肢纵向叩击痛（＋），右侧足背动脉搏动正常。

3. 辅助检查

骨盆平片示：右股骨粗隆间骨折伴右髋关节脱位。（图 6-6-1）

骨盆 CT 三维重建示：右股骨粗隆间骨折伴右髋关节脱位，右股骨头窝积血。（图 6-6-2）

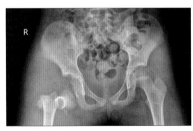
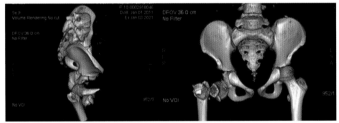

图 6-6-1　骨盆平片　　　　　图 6-6-2　骨盆 CT 三维重建

二、诊疗思路

根据病史、体征及辅助检查，可诊断为右股骨粗隆间骨折伴右髋关节脱位，目前排除神经血管损伤，诊断明确。入院后予右胫骨结节牵引，完善术前各项检查。

三、治疗过程

排除手术禁忌后于 2021 年 1 月 4 日在全麻下行"右股骨粗隆间骨折伴右髋关节脱位切开复位内固定术"，术中见右股骨大粗隆分离翻转，股骨头向后脱位，髋后侧盂唇部分撕裂，股骨颈基底部向前移位，予复位脱位，并复位各骨折碎块，克氏针维持复位，透视见复位情况可，2枚空心螺钉及微型锁定板固定。活动髋关节，见固定后牢固，位置稳定。C臂X线机透视见复位、固定良好。术后复查X线片示：右股骨粗隆间骨折伴右髋关节脱位行内固定术后改变。（图6-6-3）

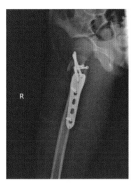
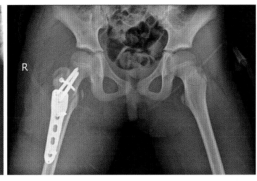

图6-9-3　右股骨正侧位片（术后）

四、随访

术后7周复查右股骨正侧位片：骨折对位对线好。（图6-6-4）

术后3个半月复查右股骨正侧位片：骨折对位对线好。右髋关节功能恢复好。（图6-6-5）

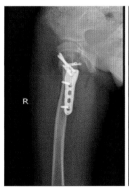
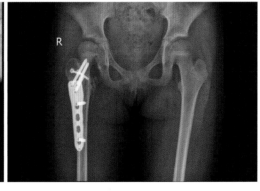

图6-9-4　右股骨正侧位片（术后7周）

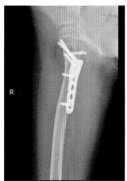
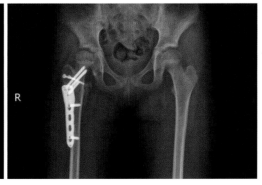

图6-9-5　右股骨正侧位片（术后3个半月）

五、病例特点与讨论

该患者外伤后右髋部疼痛、肿胀、畸形，结合 X 线片及 CT 检查结果，考虑右股骨粗隆间骨折伴右髋关节脱位，有明确手术指征，拟手术治疗。骨折端粉碎，术中复位脱位并将骨折尽量解剖复位固定。术后恢复好。

小儿髋关节骨折脱位这种损伤通常由严重创伤所致，如被机动车撞伤或由高处摔下。经 X 线片、CT 检查可确诊。

此病例治疗上应尽早复位髋关节脱位，同时将粗隆骨折解剖复位、牢固固定，但患者系小儿，伤后股骨头、颈供应血管及髋关节周围软组织已严重损伤，股骨颈直径小，对手术治疗要求高，手术较复杂、难度较高，术中要求尽量避免再次损伤相关血供及组织，此处骨折对复位要求高、固定需牢固，且内固定材料的选择要适合，否则易损伤股骨近端骨骺、骨折固定不牢固、股骨头坏死、骨折不愈合等。患儿予行切开复位内固定术，术中顺利复位髋关节脱位、复位固定粗隆骨折。

小儿髋关节骨折并脱位在临床中较成人少，髋脱位较股骨近端骨折常见，所幸的是小儿髋脱位的并发症远比成人少得多，但髋脱位合并股骨近端骨折是一种严重的损伤，所带来的并发症较多，如股骨头缺血坏死、骨骺早闭、股骨颈短小使外展肌力变小，短下肢和因大粗隆过度生长致外展受限，髋内翻也常见。因此在治疗上应积极，一刻不误地进行手术，尽早手术对精确解剖复位、稳定骨折都非常必要。此患者术后经随访、复查，治疗效果好。

福建省龙岩市第二医院

黄班华　张振兴　姜景尧　郑灵辉

小儿肱骨远端骨骺分离诊疗分析

一、病例介绍

1. 病史

患儿，男，1 岁，因"外伤致右肘部疼痛，活动受限 3 小时"于 2021 年 3 月 30 日就诊龙岩市第二医院。

2. 查体

神清，右肘部肿胀，未见皮损，右肘内侧压痛，叩击痛（＋），可触及骨擦感、骨擦音，右肘关节活动受限，右上肢感觉、血运好，右手各指活动自如。

3. 影像学检查

右肘关节正侧位片示：右肱骨内髁骨折。（图 6-7-1）

右肘关节 CT 三维重建示：右肱骨内髁骨折，断端向内上移位。（图 6-7-2）

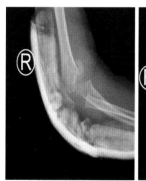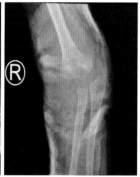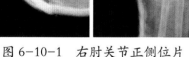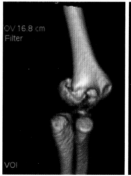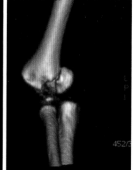

图 6-10-1　右肘关节正侧位片　　　　图 6-10-2　右肘关节 CT 三维重建

二、诊疗思路

根据病史、体征及影像学检查，诊断为右肱骨内髁骨折，目前排除神经血管损伤，诊断明确。入院后予石膏固定，完善术前各项检查。

三、治疗过程

2021 年 4 月 2 日在静脉全麻及神经阻滞下行手术治疗，术中见内髁连同鹰嘴向前旋转，试行复位，透视见复位不良，再次显露三头肌内侧间隙并切断部分肱三头肌，分离进入达肱骨远端髁间骨折后处，切开骨膜并部分剥离。见肱骨髁上骺离骨折，远折端向前及尺侧移位明显，外侧髁骨骺中心未形成，滑车未见骨折，局部淤血块形成，肱骨髁间未见骨折。将骨折端解剖复位，自内外上髁向肱骨近端交叉钻入3枚克氏针固定，透视见骨折复位良好。活动前臂旋转良好，肘关节关系正常。术中诊断：右肱骨髁上骺离骨折。术后复查X线片示：右肱骨远端骺分离术后复位良好。（图6-7-3）

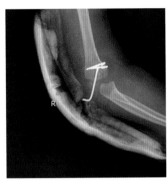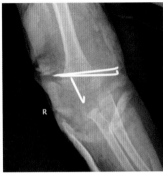

图6-7-3 右肘关节正侧位片（术后）

四、随访

术后1个月复诊，肘关节功能恢复良好，复查X线片示：右肱骨髁上骺离骨折行内固定术后断端对位对线良好。（图6-7-4）

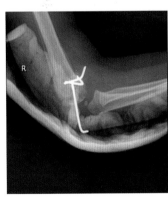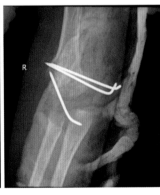

图6-7-4 右肘关节正侧位片（术后1个月）

五、病例特点与讨论

该患儿外伤后右肘部疼痛、肿胀，右肘内侧压痛明显，结合X线片及CT检查结果，均考虑右肱骨内髁骨折，有明确手术指征，拟手术治疗。术中探查发现并非内髁骨折，系肱骨远端骺分离，并予复位固定。术后恢复好。

肱骨远端骺分离，常漏诊，超1周并非少见，常导致关节功能受损。可见于小于

6~7 岁前的损伤，常见于 3 岁以下儿童。尺桡骨近端的内 / 尺侧的移位有助于诊断。同时拍正常侧作为对照。因此年龄段肱骨远端多为软骨，临床易漏诊，且易与肘部其他损伤如肘关节脱位、肱骨髁上骨折等混淆，通常难于经 X 线片、CT 检查进行确诊，有时仍需要 MRI 或关节造影进行确诊。如术中未仔细探查、判断损伤情况，仍然按术前影像学结果处理，极易出现误诊，导致骨折无法解剖复位或复位错误，出现畸形愈合、骨骺坏死、肘关节严重内翻、肘关节功能障碍明显。

肱骨远端骨骺分离治疗上可行闭合复位、石膏固定，但肘内翻发生率较高，手术克氏针内固定可以避免再移位形成肘内翻，术后效果均较好。

龙岩市第二医院

黄班华　张环照　罗锋华　马云杰

儿童严重股骨转子下骨折诊疗分析

一、病例介绍

1. 病史

患者，男，4岁4个月，因"外伤致全身多处肿痛，活动受限5小时"前来就诊。

2. 查体

腰骶部皮肤撕脱，面积约5cm×6cm，左髂部肿胀，压痛明显，左髋部肿胀、畸形、压痛明显，可触及骨擦音及骨擦感，右髋部肿胀、畸形、压痛明显，可触及骨擦音及骨擦感，左小腿肿胀、畸形、压痛明显，可触及骨擦音及骨擦感。

3. 实验室检查

血常规、尿常规、血生化全套、凝血功能、输血前普查未见异常。

4. 影像学检查

骨盆平片示：左股骨颈、转子间、转子下粉碎性骨折，右股骨近端骨折，左胫骨中段粉碎性骨折，左髂骨骨折。（图6-8-1）

骨盆CT三维重建示：左股骨颈、转子间、转子下粉碎性骨折，右股骨近端骨折，左髂骨骨折。（图6-8-2）

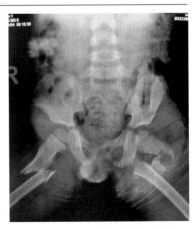

图 6-8-1　骨盆平片

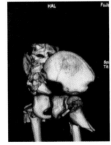
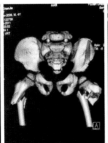
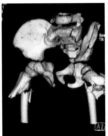
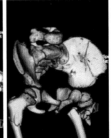
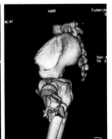

图 6-8-2　骨盆CT三维重建

二、诊疗思路

1. 临床诊断与诊断依据

患者外伤致全身多处肿痛，活动受限5小时。结合查体及影像学结果，可明确诊断为：①左股骨转子下骨折（Ⅴ型）；②右股骨近端骨折；③左胫骨粉碎性骨折；④左髂骨骨折；⑤腰骶部皮肤撕脱伤。

2. 本病特点

儿童股骨转子下骨折在临床上较为少见，多由车祸或高处坠落等高能量损伤造成，文献报道较少，Daum 报道儿童股骨转子下骨折在所有股骨骨折中约占4%。因为骨折的不稳定性、年龄及部位的特殊性，其治疗方法和治疗效果及预后的不确定性，使该骨折的治疗成为小儿骨科的一大难题。

目前治疗方法很多，有牵引加髋人字石膏固定、外固定支架、骨折切开复位钢板内固定、交锁髓内钉、克氏针等，各有各的优缺点。

我们认为，对该部分的骨折，既要考虑骨折固定的稳定性，维持正常的颈干角，避免髋内、外翻，骨不连，内固定物断裂，更要考虑骨折固定后避免损伤或加重损伤骨骺，以及严重影响股骨头血运的固定。对于儿童便于护理也是我们重点考虑的部分。

（1）儿童股骨转子下骨折的定义：儿童股骨转子下骨折，有时称股骨转子间骨折或股骨转子部骨折，该骨折的定义目前在国内外没有统一的认识，Ireland 和 Fisher 将儿童股骨近端1/4以内的骨折定义为儿童股骨转子下骨折，Jeng 将儿童股骨小转子下3cm以内的骨折定义为股骨转子下骨折。我们认为后者较为合理，内固定选择范围小，针对性强；前者范围较大对内固定选择针对性不强，如前者部分骨折可以直接像股骨干骨折一样用普通钢板内固定。

（2）股骨转子下骨折的分型：采用 Seinsheimer 分型法，根据骨折块数量、位置及骨折线的形状分为五型。Ⅰ型：骨折无移位或移位小于2mm。Ⅱ型：骨折移位为两个骨折块，又分为3亚型，ⅡA 小转子下横行骨折；ⅡB 螺旋骨折，小转子在近侧骨折块；ⅡC 螺旋骨折，小转子在远侧骨折块。Ⅲ型：有3个骨折块，即除转子下骨折外，ⅢA 型尚有小转子骨折，ⅢB 型转子下骨折中间有一蝶形骨折块。Ⅳ型：粉碎性骨折，有4个骨折块或更多。Ⅴ型：转子下骨折伴有转子间骨折。（Ⅲ～Ⅴ型，属儿童严重股骨转子下骨折）

（3）儿童股骨近端的解剖特点。儿童股骨近端有三处骺板：①纵形生长骺板：承担股骨颈纵形生长作用，属于压迫性骨骺。②股骨颈峡部骺板：在股骨颈增宽时发挥作用。③股骨大转子骺板：在大转子的生长发育中发挥作用，属于牵拉性骨骺。

（4）儿童股骨转子下骨折固定物的选择。由于儿童股骨转子下骨折其部位及周围环境具有与成人不同的特点及特殊性，故儿童股骨转子下骨折的治疗策略方面必须注重三个方面：①骨折固定物的选择应避免影响到股骨的生长发育。②骨折固定物的选择应避免影响或加重股骨头血运的损伤。③儿童的自限力差，固定物的选择必须使骨折固定牢固和稳定，有利于护理和处理周围组织的损伤如腰骶部皮肤撕脱伤等。

（5）严重儿童股骨转子下骨折的治疗策略：①避免对骺板的损伤。由于儿童处于生长发育期，骺板在股骨生长发育过程中具有重要的作用，这种解剖上的特殊性决定儿童股骨转子下骨折治疗的特殊性，在骨折治疗策略方面，尤其是股骨转子下骨折Ⅲ～Ⅴ型，在固定方法设计选择方面时要求尽量避免对骺板的损伤，避免在处理骨折过程中影响儿童的生长发育，如骨骺早闭、髋内翻畸形、髋外翻畸形、下肢发育不等长等并发症。②关注股骨头血运。在处理儿童股骨转子下骨折，还应当关注股骨头血运方面的问题，在成人这个部位骨折内固定材料的研究和应用目前已经相当成熟。儿童同样骨折如采用成人的方法可能导致以下并发症。如采用动力髋螺钉，由于儿童股骨颈细小，粗大的内固定物容易加重对股骨头血运的损伤，处理不当容易造成股骨头缺血性坏死。③牢固的固定。过细的内固定物如克氏针又难以起到牢固的固定作用，不能抗旋转，且多数情况下容易成角及重叠移位，即使配合髋人字石膏仍很容易移位，还会造成局部皮肤的压疮，增加护理难度，如腰骶部皮肤有损伤更不能采用这种方法。还有采用弹性髓内钉治疗转子下骨折，由于骨折近端短且多伴粉碎性骨折块，应用弹性髓内钉固定复位后难以稳定骨折端，术后成角及复位丢失率较高。Flynn 等报道采用弹性髓内钉治疗儿童股骨转子下骨折 9 例中有 5 例术后成角畸形大于 5°，2 例骨折再次移位，因此他认为弹性髓内钉治疗此类骨折效果不如股骨干骨折，一般我们认为该固定方法应用在股骨近端三分之一以远的股骨干骨折为宜。

在成人股骨转子下骨折治疗中应用广泛且有确切疗效的髓内钉、交锁髓内钉及股骨近端髓内钉等，由于内固定物和内固定方法或多或少会损伤到股骨大转子骺板部分，影响股骨的生长发育，而且从梨状窝进钉有导致儿童股骨头缺血性坏死的并发症，故不予采用。单纯使用外固定支架治疗儿童股骨转子下骨折，由于近端两枚螺丝钉均要进入股骨颈，要固定牢固，采用的螺丝钉必然较粗，且进钉较深，会影响到股骨头的血运，将来进行负重时股骨颈的受力也较大，容易造成股骨头缺血性坏死。

有单纯使用儿童角钢板或股骨近端锁定钢板进行固定的，术后出现钢板断裂的并不少见，尤其对较复杂的粉碎性骨折难以达到坚强固定作用。Luis E. Cortes 等报道采用成人肱骨近端锁定钢板治疗儿童股骨转子下骨折于 5 个月后出现钢板断裂。

三、治疗过程

（1）针对上述各种固定方法的不足之处，我们采用腓骨远端钢板结合空心螺丝钉进行骨折部位的内固定，骨折近端空心螺丝钉内固定虽然尽量减少内固定物对股骨头血运的影响，但由于股骨转子下骨折，尤其是Ⅲ～Ⅴ型的骨折，属儿童严重股骨转子下骨折，骨折近端提供固定的范围较小，通过股骨颈的空心钉很难达到足够的把持力量，难以维持骨折的复位。

（2）我们联合使用外固定支架，外固定支架近端2枚钉是固定在髋臼上缘，而不进入股骨颈，避免较大外固定支架螺钉进入股骨颈影响股骨颈和头的血运以及股骨颈受力进一步影响股骨颈和头的血运。增加外固定支架后，内外固定的应用增加骨折固定的稳定性，且能保证股骨的颈干角在正常位置，有利于骨折的愈合和血运的重建，同时也便于护理和处理复合伤如周围皮肤撕脱伤等。（图6-8-3~6-8-5）

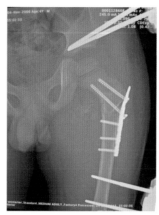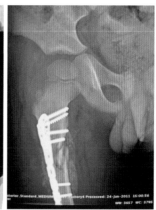

图6-8-3 双侧股骨正位片（术后）

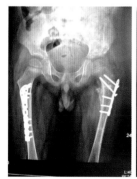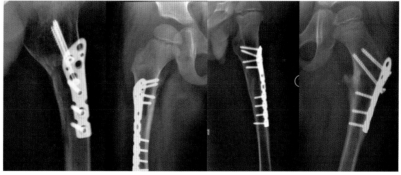

图6-8-4 双侧股骨正位片（术后5个月，取出外固定支架后）　　图6-8-5 双侧股骨正侧位片（术后10个月）

（3）手术要点。①切开复位内固定：采用气管内全麻，在C形臂X线机透视下进行手术，手术切口采用近端股外侧切口，起自股骨大转子，长约8 cm，逐层切开皮肤、皮下组织、阔筋膜，纵形切开股外侧肌，进入骨折部位，患肢牵引下予以复位，尽可能使骨折块在不剥离骨膜的情况下复位，采用腓骨远端钢板及空心拉力螺丝钉予以固定，其中空心拉力螺丝钉固定于骨折近端，进入股骨颈的深度必须在C形臂X线机透视下进行，避免损伤股骨头处的骨骺，如果骨折粉碎严重，可视情况先固定骨折远端或近端，安装完外固定支架进行复位固定后再固定剩余的螺丝钉。②外固定支架固定：外固定支架固定采用 T 型支架，近端两个钉固定于髋臼上缘，远端钉固定于股骨干，离钢板 4~5 cm，外固定支架调整必须能维持正常的颈干角，避免髋内、外翻，经透视后锁紧外固定支架的各个关节。③其他损伤的修复及术后处理：其他骨折的处理基本按常规处理，腰骶部皮肤撕脱伤在上述联合内外固定手术后，给换药带来极大方便，创面坏死组织界限清楚后，经清创后行臀部转移皮瓣植皮修复创面。外固定支架钉眼护理每天用 75% 乙醇滴一到二次，经这样处理未见钉眼感染，定期复查摄片，外固定支架取出时间 15~23 周，然后开始进行髋关节主动、被动功能锻炼，并扶拐行走，10~11 月取出内固定钢板及空心拉力螺丝钉。

■ 四、病例特点与讨论

儿童股骨转子下骨折，有时称股骨转子间骨折或股骨转子部骨折，该骨折的定义目前在国内外没有统一的认识，Ireland 和 Fisher 将儿童股骨近端 1/4 以内的骨折定义为儿童股骨转子下骨折，Jeng 将儿童股骨小转子下 3 cm 以内的骨折定义为股骨转子下骨折。我们认为后者较为合理，内固定选择范围小，针对性强；前者范围较大对内固定选择针对性不强，如前者部分骨折可以直接像股骨干骨折一样用普通钢板内固定。

股骨转子下骨折的分型我们采用 Seinsheimer 分型法，根据骨折块的数量，位置及骨折线的形状分为 5 型。Ⅰ型：骨折无移位或移位小于 2 mm。Ⅱ型：骨折移位为两个骨折块。其又分为 3 亚型，ⅡA 小转子下横行骨折；ⅡB 螺旋骨折，小转子在近侧骨折块；ⅡC 螺旋骨折，小转子在远侧骨折块。Ⅲ型：有 3 个骨折块，即除转子下骨折外，ⅢA 型尚有小转子骨折，ⅢB 型在转子下骨折中间有一蝶形骨折块。Ⅳ型：粉碎性骨折，有 4 个骨折块或更多。Ⅴ型：转子下骨折伴有转子间骨折。Ⅲ ~ Ⅴ型，属于儿童严重股骨转子下骨折。

本病例的特点是儿童严重多发性骨折，诊断为①左股骨转子下骨折（Ⅴ型）。②右股骨近端骨折。③左胫骨粉碎性骨折。④左髂骨骨折。⑤腰骶部皮肤撕脱伤。其中左股骨转子下骨折（Ⅴ型），属于儿童严重股骨转子下骨折，从 X 线片和 CT 平扫三维重建片看，左股骨转子周围的骨折累及股骨颈、转子间和转子下，且骨折粉碎程度严重，较之股骨转子下骨折 Seinsheimer 分型的Ⅴ型更为严重，骨折的严重程度已经影响了股骨颈的血供和股骨近端的三个骺板：纵形生长骺板，承担股骨颈纵形生长作用，属于压迫性骨骺；股骨颈峡部板骺，在股骨颈增宽时发挥作用；股骨大转子骺板，在大转子的生长发育中发挥作用，属于牵拉性骨骺。严重的左股骨转子下骨折（Ⅴ型）的损伤极大影响骨折的预后，如股骨头缺血性坏死、骨不连、影响股骨颈、股骨大转子的发育等。骨折的严重性、不稳定性、年龄及部位的特殊性，给我们选择内固定的方式和方法带来很大的难度，既要考虑骨折固定的稳定性，维持正常的颈干角，避免髋内、外翻，骨不连、内固定物断裂，更要考虑骨折固定后避免损伤或加重损伤骨骺，以及严重影响股骨头血运的固定。对于儿童便于护理也是我们重点考虑的部分。

因此，我们认为内固定物的选择必须注重三个方面：①骨折固定物的选择应避免影响到股骨的生长发育。②骨折固定物的选择应避免影响或加重股骨头血运的损伤。③儿童的自限力差，固定物的选择必须使骨折固定牢固和稳定，有利于护理和处理周围组织的损伤如腰骶部皮肤撕脱伤等。

由于儿童处于生长发育期，骺板在股骨生长发育过程中具有重要的作用，这种解剖上的特殊性决定儿童股骨转子下骨折治疗的特殊性，在骨折治疗策略方面，尤其是股骨转子下骨折Ⅲ～Ⅴ型，在固定方法设计选择方面时要求尽量避免对骺板的损伤，避免在处理骨折过程中影响儿童的生长发育，如骨骺早闭、髋内翻畸形、髋外翻畸形、下肢发育不等长等并发症，当然骨折自身造成上述后遗症另当别论。在处理儿童股骨转子下骨折，还应当关注股骨头血运方面的问题，在成人这个部位骨折内固定材料的研究和应用目前已经相当成熟。儿童同样骨折如采用成人的方法可能导致以上并发症。如采用动力髋螺钉，由于儿童股骨颈细小，粗大的内固定物容易加重对股骨头血运的损伤，处理不当容易造成股骨头缺血性坏死；但过细的内固定物如克氏针又难以起到牢固的固定作用，不能抗旋转，且多数情况下容易成角及重叠移位，即使配合髋人字石膏仍很容易移位，还会造成局部皮肤的损伤造成压疮，增加护理难度，如腰骶部皮肤有损伤更不能采用这种方法。也有采用弹性髓内钉治疗转子下骨折，由于骨折近端短且多伴粉碎性骨折块，应用弹性髓内钉固定常复位难以稳定骨折端，术后成角及复位丢失率较高，Flynn 等报道采用弹性髓内钉治疗儿童股骨转子下骨折 9 例中有 5 例术后成角畸形大于 5°，2 例骨折再次移位，因此他认为弹性髓内钉治疗此类骨折效果不如股骨干骨折，一般我们认为该固定方法应用在股骨近端三分之一远的股骨干骨折为宜。在成人股骨粗隆下骨折治疗中应用广泛且有确切疗效的髓内钉、交锁髓内钉及股骨近端髓内钉等，由于内固定物和内固定方法或多或少会损伤到股骨大转子骺板部分，影响股骨的生长发育，故不予采用；而且从梨状窝进钉有导致儿童股骨头缺血性坏死的并发症。单纯使用外固定支架治疗儿童股骨转子下骨折，由于近端两枚螺丝钉均要进入股骨颈，要固定牢固，采用的螺丝钉必然较粗，且进钉较深，会影响到股骨头的血运，将来进行负重时股骨颈的受力也较大，容易造成股骨头缺血性坏死。

针对上述各种固定方法的不足之处，我们采用腓骨远端钢板结合空心螺丝钉进行骨折部位的内固定，其中腓骨远端钢板是倒个方向放置使用，利用其多孔性，有利于骨折近端空心螺丝钉方向的选择，骨折近端空心螺丝钉内固定虽然尽量减少内固定物对股骨头血运的影响。但由于股骨转子下骨折，尤其是Ⅲ型以上的骨折，近端提供固定的范围较小，通过股骨颈的空心钉很难达到足够的把持力量，难以维持骨折的复位。腓骨远端钢板结合空心螺丝钉进行骨折部位的固定，所起的作用是将骨折进行连接，而且尽量不剥离骨折块的骨膜，有利于将来骨折的愈合，而维持骨折复位，牢固的固定和维持正常的颈干角，我们通过联合使用外固定支架来完成，外固定支架近端两枚螺钉固定的位置是固定在髋臼上缘，而不进入股骨颈，避免较大外固定支架螺钉进入股骨颈影响股骨颈和头的血运以及股骨颈受到螺钉的剪切力进一步影响股骨颈和头的血运。增加外固定支架后，内、外固定的应用增加骨折固定的稳定性，且能保证股骨的颈干角在正常位置，同时也便于护理和处理复合伤如周围皮肤撕脱伤等。也有单纯使用儿童角钢板或股骨近端锁定钢板进行固定的，术后出现钢板断裂的不在少见，尤其对较复杂的粉碎性骨折难以达到坚强固定作用。Luis E. Cortes 等报道采用成人肱骨近端锁定钢板治疗儿童股骨转子下骨折于 5 个月后出现钢板断裂。生物力学研究证明，股骨大转子下区域是高应力集中的部位，尤其在弯曲时应力最大，负重时分别在转子下区域的内侧及外侧产生巨大的压应力和张应力，容易造成内固定钢板的断裂，联合使用外固定支架后，能对这种应力进行分散和分担，从而避免手术失败。同时采用腓骨远端钢板结合空心螺丝钉联合使用外固定支架处理股骨转子下骨折，尤其是Ⅲ～Ⅴ型的骨折，牢固的固定有利于粉碎性骨折碎块的愈合以及股骨转子附近血运的重建，避免术后股骨头缺血性坏死。通过定期复查 X 线，观察骨折愈合情况决定取出外固定支架时间，我们采用这种方法治疗了 18 例病例，外固定支架取出时间为 15~23 周，然后开始进行髋关节主动、被动功能锻炼，并扶拐行走，观察发现这种固定时限未对儿童骨骼发育产生不利的影响，如下肢发育不等长、股骨头缺血、股骨干变形等，10~11 月取出内固定钢板及空心拉力螺丝钉。所有患儿髋关节活动范围均正常，步态正常。综上所述，我们认为联合使用外固定支架和腓骨远端内固定钢板及空心拉力螺丝钉治疗严重儿童转子下骨折（Ⅲ型以上）的患者，具有固定牢固，安全，不损伤骨骺，疗效可靠，不影响儿童骨骼的发育，以及不影响股骨头及股骨颈的血运，有利于骨折的愈合和血运的重建，便于护理和处理复合伤等优点。

福建医科大学附属协和医院
李卫峰

软组织平衡结合截骨手术翻修脊髓灰质炎高弓足畸形

一、病例介绍

1. 病史

患者，女，56 岁，因"右足高弓马蹄内翻畸形"于 2020 年 10 月 24 日前来就诊。患者 50 年前发热后出现右足下垂，内翻畸形，就诊当地医院，诊断为"脊髓灰质炎后遗症（马蹄内翻足）"于外院行"右足畸形矫正术"，具体术式不详。术后右足畸形未见明显矫正，患者未进一步治疗，行走垂足、马蹄内翻步态，伴行走疼痛，穿硬底靴行走疼痛可减轻。近 5 年右足马蹄内翻畸形明显加重，跛行愈发严重，穿硬底靴行走疼痛减轻不明显。为求进一步治疗，就诊于厦门大学附属福州第二医院。

2. 查体

双下肢等长，右小腿腓肠肌较左侧萎缩。右足垂足、高弓、马蹄内翻畸形，拇趾扬趾畸形，第 2~5 趾呈爪形趾畸形。中足向背侧膨隆，前足内收，前足外侧及第 5 跖骨底可见明显胼胝体，足底皮肤无破溃。右足内踝后缘至右足舟骨沿胫后肌走向可见一长约 8 cm 的皮肤切口瘢痕，瘢痕周围皮肤挛缩。右后足明显内翻（图 6-9-1）。抗痛步态，行走时足内翻，足外侧着地，无法跖行（图 6-9-2）。跟腱挛缩，右足踝阵挛（+）。右踝外侧疼痛，压痛点位于外踝前下方。右踝背伸不能。主动内翻足部时未扪及胫后肌腱（PTT）滑动。内翻畸形呈柔性（图 6-9-3）。胫前肌（ATT）力 0 级，腓骨短肌（PB）肌力 0 级，腓骨长肌（PL）肌力Ⅳ级，腓肠肌挛缩（−），前抽屉试验（+）。感觉运动血运：

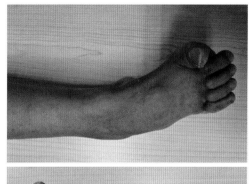
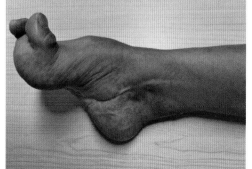

图 6-9-1 右足外观

右足第 1、2 趾蹼背侧麻木，强行背伸 2~5 趾至中立位可见趾尖皮肤明显苍白，松开趾尖皮肤转红润。美国足踝外科协会（AOFAS）后足评分 47 分。

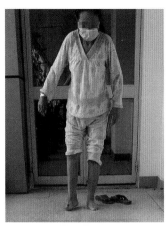
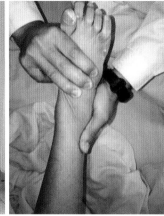
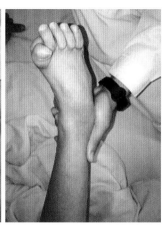

图 6-9-2　步态　　　　　　　图 6-9-3　内翻畸形为柔性，可被动手法矫正

3. 实验室检查

C 反应蛋白 6.6 mg/L，红细胞沉降率 6 mm/h。生化全套及心电图等术前常规检查未见明显手术禁忌证。

4. 影像学检查

右足正位、负重侧位、负重后足力线位片示：前足内收、第 1 拇趾扬趾畸形，第 1 跖列压低，足弓明显抬高，跟骨倾斜角增大，跟骨内翻畸形。（图 6-9-4）

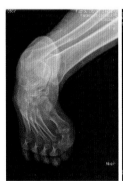
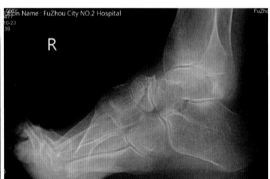
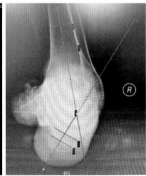

图 6-9-4　右足正位、负重侧位、负重后足力线位

二、诊疗思路

1. 临床诊断与诊断依据

患者 50 年前可疑脊髓灰质炎病毒感染病史，后出现右足垂足畸形，前足渐内翻内收，就诊当地医院，诊断为脊髓灰质炎后遗症（马蹄内翻足）并行"右足畸形矫正术"。腓肠肌 -

比目鱼肌受累出现跟骨倾斜角增大，脊髓前角运动神经元选择性受累，影响胫前肌功能。腓骨长肌失去胫前肌拮抗，导致第1跖列跖屈，而拇长伸肌仍具有功能而起到代偿足背屈的作用导致扬趾畸形。足的抬高依靠伸趾肌的牵拉，而导致爪形趾形成。结合患者既往病史，足部典型畸形，足踝部的查体，可明确诊断为：①脊髓灰质炎后遗症；②高弓足畸形。

2. 鉴别诊断

（1）先天性马蹄内翻足：高弓足畸形是先天性马蹄内翻足四种畸形之一，儿时畸形矫正不彻底会残留高弓足畸形。但先天性马蹄内翻足出生时即存在，病史上可予以区别。再者，先天性马蹄内翻足成人后表现为明显的足僵硬，而不是本例的柔性高弓足。

（2）遗传性运动感觉神经病：每位高弓足患者都应该考虑是否存在遗传性运动感觉神经病。遗传性运动感觉神经病足部畸形并非足部肌肉减弱引起，而是肌力失衡导致。遗传性运动感觉神经病前侧和外侧肌力选择性减弱，常累及腓骨短肌和胫前肌，但是不累及腓骨长肌，较少累及胫后肌。遗传性运动感觉神经病为渐进性发展，较少在婴幼儿时期出现明显高弓畸形，与本例幼儿时期发病即出现明显畸形病史不符，查体较少出现"踝阵挛"等上运动神经元损伤的病理征。

3. 治疗计划

（1）术前宣教：术前告知患者病情及病理变化，告知详细手术计划及替代方法（如骨性及软组织手术仍无法恢复跖行足，则考虑关节融合术），明确术后康复计划，并预指导患者术后功能锻炼。

（2）通过软组织及骨性手术恢复患肢跖行（图6-9-5），重建足部三点负重力线，如残留肌力无法恢复患足跖行负重结构，则考虑行多关节融合手术。

（3）术后康复计划：术后常规换药，观察皮瓣血运和切口情况。石膏或支具固定患肢6~8周后，待腱骨愈合后再行足踝部功能康复训练。

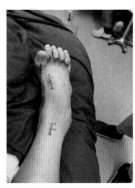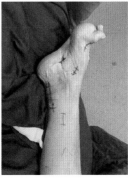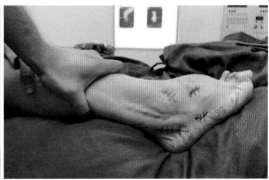

图6-9-5　术前切口规划

三、治疗过程

（1）软组织松解。①跖筋膜松解纠正后足高弓（图6-9-6）：挛缩的跖筋膜是纵弓增高和跟骨内翻的主要原因。②跟腱延长治疗跟腱挛缩（图6-9-7）：跟腱挛缩是马蹄足畸形的主要原因，行跟腱"Z"形延长，使踝关节处于中立或3°~5°跖屈位。③内侧序列关节囊松解纠正前足内收（图6-9-8）：松解挛缩的距舟、舟楔关节囊有利于纠正前足内收。

（2）骨性手术：只要有可能，纠正力线的截骨术均优先于关节融合术考虑。①跟骨外移外翻截骨术（图6-7-9）：中至重度的高弓足畸形通常都伴有后足内翻畸形，Dwyer跟骨外移外翻截骨术纠正后足内翻。②第1跖骨近端闭合背屈截骨术（图6-9-10）：高弓足患者第1跖列固定压低，第1跖骨近端闭合背屈截骨术（反向Cotton截骨术）达到抬高第一跖列。对于高弓足畸形顶点在Chopart关节和跗骨间关节的患者，可以采用多种中足截骨方式治疗。但各种类型的中足截骨切口较长，剥离范围广，更易导致切口皮瓣坏死等并发症，而且会因为多个关节内截骨损伤不可避免地出现骨性关节炎，而关节外截骨（反向Cotton截骨术）更安全，未完全矫正的畸形也在可忍受复位内，且更不易引起皮瓣坏死等并发症，应该被普遍采用。③Jones手术（图6-9-11）：这一术式用来纠正胫前肌无力导致的第1跖趾关节过伸畸形（扬趾畸形），该术式常常包含拇长伸肌转位术。④第1跖趾融合术：纠正第1跖趾关节脱位并第1跖趾关节炎，该患者第1跖趾关节脱位伴严重跖趾关节炎，常规Jones手术无法纠正漂浮趾畸形。⑤DuVries关节成形术：足内在肌失神经支配，不能拮抗足趾外在肌，趾长伸肌牵拉导致爪形趾畸形，DuVries关节成形术通过切断趾长伸肌肌腱帽和跖趾关节成形纠正爪形趾畸形。

（3）肌力平衡手术。①拇长伸肌转位抬高第一跖列，常作为Jones手术的一个步骤与第1趾间关节融合同时进行。②胫后肌腱联合趾长屈肌转位术（图6-9-12）：腓骨短肌无力导致拮抗剂胫后肌相应增高是中足高弓畸形的致病因素，该例患者50年前手术，可能导致胫后肌腱粘连，但足踝矫形不应错失任何可用于重建的肌力，跖屈前肌是胫后肌的协同肌，同时外移转位可弥补胫后肌力不足。该术式用于纠正前足下垂和内翻畸形。③腓骨长肌转位重建腓骨短肌肌力（图6-9-13）：高弓足患者腓骨短肌和胫前肌都存在不同程度的失能，腓骨短肌为外翻肌，而腓骨长肌为胫前肌拮抗剂，通过腓骨长肌转位于腓骨短肌上，重建腓骨短肌肌力，增强了外翻肌力的同时减轻了内翻肌力。

（4）术后外观见高弓马蹄内翻畸形已纠正（图6-9-14），术后即刻X线片提示前足内翻内收明显矫正，后足力线恢复（图6-9-15）。

（5）术前半小时予静脉使用头孢唑林钠（0.5g，每天1次），术后24小时内静脉使用头孢唑林钠（0.5g，每12小时1次）预防感染。

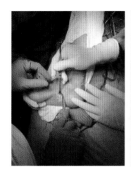 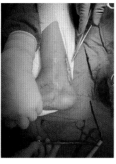 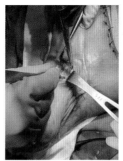 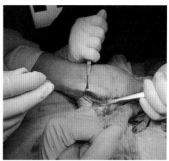

图 6-9-6　跖筋膜　　图 6-9-7　跟腱 Z　　图 6-9-8　内侧序　　图 6-9-9　跟骨外翻外移截
　　松解术　　　　　　形延长术　　　列关节囊松解术　　　　　　骨术

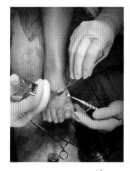 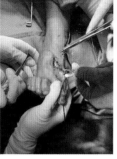 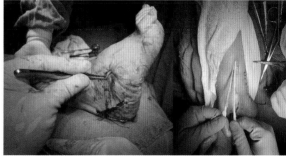

图 6-9-10　第 1　　图 6-9-11　Jones　　图 6-9-12　胫后肌腱联合趾长屈肌转位术
跖骨近端闭合背屈　　　手术
　　截骨术

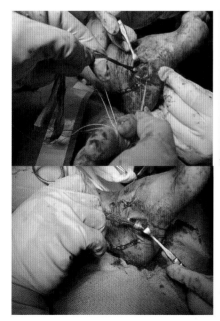 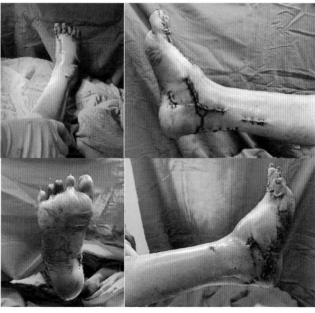

图 6-9-13　腓骨长肌转位重建　　图 6-9-14　术后外观照，高弓马蹄内翻爪形趾畸形
　　　腓骨短肌术　　　　　　　　　　　　　　已纠正

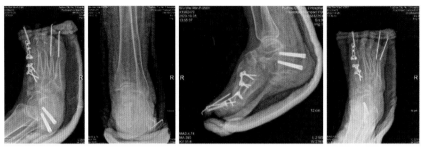

图 6-9-15　踝关节正侧位，足正斜位片（术后即刻）

四、随访

翻修术后已随访 6 个月。术后 2 周切口愈合好，皮瓣无坏死。外观显示马蹄内翻足畸形已纠正（图 6-9-16），右足恢复跖行三点负重力线。美国足踝外科协会（AOFAS）后足评分 76 分。

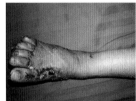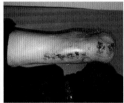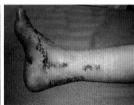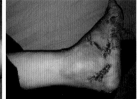

图 6-9-16　外观照（术后 2 周）

五、病例特点与讨论

1. 高弓足病因诊断的重要性

尽管每种高弓足的具体病因和病程有所差异，但由肌力失衡所致是相同的。以前认为将各种高弓足归咎于单一神经病变，这已经被证明过于简单。高弓足畸形是肌力不平衡及内外在肌力失衡造成的，根本原因是各种轻微神经损伤导致的最终结果。

Brewerton 等详细分析了 77 例高弓足的病因，发现 66% 患者存在轻微神经病变，其他患者为查不出病因的"特发性"。在 26 例特发性患者中，11 例有高弓足家族史，6 例在肌电图和神经传导速度检查中存在异常。在治疗高弓足中，发现中枢神经系统疾病的病例并不少见，若存在可治疗的脊髓损伤，必须及时去神经科治疗，比如脊髓空洞或脊髓肿瘤。当然，不同病因导致的高弓足治疗方法各异。脊髓灰质炎后遗症导致的高弓足如果胫前肌腱不受累，可行胫前肌腱外移转位纠正内翻畸形，但是遗传性运动感觉神经病患者胫前肌常常受累，并不适用于胫前肌转位术式。先天性马蹄内翻足畸形患者成年后表现明显的足僵硬，截骨和融合手术更适用于此类患者。

2. 高弓足治疗中明确病理改变的重要性

高弓足的具体病因多样，病程差异明显，故导致病例改变更加多样化。通过软组织及骨性手术恢复患肢跖行，重建足部三点负重力线是高弓足的手术目的。因此，明确患者足部病理改变和足部肌肉肌力改变是制订手术方案的理论依据。比如该例患者50年前可疑脊髓灰质炎病毒感染病史及手术史，术前判断胫后肌腱转位不能完全纠正内翻和垂足畸形，而足内在肌受累，趾长屈肌失去足内在肌拮抗导致爪形趾畸形，故术前计划取胫后肌的协同肌趾长屈肌和胫后肌编织后转位，既增强了胫后肌腱的肌力，又消除了爪形趾的致畸因素。患者腓肠肌 – 比目鱼肌受累出现跟骨倾斜角增大，而挛缩的跖筋膜是纵弓增高和跟骨内翻的主要原因，因此需行跟腱延长和跖筋膜松解手术。脊髓前角运动神经元选择性受累，影响胫前肌功能。腓骨长肌失去胫前肌拮抗，导致第1跖列跖屈，而腓骨短肌受累使足失去外翻肌力，因此取腓骨短肌重建腓骨短肌肌力至关重要。

3. 过于关节融合和截骨矫形术式的选择问题

对于畸形程度重且肌力丢失严重的患者，行关节融合手术毋庸置疑是行之有效的术式，不稳定的关节功能远不如融合优良的关节可靠。但是多关节融合后，非融合关节应力增加，日后导致关节炎几乎是必然结局。因此，只要有可能，纠正力线的截骨术均优先于关节融合术考虑。中至重度的高弓足畸形通常都伴有后足内翻畸形，Dwyer跟骨外移外翻截骨术纠正后足内翻简单可靠。高弓足患者第1跖列固定压低，第1跖骨近端闭合背屈截骨术（反向Cotton截骨术）可以达到抬高第1跖列的目的。对于高弓足畸形顶点在Chopart关节和跗骨间关节的患者，可以采用多种中足截骨方式治疗。但各种类型的中足截骨切口较长，剥离范围广，更易导致切口皮瓣坏死等并发症，而且会因为多个关节内截骨损伤不可避免地出现骨性关节炎，而关节外截骨（反向Cotton截骨术）更安全，未完全矫正的畸形也在可忍受复位内，且更不易引起皮瓣坏死等并发症，应该被普遍采用。

厦门大学附属福州第二医院

林凤飞　林朝晖　陈宾　郑科　陈培生　林东泽

借助 3D 数字技术截骨复位内固定治疗左跟骨骨折畸形愈合

一、病历介绍

1. 病史

患者，男，45 岁，6 个月前摔伤致左跟骨肿胀疼痛，求诊国外某医院，予石膏托外固定治疗 1 个月，患者左跟骨肿胀疼痛症状缓解，开始完全负重行走。但行走后，左外踝下方疼痛明显；不平路面行走后疼痛明显加剧，出现跛行。因症状加重于 1 个月前求诊于闽东医院，门诊予行 CT 检查示左跟骨骨折畸形愈合，跟骨结节外移，外侧关节面塌陷，跟骨短缩。再次复诊闽东医院，收住创伤骨科。

2. 查体

左跟骨轻度肿胀，未触及明显骨擦感、异常活动。左跟骨体明显增宽，高度变短，外踝下方触及突出的跟骨体，局部压痛明显。左距下关节活动度：外翻 10°、内翻 15°。左下肢肢端感觉正常，末梢血运可。

3. 实验室检查

血常规、生化、C 反应蛋白等未见异常。

4. 影像学检查

2019 年 8 月左足跟骨 CT 示：左跟骨骨折畸形愈合，骨折移位，外侧关节面明显塌陷，跟骨体增宽、短缩。（图 6-10-1）

2019 年 9 月 23 日左足跟骨 X 线片示：左足跟骨骨折畸形愈合，骨折移位，关节面塌陷，跟骨体增宽、短缩，Bolher 角度约为 -8°。（图 6-10-2）

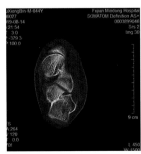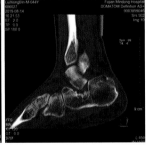

图 6-10-1　左足跟骨 CT

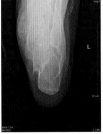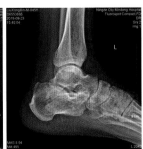

图 6-10-2　左足跟骨 X 线片

二、诊疗思路

1. 临床诊断与诊断依据

患者有明确外伤史。查体见左跟骨体增宽，高度变短，外踝下方触及突出的跟骨体，局部压痛。结合X线片及CT检查可明确诊断为左跟骨骨折畸形愈合（Stephens-SandersI型）。

2. 鉴别诊断

腓肠神经卡压症：跟骨骨折畸形愈合，跟骨外侧壁膨隆可引起腓肠神经卡压症。症状见足部外侧疼痛，放射痛，麻木。在跗骨窦区域有压痛，伴放射痛，左足外侧感觉减弱。该患者病史、体格检查不支持。

3. 诊疗计划

患者，男，45岁，跟骨骨折畸形愈合，跟骨体短缩、增宽，腓侧撞击，腓骨长短肌腱炎，伤后时间6个月，CT见无明显距下关节炎表现，保守治疗疗效差，有手术指征，择期行"跟骨截骨矫形内固定术"。

三、治疗经过

（1）入院后完善检查。术前传输资料在上海第九人民医院3D打印中心打印左跟骨的3D数字模型，帮助术前设计手术截骨方案，术中截骨的参考（图6-10-3）。

（2）2019年9月29日在手术室全麻下行"左跟骨骨折畸形愈合切开截骨复位钢板内固定术"。麻醉成功后，取右侧侧卧位，上止血带，常规消毒铺巾，取左跟部外侧"L"形切口，长约10cm，切开皮肤、皮下组织及深筋膜，剥离腓长短伸肌腱鞘，骨膜下剥离暴露跟骨骨折端，术中探查见：左跟骨骨折块外侧壁突出（图6-10-4），压迫腓骨长短肌腱，外侧关节面塌陷，与内侧关节面形成台阶（图6-10-5），外侧关节面软骨轻度退化表现，跟骨体部中后部斜行骨折处骨痂生成，后侧骨折块上移。用骨凿将外侧塌陷的关

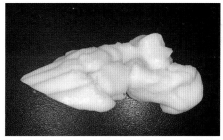
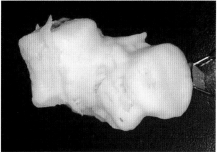

图6-10-3　左跟骨骨折畸形愈合的
3D数字打印模型

节面凿下，在原始骨折线处植入1枚斯氏针，C臂机透视斯氏针的位置满意后，沿原始骨折线从跟骨体部外侧壁向内下凿通内侧壁（图6-10-6）。复位后侧体部骨折及外侧关节面骨折块，克氏针临时固定，见关节面平整。C臂机透视见骨折复位，关节面平整，Bohler角30°。取左侧髂骨植入骨折端。选择一合适解剖锁定钢板（厦门大博）置于跟骨外侧，分别钻孔、测深、拧入锁定螺钉固定。检查见骨折复位，关节面平整（图6-10-7）。C臂机透视见骨折端复位，内固定物位置良好。术顺，术中出血200 ml。

（3）术后即刻X线片示：关节面平整，Bohler角30°（图6-10-8）。术后复查CT示：骨折复位，距下关节面恢复平整，跟骨体长度和宽度基本恢复（图6-10-9）。切口未拆线出院。术后3周切口愈合（图6-10-10）。

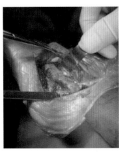 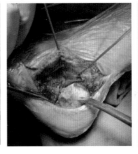 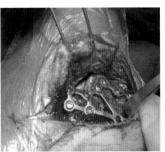

图6-10-4　跟骨体　　图6-10-5　外侧　　图6-10-6　截骨　　图6-10-7　关节面平整
外侧壁突出　　　　关节面塌陷

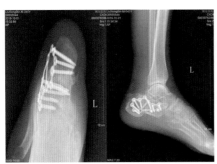

图6-10-8　左足跟骨X线片（术后即刻）

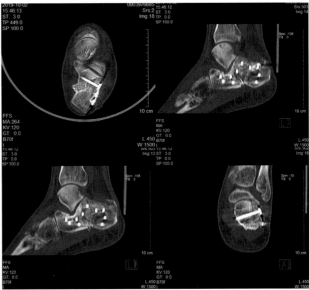

图6-10-9　跟骨CT（术后即刻）

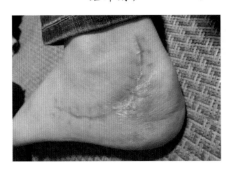

图6-10-10　切口愈合

四、随访

术后 4 个月 X 线片示：骨折线模糊，内固定物无松动、断裂。（图 6-10-11）

术后 1 年半左下肢行走偶有疼痛，可在不平整路面行走，蹲立正常。（图 6-10-12）

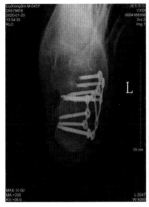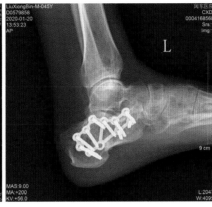

图 6-10-11 左足跟骨 X 线片
（术后 4 个月）

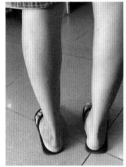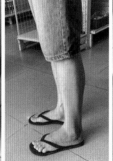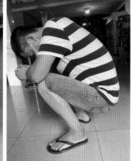

图 6-10-12 患者功能相
（术后 1 年半）

五、病例特点与讨论

跟骨骨折畸形愈合矫形的目的：矫正跟骨外侧壁的外突畸形，缓解腓骨撞击，松解腓侧肌腱粘连，重建跟骨的高度和长度，消除骨性关节炎，恢复后足到中足的结构关系。Stephens-Sanders I 型的常见手术方案是外侧壁骨赘切除，腓侧肌腱粘连松解。常见的手术入路是跗骨窦入路。患者为 Stephens-Sanders I 型，主要的症状为腓侧肌腱炎。未出现明显距下关节炎的表现，距骨倾斜角正常，跟骰关节正常。因此术前制定手术目的时除纠正跟骨结节畸形外，还考虑复位关节软骨面骨折。术中探查见塌陷的外侧关节面软骨仅仅轻度退化改变，证实术前的判断正确。考虑患者没有出现腓肠神经卡压临床表现，术中不需要探查腓肠神经，因此予选择跟骨外侧扩大 "L" 形入路。手术的方法主要是应用骨凿经过原始骨折线进行斜行截骨来矫正跟骨的畸形。

手术的难点在于骨折畸形愈合截骨复位。所以借助左跟骨骨折畸形愈合的 3D 数字打印模型，帮助术前设计手术截骨方案，作为术中截骨的参考。本患者截骨分外侧关节面骨折和跟骨结节骨折两部分截骨复位。截骨后用骨凿作为杠杆分开跟骨结节和载距突，进行松解。先复位外侧关节面骨折，用 2 枚克氏针横行钻入内侧进行固定。再进行跟骨结节的复位。在跟骨结节后侧横向钻入 1 枚斯氏针进行牵拉和控制，进行骨折复位，恢复跟骨高度和长度及 Bohler 角。骨折复位后，可以从跟骨结节向载距突钻入 2 枚克氏针进行固定，也可以从足底穿克氏针经跟骨结节、跟距关节面固定到距骨，来维持骨折复位后的位置，再进行钢板放置内固定。

　　临床上骨折畸形愈合处于早期的患者不少，对未达到创伤性关节炎的患者特别是青壮年患者实行跟距关节融合术，将明显影响日后患者足踝功能。本病例借助 3D 数字打印模型采用原始骨折线截骨方法进行截骨复位，对尚未达到创伤性关节炎患者的治疗提供一种思路。

福建医科大学附属闽东医院

林成寿　林旺　郭卫中　张申申